Managing Health Services
Concepts and Practice

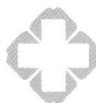

卫生管理经典译丛·医院管理系列

卫生服务管理
——理论与实践
（第 2 版）

主编　Mary G Harris

主译　陈　娟

北京大学医学出版社
北京大学出版社

图书在版编目（CIP）数据

卫生服务管理：理论与实践：第2版/（澳）哈里斯
主编；陈娟等译．—北京：北京大学医学出版社，2009
（卫生管理经典译丛．医院管理系列）
书名原文：Managing Health Services：Concepts and
Practice，2nd edition
ISBN 978-7-81116-648-4

Ⅰ. 卫⋯　Ⅱ. ①哈⋯②陈⋯　Ⅲ. 卫生服务－卫生管理－
研究　Ⅳ. R197.1

中国版本图书馆 CIP 数据核字（2009）第 168636 号

北京市版权局著作权合同登记号：图字：01-2008-4168

Managing Health Services：Concepts and Practice, second edition
Mary G Harris et al
ISBN-13：978-0-7295-3759-9
ISBN-10：0-7295-3759-5

Copyright © 2006, Elsevier Australia. All rights reserved.

Authorized Simplified Chinese translation from English language edition published by the Proprietor.
978-981-259-382-5
981-259-382-9
Elsevier (Singapore) Pte Ltd.
3 Killiney Road, #08-01 Winsland House I, Singapore 239519
Tel：(65) 6349-0200, Fax：(65) 6733-1817
First Published 2009
2009 年初版

Simplified Chinese translation Copyright © 2009 by Elsevier (Singapore) Pte Ltd and Peking University Medical Press. All rights reserved.

Published in China by Peking University Medical Press under special agreement with Elsevier (Singapore) Pte Ltd. This edition is authorized for sale in China only, excluding Hong Kong SAR and Taiwan. Unauthorized export of this edition is a violation of the Copyright Act. Violation of this Law is subject to Civil and Criminal Penalties.

本书简体中文版由北京大学医学出版社与 Elsevier (Singapore) Pte Ltd. 在中国境内（不包括香港特别行政区及台湾）协议出版。本版仅限在中国境内（不包括香港特别行政区及台湾）出版及标价销售。未经许可之出口，是为违反著作权法，将受法律之制裁。

卫生服务管理——理论与实践（第2版）

主　　译：	陈娟
出版发行：	北京大学医学出版社（电话：010-82802230）
地　　址：	（100191）北京市海淀区学院路 38 号 北京大学医学部院内
网　　址：	http://www.pumpress.com.cn
E - mail：	booksale@bjmu.edu.cn
印　　刷：	北京画中画印刷有限公司
经　　销：	新华书店
责任编辑：马联华　　责任校对：金彤文　　责任印制：张京生
开　　本：	787mm×1092mm　1/16　印张：38　字数：628 千字
版　　次：	2009 年 10 月第 1 版　2009 年 10 月第 1 次印刷
书　　号：	ISBN 978-7-81116-648-4
定　　价：	119.00 元

版权所有，违者必究
（凡属质量问题请与本社发行部联系退换）

《卫生管理经典译丛·医院管理系列》

编译委员会

顾　问　韩启德（全国人大常委会副委员长、北京大学常务副校长、北京大学医学部主任、北京大学卫生政策与管理研究中心主任、中国科学院院士）

　　　　陈　洁（卫生部医院管理研究所副所长、复旦大学公共卫生学院医院管理学教研室教授、博导）

主　任　海　闻（北京大学中国经济研究中心常务副主任，北京大学卫生政策与管理研究中心常务副主任、教授、博导）

　　　　郭　岩（北京大学医学部党委书记、北京大学卫生政策与管理研究中心常务副主任、教授、博导）

总策划　闻　洁

编　委　（以下按姓氏笔画为序）

　　　　王　昕（汉普管理咨询有限公司高级咨询师）

　　　　王　健（北京大学卫生政策与管理研究中心研究员）

　　　　刘　健（北京和君创业企业管理顾问有限公司副总经理）

　　　　刘建平（德国马普分子遗传所　博士）

　　　　李　玲（北京大学中国经济研究中心副主任　教授）

　　　　应向华（复旦大学公共卫生学院医院管理学教研室　博士）

　　　　孟庆跃（山东大学卫生管理与政策研究中心主任、教授、博导）

　　　　耿　健（教育部全国工商管理教育指导委员会委员、丰佳国际企业发展有限公司总裁）

　　　　龚幼龙（中华预防医学会社会医学学会主任，复旦大学公共卫生学院教授、博导）

　　　　曹建文（卫生部医院管理研究所经营管理研究部主任、复旦大学公共卫生学院医院管理学教研室副主任、副教授）

　　　　程晓明（复旦大学药物经济学研究与评估中心常务副主任）

丛书序言

　　随着我国经济体制的改革和发展，人民的生活水平有了极大的提高，人们对医院和医务人员提供服务的要求也日益提高，多数患者已不满足于仅仅得到及时、正确的诊断和治疗，还希望医务人员有良好的服务态度，便利、整洁的就医环境，良好的医患沟通以及合理的医疗服务价格。因此，现代化的医院除了必须具备良好的医疗设备及医术高超的医务人员外，还必须具备良好的就医环境、高效便捷的医疗流程以及优秀的医院文化和医院经营理念，把服务的着眼点从以单纯重视医疗技术为主的模式转变为"以患者为中心"的服务模式。

　　现代化的医院是一个集医学技术、高科技装备、医疗、科技人才于一体的服务机构。医院内部临床科室之间，临床科室与医技科室、医辅科室之间有着特定的分工协作关系。如果这种关系不协调或不配套，就会造成患者在就医过程中的不便和医院医疗资源的浪费，严重的甚至会危及患者的身心健康与生命安全。因此，医院内部的系统管理与协调，流程设计与重组就显得尤为重要。此外，随着我国从计划经济模式向社会主义市场经济模式的转变，现行医疗体制中与新的经济环境不相适应的因素也在严重制约着医院的发展。随着市场经济机制的逐步建立和完善，医院也将更多地运用市场经济的手段和方法来经营医疗服务。诸如：需求分析、市场调研、市场营销、竞争分析、兼并重组等企业常用的方法，也会逐步应用于医院的日常经营管理。然而，大多数医院管理者"业务是专家,管理是外行"的现状,已远远不能适应新形势下医院管理的需求,他们迫切需要学习经济学和管理学知识。

目前国内许多医学院校和一些商学院虽然开设了医院管理课程,但由于刚刚起步,尚缺少成熟的教材。北京大学医学出版社经过两年多的市场调研和选题论证,与国外著名的汤姆森学习集团、培生教育集团、爱思唯尔出版集团等出版公司进行版权合作,翻译出版了这套《卫生管理经典译丛·医院管理系列》,全面、系统地介绍了国际上医院管理方面先进的理念、有效的运作方法和成功的经验,希望本套丛书的引进出版能促进我国医院管理水平的提高,为深化卫生保健领域的改革,提高人民健康水平作出贡献。

韩启德

全国人大常委会副委员长

北京大学常务副校长

2004 年 4 月

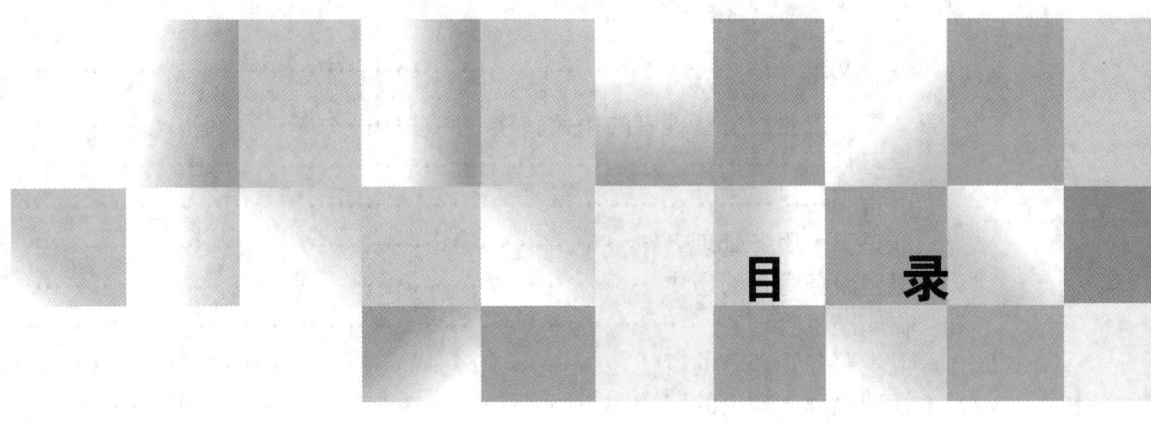

目　录

著者名单 ·· —17—
致谢 ·· —21—
译者名单 ·· —25—
著者前言 ·· —27—
缩写 ·· —33—
案例目录 ·· —41—

第 Ⅰ 单元　卫生服务管理者

第1章　学习管理（以及管理你自己的学习）　3
　　学习目标 ··· 4
　　引言 ·· 4
　　卫生服务组织中管理培训计划框架 ······················ 4
　　组织绩效 ··· 6
　　管理者在做什么? ·· 7
　　管理者是怎么做工作的? ···································· 9
　　关于学习 ··· 12
　　组织的重点 ·· 20
　　结论 ·· 26
　　问题讨论 ··· 26

参考文献 ··· 27

第 2 章 卫生服务管理者的角色转换 ······································· 31
学习目标 ··· 32
引言 ··· 32
谁是卫生服务管理者？ ··· 32
卫生服务管理的历史 ··· 35
临床医生管理者 ··· 37
卫生服务管理者的责任 ·· 40
管理原理、理论的演变 ·· 43
卫生服务管理者的未来角色预期 ··· 49
结论 ··· 54
问题讨论 ··· 54
参考文献 ··· 55

第 3 章 卫生服务管理者的问责制与伦理守则 ·························· 61
学习目标 ··· 62
引言 ··· 62
卫生服务人员的伦理守则 ··· 62
从理论到问责制 ··· 64
程序伦理学 ··· 65
人体研究和临床伦理委员会 ·· 66
临床伦理守则的制定 ··· 67
结论 ··· 69

第 4 章 卫生服务组织的变革与适应 ······································· 71
学习目标 ··· 72
引言 ··· 72
全球政策变革的驱动力 ·· 72
转变中的卫生服务组织 ·· 74
卫生保健系统 ·· 75
澳大利亚卫生服务变革的驱动力 ··· 81
平衡变化的力量——组织的适应策略 ·· 88
给卫生服务管理者的启示 ··· 90
结论 ··· 92
问题讨论 ··· 92

参考文献 95

第Ⅱ单元 卫生服务管理实践——团队工作

第5章 工作伙伴关系：社区和消费者参与 101
学习目标 102
引言 102
概念和理论 103
促进消费者参与卫生服务的策略 116
社区咨询的有效管理 119
预防和处理消费者投诉 121
消费者满意度评估 124
消费者参与和土著居民 127
结论 128
问题讨论 128
参考文献 128

第6章 卫生服务行业中的人力资源管理 133
学习目标 134
引言 134
卫生服务行业中人力资源管理的前景 135
在卫生服务领域中创建高绩效组织 137
结论 151
问题讨论 152
参考文献 153

第7章 卫生服务中的团队工作 157
学习目标 158
引言 158
卫生服务团队 159
卫生服务团队分析 164
影响团队绩效和有效性的因素 171
成为高绩效的卫生服务团队 179
结论 182
问题讨论 182
参考文献 183

第8章 领导和管理改革 187
  学习目标 188
  引言 188
  改革的概念和特性 189
  为什么需要改革 191
  为什么改革及其受到怎样的抵制 192
  管理改革的理论和模型 194
  卫生服务改革：在实践中革新 198
  组织改革 202
  管理过渡和巩固改革 207
  结论 209
  问题讨论 209
  参考文献 209

第Ⅲ单元　卫生服务管理实践——利用信息工作

第9章 决策制定与卫生服务管理者 215
  学习目标 216
  引言 216
  理性选择式的决策 217
  政治选择式决策 219
  垃圾桶模式 221
  意义构建 222
  团队决策制定 225
  管理层与临床医生之间的冲突 226
  文化与决策过程 227
  性别与决策过程 229
  循证决策 230
  决策支持系统 232
  什么是高质量的决策？ 237
  卫生服务管理实践与决策 239
  结论 239
  问题讨论 240
  参考文献 240

第10章 信息与知识 245
学习目标 246
引言 246
作为管理者的战略性资源的信息与知识 246
信息系统的建立和实施 254
信息管理 259
在卫生领域中应用信息技术的可能性 264
国家卫生信息网络构建模块和基础设施要求 272
国际发展 277
结论 278
问题讨论 278
参考文献 279

第Ⅳ单元 卫生服务组织

第11章 卫生保健工作设计 289
学习目标 290
引言 290
现行工作设计方法的基本理论和概念 290
工作设计活动种类 294
在卫生服务领域谁该做什么? 299
卫生服务系统的工作设计和员工动机——不同结果 301
工作设计和患者服务质量 305
结论 312
问题讨论 313
参考文献 314

第12章 卫生服务领域中的战略和组织设计 317
学习目标 318
引言 318
战略规划和组织设计的最新理论和概念 318
影响组织战略和组织设计的因素 320
传统的和新兴的组织设计 333
未来组织战略和设计的途径和挑战 344
结论 346

问题讨论 346
  参考文献 347

第 13 章 整合服务供给系统的发展 351
  学习目标 352
  引言 352
  背景 353
  近代服务分割的形成 354
  服务整合程序 361
  调整组织结构以整合服务供给系统 368
  结论 379
  问题讨论 379
  参考文献 380

第 14 章 组织间合同安排的管理 383
  学习目标 384
  引言 384
  战略合同 385
  组织间的三种相互依赖关系 388
  社会交易合同 389
  组织间信任关系的规范和发展 391
  合同分类——经济学交易成本理论 392
  合同选择的影响因素 395
  组织内合同的管理 399
  结论 405
  问题讨论 405
  参考文献 406

第 V 单元　提高组织绩效

第 15 章 改善卫生服务组织绩效 413
  学习目标 414
  引言 414
  组织绩效改善和管理理论与实践 415
  改善组织绩效的方法 419
  一个回顾组织绩效的流程 428

卫生服务系统中组织绩效测量的背景 ································ 432
　　当前改善卫生系统绩效的框架 ······································ 435
　　制定绩效指标过程中面临的挑战和机遇 ······························ 442
　　结论 ·· 444
　　问题讨论 ·· 444
　　参考文献 ·· 445

第 16 章　质量管理 ··· 449
　　学习目标 ·· 450
　　引言 ·· 450
　　质量保证 ·· 451
　　全面质量管理 ·· 454
　　持续质量改善 ·· 460
　　老年护理质量 ·· 467
　　结论 ·· 470
　　问题讨论 ·· 471
　　参考文献 ·· 471

第 17 章　从风险管理到临床治理 ····································· 475
　　学习目标 ·· 476
　　引言 ·· 476
　　风险的定义 ·· 477
　　风险管理的演变 ·· 479
　　风险管理的定义 ·· 480
　　风险管理在管理理论和管理实践中的地位 ···························· 483
　　临床实践与风险管理 ·· 485
　　风险管理与临床治理 ·· 489
　　为什么临床治理成为一个概念？ ······································ 490
　　临床治理的障碍是什么？ ·· 495
　　实施临床治理的策略 ·· 497
　　结论 ·· 500
　　问题讨论 ·· 500
　　参考文献 ·· 502

第 18 章　卫生服务管理中的研究和评价 ······························ 505
　　学习目标 ·· 506

引言 …………………………………………………………… 506
卫生服务研究对管理的贡献 …………………………………… 506
卫生服务研究的定义 …………………………………………… 508
卫生服务的多重研究热点 ……………………………………… 509
在卫生服务管理中应用研究结果 ……………………………… 511
研究策略和方法学所依据的理论和概念 ……………………… 512
研究设计 ………………………………………………………… 517
方法学与技术 …………………………………………………… 518
研究的构成要素 ………………………………………………… 520
为什么卫生服务管理者需要了解研究范式？ ………………… 521
评价作为一个卫生管理的工具 ………………………………… 522
以评价为中心的卫生服务 ……………………………………… 527
结论 ……………………………………………………………… 532
问题讨论 ………………………………………………………… 532
参考文献 ………………………………………………………… 533

附　录　卫生服务管理案例研究

学习目标 ………………………………………………………… 537
引言 ……………………………………………………………… 537
案例研究的历史发展 …………………………………………… 537
案例研究的应用方式 …………………………………………… 538
选择案例研究方法时的教学问题 ……………………………… 539
五个卫生服务管理案例研究 …………………………………… 542
问题讨论 ………………………………………………………… 544
问题讨论 ………………………………………………………… 545
问题讨论 ………………………………………………………… 545
问题讨论 ………………………………………………………… 554
问题讨论 ………………………………………………………… 563
结论 ……………………………………………………………… 563
参考文献 ………………………………………………………… 564

著者名单

这是一本写给卫生服务管理学学生和实践者的书，在写作过程中得到了很多领域的众多研究者和执业医生的帮助。本书作者有些是澳大利亚卫生管理培训项目学会（SHAPE）的成员，有些是澳大利亚卫生管理学院（ACHSE）的成员。这两个组织的使命都是要通过培训、网络教育和研究工作促进卫生服务管理水平。

主编

Harris, Mary G, PhD, MPH, GradDipHlthAdmin, FCHSE, CHE, is Academic Adviser, Federal Council, Australian College of Health Service Executives, Adjunct Senior Lecturer, Faculty of Medicine, University of Sydney, and Senior Policy Analyst, National Health Workforce Secretariat.

编委会名单

Day, Gary E, DHSM, MHM, BNurs, DipAppSc(Nursing Mgt.), RN, EM, AFCHSE, CHE, is Lecturer, Health Services Management, School of Public Health, Queensland University of Technology.

Hovenga, Evelyn, RN, BAppSc, MHA, PhD, FCHSE, FRCNA, FACHI, MACS, is Professor and Program Director, Health Informatics, Head, School of Information Systems, Faculty of Informatics and Communication, Central Queensland University, Adjunct Associate Professor, University of Iowa and Faculty Associate, Johns Hopkins University.

Isouard, Godfrey, BSc, MHA, PhD, FACBS, AFCHSE, AFAIM, is Associate Professor and Head of School, School of Exercise and Health Sciences, University of Western Sydney.

Lawrence, Bill, BA, MHA, FCHSE, CHE, is Executive Director, Australian College of Health Service Executives.

Legge, David, MD, BS, BMedSci, FRACP, is Associate Professor, School of Public Health, Faculty of Health Sciences, La Trobe University, Victoria.

Lewis, Janice, BSc, MBus, DBA, RN, FRCNA, AFCHSE, is Program Coordinator, Department of Health Policy and Management, School of Public Health, Curtin University of Technology, Canberra.

Maddern, Janny, BAppSc(Speech Path), MBA, AFCHSE, AFAIM, is Program Director, Master of Health Science, School of Health Sciences, University of South Australia.

其他参编者名单

Bartram, Timothy, BCom, GradDipHRM&IR, MCom(Hons), PhD, is Senior Lecturer, School of Business, LaTrobe University, Victoria.

Blandford, John, MA, AHSM, FCHSE, is Professorial Fellow, Health Service Management Development Unit, Flinders University of South Australia.

Boldy, Duncan, CertEd, BSc(Hons), MSc, PhD, FCHSE, AAGF, is Professor of Health Policy and Management, School of Public Health and Professor, Centre for Research into Aged Care Services Division of Health Sciences, Curtin University of Technology, Perth.

Boyce, Rosalie A, PhD, M.Bus, GradDipHlthAdmin, GradDipNutr & Diet, BSc, FCHSE, is Research Fellow, School of Health & Rehabilitation Sciences, University of Queensland.

Briggs, David, BHA, MHM(Hon), FCHSE, CHE, is Coordinator, Health Management and Gerontology, School of Health, University of New England, Armidale, Past National President, Australian College of Health Service Executives.

Chandler, Michele, RN, BN, MNHons, PhD Candidate, University of New England.

Courtney, Mary, PhD, MHP, BComm(Acc), RN, AFCHSE, is Professor and Director, Centre for Nursing Research, School of Nursing, Queensland University of Technology.

Cruickshank, Mary, BAppSci (AdvNsg), MEdSt, PhD, FRCNA, is Senior Lecturer, School of Health, University of New England, Armidale.

Dwyer, Judith, MBA, BA, FCHSE, MAICD, is Head, Department of Health Policy and Management, School of Public Health, La Trobe University, Victoria.

Forbes, Ian, BArch, MSc(Health Care & Epid), GradDipAdmin, AFCHSE, FRAIA, MRAIC, is Adjunct Professor, Faculty of Design, Architecture and Building, University of Technology, Sydney, and Regional Principal and National Director Health GHAAP (Group for Health Architecture and Planning).

Hanson, Susan, BA(Hons), GradDipEd, GradDipAppSc, AFCHSE, AALIA, is Executive Officer, Australian and New Zealand School of Government (ANZSOG), Australian National University, Canberra.

Harris, Ross D, PhD, MA, FAPsS, is Professor, Department of Psychiatry, Flinders University of South Australia.

Ibrahim, Joseph E, MBBS, GradCertHE, PhD, FRACP, MRACMA, FAFPHM, is Head of Unit of Health Services Research, Monash University, Melbourne.

Irwin, Lyn, BA, DNE(ACAE), MLitt, RN, CM, PhD, is Senior Lecturer, School of Health, University of New England, Armidale.

Jochelson, Tanya, BSW(Hons), MPH, is Research Officer School of Public Health and Community Medicine, University of New South Wales.

Johnstone, Lynne P, PhD, GDipCom, GDipHlthEc, BHSc, GCertEdLead, FRNCA, FCHSE, is Lecturer, School of Public Health, Charles Sturt University, Wagga Wagga.

Leggat, Sandra G, BHSc, MHSc, MBA, PhD, FCHSE, CHE, is Senior Lecturer, School of Public Health, La Trobe University, Victoria.

Lloyd, Peter J, BA, MHA, PhD, is Adjunct Professor of Health Services/Health Education, Division of Health, Design and Science, University of Canberra.

Lloyd, Sheree, MTM, BBus(Computing), AssocDip(MRA), AFCHSE, CHE, is Honorary Fellow, School of Public Health, Faculty of Health, Queensland University of Technology.

Madison, Jeanne, RN, MPH, PhD, is Senior Lecturer and Head of School, School of Health, University of New England, Armidale.

Majoor, Jennifer, MBBS, GradCertHE, MHA, PhD, FRACMA, FAFPHM, is Senior Lecturer, Department of Epidemiology and Preventive Medicine, and Head of Unit of Health Services Management, Monash University, Melbourne.

McAlpin, Sue, DipNFSCert, DietTechTeachersCert, GDHSM, MHSc, FCHSE, MDAA, is Senior Lecturer, Nutrition and Dietetics, Charles Sturt University, Wagga Wagga.

Messum, Diana, BA Hons(Psych), MHP, GradDipHighEd, is Lecturer, College of Social and Health Sciences, University of Western Sydney.

Mickan, Sharon M, PhD, MA, B.OccThy, is Director of Allied Health Services, Mater Health Services, Brisbane.

Montgomery, Josephine, RN, ICU Cert, MHM, MCN, AFCHSE, is Senior Policy Analyst, Quality and Safety Branch, New South Wales Health.

Nash, Robyn, DipAppSc, BA, MHlthSc, RN, FRCNA, is Assistant Dean (Teaching and Learning) Faculty of Health, and Director of Undergraduate Studies, School of Nursing, Queensland University of Technology.

North, Nicola H, PhD, RGON, RM, FCNA, AFCHSE, is Associate Professor and Director of Postgraduate Studies, Division of Nursing, Faculty of Medical and Health Sciences, The University of Auckland, New Zealand.

Perkins, David, BA(Hons), PhD, MHM, AFCHSE, is Director, Centre for Equity and Primary Health Research in the Illawarra and Shoalhaven, University of New South Wales.

Perkins, Rod, BDS, MHA, PhD, FCHSE, is Senior Lecturer in Health Management, School of Population Health, The University of Auckland, New Zealand.

Rotem, Ari, BA, MA, PhD, FAIM, is Professor, School of Public Health and Community Medicine, University of New South Wales.

Smyth, Anne, BA(Social Sciences), MBus(Research), is Senior Lecturer, School of Management, RMIT Business, RMIT University, Victoria.

Smyth, Tim, MBBS, LLB, MBA, is a Partner with Phillips Fox Lawyers and former Deputy Director-General of the New South Wales Department of Health.

Stanton, Pauline, BA(Econ)Hons, CertEd, MSc, PhD, is Associate Professor, Graduate School of Management, Faculty of Law and Management, La Trobe University, Victoria.

Stoelwinder, Johannes U, MD, MBBS, FRACMA, FCHSE, FAFPHM, is Chair of Health Services Management, Department of Epidemiology & Preventive Medicine, Monash University, Melbourne.

Stoffell, Brian, BA(Hons1), PhD, APA, AAPAE, is Director, Medical Ethics Unit, Flinders Medical Centre and Flinders University of South Australia.

Thiessen, Valerie, BHIM, MHSc, AFCHSE, is Project Manager Clinical Systems, The Royal Victorian Eye and Ear Hospital, and Lecturer, School of Public Health, La Trobe University, Melbourne.

Torr, Sally, PhD, MPH, BA, RN, FCHSE, CHE, is Manager, Consumer and Community Development, South East Sydney and Illawarra Area Health Service.

Walker, Rae, PhD, BEd, BA, DipDiet, APTC, is Associate Professor, School of Public Health, La Trobe University, Victoria.

Whelan, Anna Klinken, PhD, BA(Hons), RN, SCM, FRCNA, ACHSE, is Senior Lecturer, School of Public Health and Community Medicine, University of New South Wales.

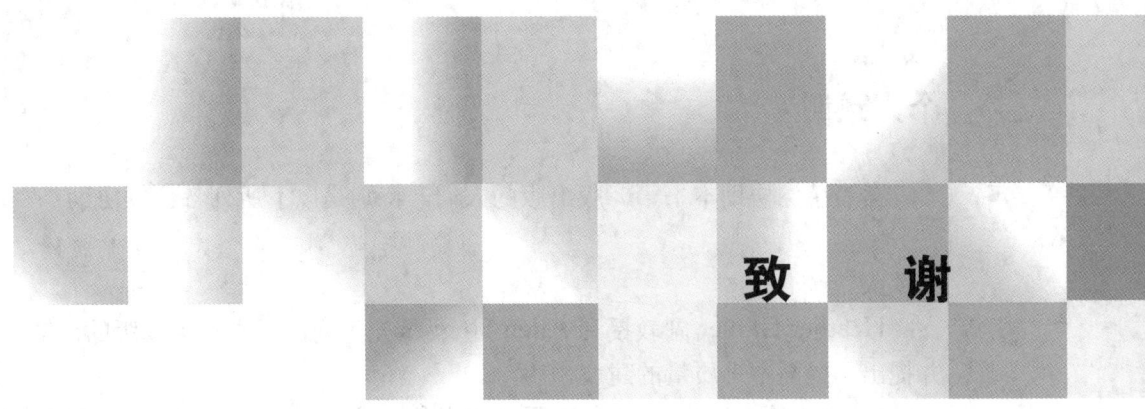

致 谢

卫生管理学会培训项目（SHAPE）

在 2000 年 11 月召开的卫生管理培训项目学会年度专题会议上，与会者一致同意开展的合作项目促成了本书第 1 版的出版。同样，在 2002 年 7 月召开的会议上，与会者再一次一致同意进行本书第 2 版的编写工作。SHAPE 成员相信，本书的出版可以满足相关人员培训的重要需要，因为卫生服务管理涉及多学科知识，并且本书与本地区的卫生服务管理者和研究者的工作密切相关。本书第 2 版的主要著者是 SHAPE 成员。SHAPE 的使命是促进整个澳大利亚和亚太地区的卫生服务管理培训和研究的完善。SHAPE 成员来自整个地区的培训项目。SHAPE 的感兴趣的事与澳大利亚卫生管理学院是一致的。更多有关 SHAPE 的信息及其成员项目提供的课程见 www.shape.org.au.。

澳大利亚卫生管理学院（ACHSE）

ACHSE 的联邦理事会，包括新西兰分支，同意与 SHAPE 成员合作写几章有关知识的应用和理论到实践的内容。ACHSE 的使命是通过网络工作促进卫生管理领导力的完善，课程和教育标准的设定，以及促进卫生管理学教育和研究。更多有关 ACHSE 的信息见 www.achse.org.au.。

个人致谢

著者感谢协助本书第 2 版出版的人们。特别是以下所列各位的协助：

审稿人

Heather Garner 副教授和 Allen Hughes 先生列出了本书第 1 版的优缺点，并提出了提高本书质量的建议。

Elsevier Australia 和著者还要感谢 Jeffrey Braithwaite 副教授（新南威尔士大学临床治理研究中心主任），他审评了第 2 版手稿及其价值，并给予了建设性的反馈意见。

第 1 章

Associate Professor Judith Dwyer, Health Services Management, La Trobe University, Victoria.

Dr Godfrey Isouard, Head, School of Exercise and Health Sciences, University of Western Sydney, New South Wales.

Dr Pei Likun, La Trobe University, Victoria.

Professor Geoffrey Prideaux, La Trobe University, Victoria.

第 2 章

Mr Stan Capp, Chief Executive Officer, Southern Health, Victoria.

Mr Bill Lawrence, National Director, ACHSE.

Ms Katie Lawrence, Business Manager, Central Sydney Area Health Service, for interviews she conducted with practising managers.

Professor Geoffrey Prideaux, La Trobe University, Victoria.

Dr Karen Poutasi, Director-General, Ministry of Health, New Zealand.

Mrs Mavis Smith, Executive Director, Victorian Healthcare Association, Victoria.

Mr Ross Smith, Chief Executive Officer, RSL（Qld）War Veterans Homes Ltd, Queensland.

Mr Warren Westcott, New South Wales State Director, Australiain College of

Health Service Executives.

第 6 章

Ms Valerie Thiessen, BHIM, MHSc, AFCHSE, Lecturer, School of Public Health, La Trobe University, Victoria, and Project Manager Clinical Systems, The Royal Victorian Eye and Ear Hospital.

第 10 章

The Queensland University of Technology. Part of the material presented in this chapter was reproduced with the permission of the Queensland University of Technology.

第 12 章

新南威尔士护理学院。第 12 章所用的一些资料已经发表在一个略微不同的"卫生服务管理"课程中——一种远距离教育模式，也是新南威尔士护理学院提供的卫生服务管理毕业证书的一部分。经新南威尔士护理学院允许，本书编入了这个资料。

第 14 章

Associate Professor Judith Dwyer, Health Services Management, La Trobe University, Victoria.
Mr Rod Young, Chief Executive, Officer, Australian Nursing Homes and Extended Care Association Ltd, Sydney.

第 17 章

Ms Christine Dennis, President, Australasian, Association for Quality in Health Care, Adelaide.
Ms Jennifer Spry, National Clinical Risk Manager, Healthscope, Melbourne.

第 18 章

Dr Pieter Pike, Director, Taranaki Emergency Services Ltd, New Zealand.

译者名单

按姓氏笔划排序

王志锋　　冯　文　　任明辉

刘继同　　陈　娟　　周海沙

钟　军　　黄成礼　　董　鹏

著者前言

  我们写这本书的目的在于帮助卫生服务管理者更好地理解他们的团队和他们的组织——这是实现有效管理的两个先决条件。我们尤其希望这本书有助于卫生服务管理学学生、卫生服务管理实践者和研究人员——他们是未来卫生服务管理依靠的对象，并且希望这本书有助于他们的教育者。本书的很多内容都是在作者所负责的研究基础上撰写的。

  卫生行业正处于变动的环境中，并且面临着较大的压力。在社区对高质量卫生服务的需求不断增长的同时，卫生服务费用也在不断上涨。但是，资源是稀缺的，政府、医疗保险方和患者都希望投入是物有所值的，并且能够实现预算平衡。随着人口老龄化，疾病谱也在发生变化。慢性病逐渐在疾病谱中占主导地位，这使得卫生管理更为复杂。为了使卫生服务供给更为有效，传统的专业上的分割需要打破。医疗技术和信息传播技术的快速进步则增加了卫生专业人员和消费者双方的期望值。要提供更安全和质量更好的卫生服务，不适用的管理结构和分块式的服务供给体系需要改变。卫生服务体系大范围的变动、慢性病在疾病谱中占主导地位以及适用人员的短缺，要求在人力规划和管理方面提出创新方法。在充满挑战的环境下，要求有高水平的卫生服务管理者。

  本书的所有作者均相信，卫生服务管理成功的基础是教育，并且这种教育包含着研究和实践反馈。只有具备新的知识并将促进社区健康和为个人提供更安全和质量更高的服务作为自己的义务的管理者才能够提高组织绩效。在卫生行业，比较理想的状况是：卫生服务管理者、临床医生和研究者成为工作伙伴，并更加注重实证。实证可以更好地指导卫生服务实践，也可以避免不适宜的、无效率的和无效的临床和管理活动，同时也可以减少这些活动的神秘性。通过这种方式可以实现系统内信息共享，这将有利于组织的学习，并且也是组织变革的前提。

图1显示了本书的结构和主题的概念框架。右边1/4表示组织绩效。从社会的角度看，衡量卫生管理者的最终标准是：他们对组织绩效的贡献以及对全民健康水平提高的贡献。这一标准在公立机构和私立机构同样适应。框架的中间部分是卫生服务管理者，他们通过一系列的个人能力开展管理实践。这些个人能力可以通过多种途径加以提高，包括通过实践或参加培训项目、阅读和反思以获得知识、技能和见识。重要的是，学习的这种循环是在一个

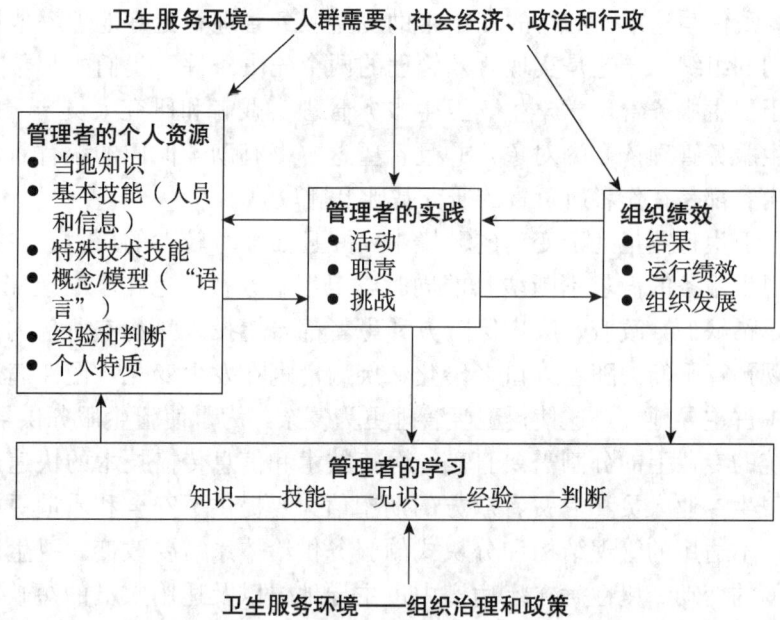

图1 提高卫生服务管理者能力和组织绩效的循环学习过程

Source：Developed from Likum P 1999 Hospital Management in a Time of Change：The Need for Management Training（and Policy Reform）in Three Teaching Hospitals in Yunnan，60 – 05B，9933289）. Dissertation Abstracts International，La Trobe University，Melbourne

大的背景之下的，即在一定的卫生服务环境之中的。这个环境包括政治的和行政的、经济的和社会的环境，以及人群的特征、需要和期望。卫生服务环境是不断变动的，这就要求管理者有能力适应它们。图1只是用二维图形粗略说明管理者的能力与组织绩效之间的关系，还无法将卫生服务管理者的循环学习过程的动态性和交互特性充分体现出来。

第 I 单元：卫生服务管理者

第 I 单元关注的重点是卫生服务管理者和他们面临的不断变动的组织环境。第1章的内容包括卫生服务管理者的个人能力，即其在与卫生服务管理实践相关的学习、活动、职责和挑战中的能力。

卫生服务管理实践过程中的个人能力主要包括：

- "当地知识"，如对主流价值观念、信仰、传说和管理实践沿革的理解；
- 个人和社会能力，特别是与人交流和沟通的技巧、领导力和决策技巧；
- 认知能力，包括学习能力、对新知识的反应能力以及将所学知识运用到新的环境的能力；
- 技术能力；
- 对什么是管理者以及他们是做什么的感知；
- 经验和判断；以及
- 个人特质，包括体能和个性特征。

第2章探讨卫生系统的广泛变化和对卫生服务管理者的作用的理念变化产生的影响。本章的结论是：当今卫生服务管理者的最复杂的任务也许是选择并设计促进组织或单位目标实现的管理活动。对于管理者来说，仅仅能够顺应新的流行趋势或流行的管理理念是不够的。

第3章的重点是卫生服务管理者的责任及其在文化或社会精神发展方面的重要贡献。后者可以对好的临床与管理决策和组织学习及最终为提高组织绩效作出贡献予以支持。

第4章探讨卫生服务行业及卫生服务管理者面对的行业环境。作者阐述了全球的、地区的和国家的多样、复杂和快速的变化对卫生服务组织及其管理者带来的挑战。本章提出了一系列理论框架和实践策略以帮助管理者评估环境压力。本章为后面有关卫生服务管理实践的内容提供了平台，这些内容分属第Ⅱ单元和第Ⅲ单元,即团队工作和利用信息工作。

第Ⅱ单元：卫生服务管理实践——团队工作

本单元包括四章,探讨卫生服务管理是做什么的——与社区、消费者、患者、卫生专业人员以及其他付费的或不付费的卫生服务人员的合作。任何一位卫生管理者都不能不与人打交道,所以与人合作的能力是成功管理的基础。

第5章从阐述促进消费者参与策略制定所依据的概念和理论入手,这些策略包括社区咨询管理策略、预防和处理消费者投诉的策略以及发展以消费者为导向的文化策略。消费者参与表现为一种多层次的和动态变化的过程,这一过程主要是建立并维持社区和卫生服务机构之间的合作伙伴关系。这种伙伴关系要求公开并分担出现的问题。

第6章探讨管理卫生服务从业人员面临的挑战,包括招聘和留住人才中的问题,以及如何利用人际技能来提高组织绩效。在不断变动和复杂的卫生服务环境中,一个高效的人力资源管理者必须具备将系统知识、人力资源规划与监督以及人际技能结合起来的能力,其中最重要的是建立和领导核心团队的技能。

第7章的标题是"卫生服务中的团队工作"。随着卫生服务环境变动程度加大和社区慢性病患病率上升,团队工作变得越来越重要。团队可以为病情复杂的慢性病患者提供多学科服务,并可以对变动的卫生服务环境做出及时的组织反应。本章也提供了分析和提高团队绩效的策略。

第8章讨论组织变动,并为管理者提供了一个用以分析变动的类型和规模的模型。作者综述了应对变动的理论和处理这些变动的方法,并讨论了对抗变动的多种原因和形式。本章还提供了领导和管理团队内部以及组织之间变动的策略和工具。

第Ⅲ单元：卫生服务管理实践——利用信息工作

第9章和第10章讨论了如何利用信息来工作,包括管理决策和信息系统,以支持有效管理。

第9章重点讨论了卫生管理者如何决策。这一章从不同方面阐述了组织决策的概念，包括个人模式如何影响决策的过程。这些模式影响人们对世界的看法，也有助于解释为什么有时候卫生服务管理者和临床医生对决策制定的认识不同。新的策略，如实证决策制定，也许能够增强卫生行业的组织决策的客观性。

第10章的标题是"信息与知识"。这一章的重点在卫生信息系统管理的实施和管理，以支持策略管理和组织创新。本章指出，目前很多卫生服务决策由于数据质量不高、很难获得、不完整和表达不好而相互矛盾。很多卫生专业人员缺乏判断决策过程需要什么信息的能力，也不知道要通过什么途径获得这些信息。建立卫生信息系统需要使用恰当的标准，并且要建立在能使工作人员和消费者共享信息的基础上。

第Ⅳ单元：卫生服务组织

第Ⅳ单元的重点是卫生服务组织。

第11章概括地描述了卫生服务行业的分工，并由此引出与工作设计如何影响雇员相关的雇员的动机分析。本章的最后一部分分析了不同类型的岗位设计对患者保健的影响。

第12章描述了有关策略规划和组织设计的最新方法。通过审视已有的和新的组织设计方法的优缺点，探讨了影响组织策略设计的因素。

第13章阐述了导致卫生系统条块分割的历史原因，描述了促进卫生服务系统整合的尝试。这些尝试包括使用临床指南和协议、澳大利亚的急诊合作保健试验（Australia's Acute Coordinated Care Trails）和精神卫生整合项目。到目前为止还没有一个最好的组织卫生服务体系的办法。在学会在卫生服务组织内部与之间对卫生服务进行最有效的整合之前，还需要更多的试验。

第14章的重点是组织间的契约安排。本章伊始探讨了权力的概念和权力如何影响契约的制定和管理。社会交换理论被用于阐明契约相关方的关系以及信任的概念。经济学中交易成本的概念为解释契约的有效管理提供了基础。

第Ⅴ单元：提高组织绩效

所有层级的所有管理者都试图对提高组织绩效作出贡献。但是在卫生服务领域这种尝试意味着什么？这个问题是第Ⅴ单元的重点。

第15章阐明了卫生服务的基本价值在于不做任何损害患者的事情、为患者提供良好的服务以及实现管理目的。本章给出了对不同层次的卫生服务组织及系统进行绩效评估的主要框架。描述了影响监督和提高组织绩效方法的理论和概念。应用系统框架审视了组织的宗旨、价值观、目标、策略方针与提高组织绩效间的关系。

第16章强调了如果没有对卫生服务质量的管理和组织承诺，将会给患者和组织本身带来严重的后果，这个问题在第17章还将继续讨论。第16章还讨论了质量保证和质量提高之间的区别，作者提倡用综合办法来进行质量管理。本章概述了阻碍有效的质量改善系统发展的因素及将来的一些方向。

第17章讨论了卫生服务组织中的风险特征、风险管理的发展以及临床治理的进展情况。着重强调了这些概念为什么对卫生管理者特别重要，并且描述了卫生服务管理前进道路上的障碍以及如何实行有效的临床治理策略。

第18章的重点是卫生服务管理者如何运用研究成果，以及在卫生服务提供方面使用什么方法树立良好形象。本章区分了特定研究策略的概念和理论，指出了卫生服务管理者目前普遍应用的管理方法和研究方法间的相似之处。评估作为一种管理工具，支持实证管理模式，评估的应用是本章讨论的重点。

附录：卫生服务管理案例研究

本书作者希望通过贯穿全书的案例研究和小专栏使理论能够应用于实践。附录部分的案例不仅来自澳大利亚和新西兰，还来自其他国家，如中华人民共和国，目的是使其他国家的学生和卫生服务管理者能够理解和运用本书讲述的概念。案例如何使用以及什么时候使用，取决于教师与学生的教学目标。附录描述了几种案例研究，既可以用于辅助学习，也可以用于强调案例研究学习时需要考虑的一些问题。例如，教学目标是为了证实理论、丰富知识、运用归纳或演绎推理，还是通过发现来促进成人学习。

（周海沙 译）

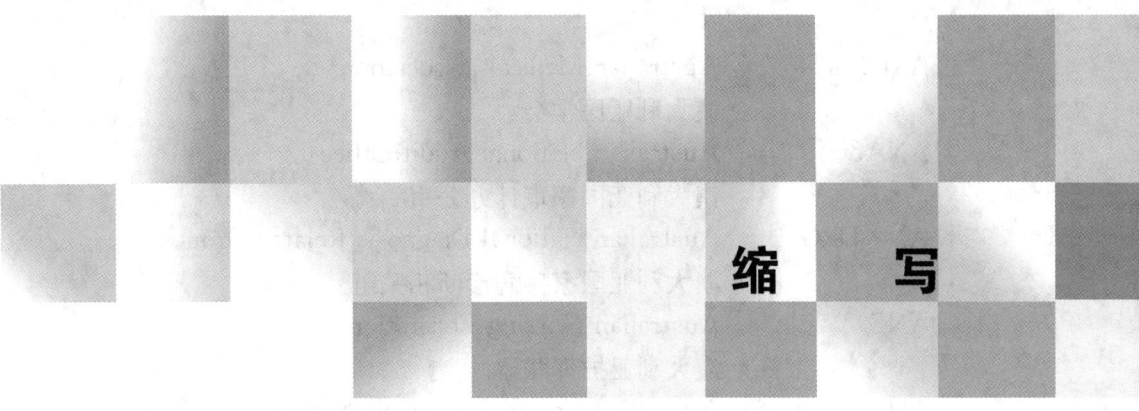

缩 写

AA	Affirmative action	
	反歧视行动	
ACCC	Australian Competition and Consumer Commission	
	澳大利亚公平竞争与消费者委员会	
ACHS	Australian Council on Health Care Standards	
	澳大利亚卫生服务标准委员会	
ACHSE	Australian College of Health Service Executives	
	澳大利亚卫生管理学院	
AGPS	Australian Government Publishing Service	
	澳大利亚政府出版服务部	
AHA	Australian Hospital Association	
	澳大利亚医院协会	
AHIC	Australian Health Information Council	
	澳大利亚卫生信息委员会	
AIHW	Australian Institute of Health and Welfare	
	澳大利亚健康与福利研究所	
ALOS	Average length of stay	
	平均住院天数	

AMA	Australian Medical Association	
	澳大利亚医学会	
ANAO	Australian National Audit Office	
	澳大利亚国家审计办公室	
AN-DRG	Australian National Diagnosis Related Groups	
	澳大利亚国家疾病诊断相关组	
ANF	Australian Nursing Federation	
	澳大利亚护理联盟	
ANTA	Australian National Training Authority	
	澳大利亚国家培训署	
AOQC	Australian Organisation for Quality Control	
	澳大利亚质量控制组织	
AQC	Australian Quality Council	
	澳大利亚质量委员会	
AR-DRG	Australian Refined Diagnosis Related Groups	
	澳大利亚确定的疾病诊断相关组	
ASF	Australian Standards Framework	
	澳大利亚标准框架	
AUPHA	Association of University Programs in Health Administration (USA) 大学卫生管理规划委员会（美国）	
BOC	Balance of care	
	均衡照顾	
BOR	Bed occupancy rates	
	床位占用率	
CDHAC	Commonwealth Department of Health and Aged Care	
	联邦卫生与老年服务部	
CEO	Chief executive officer	
	首席执行官	
CHS	Community health services	
	社区卫生服务	
CM	Clinical modification	
	临床修订	

COAG	Council of Australian Governments
	澳大利亚政府委员会
CQI	Continuous quality improvement
	持续质量改进
DALE	Disability adjusted life expectancy
	失能调整生命年
DG	Director - General
	总干事
DHAC	Department of Health and Aged Care
	卫生和老年保健部
DHH&CS	Commonwealth Department of Health, Housing and Community Services
	联邦卫生、住房和社区服务部
DHS&H	Commonwealth Department of Human Services & Health
	联邦人类与健康服务部
DOH	Department of Health
	卫生署
DON	Director of Nursing
	护理部主任
DRG	Diagnostic related groups
	疾病诊断相关组
DSS	Decision support systems
	诊断支持系统
EA	Enterprise Australia
	澳大利亚企业
EAN	European Article Number
	欧洲物品编码系统
EASIER	Envisioning, activating, supporting, implementing, ensuring and recognising
	想象、激活、支持、执行、确保和识别
EDI	Electronic data interchange
	电子数据交换

EEO	Equal employment opportunity	
	均等就业机会	
EHR	Electronic health record	
	电子健康档案	
EQuIP	Evaluation and Quality Improvement Program	
	评价和提高质量计划	
ESS	Executive support systems	
	执行支持系统	
FMI	Australian frontline management initiative	
	澳大利亚实用管理项目	
GATS	General Agreement on Trade in Services	
	服务贸易总协定	
GDP	Gross domestic product	
	国内生产总值	
GM	General manager	
	总经理	
HALE	Health adjusted life expectancy	
	健康调整生命年	
HEDIC	Healthcare Electronic Data Interchange (EDI) Coalition	
	卫生保健电子数据交换联盟	
HIC	Health Insurance Commission	
	健康保险委员会	
HKSAR	Hong Kong Special Administrative Region	
	香港特别行政区	
HL7	Health Level 7	
	（美国）医院信息转化标准	
HMO	Health maintenance organisation	
	健康维持组织	
HR	Human resources	
	人力资源	
HRD	Human resource development	
	人力资源发展	

HREC	Human research ethics committees
	人体研究伦理委员会
HRM	Human resource management
	人力资源管理
ICD	International Classification of Diseases
	国际疾病分类
ICD9	International Classification of Diseases 9th revision
	国际疾病分类第9版
ICD10	International Classification of Diseases 10th revision
	国际疾病分类第10版
ICT	Information and communication technologies
	信息与通讯技术
IM	Information management
	信息管理
IPART	Independent Pricing and Regulatory Tribunal
	价格与监管独立仲裁庭
IR	Industrial relations
	劳工关系
IS	Information systems
	信息系统
ISO	International Organization for Standardization
	国际标准化组织
IT	Information technology
	信息技术
JCPAA	Joint Committee of Public Accounts and Audits
	公共账户和审计联合委员会
LPN	Licensed Practical Nurse
	执业护士
MBF	Medical Benefits Fund of Australia Ltd
	澳大利亚医疗保险基金
MBS	Medical benefits schedule
	医疗保险报销目录

MBTI	Myers Briggs Type Indicator	
	Myers Briggs 个性类型指标	
MDC	Major diagnostic category	
	主要诊断分类	
METeOR	Metadata Online Registry	
	数据在线注册	
MOH	Ministry of Health	
	卫生部	
MRI	Magnetic resonance imaging	
	核磁共振成像	
NEHRT	National Electronic Health Records Taskforce	
	国家电子健康档案工作组	
NEHTA	National ehealth Transition Authority	
	国家电子档案过渡管理局	
NHDD	National Health Data Dictionary	
	国家健康数据词典	
NHIG	National Health Information Group	
	国家卫生信息小组	
NHIMAC	National Health Information Management Advisory Committee	
	国家卫生信息管理咨询委员会	
NHMRC	National Health and Medical Research Council	
	国家健康与医学研究委员会	
NHS	National Health Service	
	国民健康保险系统	
NPM	New public management	
	新公共管理	
NRCCPH	National Resource Centre for Consumer Participation in Health	
	消费者参与卫生保健国家资源中心	
OD	Organisation development	
	组织发展	
OECD	Organisation for Economic Co-operation and Development	
	经济合作与发展组织	

OH&S	Occupational Health and Safety
	职业卫生与安全
OL	Organisational learning
	组织学习
PAC	Picture archiving communication system
	（医学）影像存储与传输系统
PeCC	Pharmaceutical Electronic Commerce and Communication
	药品电子商务和交流
PKI	Public key infrastructure
	公钥基础结构
PMI	Patient master index
	病例主索引
POLC	Planning, organising, leading and controlling
	计划、组织、领导和控制
PC	个人计算机
POSDCORB	Planning, organising, staffing, directing, coordinating, reporting and budgeting
	计划、组织、人员配备、指挥、协调、报告和预算
QA	Quality assurance
	质量保证
QSA	Quality Society of Australasia
	大洋洲质量协会
QWL	Quality working life
	工作生活质量
RCT	Randomised control trial
	随机对照试验
RFP	Request for proposal
	需求建议书
RN	Registered Nurse
	注册护士
RSL	Returned Servicemen's League
	退伍军人协会

SAR	Special administrative region
	特别行政区
SCM	Supply chain management
	供应链管理
SHRM	Strategic human resource management
	人力资源战略管理
SMART	A mode comprising the following components: specific, measurable, agreed and actionable, realistic, timebound
	一个由以下部分组成的模式：具体、可测量、赞同与可实施、有现实意义、有时间限制
SSIFT	A model comprising the following components: synergy, staff, information, financial, technical/physical
	一个由以下部分组成的模式：协同合作、人员配备、信息、财务、技术/资源
STEP	A model comprising the following components: social, technological, economic and political
	一个由以下部分组成的模式：社会、技术、经济和政治
SWSAHS	South Western Sydney Area Health Service
	悉尼西南地区卫生服务部
TQM	Total quality management
	全面质量管理
TQMI	Total Quality Management Institute
	全面质量管理研究所
WHO	World Health Organization
	世界卫生组织
WTO	World Trade Organization
	世界贸易组织

（董　鹏　译）

案例目录

案例研究 4.1	在新的卫生保健环境管理专业文化	93
案例研究 4.2	在临床服务中建立创新变革	94
案例研究 7.1	氯仿团队	160
案例研究 9.1	实践中的决策支持系统：保健的平衡（BoC）方法	235
案例研究 11.1	工作轮换	295
案例研究 11.2	水平工作扩大化	296
案例研究 11.3	工作丰富化（垂直工作扩大化）	297
案例研究 11.4	将"Babbage 理论"应用于卫生服务领域	301
案例研究 11.5	两只左脚	309
案例研究 11.6	新的代理首席执行官（CEO）	313
案例研究 12.1	开发一项新的临床服务的环境分析	323
案例研究 12.2	组织再设计	342
案例研究 14.1	资源依存理论在区域卫生服务网络合同安排中的应用	387
案例研究 14.2	组织间合同必须尊重每一组织层级——社区精神卫生服务	390
案例研究 14.3	有关 XYZ 医院旅馆服务合同的管理	405
案例研究 15.1	建立一个组织绩效测量的平衡办法	425

案例研究 16.1　一个 CQI 的案例研究：医院病理服务 ………………… 465
案例研究 1　管理者及其变化 ……………………………………………… 543
案例研究 2　决策制定与卫生服务管理者 ………………………………… 544
案例研究 3　信息收集、分析和决策 ……………………………………… 545
案例研究 4　Shu 地区的卫生规划 ………………………………………… 546
案例研究 5　加强 Lasoga 省 Wallo 地区的管理引言 …………………… 554

第 I 单元

卫生服务管理者

第 1 章 学习管理（以及管理你自己的学习）
第 2 章 卫生服务管理者的角色转换
第 3 章 卫生服务管理者的问责制与伦理守则
第 4 章 卫生服务组织的变革与适应

第1章

学习管理
（以及管理你自己的学习）

DAVID LEGGE　PAULINE STANTON　ANNE SMYTH

学习目标

引言

卫生服务组织中管理培训计划框架

组织绩效

管理者在做什么？

管理者是怎么做工作的？

关于学习

组织的重点

结论

问题讨论

参考文献

学习目标

完成本章内容的学习后，读者应该能够：
1. 从下述几个方面讨论卫生服务管理培训的作用：
   — 对组织绩效的贡献；
   — 重点内容；
   — 不同的学习途径和管理发展策略。
2. 作为一个卫生服务管理者，深入思考自己的学习需要，并讨论满足这些需要的相应策略和方法。
3. 深入思考所在组织或所熟悉组织的学习需要，并讨论满足这些需要的相应模式、策略和行动。

引言

本章介绍了一些有关管理培训的理念和原则，希望对你管理自己的学习有所帮助。管理者通过不同的途径进入角色并采取不同的方式发展，然而无论你在何种组织环境中，你都需要不断训练自己以满足所承担角色的各种要求。此外，作为一名管理者，你也有责任通过培训满足你的员工的发展需要，并建立一个对组织学习有帮助的制度环境。

社会加速变革是当代社会的发展趋势——卫生服务领域也是如此。因此我们应该培养自己在实践中学习的技巧并设定自己的学习目标。本书是为自学而设计的。本章将有助于你审视自己的实践和学习方法，并提供了一系列有助于你自学的策略；本章将围绕学习需求和学习方法展开。

卫生服务组织中管理培训计划框架

本章的逻辑框架如图 1.1 所示。该图从底部的组织绩效开始，这是我们假定的实施管理的主要原理。从下往上看不难发现，组织绩效是由管理者所做的工作（管理者实际所做的）决定的（至少部分如此），并且管理者的表现取决于他们的"能力"。该图告诉我们：管理者所凭借的个人资源如何取决于他们的个人背景和他们的学识。管理者的学识不外乎通过三种途径获得：第一，通过个人学习（包括正式的和非正式的教育）；第二，通过参加正式的管理培训项目获得；第三，通过组织结构、过程与文化（组织学习）来学习。图 1.1 为本章所列出的材料提供了一个框架。当然，也可以用其他一些方法来描述管理教育，但是这个模型是为我们这本书的目的服务的。这个模型是将管理教育与组织绩效联系起来作为基本参考点的模型；它涵盖了正式学习和经验学习的内容；它还包含了个人学习、机构管理发展和组织学习（Pei et al 2000）的内容。

根据图 1.1 所示模型可提出如下问题：

- 管理者是做什么的？他们是如何为组织绩效作贡献的？
- 管理者是如何工作的？
- 他们需要有什么样的能力？他们是如何获得这些能力的？
- 管理者应该如何制订他们自己的个人学习计划？
- 管理者在专业培训计划中会遇到哪些困难？
- 从组织层次看，管理发展计划的原则是什么？
- 管理者如何能够培养一个学习型组织？

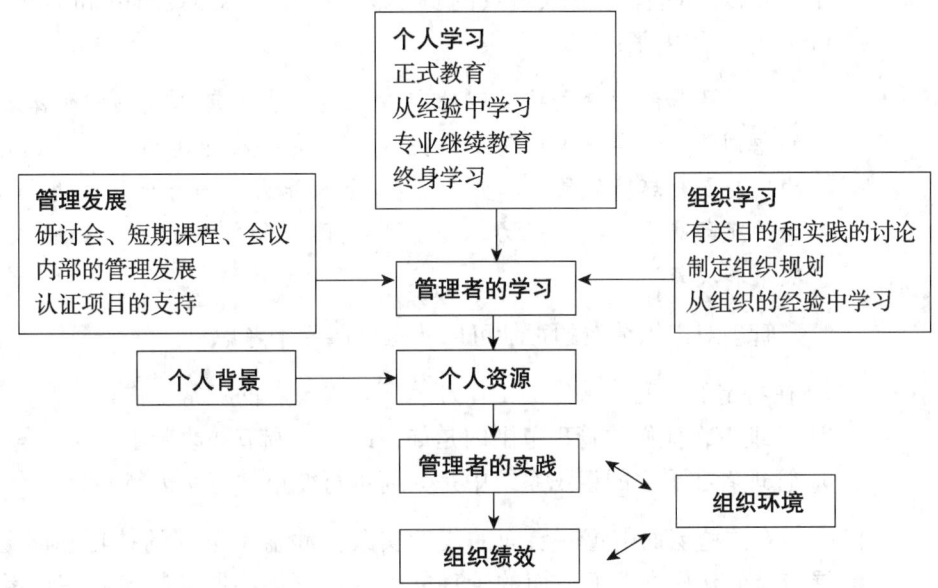

图 1.1　卫生服务管理教育的思考框架

你将从本章找出上述问题的部分答案。

组织绩效

如果管理的目的是提高组织绩效，那么衡量管理者的主要标准则莫过于其组织绩效的高低。然而这并非轻而易举之事。组织绩效包括两大方面的内容：第一方面是当前提供的服务的管理运行。服务提供的优劣可以用质量、效果、公平和效率等指标来测量。第二方面是策略管理，即设定长期目标、期望的产出以及打造服务提供能力。策略管理包括未来提供优质服务所需的人力、财力、技术、设施和系统。与此同时，描绘组织未来的发展蓝图也是策略管理的一部分，以使组织的使命和目标作为未来能力发展的指南。

当然，管理者并不需要独自为组织绩效负全部责任。其他一些因素也会影响组织绩效，比如组织的历史、更广泛的服务系统的功能（包括政府的政策和方针）、筹资流程以及员工的数量和质量。这些因素（图1.1所示的"组织环境"）构成了管理者的工作环境及其工作基础。管理教育中优先内容的设定必须以管理者对组织绩效的贡献为导向。如 Freedman 和 Stumpf（1982，pp 8-9）的主张：

就已知的影响成功管理的变量来说，我们可以利用它们来指导我们的培训。已证实与成功息息相关的变量有：人际能力（包括领导力、魄力、对社会环境的觉察和灵活性）、个人能力（如有自知之明、口头和书面的交际能力、抗压能力以及兴趣范围）和行政能力（如组织和计划、决策和决断）。

管理对组织绩效的贡献可以从三个层面来考虑：

1. 在特定的时间、特定的工作环境下，管理者的日常工作；
2. 管理者在他们的管理范围内是如何改变、调节并改善工作系统的；
3. 管理者在更大的组织系统中是如何进行变革并有所创新的。

在这些层面中每一层面的成功实践都涵盖了不同的技巧和能力。管理发展应首先从提高以下方面的管理能力入手，即限制了特定组织或系统当前组织绩效的方面，无论在单个组织层面、区域组织层面，还是在总的卫生系统层面。

管理者在做什么？

要追踪管理者是如何使其组织工作增值的，我们需要介绍管理者究竟在做什么。对此经典方法的描述是：管理者基于特定的职能是做什么的，这些职能解释了管理者的角色与组织的生存、运行和发展的关系。因此 Fayol（1916）指出了管理的五项基本职能：计划、组织、协调、指挥和控制。后来又扩展成为 POSDCORB 模式：计划、组织、人员配备、指挥、协调、报告、预算（Gulick & Urwick 1973）；尔后又压缩为 POLC 即：计划、组织、领导和控制（Fulop el al 1992）。

不同于从职能角度解释的管理，Mintzberg（1973）从角色的角度阐述了自己的观点：人际关系（代表人、领导人、联络人）、信息（监督者、传播者和发言人）与决策（企业家、处理问题者、资源分配者、谈判者）。Mintzberg（1973）还总结了一系列管理者工作的行为研究，指出管理者在与人交流和处理信息方面花费了大量时间。这些研究在确认管理者需要的基本技能方面做了明确的提示。

明确管理者做什么的第三种方法是了解管理者时常思考的竞争和挑战。Pei（1999）在她的中国管理培训需求研究中就是将管理者的任务作为研究的重点。Pei 通过关注管理者所面临的"难题"，找到了管理者认为他们能够有所作为的领域。这一发现为今后有的放矢地进行"培训"以及识别限制当前组织绩效的能力提供了新的突破点。对"难题"的思考有不少好处。认识到日常生活中"难题"所涉及的问题及发生的可能性对学习十分有意义（Candy 1991）。如果这些也是培训对组织绩效带来最大贡献的领域，其收益也会是双倍的。

管理者的工作内容依据其工作的领域而有很大不同。急诊服务和老年保健中的管理是不同的，政府卫生机构和服务机构中的管理是不同的。在不同的管辖权和文化中管理也是不一样的。总经理（如首席执行官）和职能部门（如财务、人力、信息、供应等）的管理者的工作是不同的，后者与各专业科室（如护士、医疗、卫生相关等）的管理者的工作也是不同的。不同管理层次（基层、中层、高层）的管理者角色也不一样。从某种程度上说，私人部门的管理者与公立部门的管理者优先考虑的问题是不同的。在财政年、选举年及机构的生命周期的不同阶段，管理者要解决的各种事务也有主次的变化。除了这些变化，还有不断更新的技术和社会变革的压力，随着这些变化的速度加快，不确定性也愈加明显。

对管理者而言，思考他们对组织应承担的责任以及采用何种方式进行管理也是大有裨益的。组织既不是如他们所认为的那样，也并不是如我们所期望的那样（Morgan 1998）。Schwartz（1990）的解释是：管理教科书和正式的培训项目常常把组织比喻为一个钟表。在"时钟样"组织中，人们对组织的目标有共同的看法并共同为之奋斗；他们愉快地工作，很少有忧虑，而且互相合作、扶持。如果出现困难，管理者们会采取适当的技术和技能并用理性的解决办法来处理。另一类经验管理型组织可能会被称为"疯人院"。在这里，事情是分开处理的，人们把精力放在确保事情不要落在自己身上，忧虑和压力是持续的，并且人们为谋求个人利益进行交易或防止被利用。管理者们主要是尝试着打发日子。虽然这是很极端的情况，并且组织会同时具备两种成分，管理者们需要为实际的组织生活来训练自己而不是空想（Gabriel 1999，Hirschhorn 1988）。学习的内容与方式需要反映这些现实。

变化的加剧与不确定因素的不断增加已导致管理模式的剧变：从行政的或运行管理到战略性管理，进而发展为现今仍不能明确定义的一种新的形式和实践。一些管理理论家开始将复合性理论作为框架以明确当今管理所面临的挑战。McDaniel（1997）认为，传统的管理模式是基于固定而有序变化的牛顿式世界观。在这种管理模式中，管理者被置于决策者的地位。他用量子理论和混沌理论来解释现有的管理模式。按照量子理论，世界是不可知且不可预测的，对世界的观察和测量也不可能独立于观测者本人。McDaniel 认为，管理者需要在他们的工作风格中将不可知性作为一个考虑因素，如识别小因素的潜在意义。在不确定时代，领导力包括：

- 在混乱的情况下工作：以新的方式创造新的组织；
- 提高联系的质量：创造学习型的组织；
- 将组织设计视为一个不断发展的过程；
- 不要将重点放在目标设定上；
- 不要过于强调竞争，要更加关注合作；
- 更加睿智地工作；
- 为组织成员提供愿景和价值。

未来的管理可能与经典的理论家所想象的以及与我们现在的假定大相径庭。

Mintzberg（1973）指出：尽管人人都有可能成为高效的管理者，但是管理行为模式的差异的主要根源之一还是来自于管理者作为人的多样性。人们有着不同的强项——知觉、概念以及实施方式——不同的管理者是依据自己的优势采取不同的管理风格的。

管理者是怎么做工作的？

因此……管理者通过计划、组织、领导和控制服务于他们的组织。他们以不同的方式处理信息及人际关系。倘若您问他们什么是他们正在关注的事情，他们的回答会是截然不同的：从即将到来的预算赤字，到与新建筑有关的问题，到针对某项政策决定去游说政府官员，到更换他们的个人助理。

要成为一个优秀的管理者，他们究竟需要知道些什么呢？

能力和特质

有不少作者都讨论过管理者需要的知识和技能的种类。最近这些评论开始倾向于对语言能力的关注。Mintzberg 在其 1973 年的书中（在能力运动发起之前）描述过管理者应具备的技能，包括：人际关系技能、领导技能、信息处理技能、决策技能、资源分配、企业家技能以及反省技能。

1995 年，Karpin 报告（Industry Taskforce on Leadership and Management Skills 1995）指出了澳大利亚管理者亟须提高的广泛领域。其中包括：软能力或人际技能、领导技能、策略技能、国际定位能力、企业家精神、技术之外的拓展能力、建立组织间关系的能力以及不同类型的人力资源的利用能力。Karpin 报告特别关注了基层管理者和监督者，认为他们中的大多数人对于面临的挑战准备不足。在此之后，澳大利亚国家培训署（ANTA）承担制定了一套基层管理者应具备的能力标准，后者包括：管理个人工作的优先级和职业发展，职场领导力，建立和管理有效的职场关系，参与、领导团队工作并为工作团队工作创造有利条件，管理工作流程以达到既定的产出目标，管理职场信息，对服务质量进行管理，创造并维持一个安全的工作场所和环境，不断改进系统和流程，为变化和革新创造有利条件并注入资本，为组织创造一个良好的学习环境（Griss & Lilly 1996，Pearson Education and Australian National Training Authority 2001）。

已有一些旨在分析卫生保健领域的优秀管理者的能力和特质的研究，包括 Rawson（1986）、Boldy 等（1989）、Harris 与 Bleakley（1991）和 Jain 等的研究（1996）。

Rawson 及其同事（1986）对卫生服务管理者进行了一个问卷调查，询问了对其工作效果最关键的知识和技能以及现在最迫切的培训需求是什么。他们报道了澳大利亚的中层和高层卫生管理者的教育需求，首要的是个人素质和人际技能。这些得分高的技能和知识有：报告的撰写和书面有效的交流；领导能力，交换意见的能力和过程，员工的动员，冲突和压力的处理，劳资关系的概念、含义和法律法规，卫生服务领域中的计算机应用，冲突的解决，人事行政管理，以及财务信息的分析。

Boldy 与其同事（1989）进行了一项有关澳大利亚卫生服务领域的管理问题和管理者的职业发展需要的大型研究。关注的主要问题有：管理变化、管理信息、财政约束的处理、评价、企业计划、人力资源管理、冲突和员工发展。超过80%的应答者认为，他们没有充分参与到行政部门发展活动中。

Harris 和 Bleakley（1991）尝试采用专题小组跟踪调查的方法确定卫生服务管理者的重要能力。四个专题小组的30名在任管理者提出了49条能力并将其归纳为如下几组：决策和计划、对他人的发展、财务技能、领导力、谈判能力、个人特质以及公共关系/交流。这些陈述随后被纳入调查问卷，并由320名正在参与职业发展的卫生服务管理者进行了排序。结果显示了很高的一致性。按重要性分级排序为：领导力、决策和计划、公共关系/交流、财务技能、对他人的发展、个人特质以及谈判能力。不同机构规模和背景的管理者的优先排序略有不同。职业发展的最高优先级为：领导力、谈判能力、交流能力、财务管理、问题解决能力以及决策能力。

Jain 等（1996）采用大样本调查了管理者和管理系的学生。Jain 的调查问卷基于一系列的个人特征、知识和学习项目、技巧项目以及信仰和价值观，将管理能力概念化，要求应答者按照它们对有效管理的贡献进行排序。各组的影响因素突出了有教养、有说服力、理想主义的个性、社会和行为理论知识、政治和经典管理的技巧以及非唯物主义和家长制的价值观。

类似的调查也在加拿大（Curry 1989）和美国（Davidson et al 2000）进

行过。这些调查得出的结论与澳大利亚的研究结论高度一致。

这些能力归结起来似乎可以塑造一个高度同质性的理想管理者形象，这主要与数据收集方法有关。现实生活具有更多的异质性——恰恰应该如此，这与管理角色的多样性和管理需求的不断变化分不开。

背景和个人特质

大多数的研究都发现，高效管理者（无论是在一般领域还是在卫生服务领域）所具备的能力和特质是管理者的知识、技能、个人特质以及信仰和价值观的综合体。这给管理教育提出了几个问题，即背景和基本人格究竟在多大程度上决定人们从事管理的才能？正规的管理培训究竟在多大程度上能造就优秀的管理者？有可能有的人天生就是要成为管理者的，而有的人却永远不能成为管理者。尽管如此，管理是可以学习的。管理一部分是要学习必要的知识与技能并积累丰富多样的经验；一部分是审视自己，根据自己的情况扬长避短发展自己的管理风格。

管理者的实践模式

隐藏在管理能力的长长的名单中的进一步的复杂性是：管理者应用于管理实践中的多种风格。在一些陈述中，管理者被描述为是通过命令和说服控制组织的理性战略家和决策者。在这种模式中，管理者关注组织的目标和资源（基于最优的资料），构思理性的战略（基于最优的计划技巧和工具），动员资源和团队（"通过他人工作"），然后评估、再评估并进行调整。

无可否认，在很多时候这是一个描述管理实践非常实用的框架。但不应掩盖其他可供选择的管理实践框架，如Schön（1987）的框架，后者让我们将管理者看作一个依靠直觉判断的艺术家：基于"感觉正确"整合多元复杂数据，基于本体知识（直觉）选择战略，事后折中地吸收不同的理论和模式对其实践用理论说明。Schön将专业实践描述为艺术技能，并且指出了创造自我多样性的重要性。这与早期及当前的实践中进行的能力培养有关（Schön 1987）。反思实践者在本文是指那些对自己所采取的行动及指导思想、感受和价值观进行严格审视的管理者。这能帮助管理者培养对真正实践中的工作以及需要改变的工作的洞察力，这迫使他们审视"正在使用的理论"，而非仅仅审视他们"支持的理论"（Argyris 1999）。重要的是，这可以造就他们应对变化的能力，形成感觉、选择和方案，并促使基于个人和组织实际的学习（Pedler et al 2001）。卫生保健机构中许多进入管理角色的人都非常赞赏这种对学习和发展有益的方法（Bowerman 2003，Greenall 2004）。

关于学习

有关培训的设计包括三大方面的内容：课程（我们在上面已就能力和特质进行过讨论）、教学方法（人们如何去学习）和实施（机构安排、实施平台、教学媒体等）。

教学方法是指学习过程以及教师如何做的问题。有记载之前就已有一些教学模式被引入社会实践，尤其是各式各样的"边观察边尝试的学习方式"（从学习厨房技巧到学徒训练）和各式各样的"言传式教学"（学习历史和地理、学习规则）。对教学方法的思考重点考虑的问题大都不是老师做什么，而是学习的机构和经验（以及经验学习排序和学习环境，这方面的经验很丰富），在成人教育中尤其如此，并且确实有很多有关成人学习的著作（Delahaye 2005）。

大多数这类著作持有这种观点：当管理者对其学习过程有一定程度的控制时，学习效果才是最理想的，学习的主观能动性也是最高的。此时管理者能够并愿意思考什么是他们真正需要学习的内容，能够认识到他们的需要因与其他人所处环境不同而异，并且管理者能够采取对他们而言有意义的方式去学习。换言之，他们能够对自己的学习负责，并且培养（在帮助下）自己如何学习的能力（Knowles 1990）。当管理者能够适时地反思现实生活中组织所面临的问题，并能够基于从这种思考过程和其他人的想法与实践中学到的东西采取新的行动时，管理者的学习效果最好（Howell 1994，Kolb 1984）。这强调了发散理论、实践和学习的重要性，以及这样学习的社会特点。

卫生服务管理教育的内容应强调学习环境的作用以及小组讨论等其他自学形式，这样管理者可以与同行共同讨论新的想法，发掘新的语言、新的认知角度以及新的主观能动性。行动学习法为这些方法提供了一个框架。这是一种通过反思将思想与行动整合或联系起来以促进管理和组织发展的方法。它包含管理者正在解决的组织问题，即当时当地发生的问题，正在参与的观察、反思、评估和采取行动的循环过程。这样的过程可以提高管理者的调查、理解、创新能力，并且可以改善他们的实践及所在组织（Bowerman 2003，Howell 1994，Revans 1982）。

从能力到学习途径

能力一般可以用行为目标进行描述：可以被解释为是否已完成了既定的任务。这种对绩效的关注反映了教学权威机构的责任以及规范行业培训的要求。但是，优秀的管理中有很多方面不与具体绩效挂钩。怎么能以绩效之类的东西评估受多种因素影响的管理呢？怎么能以绩效来评估管理的价值，并且谁能评估他人的价值？自己的知识又应该怎么评估呢？

能力作为行为标准并非总是与学习经验和获得这些经验的途径相对应。如某些具体的知识（如法律条文）、技能（如与人相处）、价值观（如非唯物主义）或特质（如判断）并不能帮助我们识别其获得途径。

Harris 及其同事（1993）曾邀请 50 位管理者、组成五个讨论小组分析他们 1991 年进行的卫生服务管理所需能力的研究结果（Harris & Bleakley 1991）。他们请这些管理者确认其对发展每种能力所偏爱的教育途径。比如说，其中一条能力他们认为是理解他人的发言、认真倾听并做出有效反应的能力。应答者建议发展这些技能需要：第一，正式的专业课程理解相关的理论；第二，短期课程或研讨会，利用录像资料提供绩效反馈以培训技能；第三，在对组织内的员工需求进行调查的基础上，对内部员工进行有组织的培训。

管理者也要认识到，学习在于变化且并非易事（Bridges 2003，Delahaye 2005）。我们会有意或无意地在计划我们的发展时制造一些困难，在对员工进行拓展培训时也会出现类似情况。许多人并不清楚他们的拓展需求，认为所有的发展活动都会耽误工作，自己没有足够的时间，或培训与某一特定目标或行动计划无关。有些人则认为，学习包含着变化，此时会使人感到脆弱，尤其是当他们认为发展培训是为克服自身的缺点时，而后者是他们不愿意他人知道的。作为一个反省的实践者，他人的帮助有助于我们更清楚地了解自己面临的困难。这可能是学习过程的一个重要起点。

鉴于能力概念界定的局限性和能力本身并不能有效地帮助我们找到学习途径，我们将采用更为分散的能力观点作为探路石来讨论获得或发展必需能力的学习途径。

能力

在管理者实践中所需要的个人能力包括：

- 当地知识（有关人、地点、设施、司法、宗教信仰、文化等知识）；
- 与人合作的基本技能（选择工作人员、发言、与政治家对话、组织会议、提供反馈等）；
- 处理数据的基本技能（阅读报表、撰写报告、计算成本、做预算、分析、写作、交流等）；
- 来自多学科的一整套理论（语言、模型、战略和技术）和描述、阐明、解释和战略工具；
- 技术知识和方法的工具箱（关于卫生保健和公共卫生的程序）以及功能知识和方法（如购买、财务、酒店服务）；
- 一整套不同的管理角色（每一个都代表不同的世界观、特定形式的主观能动性和实践风格）；
- 判断和本体知识（利用本地知识、理论、经验、自知和反省）；
- 道德实践。

当地知识

当地知识是基础：即有关人、地点、历史、设施、司法、宗教信仰和文化的知识。当地知识与环境高度相关。有些方面可以通过专门培训来学习，有些方面可以通过专业研讨会来获得，而其他一些方面则更多地可通过参与内部活动来学习。

也许比"学习"当地知识更重要的是：管理者能够将当地知识融入自己的日常工作并将其作为保持自己的"地方性"的一部分技能和实践，包括简单的四处巡视与"社会化"，以便拥有有效的报告系统及战略评估。有鉴于此，如果管理者要熟知自己的后院（背景），则正式管理发展项目使用的计划和训练应当成为管理者所需的各种技能和实践模型。

与人共事和利用信息工作的基本技能

大多数管理者都将大量时间花在与人打交道和处理信息上。因而这些领域的基本技能尤为重要，这些技能包括：处理个人/人际间的问题和冲突；懂得如何准备、解释和评估营业收支预算及资本支出预算；知道如何评价财务议案的成本收益（Curry 1989）。

大多数管理者都是通过工作中"边观察边尝试"的方式获得这些技能的。这说明有必要开展有效的内部管理发展项目，包括指导、轮转、专门课程和研讨会。实践中的培训也是正式专业培训项目的重要组成部分，这或许可以使讲授的技术理论基础有更广泛的应用空间。

创建理论库

掌握理论使管理者可以描述卫生保健系统的不同部分（如筹资安排）及采取不同的行事方式（如国际比较），并可使管理者很好地解释诸事的工作原理。理论的一个主要价值在于其可为管理者提供一系列描述自己组织和单位的术语，使他们能够解释遇到的问题并探讨应变处理的不同选择。这些术语包括：

- 财务术语（如谈论现金流和资源储备）；
- 组织术语（如描述和解释组织工作方式和组织变化的计划）；
- 管理术语（如讨论管理实践的不同模式）；
- 绩效测量术语；
- 卫生服务比较研究（为探讨卫生保健组织模式和模型提供了术语）。

这些理论没有一种能独自充分解释管理者实践中遇到的问题。它们彼此相关并互有交叉。这些理论大多基于不同的框架，尽管有交叉，但都很难与其他理论相联系。它们对同一个现实有不同的描述，但它们彼此无法互相解释。它们之间是无法进行比较的。

组织理论中的权变观点考虑了这些不同理论的片面性和不可比性：有的时候这种理论最适合，有的时候那种理论最适合；这取决于所处的环境。权变理论强调了管理依赖环境的本质。管理实践总是与实践环境、特定的时间、地点和相关的人有着错综复杂的关系。在管理工作中，最有用的理论是管理者本人对应特定的条件、不确定性和选择而整合起来的理论。

要获得这一系列的理论通常需要将教学（讲座、教材、论文写作等）和边观察边实践（练习、有监督的实践、写日志）有机地结合起来。如下的学习方法对教学大有裨益：与学员现有的挑战和工作相关，螺旋式的学习——学习、实践、再学习、再实践，与同行、老师讨论的机会，复杂的评估和丰富的反馈。

形形色色的管理角色

管理者是如何工作的？描述他们如何使用时间（与人共事、处理资料）、他们所履行的职能（协调、计划、领导等）以及他们的目标（从维持日常职能到商讨大的前景变化）显然很容易。但是描述管理的原理和技术却要难得多：即管理技术的逻辑。部分原因在于管理原理与技术的多样性和复杂性。

管理者使用的原理和技术因管理者所处的环境和管理层次不同、他们当前遇到的挑战以及管理者自身的性格不同而大不相同。管理者是在不同的环境、逻辑和文化中工作的。任何一套管理技术的逻辑都与特定的世界观——特定的审视环境的方式、管理者面临的挑战和扮演的角色——密切相关。

管理者在任何特定的情境下使用的原理和策略都取自一套更大的管理角色，其中每一个角色都有各自的世界观及与其相符的原理和技术，每一个角色都有自己的特点以及塑造这个角色的管理者个性的独特方式，每个角色都有其独特的实践风格。我们可以通过识别众多原型描绘管理者的一系列角色、世界观以及相应的实践逻辑。

管理者作为教师是一种最古老的管理形式。管理者作为老师被认为是出现最早的几种管理者之一，他们的权威至少部分来自于其对技术的理解和能力。与管理者的权威相伴而来的是教师的责任。将管理者视作教师的原理和技术是高层次的知识和技术技能、角色的榜样作用和与员工的个人关系。

作为官员的管理者是角色、规则和关系的守护者，他们的管理方式很大程度上是按书本行事。在 Weber 的理论中，传统的管理者要协调生产过程中的不同角色，要负责从总部到车间及后勤的沟通。这种管理方式假定有这样一种世界观：认为官员角色独立于并优先于自我的其他架构（包括公民义务）之上，至少在工作日是这样。

管理者作为统领则需要员工服从、组织灵活性及睿智。Shafritz 和 Russell

在他们的公共管理教科书中引用了美国军队教学的战争九原则（Shafritz & Russell 1997，p 95）。一些（面临不利环境的）管理者可能会发现有必要采用一种与这些战争原理相关的管理风格。

管理者作为会计的先入为主的任务是掌控财务：控制财务资产和支出，通过这些杠杆控制组织的整体工作。在一些组织环境中，管理者作为会计师，即便不占主导地位，也会是很重要的角色。

Taylor 将管理者视为人们的工程师。生产过程就是一部机器，工人是机器的齿轮，而管理者是这部机器的可变部分或工程师，他们既可以移动齿轮，也可以改变工作流程以增加产量。Braverman 对泰勒学派的诠释强调了理念与执行的分离。生产过程可以代表一线办公室的各种细节，而劳动过程可以分解为可在一线办公模式中完全细化的基本要素（Braverman 1974）。

人际关系理论强调了**管理者作为平民的角色**。他们指出，工作场所也可以被视为一个具有历史、传统和局部政治的社区。管理者也应该知道如何同其他人一起工作。Mary Follett（1918）这样写道："管理是一门靠他人做事的艺术"。同人一起工作需要倾听技能、同情心、理解他人和好的交流技能。将管理视为通过人际关系进行的调节也使其产生了一个细微的变化，即从"把管理看作管理者的理性行动"发展为"把管理看作管理者自身的调节过程"。管理过程因管理者而异。因而要同其他人一起工作，管理者首先就要了解他们自己。他们的主观性是管理领域的一部分，也是达成管理目标的载体。

最近注意力已转移到**将管理者视为领导者**。这是管理者作为平民观点的一种延伸，但是更加强调了变化和不确定性。变化是永恒的，随之而来的是重点向战略管理和变革领导的演变。认识到变化使我们认识到变化所带来的不确定性：从对失业的恐惧到应用特定新技术的不确定性。在这种情况下，管理者作为领导的任务就有双重含义：为组织创造有利的决策环境以及为这些决策可能带来的后果建立保障和信心，带领组织越过不确定性。

管理者的一个核心能力就是了解各种角色技能及与之对应的管理风格，并能够根据暂时的或长期的不同环境自由地切换这些角色。但是，管理角色不仅仅是可拾起放下这么简单。他们都有自己的理论方向，也都折射出管理者人格的不同层面以及管理者在面临不同环境和挑战中的不一样的主观性。管理者是如何"学到"这些不同的角色呢？我们认为这基本上就是一个"边观察边实践"的过程。观察自己组织中或你所了解的管理者的管理风格，观察你自己（通过日记），思考你扮演的不同角色。通过在课堂上和在你自己的工作环境中扮演不同的角色都可以达到这一目的。

判断

管理培训并不是为标准化的问题提供"正确的答案"。不存在标准的环境，也很少有正确答案。每一个环境都是不同的：不同的时间、地点和人物。有很多可以采用的方法。也不存在单一的一套原理来指导工作，因为"正确"与否总有争议。"正确"与否依赖于世界观和看法。每个判断都有其多重的利益相关者，他们有着不同的参照系。唯一能够判断做什么事情是正确的是在位的管理者。放弃这一权力就是放弃作为一名管理者。每一次面临挑战时，管理者都会利用一套理论来解释他所处的环境，与之相伴的必然有一系列角色、世界观和实践方式。理论越丰富、角色范围越广，管理者拥有的选择也就越多。

在选择理解问题的特定方法上以及在采取特定的策略解决问题的过程中，管理者必须依赖个人判断，而这又基于他们的性格特点和职场经历。只要管理者有真正的选择，他们就不可能知道正确的答案。他们必须依赖于自己的判断（这必然存在一定的风险）。与博弈一样，判断是部分理性的，需要经过一系列方案设想。但是，判断又有其直觉性和具体性（即做本身认为正确的事——接下来解释原因）。在很多情况下，管理者并没有充足的时间通过分析各种可能性或评估每一个解决方案而理性地工作。直觉且具体化的判断，利用的是认知知识，即个人知识或经验。

在处理紧急情况时融入不同的理论知识或对不同策略进行选择包含对模式的认知：复杂的环境引发"直觉感"的反应，这种直觉是通过深层次的联想或过去类似环境中的所见所闻的不完全记忆而调节的。经验的积累、分享和分析对管理学习有着重要的作用。很明显第一手经验对这种关联无疑有着更加深刻的影响力；但是二手经验，无论是从同事那里听到的，通过案例学习学到的，电影里看到的，还是在书本中获取的，对提高这种具体化知识也都有帮助。教学方案可以通过创造分享经验的平台间接地拓宽人们（无论是受培训者还是有丰富经验的管理者）的经验。分析和反映这些经验的学科非常重要，通过这类学科的学习才能将经验与相关的理论或策略联系起来。从自己或同事的经验中学习可以采用如下方式：有经验的从业人员讲解亲身经历，小组讨论（经验共享并讨论其意义），课外作业，记日记，以及撰写项目报告。这些练习的部分价值在于：它们是模式化的实践，管理者需要将其纳入他们的日常工作和习惯中以成为他们终身学习的一部分。

自我认识

自我认识是进行判断的一种重要资源，也是反思型实践者的一个特点（Schön 1987）。自我认识包括了解自身的优缺点，采用特定的实践方式来管理棘手的事情是非常重要的。自我认识也包括对自己在所处系统现状的认识，包括个人自己的投入和人际动力学。

管理者不可能作为局外人干预组织系统。他们也是自己努力理解和控制的系统的一部分。管理者操纵系统的尝试是该动力系统的一部分（Hischhorn 1988）。这种同时置身系统内外的悖论需要管理者的高度自省意识或反思——一种作为理论家与实践家换位思考的能力以及在形成最优分析和工作方式的判断中把这点考虑进去的能力。管理者也是他们自己实践的工具，需要给自己的强项和弱项以合适的权重。同其他戏剧演员一样，他们也是社会化压力的对象，也受到自我或利益的诱惑。他们需要把人性的弱点考虑在内并将其具体化。学会反省自己的实践（学会看待工作中的自我），包括学习用新的方法来描述自己的实践。它包括在同行小组中建立预期：有关优缺点的个人诚实度的预期，对警示利己主义和管理者因利益出轨的正直度的预期。这同样需要建立个人威信及在管理角色中建立组织威信的能力（Gould 1993）。针对这些问题的教学方式包括：角色模仿、同行小组信任的建立和挑战自我防御的小组练习以及对诚实反思行为的奖励。在提高自我意识的小组活动中，发展挑战和支持的文化是很重要的，它可以增加管理教学中小组工作的重要性，使在安全活动（如研究资产负债表）中建立起来的信任能够在讨论更加敏感的问题时建设性地运用。

道德规范

对自省的需要将管理实践的道德规范带到了面前：管理者自我忠诚的需要，以及在塑造自己并保护自己免于各种形式的体制化以便能够指导管理者的识别与追踪道德路标的需要。与自省挑战密切联系的是自我管理、塑造个人形象的挑战。这也是一个深层次的道德挑战，通过自我反省、运用道德标准和反省的语言以及经验来支持。

管理者是强力制裁和诱惑的对象，虽然自我意识能力是必需的，但这并不能充分防止管理者的非正当所得。建立一套道德规范，包含建立和维持超越计划、工作和事业纷扰并可以提供比工作即时反馈更为稳定的指导的参考框架。这包含在日常工作中建立个人行为准则，对照我们的长期价值观以检查我们当前的行为。这既是个人行为（非常个人化），也是集体行为（有朋友和同事的支持）。

这些是很敏感的话题。人们在道德标准及道德规范的认识方面有着很大的不同。教师并没有特别的威力推动某种解决管理实践中的道德标准的方法。尽管运用某种处理这种问题的特定方法有一定的风险，我们仍然可以推荐一些有价值的方法，如角色模仿、小组共享（恰当的案例研究和练习）和问题表述（为考虑这些问题提供语言）（见第3章卫生服务管理者的责任和道德规范）。

组织的重点

管理者是在一个充满各种机构和环境约束、动力和机会的复杂网络之中工作。在这种背景下产生了两大问题：一是机构的本质及其在快速变化的时代对自身的定义和再定义的能力，二是管理者所在的机构为帮助他们在组织和个人层次的创新发展提供机会的方法。以下我们将逐一论述。

建立学习型组织

快速变化和不可预知的环境需要能够迅速预测和适应的组织：在组织变化发生之前，不依赖高层领导能够分析、预测、选择、通告和实施的组织。在不断变化、不可预期的环境中谋求发展需要自我组织能力；团队或系统对变化的环境和战略需要能够自主地、连贯地预期和适应的能力。这并非无组织的自由活动，组织中不同单元或系统中推动变化的人们既关注大环境，又关注自己的小世界；他们将自己部门或系统的发展与组织整体的发展方向与动力联系起来。

Senge（1992）编写了一个有关变化的速度和不可预知性以及旧的管理命令和报告模式的成本与低效率的组织学习案例。他依据下述五条原则提出了组织学习的基本要素：个人优势、思维模式、共享愿望、团队学习和（第五条原则）系统思考。Vecchio 及其同事（1996，p 787）则把重点放在学习的不同层次。鉴于组织需要变化，属于它的个体或集体也应如此。许多变化的实现需要文化知识的学习。还有一些变化需要更加复杂、困难的学习，如学会质疑我们已经充分认定的假设。这些学习已通过深入思考及一些经验性活动融入组织各个层次。善于这两种形式的学习的组织具有更强的生存能力。Argyris（1999）将如下过程——质疑问题本质、重新定义它们和改变组织及其价值——称为"双回路学习"。这与较为常见且表面的"单回路学习"或使用现有过程以满足当前工作要求的学习形成了鲜明对比。这些类型的学习发生在个人与组织层面。

个体从业人员面临的挑战在于跟上他们所在领域的当前研究和实践的进展。在这种意义上，组织学习仅仅是指管理作用，以确保环境适于组织员工在个体层面的学习。

在系统和程序层面上，组织学习可以被认为是自我组织改革。组织中以不同方式联系在一起的团队、网络和供应链都在思考更好的工作方式；都在创新、评价和改组；他们都在确定自己的改革方向，以期改革能够与组织目标、价值及当前的大环境中的活动相适应。并不是说执行领导在这样的组织改革中不起作用，而是说他们可以为这种自我组织变化创造条件，可以和"下面的"发起者和创造者一起工作。

组织学习是个比喻，起源于个体学习并适用于整个组织。许多人从这个比喻中找到灵感。但是，如果我们同时发展个体学习和组织学习，它也会为实践及战略提供指导。Candy（1991）强调了有关个体学习也能有效适用于组织层面的两点意见，即在叙述中产生知识和在循环中学习。

按照"建构主义"学派的观点，个体知识是通过叙述来传递。我们找寻那些有助于理解我们的经历和面临的选择的描述。我们建造有关我们自己的理解、解释和构想的描述。同样在组织层面，我们可以认为：知识是通过组织生存空间中所面临的目的和实践的交流而传递。这些故事讲述在更广社会范围内组织支持的功能，讲述引导其发展的使命、目标和价值，讲述组织、程序和系统支持其实现不同目标和价值的方式。这不仅仅是单一的组织内部描述，更是一个连续的讨论过程，通过这种方式，目标和实践方式的不同观点得到了探究和讨论。详见 McDaniel（1997）对该观点的详细讨论。

个体层次的学习可以用学习周期来描述：一系列的不一致、不适、挑战和冲突，问题的识别，原因的发现，可能解决方法的思索，试验、重新定位和改革，新的平衡（Candy1991）。我们发现一个问题；我们向他人咨询解决办法，我们试着着手解决，我们又重新开始，我们买一本相关的书，我们获得一些指导，重新构建这个问题并可能将其解决。

这与组织是如何联系起来的呢？组织本身面临着"如何运作"与"应该如何运作"的不符。每个问题都可能一时闹得沸沸扬扬，常常在找到答案之前引发冲突。即便找到了答案，剖析可能的原因或分析解决方案尚需要一段时间。组织学习的循环是在有关组织目标和实践的讨论过程中进行的。对组织学习框架的思考引发了交谈如何在组织中获得支持的问题，如何迅速地识别与命名问题，何种机制有助于分析和探究的进程，如何达成对可能解决方案的一致意见，如何管理改革的进程。

下面列出了一些有助于组织学习的行动和实践：

- 开展何种有关目的和实践的论坛和交流；
- 战略规划的讨论；
- 对政策机遇和约束的讨论以及参与政策决策；
- 制定基准和质量改善；
- 正式的职业发展；
- 指导和行动学习；
- 创新和评估；
- 卫生服务研究；
- 鼓励人员的多样性（因而可听取不同的意见）。

人力资源发展

人力资源发展（HRD）包括组织发展、培训和部门的发展和管理（McCarthy et al 2003）。这与战略性人力资源管理（HRM）有关，HRD需要涵盖基于与战略规划和文化改变相关的积极的系统干预的策略重点（McCracken & Wallace 2000）。

HRD 的原理理解起来并非易事。一项对 Victorian 公共卫生机构的执行总裁（CEO）、人力资源总监和高级总经理进行的调查显示，各组对提供培训打的分数都很高。然而，当问及学习和发展系统是否反映了组织的战略目标时，执行总裁（CEO）和人力资源总监给予了正确的回答，而总经理却不清楚。由于正是总经理要实施此类政策，他们的回答使 HRD 实践产生了一些问题。当问及培训和发展对组织的影响是否经过测评时，执行总裁（CEO）对此表示不确定，而人力资源总监和总经理认为没有（Stanton et al 2005）。

作为反省的实践者，如果我们关心我们所从事的学习和管理发展活动对个人和对组织是否是有价值的，需要对我们所做的事情进行评价和测量。评价及其反馈在行动学习方法中是内在固有的（Howell 1994，Revans 1982），应该是正式发展项目中的一部分（Delahaye 2005）。广泛使用的 Kirkpatrick 模型认为，学习事件应该在四个层面上进行测量。它们是：

1. 反应——学习者的满意度；
2. 知识——学习者所获得的知识；
3. 行为——学习者工作中的行为变化；
4. 结果——学习事件对组织的影响。

卫生保健组织的管理发展

管理者的大多数管理技能来自于实践经验。但是，管理发展项目也能拓宽和创建类似的经验并使管理者从中更高效地学习。管理发展始于需求评估：在个人层次、系统和部门层次以及组织整体的层次。对提高组织绩效（当前绩效和组织发展）发挥作用的管理发展应处于管理发展项目的优先级中。管理发展计划包括为未来培训管理者（这包括继任者计划）。特殊群体需要给予特殊的培训，包括董事会成员、高级执行官、从事管理的高级临床医师以及消费者活跃分子的领导力的培训。也许还有其他一些有益的计划需要考虑。

管理发展项目的核心成分包括：支持独立学习、在组织内发展在实践中学习的文化、举办内部的教学项目（脱产的或不脱产的）以及举办或支持短期培训班和认证的培训项目。

Harris 等（1993）针对一组当前参加职业发展的管理者探讨了卫生服务管理发展的理想教育环境。他们确认了一些有碍于卫生服务管理者得到进一

步培训的原因,并为教学机构、卫生服务机构、专业实体和管理者本人提出了建议。他们给卫生服务机构的建议是:

- 发展一种重视教育和员工发展的文化;
- 策划进一步推进企业家培训的方法,包括内部课程;
- 建立正式的员工发展项目,后者可能包括:内部的指导系统、选择员工进行战略再教育以及进行旨在获得附加管理能力的职务变化活动;
- 鼓励个人参加相关课程的学习;
- 发布有关课程、研讨会和其他学习机会的信息;
- 加强与第三方机构的联系。

Edmonstone 和 Havergal(1998)描述了他们是如何将专业项目和内部培训项目有机地结合起来的经验。这包括在职的短期培训项目(由内部培训机构和签约的提供者承办)、得到认证的专业项目以及内部认证可授予学分的协议。

澳大利亚实用管理项目(FMI)提供了另一个模式,即主要通过一系列的资源和策略来直接支持一线管理者的发展。北悉尼卫生服务(2005)有一个大的网站用以发掘卫生领域中 FMI 的执行内容。

在 Santon 等(2005)的研究中,管理发展是一个需要发展的重点领域。然而,这不仅仅意味着要提供更多的培训课程,这还意味着管理者的作用是要为正在进行的组织学习过程创造文化和组织条件。这些条件包括:

- 自愿地认可一个被普遍认定的目标;
- 视员工为代理人而非工具;
- 质疑、创新和拓展精神的文化。

个人职业规划和终身学习

学习的最终责任在于管理者本人,这是他们当前工作职能需要和兴趣所在,也是他们长期事业发展的抱负所在。从经验中学习是管理者终身学习的基础,在很大程度上是无计划的附带的。然而,有对管理者更有效地从经验中学习而言非常有用的程序和结构。Prideaux(1992)通过其当过教师的经历,提出了使行动学习更有效的五条策略:

1. 建立一个学习社区（创立合作规范，鼓励自省）；
2. 创建良好的学习环境（可以预期人们愿意参与这样的学习）；
3. 使用学习合同；
4. 使用学习日记（记录正在进行的管理经验并将其作为与同事讨论的资料）；
5. 创造迎接竞争的文化（一种人们喜欢工作中的挑战、同事的挑战以及他们自己对自己提出挑战的文化）。

正式的训练途径通常包括初步的职业培训和继续职业教育。当然，后者普遍是分散的。基础的职业培训通过得到认证的正式教育系统逐步完成：毕业证书、研究生文凭和部分人的硕士、博士学位的学习。近年来又增加了不少为高级转行（mid-career）做管理者充电而设置的博士学位的学习。职业教育，伴随继续职业教育而产生：阅读书籍、杂志和网页，参加讨论小组；参加专题讨论或会议，使用各种自我教育资源。这些都是继续职业教育的必要基础，但是这些就足够了吗？有效的继续教育是受学习周期驱动的：矛盾、不适、探讨、询问、创新以及（暂时的）问题解决。继续教育起源于管理者在实践中所面对（或识别到）的矛盾、不适和挑战。当管理者参加到学习小组和专业监督，确定基准和创新，行动研究，计划学习和需求评估，项目评价，卫生服务研究，政策分析、发展和倡导，以及教育和指导活动中时，识别差异和指出矛盾是最活跃的。当继续专业教育不是由这些质疑活动的不适所驱动时，常常具有中立性。

Harris 等（1993）的研究的应答者为个体卫生服务管理者提出了以下建议：

- 加强时间管理以节省时间获得培训；
- 安排与同级管理者的定期会议，讨论近期管理中遇到的问题和可供选择的培训项目；
- 与其他地方的管理者召开电视电话会议，讨论解决当前问题的最有效的方法；
- 支持有效的指导系统的发展与维持；
- 自学。

结论

卫生服务管理者面临的是不断变化和越来越复杂的环境。为了应对充满挑战的环境，管理者需要在实践中不断学习和思考新的技能、新的工作方法、新的看法和策略，不仅是为他们自己，还要能够使自己的组织学习和发展。

管理者是组织绩效的关键推动者。为此他们要掌握广泛的知识和技能，要知道如何设计自己和进行判断。管理判断既是理性的又是直觉的。要想将自我塑造为一名优秀的决策者，需要终身学习与反省，这是一种在行动中审视自己的能力。

管理自己和员工的学习，需要了解所需的能力和特质是什么，并且需要了解个人和组织学习和发展的途径。本章建立了一个学习有关管理和管理你自己的学习的框架。

问题讨论

1. 在你的组织中管理者在哪些方面提高了组织绩效？
2. 在你的组织中的哪些领域，管理培训可以有效地提高组织绩效？
3. 什么样的管理发展战略可以帮助你的组织维持上述领域的发展能力？
4. 进一步的管理教育可以让你在什么方面为组织绩效的提高作出贡献？
5. 要获得或提高这些知识、能力，你认为最合适的学习途径是什么？

（陈　娟译）

参考文献

Argyris C 1999 *On organisational learning* (2nd ed). Blackwell, Cambridge

Boldy D, Cloher T, Barraclough S 1989 Management problems and professional development needs of Australian health care executives. *Australian Health Review* 12(2):5–13

Bowerman A 2003 Leadership development through action learning. *International Journal of Health Care Quality Assurance* 16(4):vi–xiii

Braverman H 1974 Labor and monopoly capital: the degradation of work in the Twentieth Century. *Monthly Review Press*, New York

Bridges W 2003 *Managing transitions: making the most of change* (2nd ed). Perseus, Cambridge

Candy PC 1991 *Self-Direction for life-long learning: a comprehensive guide to practice*. Jossey-Bass, San Francisco

Curry L 1989 Identification of functionally necessary knowledge and skills in the practice of Canadian health care management. *Journal of Health Administration Education* 7(1):47–69

Davidson P, Anderson RM, Hilberman DW et al 2000 A framework for evaluating the impact of health services management education. *Journal of Health Administration Education* 18(1):63–110

Delahaye BL 2005 *Human resource development: adult learning and knowledge management* (2nd ed). Wiley, Queensland

Edmonstone J, Havergal M 1998 The third way: a new approach to management education in health care. *Health Manpower Management* 24(1):33–7

Fayol H 1916 *Industrial and general administration*. Dunod, Paris

Follett MP 1918 *The New State: Group Organisations and the Solution of Popular Government*. Longmans Green & Co, London

Freedman RD, Stumpf SA 1982 Management education: its theory, practice and research. In: Freedman RD, Cooper CL, Stumpf SA *Management Education: Issues in Theory, Research and Practice*. John Wiley & Sons, Brisbane, pp 3–20

Fulop L, Frith F, Hayward H 1992 *Management for Australian business*. Macmillan, Melbourne

Gabriel Y 1999 *Organisations in depth: the psychoanalysis of organisations*. Sage, London

Gould LJ 1993 Contemporary perspectives on personal and organisational authority: the self in a system of work relationships. In: Hirschhorn L & Barnett CK 1993 *The psychodynamics of organisations*. Temple University Press, Philadelphia, pp 49–63

Greenall P 2004 Managerial process: the reflective practitioner. *International Journal of Health Care Quality Assurance* 17(3):viii-xii

Griss C, Lilly M 1996 Competitive enterprises through quality managers: an innovative approach to developing frontline management. *Training and Development in Australia* 23(4):3–6

Gulick L, Urwick L (eds) 1973 *Papers on the science of administration*. AM Kelly, New York

Harris MG, Bleakley M 1991 Competencies required of health service managers in the 1990s. *Australian Health Review* 14(4):363–79

Harris MG, Harris RD, Tapsell L 1993 Improving health service management education: the manager speaks. *Australian Health Review* 16(3):273–86

Hirschhorn L 1988 *The workplace within*. MIT Press, London

Howell F 1994 Action learning and action research. In: Management education and development: a case study. *The Learning Organisation* 1(2):15–22

Industry Taskforce on Leadership and Management Skills 1995 *Enterprising Nation: renewing Australia's managers to meet the challenges of the Asia Pacific Century.* AGPS, Canberra

Jain SC, Boldy D, Chen G 1996 Attributes of effective managers and implications for health care management education in the Asia–Pacific Region. In: Forbes I, Braithwaite J 1996 *Interhealth 1996: Proceedings of the First International Conference on the Changing Face of Health Services Management in the Pacific Rim.* School of Health Administration, University of New South Wales, Sydney, pp 169–91

Kirkpatrick DL 1988 *Evaluating training programs: the four levels* (2nd ed). Berrett-Koehler, San Francisco

Knowles MS 1990 *The adult learner: a neglected species* (4th ed). Gulf, Houston

Kolb DA 1984 *Experiential learning: experience as the source of learning and development.* Prentice Hall, New Jersey

McCarthy A, Garavan TN, O'Toole TN 2003 HRD working at the boundaries and interfaces of organisations. *Journal of European Industrial Training* 24(5):58–72

McCracken M, Wallace M 2000 Towards a redefinition of strategic HRD. *Journal of European Industrial Training* 24(5):281–90

McDaniel RR 1997 Strategic leadership: a view from quantum and chaos theories. *Health Care Management Review* 22(1):21–37

Mintzberg H 1973 *The nature of managerial work.* Harper & Row, New York

Morgan G 1998 *Images of organisation.* Sage, California

North Sydney Health 2005 Online. Available: http://www.nsh.nsw.gov.au/teachresearch/learndev/Frontline/index.shtml [accessed 4 February 2005]

Pearson Education and Australian National Training Authority 2001 *Frontline Management Initiative.* Online. Available: http://fmi.prenticehall.com.au [accessed 4 February 2005]

Pedler M, Burgoyne J, Boydell T 2001 *A manager's guide to self development.* McGraw-Hill, London

Pel L 1999 Hospital management in a time of change: the need for management training (and policy reform) in three teaching hospitals in Yunnan (60-05B, 9933289). *Dissertation Abstracts International.* La Trobe University, Melbourne

Pei L, Legge D, Stanton P 2000 The need for hospital management training in China. *Asia Pacific Journal of Human Resources* 38(3):12–28

Prideaux G 1992 Making action learning more effective. *Training & Management Development Methods* 6:1.09–1.16

Rawson G 1986 *Senior health service managers: characteristics and educational needs.* Number 57, School of Health Services Administration, University of New South Wales, Sydney

Revans RW 1982 *The origins and growth of action learning.* Studentlitteratur, Sweden

Schön DA 1987 *Educating the reflective practitioner: towards a new design for teaching and learning in the professions.* Jossey-Bass, San Francisco

Schwartz HS 1990 *Narcissistic process and corporate decay.* University Press, New York

Senge PM 1992 *The fifth discipline: the art & practice of the learning organisation.* Random House, Sydney

Shafritz JM, Russell EW 1997 *Introducing public administration.* Addison Wesley Longman, New York

South West Sydney Area Health Service 2001 *Implementation of the Frontline Management Initiative (FMI) by the South West Sydney Area Health Service.* Online. Available: http://fmi.prenticehall.com.au/casehealth.html [accessed 4 February 2005]

Stanton P, Bartram T, Harbridge R, Garreffa T 2005 *People Management: A Survey of the Public Health Care Sector*. Faculty of Law and Management, La Trobe University, Victorian Hospitals Association, Melbourne

Vecchio RP, Hearn G, Southey G 1996 *Organisational behaviour*. Harcourt Brace, Sydney

第2章

卫生服务管理者的（角色转换）

SANDRA G LEGGAT　MARY G HARRIS　DAVID LEGGE

学习目标
引言
谁是卫生服务管理者？
卫生服务管理的历史
临床管理者
卫生服务管理者的责任
管理概念、理论的演变
卫生服务管理者的未来角色预期
结论
问题讨论
参考文献

学习目标

完成本章内容的学习后，读者应该能够：

1. 描述卫生服务管理者在不同卫生服务管理背景下的角色、责任、义务和对卫生服务管理者的期望。
2. 分析从临床医生到卫生服务管理者的转变带来的挑战和促进转变的行动。
3. 了解管理的概念、理论和管理的发展，通过这些概念和理论了解卫生服务管理实践。
4. 讨论卫生服务管理者的未来绩效预期。

引言

在过去的几十年里，卫生服务管理这个职业已发生了根本变化。在公立和私立卫生保健领域，政策、法律和法规、劳资关系和补偿机制都挑战着卫生服务管理者的技能。卫生服务管理经常被认为是卫生行业中的"幕后"和"隐藏的"专业，卫生服务管理者的角色没有被很好地理解，甚至不被其他卫生专业人员所接受。卫生官员、行政人员、协调者和管理者都被认为是卫生服务管理者，并且许多人扮演着医生和管理者的双重角色。尽管卫生服务管理者的概念模糊不清，但是他们在卫生保健提供中起着重要作用，可以对卫生服务组织的运作施加影响并最终影响他们所在的卫生服务系统（Palmer & Short 2000）。

这一章从卫生服务的简要历史开始，导出当今卫生服务管理者的定义及其工作背景。理解历史可以帮助我们在过去的基础上构建新的观点而不是去虚构。下一部分是对卫生服务管理实践中一些管理理论和原理的简要讨论。这一章的结束部分是对卫生服务管理者的未来预期的探讨。

谁是卫生服务管理者？

如第 1 章所提到的，管理有许多定义。许多定义认为，管理是为达到确定的目标而进行的计划、组织、领导、监督、控制、协调和工作评价（Fayol 1916, Fulop et al 1992）。制订计划（明确目标和战略）、组织（设计职位说明、花名册等）、领导（激励员工）和控制（测评成本、工作效率和工作质量）被认为是管理者需要的能力（Stoner et al 1985）。一般来讲，管理者对其他人的工作负有责任，并且需要设定目标、做出决策、分配资源和组织人员以达到组织目标（Follette 1918，Mintzberg et al 2003）。许多年来，人们对卫生服务管理是否有所不同一直存在争论，即卫生保健的性质是否需要管理者具有不同于其他行业管理者的技能、知识和态度。争论的一方认为，所有行业的管理要求都是相同的，只是它们所在的背景不同罢了。众所周知，所有的专业人员都非常难于管理，医生和护士与工程师和律师并没有不同（Braithwaite 2004，Degeling 2000）。争论的另一方认为，卫生保健的性质——由于兼职管理和临床分级制度，难以测量的服务复杂性及提供者对服务有自己的要求——要求卫生服务管理者有不同的技能。看看等你读完这一章后你怎么认为。

在许多国家，卫生服务管理并没有明确的方式。一些具有临床资格的专业人员，如医学、护理和卫生相关学科，以及拥有工商管理（如MBA）、医院、卫生管理（MHA）或公共管理（MPA）正式资格的人都可以成功地成为卫生服务管理者。这些学科中的知识、技能和能力是提供共同的领导力和协作的基础。背景和专业的多样性决定了贡献和观点的多样性。

与律师、会计、医生或护士等许多其他专业不同，管理职业通常不需要注册或执照，卫生服务管理尤其如此。在澳大利亚和新西兰，卫生服务管理者是从专业大学获得证书、专业支持和继续教育，例如澳大利亚卫生管理学院（ACHSE）、澳大利亚皇家医疗管理学院（Royal Australian College of Medical Administrators）和新西兰卫生管理学院（New Zealand Institute of Health Management）。大学内设置的卫生管理学所需的高等教育资格可通过卫生管理学会培训项目（SHAPE）获得。与其他行业中管理者的继续教育和领导力培训由其雇用组织资助不同，卫生服务管理者主要靠专业协会或自费读研究生课程。在卫生领域，可用于专业发展的资源非常有限，许多卫生机构对"识别有潜力的年轻管理者并向他或她提供足够的发展机会（就像在其他行业）"这种概念是陌生的（Stefl 2003，p 60）。

卫生服务管理者一般在分级组织中工作，这是军事组织早期影响的残留。在管理层级的顶部，大部分高层管理者，如CEO、总裁、执行总裁或总经理，负责整个组织活动的协调。基层或第一线的管理者在团队、服务提供或单位层次工作，管理日常的工作流程。在高层管理者与基层管理者之间，中层管理者承担着各种各样的管理工作以更适应组织需要，因此中层管理者没有一个公认的定义。近期卫生服务的组织结构趋于扁平化和人员精简，包括中层卫生服务管理职位被取消。

> ……电子邮件代替了浪费时间的会议和备忘录，不仅加快了决策的速度，也降低了中层管理的价值。
>
> （Leatt & Porter 2003，p 19）

不同层次的卫生服务管理者需要不同类型的知识、技能和态度。基层和（或）入门级的职位需要技术专长，中层管理者需要在人力资源管理方面有较高技能，而高层的管理者需要更多概念技能（Robbins et al 2001）。通常高层管理者更多关注组织的改进和变化，而初级管理者主要关注组织的技术操作方面。

卫生服务管理者在一些特定领域也扮演着协调者的角色，例如质量改善、组织发展，同时，管理者也在越来越多地在与其他组织的交叉领域工作（Australian College of Health Service Executives 1994），例如作为复杂合同的管理者和服务供给网络的协调者（见第13章和第14章）。尽管管理者的功能依据工作的层面有所不同，但是所有层次的卫生服务管理者的首要目标是相同的——即领导他们的员工提供社区所需要的高质量的、成本效果好的服务（Capp 2001）。

卫生服务管理者是在很多类型的组织中工作。澳大利亚卫生与福利研究所（AIHW）将卫生服务定义为包括公立医院、私立医院、医疗和其他卫生专业服务，药学服务，老年居家保健机构、牙科服务，以及社区和公共卫生。另外，国际组织中也有卫生服务管理者，例如世界卫生组织（WHO），国家、州和地方卫生部门和管理当局，以及卫生合作组织和卫生保险机构。直接影响卫生服务管理者角色的组织因素有：组织的所有制，组织资金的来源和类型，以及组织的规模和复杂程度。

对管理者绩效的最终评估是他或她对组织的贡献。对卫生服务管理者还有另外一项绩效预期，即提高人群健康水平和处理主要卫生问题，这是其他行业管理职位所没有的。Greene有一个很适合的描述，"卫生服务管理者还有一个高尚的职责：为社区目标及其需要服务（Greene 1986，p 588）。提高组织绩效在第15章中讨论。Box 2.1详细描述了从澳大利亚一个最大的老年保健组织的CEO的角度来看卫生服务管理者的目标。

> **Box 2.1　卫生服务管理者的主要目标**
>
> Ross Smith 先生，这个机构*的 CEO，说他有两个主要目标（Smith 2001）：
>
> 1. 组织目标的发展
>
>   作为这个组织的 CEO，我的主要目标是对组织战略方向的领导。这方面的工作主要是同管理委员会一起设定主要方向，例如，我们的组织已经向社区保健领域转变。
>
>   在运营方面总的来说，长期发展的重点是组织资源的发展。主要资源有人力资源、系统（例如信息技术和管理系统）和土地、建筑资产。质量提高也是一个重点。
>
> 2. 澳大利亚卫生服务组织发展中的组织改进
>
>   为了达到这个目标，我和这个行业的人们一起工作，以促进国家卫生服务供给方式。就我来说，这包括作为老年保健方面的专家顾问同国家和州政府一起工作。这个角色包括在有关老年消费群体和政府管理部门之间就向弱势群体和老年人提供服务方面作为一个协商渠道。
>
>   发展这项事业与其他老年保健和退休机构经营者之间有密切的关系。这包括与州和国家政府机构合作制定适当的法规；与审批机构合作制定服务质量提供标准；以及和当地政府进行有关城镇规划的工作。"

* RSL（Qld）：退伍军人之家：该机构包括拥有 380 张床位（places）的 8 个养老院，有 140 张床位的 10 个为痴呆者提供服务的机构，有 600 张床位的 11 个老年公寓，有 195 张床位的 8 个社区保健组织，以及有 950 张床位的 12 个退休村。

卫生服务管理的历史

卫生服务管理是一个相对较新的专业，尽管一些人认为管理根本就不是一种专业——"管理不是一种专业，并且从来都不是；只不过是使工作变得琐碎"（Glouberman & Mintzberg 2001b, p 82）。在英国，这些"专业"协会的变化与卫生服务管理的发展并行。医院管理者俱乐部（Hospital Officers Club）1885 年成立，目的是为伦敦医院的主要管理者提供社会活动。作为对卫生服务管理者角色变化的反应，这个组织依次更名为医院管理者联合会（Hospital Officers Association）、医院管理者研究所（Institute of Hospital Administrators）、卫生服务管理研究所（Institute of Health Service Management），最终在 1999 年改名为卫生保健管理研究所（Institute of Healthcare Management）。在 20 世纪 20 年代才见到第一个针对卫生服务管理者的培训项目。第一个卫生管理文凭颁发于伦敦。第一个医院管理学学位于 1927 年在美国设立，但是由于缺少关注并没有维持多久。1932 年，美国医疗保健费用委员会（American Committee on the Costs of Medical Care）认为有必要设立医院和医疗中心管理专业，作为一个能吸引高年级学生的职业（American College of Health Care Executives，2005）。

卫生服务管理支持组织在澳大利亚出现得非常晚。在20世纪30年代，在新南威尔士和维多利亚有为医院管理者（当时包括秘书、管理人员和监督人员）举行的年会，到20世纪30年代末期，维多利亚和新南威尔士都有了医院秘书的独立协会。在1940年和1941年，维多利亚医院管理者和秘书研究所（Victorian Institute of Hospital Managers and Secretaries）与新南威尔士医院秘书研究所（NSW Institute of Hospital Secretaries）合并。这两个组织都有兴趣为他们的会员开展正式的培训项目。

1942年，这两个组织的代表在医院秘书的考试、大纲和课程上达成一致，并建议成立澳大利亚医院管理者研究所（Australian Institute of Hospital Administrators），后者最终于1945年在堪培拉成立，成立之初有25位成员。1947年，这个研究所以函授的形式设立了一个医院管理的文凭课程，第一年招收了80名学生。1955年，这个文凭课程移交给了新成立的新南威尔士大学（University of New South Wales）的医院管理学院，但仍然与这研究所有密切的联系。1978年，这个研究所改称为澳大利亚卫生服务管理者学院（Australian College of Health Service Administrators），1990年改称为澳大利亚卫生管理学院（ACHSE）。到2005年它成立60周年的时候，ACHSE已经有3000多名成员，分支机构遍及澳大利亚所有的州和地区，新西兰和香港也有它的分支机构（Lawrence 2005）。

直到20世纪70年代，都是医院管理者为医院理事、医院护士长和医疗监督人员提供管理支持。医院理事们（通常包括高级医生）通过咨询客座医疗主席（通常参加董事会议）来对医院设备、财政事务和大的临床方向做出关键决策。医疗监督人员监督初级医疗人员并对临床服务进行管理，而护士长监督护士并管理病房（Mitchell 1977，p 31 et seq.）。尽管不同的模式在各州出现，并取决于医院规模，但是管理者的基本作用仍是要获得并负责卫生专业人员的资源利用。1957年，英国医院管理研究所的所长说："一个好的管理者的品质是公正、睿智、勇气和善良，并且要有一定的幽默感"（Institute of Health Management 1999）。管理者在治理或组织政策上花费了大量的精力，但在社会、政治和经济环境的变化上花费的精力却比较少，他们很少采取主动。临床医生和管理者各自的角色分得很清。

到 20 世纪 70 年代末期，在澳大利亚和新西兰，卫生保健变得很昂贵；公共支出预算增加，而对人群健康的影响并不明显。专业和实验室也变得越来越复杂。到 20 世纪 80 年代中期，公众越来越关心医疗质量，包括医源性疾病（治疗引起的疾病）的发生风险。到 20 世纪 80 年代末期，政策制定者开始对公众健康策略和医疗费用与质量控制措施给予更多关注。这些变化导致卫生服务管理者的角色扩充，并且卫生服务管理者对此试着不予反应，而在发展交流组织目标和管理复杂系统方面更积极。有的人认为，这些变化仅仅是"使非临床管理者将管理标准代替专业标准强加于医疗决策之上的可能性合法化"（Walker & Morgan 1996，p 32）。

20 世纪 90 年代，公立部门管理领域经历了一波世界范围的变化，其目的是提高效率和公立机构的反应性（Pollitt 1995）。这种管理主义或新公共管理是从传统公共行政管理到管理转变的一个范例，其重点是效率和绩效管理，也使公众有更多的选择和反应性。卫生服务管理伴随着公立部门的管理变化也发生了变化。

如今，在公立和私立部门，卫生服务管理者都有一个范围广泛且复杂的角色。这个角色包括对经济效益、组织方向和为患者、家庭和社区提供服务的质量和数量负有责任。管理者也有责任向决策者提供建议，或为董事会提供可供选择的实施方案，并且管理者要在组织内部和与其他提供者之间建立联系以改善患者及其家庭的保健。今天对高级管理者的绩效评估更是结果导向性的，重点在人口健康、成本、活动和质量控制上。

临床医生管理者

在大部分行业中，好的从业者常常被看做是好的管理人才。从来没有像现在这样更多的医生、护士和卫生相关人员加入到中层管理队伍中来（Harris et al 1998）。然而在卫生保健领域，从临床医生转变为管理者常常并不那么容易。临床医生管理者可能会有双向的责任，其间可能会有利益冲突。Lawson 等人认为：

> 从临床医生到管理者的转变中存在着实际困难。对管理者的要求是把组织利益放在首位，而临床医生则要把患者放在首位，因此主要困难

是如何在两者之间找到一个合适的平衡点。

(Lawson et al 1996，p 7)

为了能很好地适应卫生服务管理者这个角色，大多数卫生专业人员要有一个认识转变过程：即从对个体保健承担责任到重点针对社区或人群。新任命的卫生服务管理者会有孤独感、不确定性和自我怀疑（Prideaux 1993，Tobin 1993）。之所以会出现这些困难，是因为"他们作为医生时被反复灌输的价值观、道德规范和职业标准，而医生这个职业是要对大众负责而不是仅仅对自己的组织负责"（Grant 1985，p 96）。

新的卫生服务管理者常常认为他们的任务是特殊、模糊而琐碎的。对这些新手来说，管理领域好像非常混乱而复杂，充满权力斗争和义气，并且关心的都是等级维护和资源控制（Prideaux 1993，Tobin 1993）。这个现实对这些新任命的管理者来说是一个打击，但总体上与管理工作的本质相一致（Mintzberg et al 2003）。临床医生管理者失去了源于临床技术的专家权威，需要在管理资源中学习新的政治背景，他们不得不把这两者协调起来。

Prideaux（1993）也发现对新卫生服务管理者来说，这种施加权威特别具有挑战性。下面的话说明了他的观点：

> 上面明确要求我们必须提供更多的证据，证明我们需要的资源和员工水平，我不得不做这件事。经过好几个小时的讨论，主要是关于专业自治，几个主要工作人员最终同意合作提供一些所需的统计数据，但不是以我确实需要的形式。这使我感觉非常生气，口干舌燥，感觉没一点权力。当老板就是这样的。

(Prideaux 1993，p 45)

这与某个观点是一致的，即"管理干预不能协调临床事务"（Glouberman & Mintzberg 2001b，p 76）。

一些新卫生服务管理者对他们的新角色没有充分的准备，发现好绩效所需的技能与他们的卫生专业技能不同（Prideaux 1993，p 43）。识别组织问题而不是单个患者问题并找出解决问题的新方法极富挑战性。Prieaux 也指出，许多新卫生服务管理者缺乏上级管理者的支持。这些新管理者很失望地发现，高层管理者在计划、信息共享和做事方式上与他们的期望不一致；组织政治遍及所有事务。主要的卫生服务管理技能包括协商、政治技巧、企业家能力和人员管理技能（Prideaux 1993）。

表 2.1 总结了 Prideaux 提出的临床服务提供者和卫生服务管理者之间的六个不同之处：任务、职能、关系、取向、决策过程和技能。

表 2.1　临床服务提供者和卫生服务管理者的角色区别

特质	临床服务提供者	卫生服务管理者
任务	清晰且容易理解 遇到环境变化时，如预算的、管理的和社区的变化，得到合理的保护	不明确 片段的、短期的和变化的 要求对频繁的和不可预期的环境变化做出迅速的反应
职能	负责做出临床决策，容易理解和识别	管理责任不被专业组织理解和承认 面对机构高层的挑战，如说服高层领导给予支持，以资源的利用和人员水平等证据说服
关系	有限的成员关系，大多数与专业临床职能相关	宽泛的关系网络，包括组织内和组织外的，以完成工作
取向	把患者放在首位，以患者需要为导向	组织事物放在首位，并以此需要为导向，如服务的保留与否；寻找最经济的方式以防服务量减少
决策过程	用系统、科学、循证及理性的方法来进行问题评估和解决，有些人认为，在临床医生和管理者当中，直觉、判断和经验的应用是相似的	应用特别的、积累的、直觉的方法来思考、计划、解决问题和决策。
技能	临床技能和能力，可清晰地定义和识别	组织技能很少清晰地被定义和识别。基本技能领域包括：谈判、协商、企业家精神和人事管理、信息技术和信息管理。

Source：Derived from Prideaux G 1993 Making the transition from health professional to manager. *Australian Health Review* 16（1）：43-50

Glouberman 和 Mintzberg 对卫生保健的二元性做了扩展，他们提出了与卫生服务管理相关的四个方面：团体、控制、服务和治疗。他们假设，卫生保健系统的利益相关者属于一个不同的领域,并且不同领域之间的分隔障碍很强大。董事或理事关注监督;管理者是实施控制者,他们关注约束;医生从事治疗方面的工作,他们关注干预;护士、相关卫生专业人员和其他保健人员关注整合(Glouberman & Mintzberg 2001a)。卫生服务管理者的问题是四个方面有不同的特征、目标和甚至不同的组织原则,管理者需要理解这些不同以便能够将它们联系在一起。Glouberman 和 Minttberg 认为,卫生服务管理者需要更强的能力以便能在不同"世界"之间架起桥梁,他们需要一种高明的管理风格,重点在说服而不是控制、在推动而不在决定,在联合而不在领导。

Braithwaite(2004)指出,临床医生管理者有五种运作模式:管理变化、制定决策和解决问题、自我及他人的培训和发展、成就取向,以及结构和等级。这几种模式背后是四种基本追求,包括三种类型的管理(财务、人员和组织/机构)和消费者导向;以及五种次要追求,包括数据、质量管理、过程管理、战略规则以及外部关系。这个模型认识到了临床医生管理者职能的复杂性,指出临床医生管理者需要发展一系列广泛的技能,包括操作模式和分清主次事务。同样,简化从卫生服务提供者向卫生服务管理者转变的机制和步骤有:改善指导,包括来自直接管理者和同行的反馈及支持;支持性的组织机制(如团队方法促进新管理者融入组织);管理课程,可以在一个安全的环境里讨论共同的管理问题(Prideaux 1993)。

卫生服务管理者的责任

对其他人的工作负责意味着使他们服从管理和指导组织运作的法律、法规的职能、政策和程序。然而,这些规则并不能覆盖所有情形,因此管理者的职能不单单是使之服从正式的规则,还要发展一种文化,使个人的判断符合组织目标和原则。在卫生保健领域,由于工作性质和高效率工作方法,这点显得尤为重要。在这种以人为本的环境里,大部分与患者个体有关的重要决定是由服务提供者(医生、护士和卫生相关专业人员)做出的。卫生服务管理者面临的挑战在于:发展一种文化或风气以支持好的临床和管理决策并提供优质的服务。关于这一问题的详细内容可参见第 3 章。

卫生保健组织的所有制决定着责任结构。有五种不同的所有制形式

(Deber et al 2004)；公立公营型；公立自主经营型；私立非营利组织，通常是一些宗教组织或其他慈善组织；私人营利性小企业；以及私人投资者所有的营利性组织。通常情况下，高层管理人员直接向管理机构汇报，如代表出资人的董事会、理事会或管委会，或公有制企业的"集体"利益。政策制定者穿梭于卫生当局和公立卫生机构之间的亲自动手与一臂之隔间关系中。澳大利亚的一些州有一种趋势，就是用政府部门的直接管理监督来取代公立卫生保健机构的管理委员会。

管理机构负责组织的总体运行及取得与组织类型相符的绩效成果。总的来说，管理包含以下四个重要职能：

1. 定义组织的目的、原则和目标；
2. 确保并监测提供的服务质量；
3. 确保财政完整和组织的长远未来；
4. 安排并监测组织管理效率。

一个管委会如何来履行这些职能以实现总体目标取决于组织类型。例如，私人的、营利性的出资者所有的卫生保健机构关心的是股东的价值和回报，而公立公营组织可能更关注改善人群健康状况。

董事会指派一名高级管理人员负责组织的日常运作，后者的行事方式必须与董事会的方向一致。可以推测，董事会和管理者能够理解彼此的角色且很好地合作以达到组织目标。最极端的情况是，一个有效的董事要承担一个糟糕的管理团队的管理功能。经过一段时间，有效的董事会要么通过指导管理团队处理管理事务，要么撤换管理团队，以便从日常管理回到它的管理和监督角色。

卫生部门董事会的任期和成员资格通常在法律中已经明确规定。例如，在维多利亚，公立医院是依据《1988年卫生服务法》(the Health Services Act 1988)；社区卫生服务 (Community Health Services，CHS) 是依据《1988年卫生服务法》或《1981年协会合并法》(the Associations Incorporations Act 1981)；私人营利医院依据《2001年公司法》(the Corporations Act 2001)，但是管理是依据《1988年卫生服务法》。根据澳大利亚标准 AS8000 - 2003，董事会有以下责任：

■ 确保组织的战略方向；

- 批准预算和其他绩效指标，审查不当行动，需要时发起正确行动；
- 确保与适用的法律相一致；
- 确保实体所面临的风险都已经识别、评估，并且都已经得到正确的处理；
- 确保对关键事务都已经做出了恰当的决策，并且与政策相一致；
- 采用有助于治理过程最有效率的组织结构；
- 推动形成一种与实体的价值和战略相匹配的恰当的组织文化；
- 委任首席执行官（CEO），并且按照预先规定的标准（Standards Australia 2003）实时评估他或她的表现。

维多利亚总审计长（Victorian Auditor-General）列出了支持好的管理的几个重要方面，即权威、经营、领导力、行为、方向和控制，并设计一个框架如图2.1所示，指出卫生服务管理者要做到好的管理需要考虑的主要方面（Auditor-General，Victoria 2004）。四个主框分别是：组织方向和战略、绩效监测、结构和关系、服从和责任，每一个图框都涵盖了汇报、结构和过程的例子，可使CEO能够帮助董事会履行他们的义务。关注每个图框将为董事会扮演好它的角色提供信息，并且能够确保适当的治理政策框架的正确使用。

尽管在卫生部门中还没有很多有关治理的经验研究，有一个建议认为，医院董事会应在连续性方面而不是只在引导变化方面多做工作（Alexander et al 2001）。公立卫生保健的管理机构是由政府建立的，近期澳大利亚的管理研究发现，卫生保健管理委员会正在合并、分解或消失。也许这种与政府的联系和任期不定正是导致卫生管理机构现状的实质。卫生保健组织的管理机构通常需要在可及性、费用和质量上寻求一个恰当的平衡点——例如，提高可及性会导致费用升高和质量下降。卫生保健组织董事对政府和其他筹资团体、卫生保健机构所服务的社区和人群、患者和他们的家庭以及工作人员和他们的协会都负有责任，而这些责任往往是相互冲突的，因此管理委员在应对这些需要时经常会感到很困难。卫生服务管理者将继续扮演帮助重塑卫生领域管理的角色，以便更好地应对系统责任。近来卫生保健管理委员会的趋势包括：在财政紧张的环境下，在人群健康需要和组织服务产出之间寻求平衡；对所提供服务的质量和安全负有更大责任；鼓励社区参与；促进组织内部的整合以及与其他提供者的联系。

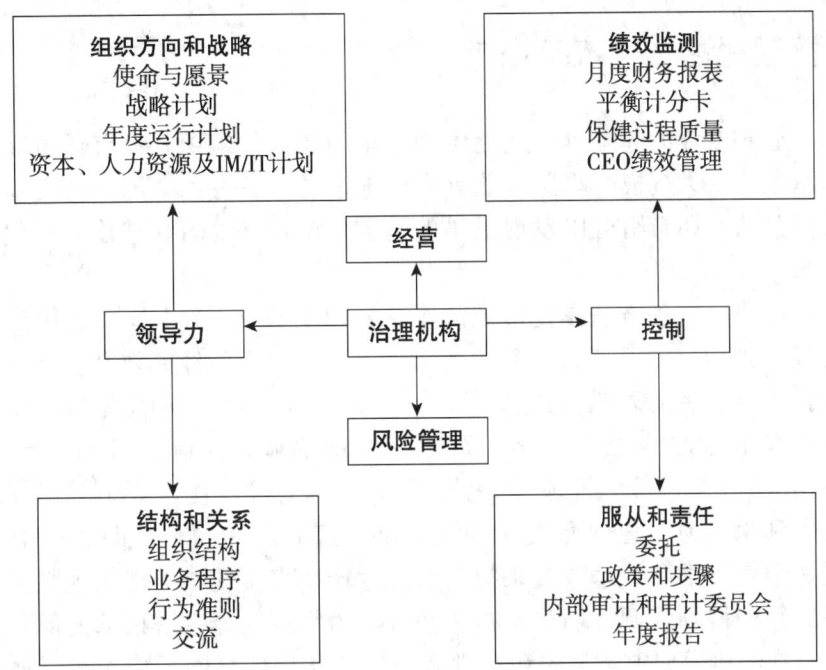

图 2.1　卫生保健的有效治理框架

Source：Auditor-general，Victoria 2004 Guiding principles of corporate governance in the public sector. *Auditing in the Public Interest*，Autumn

管理原理、理论的演变

  与处在各种社会角色中的人们一样，卫生服务管理者的行为受到各方面的影响，包括他们自己是如何定义和描述他们的角色以及其他人的期望，例如监督人员、其他管理人员、专业人员、他们所负责的工作人员和患者/顾客（Katz & Kahn 1978，Rodham 2000）。经过一段时间，一个管理者会在他或她的经验、信仰和价值以及有时是当时的想法或"理论"基础上形成自己的管理方法。管理者和他们的组织一直在被用来研究发展一套理论或建议，以解释或预测组织中管理者与其他工作人员的行为。我们非常幸运，管理学研究中有能提供不同管理观点的各种理论。以下讨论的是主要的组织理论。

经典管理理论——效率处方

管理专业的起源可以追溯到为战争而建立的组织。只有通过军官的基本管理技巧，大规模的军队才能够有效地调动。在古代中国（公元前4世纪的孙子兵法）和希腊可以发现最早的管理理论，其中的管理技巧一代代地传承下来。

经典的管理方法是把传统的军队管理模型应用到非军事组织当中。尽管已经意识到这些经典管理理论的诸多不足，先人的经典教义仍然极大地影响了很多管理者的思维方式（Mintzberg et al 2003）。这种思维方式主导的管理价值在于通过分工（Smith 1776）、管理协调、控制、组织、计划和命令（Fayol 1916）、科学管理（Taylor 1911）和官僚制度（Weber 1947）来实现效率和生产力。管理所关注的是内部环境和利润增长，即通过依靠个人控制、金钱激励和技术改进来提高劳动生产率来实现。由正式规则支持的责任等级结构得到强调，雇员不被相信，权力掌握在金字塔顶部的那些人手中。

在经典模型中，工人和管理者被雇来从事各自的功能角色，他们之间的工作划分得很明确。这主要得益于盛行的独裁文化下的管理监督和通过工作标准化而来的活动一体化。尽管这种独裁文化和管理结构被认为是过时的，但是基本管理技巧和原则却没有过时。中层卫生服务管理者广泛采取经典的管理功能（Timmreck 2000）。Grant（1985）认为，在20世纪80年代的澳大利亚，大中型医院是一种"改进的官僚机构"，它与"机器官僚结构"或"机器系统"和Mintzberg的"专业官僚机构"（Mintzberg 1979）有很多共同点（有关工作设计的详细内容见第11章）。前者是通过工作过程的标准化来实现协调，后者是通过源于组织外部的技术标准化来实现协调，尽管"官僚机构"这个术语与经典的管理联系非常密切，其一开始就具有消极意义，但是这种机构管理却很好地满足了20世纪90年代早期的组织需要。

行为管理理论——相互信任的培育

这一套管理理论的重点是作为一个社会团体（Mayo 1993）的工作单位和工作场所的行为理论。行为学派认识到了个人尊严和个体权利及团体对工作效率的影响力量（Limerick et al 1998，Robbins et al 2001）。这种管理原则包括认识到：小组是一个团体、个人价值和职场关系类型。工作场所关系可以激励个体朝着组织目标而工作，并可以训练工人按照要求工作（Deming 1981）。满足个体需要本身就是一个很有价值的目标，而不仅仅是实现组织目标的一种途径。

行为理论者依据的概念之一是人类有两种不同行为方式：X 理论和 Y 理论（McGregor 1960）。持 X 理论观点的管理者有四种假设：

1. 雇员天生都不喜欢工作，会尽可能逃避工作。
2. 因为雇员天生不喜欢工作，为了达到预期的目标，他们必须被强迫、控制或威胁。
3. 雇员会逃避责任，并且会尽可能寻求正式的指令。
4. 大部分工人在工作中把安全看做是最重要的，并且很少有进取心。

另一方面，持 Y 理论的管理者假定：

1. 雇员把工作与休息或娱乐看作一样自然。
2. 如果承诺了目标，人们是可以自我导向和自我控制的。
3. 一般人会学习去接受甚至寻求承担责任。
4. 创造性——也就是做出好的决策的能力——是所有人追求的，而不单单是管理人员的特性。

很明显，相信 X 理论还是 Y 理论会导致你的管理方法有很大不同，也许会成为一个"自我实现预言理论"。

行为理论的管理价值主要在于对员工（Mayo 1993）参与决策（Argyris & Schön 1978）的积极对待、对工作自我实现方面的认识（Maslow 1943，Herzberg et al 1959，McGregor 1960）和创造更宽松的工作环境（Kreitner & Kinicki 1998）。就是在这一阶段，管理人员开始认识到，尽管有可能用经典理论的理性方法描述和设计组织，然而组织的本质——非理性个体组成——限制了经典的、理性方法的有效性，并且人们行为的许多方面缺少管理者的理性决策能力（March & Simon 1958）。这种看法迫使管理者考虑组织中的权力和政治如何影响管理者实现有效管理的能力（Pfeftor 1981）。管理行为概念理论继续发展，第 6 章创造高绩效的工作场所部分对此进行了详细叙述。

权变管理理论——一切看情况而定

Burns 和 Stalker（1961）提出，并没有一种完全正确的管理方式，成功的管理者是那些根据"组织环境变化和稳定性"而选择自己方法的人（Limerick et al 1998，p 37）。这些研究人员认为，机械管理系统（与经典管理理论有许多共同点）非常适合稳定的环境。另一方面，"组织"管理系统（与行为管理理论有许多共同点）更适合不稳定的环境（Burns & Stalker 1961）。进一步的看法认为，在组织内部，单位可以看做是子系统，其管理方法取决于它们的内部环境（Lawrence & Lorsch 1967）。因此，这些研究者认为，重点在于管理者思维的灵活性和适应性。

在美国，系统模型出现在20世纪60年代晚期，当时劳动者期望的变化对美国公司与那些新兴工业化国家竞争的能力构成威胁（Limerick et al 1998）。管理者们开始更加关注外部环境和组织文化的变化以及这些领域的变化对组织绩效的影响。系统模型需要管理者把组织看做是更大的外部和内部系统的一部分，每个系统都有投入、生产和产出（Katz & Kahn 1978）。简单地说，系统管理者把组织看作是由三个层次的系统组成：技术的、管理的和制度的。技术核心与提高组织产出的活动有关：即在哪里做工作。管理层管理技术层面，保证组织所需的资源，并为组织的服务或产品寻找消费者。制度层面代表的是环境部分，组织必须保证它的资源、市场以及合法性（Zuckerman & Dowling 1994）。管理者从认为他们的组织是封闭的、独立的到逐渐认识到，组织要生存必须是一个与外界环境交流的开放系统。高效业绩取决于对环境和其他影响因素的理解和反应。

通过对澳大利亚50家绩效好的商业和政府组织的研究，与系统理论的许多原则一致，Limerick 等人（1998，pp 41-43）定义了"协作组织"。这种组织形式是一种部门间和组织间的网络，以及组织间的联盟与协作（见第13和14章）。这种新的组织形式在卫生行业中非常明显。Rundall 等人（1998）观察到，"许多医院在试图通过引进患者保健路径、团队保健、流程重组和扩大患者服务来改变患者保健过程，以建立起以患者为中心的、连续的保健系统"（p xii）。这种新的关系需要卫生服务管理者采用不同的管理方式。经典的管理方法的价值和战略，例如依靠等级系统和职位权力去控制员工行为，在管理者处理现有的卫生保健组织内部或组织间界限时已经不是最好方法了（Glouberman & Mintzberg 2001b）。重要的是所需方法是建立在"分享权力、决策制定分散化以及对员工行为的控制是通过员工的界限内化上"，即通过对组织使命、价值、信仰和目标的有意义的说明建立起来。

权变管理者的核心角色在于：依据外部环境和内部环境的效率要求分析、选择和构建管理系统。环境审视和战略技巧是需要的，再加上团队建设技巧，使组织或单位能够快速适应外部环境的变化。管理者也需要变化管理能力，包括领导力、交流、协商和冲突管理。

近代管理理论——一种集多种方法于一体的方法

在过去几十年里出现过各种各样的管理理论方法。有两种非常流行的方法试图提供一个对组织大体持正面观点相反的观点。第一，批判理论关注对工人的剥削以及对当地文化和价值的摒弃（Clegg et al 1996）。这种观点建立在对现状的批判上，尤其是对那些阻碍社会正义和人类解放的社会观点和行为批判。第二，后现代主义是20世纪和21世纪的一种文化和思想趋势，认为要再取得进步必须重新定义质量、重组权力关系和减少科学角色（Clegg et al 1996）。后现代主义通过对"现代世界的碎片"的重组、使之变成新的社会、政治和文化格局，表达了绝望感和现代主义的破碎。这两种方法都建议管理者重新考虑怎样组织人员完成工作过程，而不是对管理技术进行特别指导。

20世纪80年代，组织文化对组织绩效有显著影响的观点出现（Peters & Waterman 1982，Pascale & Athos 1981），并且引进了质量管理方法，后者也支持组织文化与组织绩效之间有联系的观点。文化被定义为"组织成员所共有的一套价值观、信仰、理解和思考方法，被认为能正确地教导新成员什么是正确的"（Duncan 1998，p 230）。文化承担着一个重要的整体功能，能赋予组织成员以集体身份并界定着人与人之间的关系。现在评估和改善组织文化被认为是有助于管理变化的一个工具，尤其是在充满各种各样的不易改变的次文化的卫生保健组织（Rundall et al 1998，Stewart 2003）。

20多年来，管理者采用了各种形式的质量管理方式，例如全面质量管理（TQM）和连续质量改善（CQI），更加关注问题定义、消费者需求、员工培训和更多参与的管理风格的测量和统计分析（Curkovic et al 2000）。尽管对于质量管理方法的有效性存在不同的经验证据，但是管理者和他们的组织都采用了这些方法（Staw & Epstein 2000）。

20 世纪 90 年代，学习型组织的概念，即充分认识组织学习是组织生存和成功的关键，使系统理论得到了进一步的发展（Senge 1990）。Senge 列举了学习型组织的五种观念：概念的个人掌握、系统思考、思维模型、愿景共享和团队学习（Senge 1990）。学习型组织的管理者试图促进知识创新和知识共享。

近期的或"流行的"管理也被描述为管理风尚（Berquist 1993）。有关这些流行的管理技术的书籍，例如《目标管理》、《T Groups》、《一分钟管理》、《质量循环》、《整编》、《再造》和《Z 理论》，经常名列销售榜榜首，显示出管理者总是在寻找新的解决方法。尽管风尚经常被认为是负面的，一些作者认为，我们需要注意所谓的管理风尚（Berquist 1993，Bacal 2004，Cole 1999），不要忘了流行管理技术只不过是特定环境下取得特定结果的工具而已。他们认为管理者可以经常使用新技术去激励人们尝试新东西和改进组织学习（Cole 1999）。如果你赞同权变管理，这些建议的管理技巧在特定的情形中可能会有效；管理者的技能在于对情境的理解和知道使用何种方法。然而我们必须承认，这些风尚并不是基于人和组织知识的系统过程上的，而且也没有证据能证明许多流行管理技巧与组织绩效之间有关系（Staw & Epstein 2000）。

这一章描述的各种管理理论方法为卫生服务管理者分析和评价其管理风格和技巧提供了多种工具。例如，在医院内实施一个质量管理项目时，从不同的理论角度出发可能会产生非常不同的策略。经典的管理者可能会认为，只有在一个有着明确目标和实施细则的等级结构中，质量改进计划才会取得成功。另一方面，行为管理者则强调员工授权和发展支持连续改进的组织文化的必要性。权变管理者会采取一种更灵活的方式，即寻求将质量改进结构与环境状况、内部组织特征和组织战略目标联系起来。这些角度（第 4 章还涉及其他理论角度）为卫生服务管理者在选择合适的管理方法时提供了多种不同的参考框架。尽管对管理者的工作而言没有标准的"具体"指导，但 Box 2.2 中的 12 条原则是企业和公共管理者积累的智慧总结（Seckler-Hudson 1955）。

第 2 章　卫生服务管理者的角色转换

> **Box 2.2　企业和公共管理原则**
>
> 1. 需要将政策解释和告知那些对其实现负责的人。
> 2. 工作需要分解、系统计划和安排。
> 3. 工作与责任需要明确到人并被理解。
> 4. 适宜的方法和步骤应由负责政策达成的人确定和使用。
> 5. 适当资源（人力、资金、材料）的可得性和优先权应公平分配。
> 6. 负有相应职责的管理者应尽可能地安排到实际运作和需要决策的地方去。
> 7. 应建立充分运作所需的结构关系。
> 8. 每个组织和组织的各个部门都应有合格有效的领导者。
> 9. 整个组织要实现命令和目的的统一。
> 10. 需要有资源利用和生产结果的连续责任。
> 11. 组织内部要达到所有个体和组织努力的高效协调。
> 12. 组织所有事务的连续反思应成为常规运作的一部分。

Source：Seckler-Hudson C 1995 *Organisation and management：theory and practice*. The American University Press，Washington

卫生服务管理者的未来角色预期

McConnell 认为，"任何行业中管理行为的变化都是下列三个变化相关因素的关系的函数：行业内部的变化，通常是其产品、服务和过程等；管理实践的一般变化；以及整个社会价值观和信仰的变化"（McConnell 2000，pp 1-2）。在这一节里我们首先看看社会价值观和信仰的变化。然后探讨管理思想和实践的一般变化对卫生服务管理者的作用，然后再看看行业内部的一些变化及其对管理者面临的挑战的影响。如前文所述，管理不是静态的和一成不变的，而是随着组织环境的变化和管理者不断学习满足其角色期望的更好的新方法而不断变化。

● 整个社会的价值观和信仰的变化

"每个国家似乎对管理者的品质都有一套特别的期望"（Jain et al 1996，p 190）。国家的期望会影响卫生服务管理者如何解释他们的角色和他们所注重的行为。国家文化对卫生服务管理者期望的影响超出了本章讨论范围，在这里提到仅仅是为了提醒读者：本书的材料都是关于澳大利亚和新西兰的卫生服务管理者，在其他国家和文化中实践还有待评价。

近期社会期望的变化与消费者权力的增长有关。第5章讨论了消费者的重要性。卫生服务领域引起了越来越多的关注，迫切需要提高服务的反应性、质量和安全。消费者期望更高质量的服务、更多治疗方案的信息，以便他们能全面参与治疗决策，同时也使卫生服务的实施和治疗结局的责任更显而易见。公众对信息的可及性比以往任何时候都大，他们正在成为卫生服务消费者。消费者权力的增长对卫生服务管理者的工作有一些意义。首先，在人群健康计划、发展和评价以及更好理解如何从患者、家庭、消费者和社区获得有意义的投入方面，管理者需要一些新的技能。其次，卫生服务管理者被期望与提供者合作，将现有的菜单式供给系统改为更标准化的保健供给方式，以改善服务的质量、连贯性和效果。卫生服务管理者在鼓励报告质量管理改善中面临着一个大的挑战，包括失误曝光，他们没有因必需的公平而受"惩罚"的经验。卫生领域刚刚开始意识到从错误中学习的有效性，而这也是其他一些高度复杂行业的特点（Department of Health, UK 2000）。

近期在一些国家快速蔓延的严重急性呼吸器官综合征（SARS）提醒我们，在健康和卫生保健领域，全球是联系在一起的。理论上，全球化为我们实现人人享有卫生保健这个大目标提供了一个机会。"也许全球化的一个最显著特征可能是：使我们更加意识到地球是一个整体，使我们更加意识到彼此的存在，可能也更容易受彼此的影响……"（Guillen 1999，p 8）。事实上，全球化产生了一个不同的效果，国家之间变得更加不公平（Berlingwer 1999）——影响健康状况的有社会、经济和政治因素的不公平——这是卫生服务管理者需要考虑的重点。

似乎正是卫生保健的本质和消费者的期望把卫生服务管理与其他行业的管理区别开来。Leatt和Porter（2003）列举了以下例子来说明卫生保健与其他行业的不同：

- 患者保健层次的决策非常复杂，患者与卫生专家之间的信息不对称。
- 决策失误的后果非常严重，有可能导致死亡或伤害。
- 外部环境，有各种公共以及私人筹资和供给系统，非常不确定，难于分析。
- 服务提供的目标经常不确定且有可能是相互冲突的。

另外，卫生保健系统的复杂性、可见性和高水平的管理使得在卫生保健系统尝试变化比在其他行业要困难（Berwick 2002）。卫生服务管理者必须理解社会对卫生保健具有强烈的保护倾向，并且社会对卫生保健系统及其管理具有很高的期望。

管理实践的普遍变化

变化速度不断加快已被大家普遍认识到是管理的一个问题，随之而来的是从运行管理模式（即按照定期的计划维持当前的运作）向战略管理模式转化的压力。1995年甚至在一项对高层管理者的调查发现，如何应对快速的变化已被认为是管理者和组织所面临的最为普遍的问题（Davis 1995）。对复杂性的研究表明，复杂程度增加一点就会使预测未来情形变得非常困难。递增的不可知性可通过能力建设和组织学习来弥补。能力建设的逻辑在于：尽管我们不能规划不可知的未来，我们仍可以加强我们未来的决策能力，这样到时候我们就更有准备。通过建立共同愿景、创造信息流程和提高分析能力以及进行较大范围的组织对话，组织学习将有助于能力建设。尽管组织学习和管理相关的知识概念已经提到了管理日程上来，但是这两个概念都还没有明确的定义。学习型组织有各种各样的解释，例如组织内部员工集体学习，一个旨在管理学习经验或知识（知识管理）的系统或过程，或一种组织文化类型。学习型组织是一个理想模型，尽管只有少数组织会实现这个理想模型，但是很多组织都会发现这些观点对发展非常有用。一些文献认为，管理者需要考虑整个组织社团内信息管理与利用的技术、社会、管理与人际的各个方面（Clarke & Rollo 2001），并且质量管理培训是建设一个学习型组织的重要方面（Yahya & Goh 2002）。

在过去10年里，利用网络进行电子信息传输已从根本上改变了管理实践。电子商务强有力地重塑了许多行业，而卫生行业仍然在学习这个领域的管理可能性。第4章较详细地讨论了电子健康档案的含义。

作为近期管理实践的发展方向，基于价值的管理关注确保价值——在私人公司为所有者和股东服务，在公立组织一般是为受益人和公众服务。这种方式需要特别关注测量、基准、监测和管理绩效。卫生领域的管理者继续采用来自其他行业的测量和基准概念，但是在定义、收集和分析相关绩效数据时会有较大困难（Leggat et al 2005）。

行业内部的变化

在过去的 50 年里，所有国家的卫生保健系统都进行了重大的改革试验，试图在有限的资源范围内提高人民的健康水平和福利待遇。人口老龄化和卫生服务需求的增长以及卫生服务成本的不断上升和医疗技术的进步都推动了这场改革。全球化的发展使我们能够学习他人的经验。在世界范围内我们注意到，在关注提高以消费者为导向的服务时，公共卫生系统仍徘徊在集中化还是分散化、增加还是减少私有化和市场导向的筹资策略之间（Abu Bakar Suleiman 1996，Barraclough 1996，Dezhang 1996，Dwyer & Leggat 2002，Tang & Bloom 2000，World Health Organization 2000）。对大多数国家来说，卫生系统的改革仍处在关键时期。结果许多卫生服务组织的性质发生了变化。例如，许多原来由医院提供的服务和手术现在为院外提供，许多急救医院已经转向提供急救、亚急救、老年保健和社区保健等多种服务。在这些广泛的体制改革中居于第一线的是卫生服务管理者，其角色就是实施新的政府和企业政策。结果是随着政策和组织的变化，卫生服务管理者的角色预期也发生了变化。

第 4 章对卫生行业的一些重要变化进行讨论，这些变化将会影响卫生服务管理者的角色。在这里简单地说几个变化。首先，全世界的卫生系统都在对临床治理进行重新定义。近期临床治理（第 17 章对此有详细讨论）的重点是把临床治理作为一种方法，即通过使个体参与制定、维持和监测标准来保证所提供服务的质量。这一点也说明过去卫生保健对真正业务的关注不足。由于认识到只有当临床决策者也融入管理当中才能提高效率和改善质量，临床治理才能变得重要起来（Degeling 2000，Lawson & Rotem 2004）。第二，全世界的卫生服务管理者都面临着越来越严重的卫生保健专业人员缺乏。卫生服务管理者需要通过不同的方式来看待提供保健的组织，以解决现在及将来可能出现的人才缺乏。第三，随着消费者至上观念的兴起，过去那些为卫生人员方便而设计的卫生系统逐渐开始慢慢转向强调患者的需要和期望。资源的日益稀缺和患者需求正在促使卫生保健从相对独立的分散服务模式向连续性保健的服务整体化转变。

这些变化，加上不断增加的技术应用和相应增加的劳动分工（跨机构、部门和专业），导致卫生服务的复杂性增加。不断增加的复杂性突出了相互联系和以人为本的重要性。分条块的卫生服务带来了忽视"人"而重视"器官"的风险。

卫生服务管理者面临的挑战

卫生服务管理者期望和角色的变化拉近了管理者与决策者、临床医生和消费者之间的工作关系。今天的卫生服务管理者需要人力资源管理、战略管理、质量管理、风险管理、临床治理、信息管理、合同管理和社区咨询与参与发展战略多种技能（Australian College of Health Service Executives 1994，Capp 2001，Smith 2001）。卫生服务管理者所面临的一个重要挑战就是学习如何将重点从反应性管理转向战略性思考和管理。美国的一流教育家和高级卫生保健管理者认为，不管是临床人员还是行政人员，每个卫生专业人员都应参加到战略管理中来（Richardson & Schneller 1998）。每个人都有责任在他或她的职责范围内从战略的角度考虑问题，并理解更大的组织和（或）系统的含义。

技术的不断进步还造成公共补助的增长和限制资源的压力。管理者越来越需要对资源的使用负责，而同时也需要对卫生产出负责。卫生服务管理者总是需要在成本、质量和可及性之间寻求平衡。这些压力将不断影响卫生服务管理者的工作。

未来的卫生服务管理者将越来越担心如何改进协调性的战略。以前通过所有制和纵向整合的方法受到了挑战，新的模式正在形成，需要新的管理方式（见第13和14章）。如何表达管理者的基本人力价值不甚清晰。管理者将如何面对卫生保健的条块分割和个体化缺失与对生命质量的基本关注之间的冲突，以及他们将如何反应，都不清楚。

鉴于对循证医学的关注，卫生保健领域出现了一个向循证管理的转变。

> 当决定如何组织、建构、提供或为卫生服务筹资时，在更好地利用研究证据上当然有很大的空间。管理者和政策决策者如果认为循证卫生保健的原则——他们已经在临床实践中大力提倡——不适合他们，那他们的说法将苍白无力。
>
> （Walshe & Rundall 2001，p 451）

未来的卫生服务管理者需要考虑循证概念应用的相关技能。第9、10和18章有关循证管理的进一步信息。

结论

随着卫生保健系统和组织的改变，卫生服务管理者的角色也发生了变化。这个角色很复杂，要求很高，包括发展一种文化或风气来支持有效的临床和管理决策及组织学习，最终为提高组织绩效和人群健康服务。卫生服务管理者同管理理论和实践研究者和作者一样，在他们的头脑中都有这样那样的作为管理者应如何行事的思维定式，而这些思维定式影响他们的决策。本章提供的管理概念和模式都可以成为卫生服务管理者选择并组合起来解释他们所面临的挑战的工具。当今高级卫生管理者的最复杂的角色之一是选择并起草管理活动计划以促使组织或单位目标的实现。仅仅采用最新的或流行的管理观念模式已经不再充分了。

这是一个对个体（包括员工、患者和消费者）以及通过信息分享、合作管理和组织学习的工作团体"授权"的时代。未来的卫生服务管理者需要的技能和知识包括下面有关的领域：

- 制定组织或单位的愿景、目标以及与战略规划和策略管理职能相关的策略（见第 5 和 12 章）；
- 组织或单位目标的实现（见第 4、7、9 和 11 章）；
- 文化的发展和意义（见第 1、6、7、8、16 和 17 章）以及医德医风的建设（见 3 章）；
- 领导和应变管理（见第 4、5、8、12、14、16 和 17 章）。
- 通过咨询和参与对患者/顾客、护理人员和社区授权（见第 5 章）；
- 个人和团队授权（见第 6、7 和 11 章）；
- 信息利用（见第 9、10、15 和 18 章）；
- 组织间合同安排的管理（见第 14 章）；
- 卫生服务提供网络的协调和促进（见第 13 和 14 章）。

问题讨论

1. 在 Box 2.1 的访谈中提出了卫生服务管理者的两个独特的目标。根据不同的卫生服务管理者的层次和活动范围，这两个目标有何不同？

2. 在"管理原理、理论的演变"部分列举的经典、行为、权变和系统管理四个学派,各自有什么技能要求?
3. 在日常工作中,卫生服务管理者在决定他们的行为上有多少自由?卫生服务管理者在其管理领域和层次中的行为在多大程度上受到他人期望的制约?

(陈 娟译)

参考文献

Abu Bakar Suleiman T 1996 Private health sector policy and developments in Malaysia. In: Forbes I, Braithwaite J (eds) *Interhealth 1996: Proceedings of the First International Conference on the Changing Face of Health Services Management in the Pacific Rim*. School of Health Administration, University of New South Wales, Sydney, pp 47–55

Alexander JA, Weiner BJ, Bogue RJ 2001 Changes in the structure, composition, and activity of hospital governing boards, 1989–1997: evidence from two national surveys. *The Milbank Quarterly* no 79:253–79

American College of Health Care Executives (ACHE) 2005 *About ACHE*. Online. Available: http://www.ache.org/aboutache.cfm [accessed 1 April 2005]

Argyris C, Schön D 1978 *Organisational learning: a theory of action perspective*. Addison Wesley, Reading, Mass

Auditor-General, Victoria 2004 Guiding principles of corporate governance in the public sector. *Auditing in the Public Interest*, Autumn

Australian College of Health Service Executives (ACHSE) 1994 *Adapting to the changing environment: careers in transition*. ACHSE, Sydney

Bacal R 2004 *Management fads — things you should know*. Bacal & Associates, Cassleman, Ontario

Barraclough S 1996 The growth of corporate private hospitals in Malaysia: opportunities and challenges for policy makers. In: Forbes I, Braithwaite J (eds) 1996 *Interhealth 1996: Proceedings of the First International Conference on the Changing Face of Health Services Management in the Pacific Rim*. School of Health Administration, University of New South Wales, Sydney, pp 83–92

Berlinguer G 1999 Globalization and global health. *International Journal of Health Services* 29(3):579–95

Berquist W 1993 *The postmodern organisation: mastering the art of irreversible change*. Jossey-Bass, San Francisco

Berwick DM 2002 A user's manual for the IOM's 'Quality Chasm' report. *Health Affairs* 21(3):80

Braithwaite J 2004 An empirically-based model for clinician-managers' behavioural routines. *Journal of Health Organisation and Management* 18(4):240–61

Burns T, Stalker G 1961 *The management of innovation*. Tavistock, London

Capp S 2001 Chief Executive Officer, Southern Health, Victoria. Personal communication, Melbourne

Clarke T, Rollo C 2001 Corporate initiatives in knowledge management. *Education + Training* 4(5):206–14

Clegg S, Hardy C, Nord W 1996 *Handbook of organisational studies*. Sage, London

Cole RE 1999 *Managing quality fads. How American business learned to play the quality game.* Oxford University Press, New York

Curkovic S, Vickery S, Droge C et al 2000 Quality-related action programs: their impact on quality performance and firm performance. *Decision Sciences* 31:885–905

Davis E 1995 What's on American managers minds? *Management Review* April:14–20

Deber R, Topp A, Zakas D 2004 *Private delivery and public goals: mechanisms for ensuring that hospitals meet public objectives*. Background Paper prepared for the World Bank. World Bank, Washington

Degeling P 2000 Reconsidering clinical accountability: an examination of some dilemmas inherent in efforts to bolster clinician accountability. *International Journal of Health Planning and Management* 15:3–16

Deming WE 1981 *Japanese methods for productivity and quality*. George Washington University, Washington

Department of Health (UK) 2000 *An organisation with a memory*. Report of an advisory group on learning from adverse events in the NHS. The Stationery Office, London

Dezhang G 1996 Overview of the medical and health services in the People's Republic of China. In: Forbes I, Braithwaite J (eds) 1996 *Interhealth 1996: Proceedings of the First International Conference on the Changing Face of Health Services Management in the Pacific Rim*. School of Health Administration, University of New South Wales, Sydney, pp 44–6

Duncan WJ 1998 Organisational culture: 'Getting a fix' on an elusive concept. *Academy of Management Executive* 3(5):229–36

Dwyer J, Leggat SG 2002 Innovation in hospital care. *Australian Health Review* 25(5):19–31

Fayol H 1916 *Industrial and general administration*. Dunod, Paris

Follette MP 1918 *The new state: group organisations and the solution of popular government*. Longmans Green, London

Fulop L, Frith F, Hayward H 1992 *Management for Australian business*. Macmillan, Melbourne

Glouberman S, Mintzberg H 2001a Managing the care of health and the cure of disease — Part 1: Differentiation. *Health Care Management Review* 21(1):56–69

—— 2001b Managing the care of health and the cure of disease — Part 2 Integration. *Health Care Management Review* 26(1):70–84

Grant C 1985 *Australian hospitals: operation and management*. Churchill Livingstone, Melbourne

Greene BR 1986 Alexander's dilemma: conflict between professionalism and entrepreneurialism in health services administration. *Journal of Health Administration Education* 4(3):580–9

Guillen MF 1999 *Corporate governance and globalization: arguments and evidence against convergence*. The Wharton School and Department of Sociology, Philadelphia

Harris M, Maddern J, Pegg S 1998 *The changing roles and careers of Australian and New Zealand health service managers*. Australian College of Health Service Executives, Sydney

Herzberg F, Mausner B, Snyderman B 1959 *The motivation to work*. Wiley, New York

Institute of Healthcare Management (IHM) 2005 *History of IHM*. London. Online. Available: www.ihm.org.uk/content.asp?CatID-65 [accessed 2 June 2005]

Jain S, Boldy D, Chen G 1996 Attributes of effective managers and implications for health care management education in the Asia–Pacific Region. In: Forbes I, Braithwaite J (eds) 1996 *Interhealth 1996: Proceedings of the First International Conference on the Changing Face of Health Services*

Management in the Pacific Rim. School of Health Administration, University of New South Wales, Sydney, pp 169–91

Katz D, Kahn R 1978 *The social psychology of organisations.* Wiley, New York

Kreitner R, Kinicki A 1998 *Organisational behaviour* (4th ed). McGraw-Hill, Boston

Lawrence B 2005 National Director, Australian College of Health Service Executives. Personal communication, Sydney

Lawrence P, Lorsch J 1967 *Organisation and the environment: managing differentiation and integration.* Harvard University Graduate School of Business Administration, Boston

Lawson J, Rotem A, Bates P 1996 *From clinician to manager: an introduction to hospital and health services management.* McGraw-Hill Book Company, Sydney

Lawson J, Rotem A 2004 *From clinician to manager. An introduction to hospital and health service management* (2nd ed). McGraw-Hill, Sydney

Leatt P, Porter J 2003 Where are the healthcare leaders? The need for investment in leadership development. *Healthcare Papers* 4(1):14–31

Leggat SG, Bartram T, Stanton P 2005 Performance monitoring in the Victorian health care system: an exploratory study. *Australian Health Review* 29(1):17–24

Limerick D, Cunnington B, Crowther F 1998 *Managing the new organisation.* Business and Professional Publishing, Sydney

March JG, Simon HA 1958 *Organisations.* Wiley, New York

Maslow A 1943 A theory of human motivation. *Psychological Review* 50:370–96

Mayo E 1993 *The human problems of an industrial civilisation.* Macmillan, New York

McConnell CR 2000 The changing face of health care management. *Health Care Manager* 18(3):1–17

McGregor D 1960 *The human side of the enterprise.* McGraw-Hill, New York

Mintzberg H 1979 *The structuring of organisations.* Prentice-Hall, Englewood Cliffs NJ

Mintzberg H, Quinn J 1991 *The Strategy Process, Concepts, Contexts, Cases.* Prentice-Hall, Englewood Cliffs NJ

Mintzberg H, Lampel J, Quinn JB et al 2003 *The strategy process: concepts, contexts, cases* (4th ed). Pearson Education, UK

Mitchell AM 1977 *The hospital South of the Yarra.* The Alfred Hospital, Melbourne

Palmer G, Short S 2000 *Health care and public policy: an Australian analysis.* Macmillan Education, Melbourne

Pascale R, Athos A 1981 *The art of Japanese management.* Simon & Schuster, New York

Peters T, Waterman R 1982 *In search of excellence, lessons from America's best run companies.* Warner Books, New York

Pfeffer J 1981 *Power in organisations.* Pitman Publishing, Marshfield MA

Pollitt C 1995 Justification by works or by faith? Evaluating the new public management. *Evaluation* 1(2):133–54

Prideaux G 1993 Making the transition from health professional to manager. *Australian Health Review* 16(1):43–50

Richardson M, Schneller ES 1998 Out of the box: health management education into the 21st century. *Journal of Health Administration Education* 16(1):87–97

Robbins CJ, Bradley EH, Spicer M 2001 Developing leadership in health care administration: a competency assessment tool. *Journal of Healthcare Management* 46(3)

Rodham K 2000 Role theory and the analysis of managerial work: the case of occupational health professionals. *Journal of Applied Management Studies* 9(1):71–81

Rundall T, Starkweather D, Norrish B 1998 *After restructuring: empowerment strategies at work in America's hospitals*. Jossey-Bass, San Francisco

Schein EH 1990 Organisational culture. *American Psychologist* 45(2):109–19

Seckler-Hudson C 1955 *Organisation and management: theory and practice*. The American University Press, Washington

Senge PM 1990 *The fifth discipline: the art and practice of the learning organisation*. Doubleday, New York

Smith A 1776 *An inquiry into the nature and causes of the wealth of nations*. Modern Library, New York

Smith R 2001 Chief Executive Officer, RSL (Qld) War Veterans Homes, Queensland, Personal comment, Brisbane

Standards Australia 2003 *Good governance principles*. Standards Australia, Canberra

Staw BM, Epstein LD 2000 What bandwagons bring: effects of popular management techniques on corporate performance, reputation and CEO pay. *Administrative Science Quarterly* 45(3):523–56

Stefl ME 2003 Expert leaders for health administration. *Healthcare Papers* 4(1):59–63

Stewart R 2003 *Evidence-based management*. Ausmed Publications, Melbourne

Stoner J, Collins R, Yetton P 1985 *Management in Australia*. Prentice-Hall, Melbourne

Tang S, Bloom G 2000 Decentralising rural health services: a case study in China. *International Journal of Health Planning and Management* 15:189–200

Taylor F 1911 *Principles of scientific management*. Harper & Brothers, New York

Timmreck T 2000 Use of classical functions of management by health service midmanagers. *The Health Care Manager* 19(2):50–62

Tobin M 1993 Transition from clinician to manager — a case study. *Australian Health Review* 16(1):51–9

Walker R, Morgan P 1996 Involving doctors in management. *Journal of Management in Medicine* 10(1):31–52

Walshe K, Rundall TG 2001 Evidence-based management: from theory to practice in health care. *The Milbank Quarterly* 79:429–57

Weber M 1947 *The theory of social and economic organisations*. The Free Press, New York

World Health Organization 2000 *The World Health Report. Health systems: improving performance*. World Health Organization, Geneva

Yahya S, Goh W-K 2002 Managing human resources toward achieving knowledge management. *Journal of Knowledge Management* 6(5):457–68

Zuckerman H, Dowling W 1994 The managerial role. In: Shortell S, Kaluzny AD (eds) 1994 *Health care management: organisation design and behaviour*. Delmar Publishers, New York

推荐读物

Drucker PF 1999 *Management challenges for the 21st Century*. HarperCollins, New York

Forbes I, Braithwaite J 1996 *Interhealth 1996: Proceedings of the First International Conference on the Changing Face of Health Services Management in the Pacific Rim*. School of Health Administration, University of New South Wales, Sydney, pp 198–208

Pfeffer J 1998 *Building profits by putting people first*. Harvard Business School Press, Boston

有用的网址

Australian College of Health Service Executives	www.achse.org.au
Australian Institute of Health and Welfare	www.aihw.gov.au
National Health Workforce Secretariat	www.healthworkforce.health.nsw.gov.au
Society for Health Administration Programs in Eduction	www.shape.org.au
World Health Organization	www.who.int/dsa/cat98/world8.htm

第 3 章

卫生服务管理者的问责制与伦理守则

BRIAN STOFFELL

学习目标
引言
卫生服务人员的伦理守则
从理论到问责制
程序伦理学
人类研究和临床伦理委员会
临床伦理守则的发展
结论
问题讨论
参考文献

学习目标

完成本章内容的学习后，读者应该能够：
1. 解释说明卫生服务管理者的独具特色的伦理守则参数，并讨论其一些实践结果。

引言

卫生服务管理者在各方面都会受到伦理问题的困扰，其中许多是以资源分配两难的假象出现的。同样，他们处于问责和治理的关键性社会岗位的中心。不知所措的感觉真实且耗神费力。在这一简短章节中，比问责与治理更加广泛的领域不会涉及，非常技术性的和有关分配公正和资源分配的诸多没有结论的争论也不涉及。本章将主要关注作为伦理环境中的乐队指挥的卫生服务管理者的角色。因而我们主要关注程序伦理学。

卫生服务人员的伦理守则

卫生保健专业人员，主体是医生和护士，在临床决策中已使伦理学处于一个新的更加突出的位置。但是并非仅局限于医护人员；现在我们所有的卫生专业项目在其培训项目中都加入了正式的伦理学，有时候是生物伦理学，各大学始终认为：本科生和研究生管理教育都应该有这些内容。现在，如果发现哪所大学没有或未承认伦理学学分，那反倒奇怪了。州政府对公共部门的雇员要求相同。伦理学的突出位置是一种崭新的现象，尽管对服务者和服务对象来讲，在所有卫生相关学科中伦理实践的性质总是至关重要的。坦率地说，最近卫生保健领域对伦理实践的关注部分是与卫生实践的法律监督已经达到一个新的高度相联系的。因此任何有可能缓解这种状况的事情都值得调查研究，而且伦理学被合理地（和正确地）视为风险管理的一个组成部分。

● 合理的公众期望

如果你在卫生领域工作，如果不考虑各种可能偶然闪现的专业嫉妒或敌意，你就是在一个社会企业工作：企业追求的是人群健康的目标。公众乐于维护全套卫生相关学科——通过昂贵的教育项目和其他项目——给了专业角色形成和发展的动力源泉、方向。直截了当地说，卫生事业的突出意义在于提供一个组织和一系列能够延缓死亡和缓解痛苦的服务。恰恰是这个领域的实践性质解释了卫生保健实践无法回避的伦理因素。卫生保健领域中的基本伦理问题从来不具有哲学伦理学中普遍存在的纯粹抽象的多样性。卫生专业人员承担着一种伦理角色。因此，目前的实践性问题是：当面临环境挑战时，如何用一种敏感的方式去履行他们的伦理守则。

这种清晰明确并附带伦理义务的社会角色的假设只在部分培训项目中获得了模棱两可的承认。

首先我们可能需要提醒自己：生活赋予我们三个履行道德责任的领域。我们通过纯粹的个人关系而履行的义务构成一个领域，它们一般被理解为自然发生的义务或特殊角色的纽带联系，像父母和有亲密关系的人。第二个领域是民事生活，在我们进入以前已有成形的义务，我们面对其他人时是民事陌生人。这正是Lord Atkin从道德说教寓言的角度重新探讨拉比（rabbinical）问题时所指的领域："谁是我的邻居？"，因为在这种法律意义（从民事侵权行为的法律）上说，邻居就是民事陌生人。第三个领域是一套对患者和服务对象的义务，被认为是类似于代理人那样，即当我们在一个使我们与其他人相互联系的社会网络中承担着卫生专业人员角色时那样。

正是因为卫生保健实践属于公共伦理范畴——这个范畴的行动、政策和机构通过我们的角色影响着人民的福祉，当服务提供者完全无法满足社会期望时，人们会显示出惊讶、愤慨和毫不掩饰的愤恨。这与某些人利用其他人的弱点是一回事；当你稍想片刻，你就会意识到这是竞争的基础。但是，如果这些活动是由那些其专业角色是负责某人的福祉的人做的，经常还有野蛮行为，那就完全是另外一回事了。最近，已有表达异常气愤和憎恶的有关文字见诸报端，因为一些一直隐瞒的儿童性虐待和身体虐待案例被曝光，其中许多案例是在教堂保健机构发生的，犯罪者是那里的修女、神父和官员。这些专横傲慢的、虚伪的人聚集在"遭受痛苦的儿童到我这里来"的旗帜下，使我们绝大多数人义愤填膺。对"被偷的一代"的谴责是另一个例子，不过是在更高的社会批判层次上：政府的政策及其制度是批判的目标。

从理论到问责制

有鉴于此,卫生保健不可避免地具有许多其他专业领域不具备的伦理重要性。但是,在卫生保健中不同群体如何准确地权衡这种伦理的重要性是一件颇为复杂的事情。如果假定临床人员和非临床人员以相同的方式经历伦理问题,那将是错误的。如果认为各类专业人员是以一种与伦理理论的学生称之为"伦理学"或"道德哲学"学科领域吻合的方式实践伦理的话,那将大错特错。我们要强调前面已论述过的观点:哲学学生有时间考虑抽象事务,然而卫生专业人员有为他们的患者和服务对象带来最大利益的专业责任。因此,对卫生专业人员来说,这是一个纯粹的实践问题:"在一个因限制和诚信对抗而充满问题的环境下,我如何最好地履行我的职责?"第二个问题是:"在伦理学范畴内,我要负什么责任?我应对谁负责?"

本部分的内容是由三个主要假设决定的:

1. 卫生服务管理者在卫生保健伦理中的角色是至关重要的、独具特色的和不被理解的;
2. 尽管不缺乏伦理学、生物伦理学、医学和护理伦理学、道德哲学和临床伦理学书籍杂志,它们却很少关注卫生保健管理者的角色;
3. 一般大众关注的生物伦理学事务也是卫生管理者关注的事务。当然,对许多卫生管理者来说,对这些事务需要良好的教育是更为深入的问题,因为他们对可能发生的伦理责任行为的场所负有责任。

问责制的框架

我们同意:卫生服务管理者的角色涉及对其他人业绩的责任。这个事实对理解管理实践的伦理学层面至关重要,因为满足这个角色的问责制要求将限定其意在满足伦理要求的程序设定,并且是机构设计问责制框架的明确部分。可能护士或医生会问:"这个特定的有能力表达自己意愿的患者其意愿真的被尊重了吗?"但是,管理者要负责不同层次的问题,他们关注的问题不是针对特定的结果,而是针对有助于结果的程序。这样,就患者的意愿是否被尊重而言,管理者的伦理角色是以建立支持他/她所处环境中自主决策的程序来说明的。这些程序通常是按照法律条文设定的，因为后者经常是直接立法的，但是，虽然它们的切入点是伦理方面的，它们的现实却是患者的生命，后者高度依赖于通过程序设定和卫生服务管理者的监管来创造有效的授权途径。

伦理问责制寓于框架之中。行动的伦理责任依赖于人民。管理者的角色并没有扩展至为组织中履行职责的那些人的行动承担个人道德责任，因为每个自然人要为他们自己的行为负责：行动的质量仍然是个人性的，即使他们从事的工作是具有共同责任性质的。但是，卫生服务人员履行的角色以及评估选择行动的框架本身就是处于管理控制之下的一种设计。因此，在服务提供时个人选择的性质和选择框架的性质之间就会存在一种密切的关系。管理者不能因另一个人蓄意采取的行动而受到指责，但是要承担对某些行动结果的一些指责。这些行动是政策混乱、不良的员工教育、不称职的线性管理或是使卫生服务无法充分实施等限制导致的结果。如果在管理者的控制下，个人既回应了职业伦理标准，又回应了更加明确具体的一般性标准，更深层次的错综复杂性就应运而生，例如，公共部门的雇员状况。在最后的分析中，我们将回到伦理角色而不是道德良心，但是角色具有重大差别，而且伦理责任与不同角色密切相关。

程序伦理学

问责制作为伦理理念应用于个人时存在一定程度的人为性，因为问责制的应用有宪法秩序约束的特征。典型案例是为求公正而通过程序性规则运作的自由民主社会秩序。Lord Durham 对负责任的政府的定义在这里就是幕后操纵者。要全面确保程序性的公正，假如需要的话，当第一道公正失效时，就可以启用公平性的补救措施。但是，一种公正的制度和一个公正的人，即一个人的公正感，是截然不同的两回事。公正的制度是一种程序，公正的人是一种美德。恰恰是体制程序性规则的设计缺陷极有可能导致不公正的结果。我的意思是说，当缺乏适当的行政性问责制程序以监管行政机构与公民打交道的方式时，衍生的不公正并非偶然，人民生活于不公正的社会会导致令人沮丧的、广泛的社会悲惨状况，这说明了增强程序公正的重要性。管理角色与社会制度设计类似。将这种观点应用于卫生保健伦理中，管理角色就是要在程序性伦理规则下提供所有可以提供的服务。我们的宪法体系中存在内部性的专业审查形式，也有更加外部的、法律性的监察，但是管理者是在他/她行政管理的环境中对如何实施类似监察拥有某些专业处置权的人。

程序的规则明显源自法律讨论，目的是将有关公正的期望转变为明确有形的形式。在法律上按照实体法，它们意味着可以操作。程序性伦理主要是关于卫生保健处境下相同的一系列工作：为发生的伦理争论和讨论提供适当的论坛；为对有关案例或政策进行判定提供机制；最后，为使这些判定付诸实施提供方法。显而易见，这三项工作都不能忽略公共问责制的论坛，因为上方的政治框架设定了问责制的角色责任并明确了问责制的终点：你要对你的角色绩效负责，并且要通过选举的代表和管理程序对公众负责。角色的伦理绩效也是这种模式。

卫生保健中设定伦理守则主要是程序性的。美德及人物的道德水准问题不是核心议题，尽管对伦理守则的设定和健康环境的反思使其显而易见：伦理守则与能否促进个人道德美德的表达有很大关系。如何从事这种程序性伦理的工作？卫生保健管理者要面对两个非常著名的例子，其中一个是缩小范围和清晰界定。另一个是宽泛的、复杂的和模糊的界定，但是两个例子都是程序性伦理的表达。

人体研究和临床伦理委员会

许多国家的卫生保健制度环境涉及两种截然不同的伦理评估形式：（1）通过研究伦理委员会进行的对研究方案的评估；（2）通过临床伦理委员会进行的对患者保健或治疗问题的评估。这两种评估都正确地将伦理委员会作为他们提交研究方案和临床方案（加上政策和行动）评估的地方，这两类评估都影响患者、社区成员的福祉，而且在某些情景下，都会影响到用于研究的动物的福利。在澳大利亚，人体研究伦理委员会（HREC）由联邦政府管辖，对其功能有非常清晰的要求［参见国家健康与医学研究委员会（NHMRC）：人体研究伦理守则，1999］。在 Sir Richard Lovell 制定的一个程序中，研究的伦理评估已经从同行评审的范围转移到公共领域。同样，涉及动物的研究也处于国家健康与医学研究委员会公布的联邦指导原则的管理之下。结构化研究伦理审评程序是履行卫生保健机构伦理问责制和 NHMRC 发表的中央政府支持的指导要求的第一步，且是最直接的运行步骤。然而，委员会运行所需的基本构架成本和履行其功能所需的人力是机构要承担的沉重资源负担。

当我们考虑程序时——可被放在通常所谓的"临床伦理"的指导之下，事情就会变得更加复杂和混乱。"临床伦理"这个短语包含多方面的含义，因为它覆盖所有临床医生和与研究无关的管理者面对的伦理议题。

有些地方将这类案例命名为"患者保健伦理"。这是审视诸多影响患者的一种非常有用的方式，因为它是明显不同于研究对象事务的一种非常有用的方式，不过在现实生活中，患者与研究对象这两个群体是相互重叠的，这是一个显著的事实，例如，当心脏病科的临床工作人员报告，他们担心患者被草率地诱导去进行药物试验时，患者的最佳利益会受到损害。

临床伦理守则的制定

我们首先要强调的观点是，许多卫生保健机构的伦理生活大多处于研究领域之外。例外的当然是那些隶属于大学的大型医院，在大学附属医院，研究是使命的组成部分。对绝大多数其他医疗机构来说，重要的最具伦理敏感性的过程总是：患者保健和政策对保健提供产生的影响。有鉴于此，导致临床伦理复杂的原因是实践者扮演的角色的广泛性。

许多但不是所有的相关员工在保健工作的交界点工作，可以想见，他们当中的某些人对伦理上敏感的保健的要求有不同想法。然后是目前的患者和统计学上的患者：即那些现在还不在诊所或病房、但是将会成为患者的无名患者（社区成员和尚未出生的人）。考虑这个群体的范围是我们关注卫生保健中伦理管理角色的另一种方式。确确实实，人们既无法为所有患者的福祉负道德责任，也无法为所有提供者的行为负道德责任：法律责任（代理人或其他人的）和道德上应受谴责是两回事，而不是一回事。合理的期望是，在从患者安全的角度出发从事的多项工作中，管理者将为他们的机构制定伦理守则，他们将为卫生保健专业人员的工作提供框架和支持。在作为管理者的角色中，管理者肩负为伦理程序提供框架的责任。不同于通过其他人来做事的管理的标准定义，此处的管理角色是建立恰当的结构以便其他人去评估他们自身的实践。

挑战：多样化的观点

据说，框架的性质和支持所采取的形式都充满争议，原因是不同的卫生学科对其成员在伦理评估、案例讨论和个人/专业的道德自律中的角色已有约定俗成的看法。由耐心宣传的作用、一些护理教育项目坚持及医学设想的一些方面引发的新兴争论，就是绝好的例子。无论个体卫生专业人员所持的价值观是否具有不可调和的深层差异，无论这些涌现出来的价值观是否真正与患者保健相关，都是一个研究课题。但是，基于不具有明显伦理性的价值差异更有可能发生。道德或伦理价值观，例如忠诚、诚信、合作和公正感，构成了一整套较小的价值观的亚体系。通常引发的争论——伪装成伦理——是世界观的冲突，通常明显的冲突是宗教而不是伦理引发的。

管理者必须承认多样化，并为有冲突的价值提供可以明白表达和评估的论坛。

分开性

这样，当卫生保健管理者调查临床伦理领域时，从程序表达的角度看，"在此我如何履行我的伦理责任？"这个问题就有唯一的、非常清楚的答案。

为创造一种对上述所有来源于员工、患者和社区三种类型的诸多考虑予以恰当权衡的程序，需要真正的创新。经验显示，我们不能依赖一个战略来满足所有这些需要。例如，假如我们依据伦理守则理解一个组织中的伦理决策的结构，那么人们履行伦理事务中管理责任的程序性途径，就是去设计和实施公开清晰的方法以达成伦理决策。现在，假定只有一小部分决定可能意见不一——而且谁决定什么是重大问题本身就需要确定——那么显而易见，能够获得公开分析和评估问题案例的机制则是第一步。将注意力集中在那些有争议的案例，我们应坦率地承认：在临床管理者、单位领导和其他对设计完善决策程序负有直接责任的人中，存在一个临床伦理决策的层次问题。这种线性的推理意味着管理者应考虑临床伦理委员会可以采取的形式，应当考虑作为公开分析富有争议临床议题角色的对象。

当伦理委员会考虑一种临床或患者保健的可能角色时——通常从参考角

度表述——许多人表达了这样的观点：在提升所在机构的伦理意识上，委员会应扮演重要角色。委员会角色的这种观点通常被理解为具有教育性。那些持此主张的人也认为，管理者的另一项责任在于：为员工提供分层次的伦理教育。与此同时，虽然笔者同意管理者必须启动伦理程序的观点，但并不认为管理者应从事伦理教育的任务。

这种看法是以何为错误的伦理教育以及"提升意识"的幼稚想法为基础的。但是，从实用主义角度看，在绝大多数卫生保健组织中，显而易见，这在逻辑上是不可能的。临床伦理委员会对卫生保健处境下讨论伦理的方式具有积极有益的影响，而且在参与的员工中间确实有某些态度和观点的灌输，但是，伦理教育是一个更为宽泛的题目，尚处于起始阶段，要求伦理委员会承担太过广泛的任务是不现实的。

结论

对卫生保健中伦理守则制定持谨慎的和现实主义态度可能与对任何新的发展持谨慎的态度没有什么不同。处理分歧使对立和外部冲突提早最小化这种能力需要培育。这是诸如资源分配一类令人苦恼事务发展缓慢的主要原因。同样重要的是要明白，伦理规范的条款并不能满足人们对有关伦理教育的期望。实际上怎么做并不是此处要讨论的议题。

本章的主要内容很简单：卫生服务管理者是通过制定论理程序履行其伦理责任。他们的角色在于制定一个有助于研究和患者保健领域中出现的相关伦理问题的确定澄清和决策的程序。研究领域的伦理问题是直截了当的。而患者保健的伦理问题则较为复杂，但是，正是由于这个原因，在患者保健方面将会获得更多的回报。

问题讨论

"程序规范"的制定意味着什么？支持人体研究伦理委员会的程序如何与支持"临床伦理"的程序区别？

（刘继同 译）

参考文献和推荐读物

Darwell S, Gibbard A, Railton P 1997 *Moral discourse and practice: some philosophical approaches.* Oxford University Press, New York

Hiller MD 1986 *Ethics and health administration: ethical decision making in health management.* AUPHA, Virginia

National Health and Medical Research Council (NHMRC) 2005 *Statement on Ethical Conduct in Research Involving Humans.* Online. Available: http://www7.health.gov.au/nhmrc/issues/index.htm [accessed 3 March 2005]

Singer P 1991 *A companion to ethics.* Oxford University Press, Oxford

第 4 章

卫生服务组织的变革与适应

SHARON M MICKAN　ROSALIE A BOYCE

学习目标
引言
全球政策变革的驱动力
转变中的卫生服务组织
卫生服务系统
澳大利亚卫生服务变革的驱动力
平衡变化的力量——组织的适应策略
给卫生服务管理者的启示
结论
问题讨论
参考文献

学习目标

完成本章内容的学习后，读者应该能够：
1. 辨证地理解澳大利亚卫生保健系统发生的变化。
2. 讨论一系列组织适应与转变理论方法的优缺点。
3. 描述影响卫生保健组织适应能力的外部及内部环境压力。
4. 描述财政、行政管理、劳动力和技术变化对卫生服务管理者及其组织的影响。

引言

本章介绍和描述澳大利亚卫生保健组织在寻求应对转变与适应方面的挑战的解决方案时受到的关键影响。我们的目的在于：在卫生保健组织应对与适应卫生服务管理者与组织环境水平上的变化时，对组织内部和外部引起的多方面压力进行全面的概括。本章通过几部分展开。首先，我们讨论当前的社会、经济及政策变化如何推动澳大利亚卫生系统进行重大变革。例如新公共管理（NPM）改革的普及已经对我们的卫生保健组织有了特别的影响。我们可以以此来检验支撑当前对于复杂组织——如卫生保健系统——理解的理论和概念。考虑不同的理论以使我们清楚地理解过去的和所提议的转变的理由并评估其影响。接下来讨论的是转变动力的出处，并简要讨论这些转变对澳大利亚卫生保健组织的关键结构和过程变革的贡献方式。最后我们从专业及个人层面考虑卫生服务管理者在应对变化时的角色。我们认为，组织、管理者和卫生保健人力不是变革的被动目标，而是日趋复杂且变动的卫生保健系统代理人，他们与环境、社会及政治因素存在交互作用是既塑造又被塑造的关系。本书后续章节将详细阐述有关卫生保健组织变革与适应的诸多主题。

全球政策变革的驱动力

澳大利亚生产力委员会已经确定将协调卫生部门改革作为国家的两个优先项目之一（Leggat & Dwyer 2004）。尤其是深层的结构问题已经被确定需要进行独立的审视。无论是平行的公立和私立系统还是联邦和州政府，分块的卫生系统管理已经导致整个澳大利亚卫生保健系统缺乏协调的保健。公立与私立筹资之间的平衡作为一个与经济和社会政治都相关的问题，目前正在进行热烈的讨论（Sundararajan et al 2004）。过去 10 年的改革由于创建了一个有利于私立供方和有能力及有支付意愿的使用者的系统，已经受到批评，尽管其也为低收入家庭提供了保障网（Richardson & Segal 2004）。

卫生保健机构和政策受到政治意识形态从西方自由民主向自由市场经济转变的影响，这种转变支持引入经济理性主义和竞争性改革，对卫生机构借以建立的传统管理机制和职业文化提出了挑战（Flynn 1998，Hancock 1999）。公立卫生机构已经处于新公共管理（NPM）政策实施和政府缩减费用的前沿。新公共管理改革在传统的行政管理环境中采取基于市场的基本原理，在其中，组织、管理和"企业"化运行的私立部门模式占据了优先地位。据说这些基于市场的机制可带来物有所值的服务、更多的公众选择、效率改善和增加对消费者反应（Walsh 1955）。虽然 NPM 已经成为组织水平改革的主要驱动力，但也有重组型组织所重视的各种类型的管理和职业行为的意味（Boyce & Shepherd 2000）。

在以获得筹资效率为目的的私立部门经理主义策略中，也能观察到类似的影响。对公立和私立卫生部门具有相同影响的是竞争政策的执行和澳大利亚公平竞争与消费者委员会（ACCC）的详细审查。这种详细审查包括卫生服务专业人员的活动、他们的专业协会和签约的卫生服务商业交易组织（Cope 1998，Walton 1998）。

另一项预测影响卫生保健组织的政策问题是研究关于国家政府对其公共部门领域组织的主权的贸易政策的影响。Pollok 和 Price（2000）认为，新的改革循环将会随着世界贸易组织（WTO）和服务贸易总协定（GATS）对国家政府施加的要求开放公立部门卫生服务以实行最低贸易限制政策的压力而出现。

根据本章这一部分呈现的多层次卫生系统的相关讨论，我们可以看到大量对政策施加影响的驱动力可用下列术语描述。在宏观层次，我们看到向市场化和管理主义的 NPM 学说的政策转变（Ferlie et al 1996，Hood 1995）。在卫生保健组织的中间层次，我们看到资源环境强调成本效率和成本缩减，以及实施内部市场改革（Brock et al 1999）。在微观层次，专业人员必须在他们日常工作实践中应对政策、结构和筹资转变带来的问题（Broadbent et al

1997，Hunter 1996)。

转变中的卫生服务组织

卫生保健的类型和供给的根本变化使一种更为激进的卫生保健组织变革观点成为必需。管理的传统模式包括一些固有的假设，即组织最好被理解为确定的和可预测的，以及领导变革的内在目的在于以一种可预测和良好规划的方式获得稳定性和秩序。相反，最近的争论表明，组织需要放弃对控制和稳定性的执著，这种可选择的范式为生存性变革提供了更为实际的引导（McDaniel 1997)。

同时，Bigelow 和 Arndt（2000）批评技术的迁移，如业务流程设计进入医院，认为这些实践是基于对未经验证的私营部门方法有内在优势的盲目信任。尽管存在这些批评，但若考虑到卫生保健环境和组织的复杂性和独特背景，仍会有一些经验可供学习。

在专业、技术和任务特征上，卫生保健组织存在大量的差异，这些差异在可预测的类似群体中通常会同时发生。同其他一些组织一样，卫生保健组织受到定义和测量产出的挑战，这时工作性质是高度变化的、复杂的、费力的、反应性的、紧急的和不可延缓的。但是，卫生保健不能容忍模糊或错误。此外，卫生保健日益专业化并由多种的执业者进行（Fottler et al 2002）。大多数卫生保健人力是高度职业化和专业化的。

尽管特别强调价值和复杂的组织环境，卫生保健组织仍面临着协调高度专业化的各种不同专业人员方面的巨大挑战，由于医疗保健日益复杂，要求专业人员相互合作（Anderson & Mcdaniel 2000）。这些专业人员通常在正式和非正式的矩阵结构中工作，对有不同专业背景的单位领导负临床责任。对个人的学科专业组的职业忠诚很难并列于临床管理的组织架构内，原因是：专业组、临床服务组和组织之间存在着产生忠诚度分裂的潜在可能。

此外，专业组产生的政治权力在卫生保健组织中是独特的驱动力。专业人员的技术和名声影响他们的权威及对更大自主权与控制力的期望。结果是以牺牲管理效率为代价，将更多关注放在临床上（Preston & Badrick 1998）。此外，可能会造成对医疗专业人员的管理与组织控制有限，而这些专业人员是主要引起并指导患者保健资源利用的人（Shortell & Kaluzny 1997）。

在卫生保健组织的根本价值中也存在显著的差异。许多商业组织要为筹资生存而竞争,而卫生保健组织是基于对社会责任的人文主义信仰而建立的。但是,卫生保健组织对特定的政治、法律和财政管理环境特别敏感(Fottler et al 2002)。Anderson 和 McDaniel(2000,p 84)认为,卫生保健组织最好被视为复杂的适应系统。

如果我们认识到卫生保健组织是一个在专业背景下运行的复杂适应性系统,那么我们会关注不同的事情并得到不同的结论。而如果我们认为卫生保健组织是专业的官僚组织,按照传统的行政管理规则靠讨价还价来获得更有效果和效率的运行,情况就会不同。

卫生保健系统

考虑到有许多理解卫生保健组织的方法,这部分将阐述一些传统的和比较新的理论方法。系统理论为组织运行的方式提供了一系列思考方法。一般来说,系统理论建议:专业化的成分相互依赖地在一起工作,而且是在一个总体平衡的概念框架内工作(Sampson & Marthas 1990)。通常有两种主要观点:封闭的和开放的系统。封闭的系统假设组织能够独立于外部环境运行,而且需要实现内部效率的最大化。相反,开放的系统强调组织和外部环境之间的联系,因此强调组织开放、适应和革新的需要(Shortell & Kaluzny 1997)。

卫生保健系统经历着一种固有压力,这种压力存在于它们的内部系统对可预测性、秩序和效率的需要以及对它们的外部环境的反应性、灵活性和战略性的需要之间。为了充分理解卫生保健组织,必须熟悉一些主要的开放和封闭系统理论方法。传统管理理论在组织中强调线性、理性和目标导向的活动(Lloyd & Boyce 1998)。相反,比较新的非线性系统强调通过适应和变革来确保生存的方式。

下面总结了一些可选择的方法,包括传统的和新的关于组织的系统观点。尽管每一种理论方法都提供了一个特殊的关于卫生保健组织的视角,运行制度的分析通常显示不只一种方法能指导实践。一个组织的构成领域经常采纳不同的理论方法以管理卫生服务的复杂性。批判性地评估这些理论观点有助于提高我们理解和引导当前实践的能力。下面的章节将简要描述六个理论观点，其潜在的优点和局限性见表4.1。

表 4.1 组织理论方法的优缺点

理论方法	优点	缺点
官僚理论	稳定条件下的技术效率。	惯性和僵化。 对个体不具反应性。 限制企业活动。
人力资源理论	个体员工授权。 提高对质量的重视。 对人力资本的关注。	关注对个体的管理和控制。 鼓励一致性。
制度理论	遵守环境规范、规则和制度。 使外部利益相关者的合法性最大化。 解释在行业部门内传播是如何发生的。	复制领导的思想可能对绩效有负面的影响。 遵从或许是符号化而不是现实的，因此限制潜在的收益。
资源依赖理论	组织网络保护关键的外部资源。 关注获得关键的组织资源。	竞争有限的资源。 通过与其他组织建立关系权衡自主权。
战略管理理论	对环境和组织的灵活性和适应性。 确认关键的组织愿景和目标。 合并创新。	等级过程模型，有许多实施的选择。 真实的总结和组织目标区分中的困难。
复杂适应理论	关键的连接和关系的显现形式。 结构和形式协调发展。 灵活容纳多样性。	管理预测和控制的能力有限。 管理者决定角色和结构以及维持秩序的能力有限。

官僚理论

传统上，卫生保健组织经常被视为职业的官僚机构（Anderson & McDaniel 2000）。官僚理论强调内部等级，其中各条功能线都有清晰确立的责任和权利，并且活动是正式分派的。个体按照其技术能力被分配在各自的位置上，而且他们的权力和地位是由他们所在等级中的位置决定的。一般来说，程序中固有的东西极为重要。因此稳定性和可预测性的感觉是通过细致的管理和决策产生的，与个体的技术以及在等级中的地位一致。

在专业官僚机构中，专业人员寻求通过控制他们组织的行政框架来控制他们自己的工作（Preston & Badrick 1988）。传统上，专业官僚管理策略是通过一系列平行的专业和多层次行政等级支配着卫生保健组织，它阐明了具体的直线责任和运行程序。一般来说，主流的医疗专业团队已使用了一系列非正规和正规的同行团队系统来界定和排列等级中的许多其他位置。但是，由于它的封闭系统观点及其固有的对内部的关注，仅有一个外部环境静态的假设。鉴于卫生保健提供中存在着过多的外部影响，这个假设是不成立的，所以在当前的卫生保健组织中仅仅使用官僚理论是有问题的。

人力资源/关系理论

在授权个体负责维持和改进他们的工作方面，人力资源理论也采取封闭系统观点。这个理论源自人事管理学派，强调了在有合适的和支持的结构和管理程序情况下，个体将把他们的全部创造性潜能贡献给一个组织的方式。个体激励和参与被认为是最终提升组织的重要特征。为了鼓励和支持和谐的社会关系和培育人力资本发展，组织通常为雇用的员工类别定制合适的结构。绩效管理系统一般用于激励和管理员工。在一个更为个人化的层次上，管理者经常强调发展人际交流与协作技能的重要性，以使个体动机与贡献最大化。如果有充分的培训和自主权，雇员能够使用诸如参与决策和持续质量改善的策略来确认和解决他们的问题（Lloyd & Boyce 1998，Shoretell & Kaluzny 1997）。

人力资源理论一直对高度职业化和专业化的卫生保健人力有一个普遍深入的影响。对所有的专业团队都强调高水平的入门教育和继续教育。卫生保健组织也授权和激励个体通过持续的个人发展来提供高质量的患者保健。但是，这些模式是建立在专业学科周围是静态的环境和结构基础上的。所以，这个理论框架本身不足以描述复杂的卫生保健组织结构，也不足以理解和管理变革。

制度理论

制度理论是一个开放的系统观点,解释组织如何通过在组织和其外部环境之间获得一个适合点以取得成功和发展(DiMaggio & Powell 1983,Powell & DiMaggio 1991)。制度观点认为,组织通过采纳反映利益相关者期望的组织形式和行为规范、规则和价值,可以从关键的外部利益相关者处得到合法性。合法性的中心角色关注:

> 设置无形的塑造行为的规范和价值,不同于有形的技术和结构要素……组织通过昭示他们的要求和期望的一致性来适应环境,而这些要求与期望则源自专业实体、筹资机构和客户设置的文化规范与标准。
>
> (Daft 1998,p 540)

卫生机构是一种组织类型,社区、政府和专业工作人员对其应该执行的行为和标准有相对固定的观点。在一个特殊行业领域中,同处于一个类似的环境,组织的结构倾向于同一类型这个过程可以标记为制度同构(institutional isomorphism)。已经确定有三种同构驱动力。第一,模仿同构,源自组织模仿领域领导者的方式;第二,强制同构,一般归因于政治的、法律的和管理程序或指示;最后,规范同构,其社会压力和期望是来自专业团体或专家推荐(如管理顾问),他们认为某些技术或企业运行方式更好(DiMaggio & Powell 1983)。Bigelow 和 Arndt(2000)对新管理技术和程序在美国医院的运行研究认为,卫生保健系统至少 40 年来一直受(而通常是未证明的)规范同构的支配,以获得利益相关者的象征性合法性。

资源依赖理论

资源依赖方法认识到组织在影响其生存的关键资源方面对环境的依赖(Pfeffer & Salancik 1978)。内部权力和影响与获得关键的外部资源有关。组织对这种情况应通过维持和增强他们对运行所需的关键资源的控制来管理他们的依赖性,以便降低其应对其资源不确定性的脆弱性。依靠对环境中不确定性的分析,组织可以通过竞争获得更多资源,或通过与其他组织联合得到资源。在使用、影响和控制稀缺资源上会有内部和外部的竞争。不利的环境条件，例如高度的复杂性、不稳定性和资源减少，会支配组织与其他组织的关系的形式，这包括非正式的信息共享伙伴关系以及全面的运行合并。管理者追求这种策略时必须在潜在的自主权减少和与其他组织合作和共享资源的收益二者之间进行权衡。但是，这样能够影响他们对网络和联系的选择，以减少不利的依赖。

环境影响增加了卫生保健组织的不确定性。目前有为财政资源减少而进行的竞争，并且随着技术能力增长，消费者对卫生保健供方的要求更多（PricewaterhouseCopers 1999）。此外，政府政策正在改变卫生服务投入标准（Foley 2000）。所以，这个理论可以用来解释与其他相似卫生保健组织是竞争还是合作的管理决定。在 Harris 和 Walker 的章节中，案例研究 14.1 阐述了资源依赖理论如何在专科医生-GP 转诊网络中发挥作用。

战略管理理论

战略管理的观点强调了组织以积极的和机会主义的方式来管理内部和外部环境的重要性。它描述了组织从确定其目的到规划如何实现其选择的目标的过程。一般来说，战略管理在一定的财政资源和组织限制的前提下融合了思考、分析、计划和评估的逻辑过程。

卫生保健管理者，在从可选择的行动方针中制定决策及预测可能的结果上承担着关键的角色。基于一个指导愿景或使命，组织需要分析和致力于主要的利益相关者的需求。环境的优缺点构建了一个巨大的图景，以此可制定组织的具体目标。基于预测，战略领导者制定和传达组织的计划。仔细的定义和监控目标实现能够使组织朝期望的结果发展（Biscoe & Lewis 1998）。因此，复杂的信息系统在改善管理者更好地预测和计划期望结果的能力方面非常重要。高质量的信息可促进好的决策，详细的规划和预测则能引导成功。

在实践中，组织需要制定与其外部环境及内部能力相一致的目标。为了确保生存和提高绩效，管理者选择使组织同环境相适应的战略和结构。在整个战略管理过程，组织需要能够随着环境和组织因素的改变而制定、实施和改变战略。目前在卫生保健中，战略管理理论很流行，原因在于它有：协调变化中外部环境的能力，以及在不必牺牲患者保健的情况下管理内部成本的能力。例如，当一个临床服务单位收到有关他们的财务和临床绩效的常规信息和反馈时，他们能够真实地评价和改进临床和商业策略来实现其预期目标。

实施组织战略管理的一个流行框架就是平衡记分卡。组织的战略对于集中和调动员工以实现竞争优势来说十分关键。内部的无形知识、能力以及员工间的关系通过一套有限的反映财务和消费者绩效、内部业务过程和个体学习和成长的关键绩效指标而获得。这些关键绩效指标的常规测量和管理能够使组织去计划并获得显著的成功（Kaplan & Norton 2001）。

复杂适应理论

在过去的几十年中，为组织如何变革以适应上述理论固有的合理性分析的一些限制，混沌、量子和复杂性理论已经提供了几种可选择的解释，并为卫生保健系统的管理提供了新的想法。在组织通过更好的行政、规划和管理来提高效率和有效性方面，由于系统无能，存在着越来越多的挫折。相反，适应和变革常常能够确保系统的生存，而系统的形式和功能未必稳定（Arndt & Bigelow 2000）。

复杂适应系统具有如下特点，即一系列以流动、灵活和非线性形式相互联系的元素。秩序和规则通过社会联系和关系的协作形式参与进来，不需要等级系统的控制。系统既是不可预测的也是自我组织的，在这种情况下等级形成、互利关系增长并出现适当的结构。经过一定时间，系统适应了变革且随后对进行中的变革作出贡献。例如，新药品的深远影响通常不能完全预测，但是将会按照互利形式发展（Anderson & McDaniel 2000，Miller et al 1998）。

同时，卫生保健管理者需要新的卫生保健组织思维模式，以使他们能够更有创造性和创新性。他们的关注点也因此从认识环境转变到理解环境、从预测到设计未来、从找到适当的结构到保持结构的流动以及从克服局限转变到释放隐藏的潜力（Anderson & McDaniel 2000）。

很明显，卫生保健组织能够按照一个或更多的理论范式进行思考。虽然战略管理理论非常盛行，但鉴于卫生保健变得更加专业化和复杂化，复杂适应理论也日益流行。但鉴于它们的复杂性，用开放的系统方法认识外部因素对组织的影响是很重要的。这就是我们考虑的变革的力量和影响。

澳大利亚卫生服务变革的驱动力

这一部分将简要介绍澳大利亚卫生系统变革中的一系列内部和外部压力。其中许多因素将会在随后的章节中做详细介绍。变革的外部因素影响着卫生组织运营的环境,包括地理、政治、文化、经济和技术因素。相反,构成患者群体的个体和在组织中工作的从业者个体则代表了变革的内部因素。简而言之,卫生保健组织对外部和内部环境都要作出反应,以便他们能够组织其架构和程序以提供适当范围和类型的卫生保健服务。

外部环境

外部环境通过地理、政治、文化、经济和技术因素的独特组合对澳大利亚卫生保健组织产生很大的影响。下文将分别讨论这些因素。

地理因素

在地理分布上,与土地少而人口密度高的欧洲国家以及土地多且人口多的美国相比,土地多而人口少的国家在卫生系统方面存在着不同的运行压力。农村和偏远地区的人口沟通及为其提供公平的服务,一直是澳大利亚面临的由地理因素引起的问题。卫生保健组织,同其他商业和制造业组织一样,需要为逐渐缩小的农村地区人口提供服务,尽管这意味着需要更高的成本以提供服务和人力。在主要由政府负责卫生服务投资的国家,必须提供社区期望的、使所有市民都能够获得的高质量卫生服务,而不考虑他们居住的地理位置。因此,在澳大利亚,政府启动了许多推动农村、偏远地区和土著的卫生保健项目。

在全国范围内,在城市和农村部门之间,卫生保健的水平和复杂性存在着显著差异。鉴于澳大利亚是一个城市化程度很高的国家,85%的人口住在或靠近首府,城市地区的卫生保健比例最高(Clinton & Nelson 1998)。澳大利亚大多数州和地方政府已通过管治策略对地理因素驱动的压力做出了反应,例如卫生保健规划和提供的分权,通过建立地方、地区和区域卫生机构卫生组织鼓励对当地人口的需求做出更多的回应。各州和地区之间服务提供的方式大不相同，这反映了不同的人口分布类型和人口特征。

因此对于卫生保健来说，对变革的主要的地理因素是外部的，并且代表了一个逐渐增长的城市化过程。在某种程度上，这些压力与对电话会议网络和远程医疗的大量投资相匹配，强调了科技的应用，为澳大利亚农村和边远地区提供高质量卫生保健提供了创新的形式。

政治因素

政治系统的特性深刻地影响政府对卫生保健系统运行环境的潜在影响。这些政治因素的影响在卫生服务以公共投资为主的国家会更大。政治因素在澳大利亚的作用更为突出，因为政府负责多层次的卫生保健服务。Hood (1995) 确定了政治系统的复杂性是一个可变性很强的因素，并且混合了本章第一部分讨论的新公共管理（NPM）改革。

Rydon (1995) 及 Donato 和 Scotton (1998) 描述了这种复杂性，因为在澳大利亚，卫生和福利服务由三级政府（联邦、州、地方）提供。在最高层次，联邦政府提供公共卫生标准和卫生研究的领导，并按照国家优先级安排资金 (Clinton & Nelson 1998)。明确地说，联邦政府为全科开业医师、护理院（nursing homes）、私人专科医生服务（通过老人医疗保险）以及药品（通过药品报销目录）筹集资金。从操作上讲，州和地方政府对卫生保健服务的提供负首要责任，其关注点在于急诊医院保健以及更小范围的社区服务。州和地方政府指导政策制定、财务管理、战略规划、结果测量、项目评价、资本规划和人力管理 (Clinton & Nelson 1998)。地方委员会也提供一些公共卫生服务。实际上，州和地方政府通过与联邦政府达成的澳大利亚卫生保健协定联合提供社区和公立医院保健。

卫生服务提供中的政治复杂性是由于政策和结构改变要通过同样复杂且有些脆弱的政府间体制达成导致的 (Lin & King 2000)。Donato & Scotton (1998) 认为，联邦-州/地方责任的内在结构的僵化是导致部门之间服务重复和整合不好的原因。此外，还有关于低效率、服务提供的缺陷和成本转嫁的报道 (Jackson & De Jong 2000)。

1995 年，澳大利亚政府委事会（COAG）程序启动，目的是进行联邦-州/地方政府间关系的结构改革并重新分配责任，以促进各州间的协调和联合行动，并向更有战略意义的卫生保健发展。通过健康和家庭服务部（Department of Health and Family Services）（1996年重新组建），联邦政府将实现消费者的健康结果置于优先考虑的地位；加强了私立部门参与卫生保健，并减少了自己的调整能力。联邦政府进一步降低了自己在服务提供中的作用，将重点集中在确定需求和监测结果上（Donato & Scotton 1998）。

一般认为改革是由于需要解决这些问题并控制增长的费用。从政治上讲，已提出购买者-供给者分离的建议，联邦政府将扮演更多的领导和监控角色，而且服务的提供更多转移到州、地方和地区水平（Duckett 2000）。澳大利亚的多级卫生保健组织系统的经验与许多卫生保健系统国有化的国家的例子（如新西兰、英国）形成了鲜明对照，在后者，政策和实践强调有效的卫生保健提供以及在全科医师、社区中心和医院之间更强的服务连续性。

文化因素

在文化上，澳大利亚为它的土著人口提供的卫生保健的结果没有很好的记录。政府已经逐渐意识到土著人口存在保健可及性问题，而且在当前的卫生保健组织中缺乏对他们的独特卫生保健需求的理解。尽管不断努力增加土著人口的卫生保健医师的数量，文化敏感性问题也变得日益重要，超过了服务提供的临床机构，包括经济和管理的考虑，如社区投资控制和行政结构（Mooney et al 1998）。

由于广泛分布的亚裔和欧裔移民，澳大利亚也面临着不断增长的文化多样性问题。另外，存在着这些文化在多大程度上能够融入当前组织以满足他们的卫生保健需求这样的问题，特别是在大的人口中心以外的地方。

卫生部门改革的市场化策略显示融入主流的利益如何受到消费者反应性运动的挑战，后者要求更多文化上不同的服务选择。例如，在英国的买方-供方的模式下，买方（地方卫生组织）第一次购买了数百万英镑的"可供选择的"卫生保健服务以满足当地人口的文化偏好（Reid & Boyce 1995）。

经济因素

在1997年前的17年内，在经济合作与发展组织（OECD）的29个成员国中，卫生保健费用占GDP的平均百分比从3.9%增长到7.6%。卫生保健费用的增长意味国家财富的增长和消费者对服务需求的增长。尽管科技有可能降低成本，但这些压力大多被与老龄化社会、增长的消费者保护和生物技术的突破有关的费用增长所抵消（PricewaterhouseCoopers 1999）。澳大利亚的卫生保健费用显示出稳定的增长，从1981年占GDP的7.0%增长到2003年的占GDP的9.5%。这可以解释个人的年度费用从1981年的＄11 798增长到2003年的＄72 183（AIHW 2003a）。

许多国家，包括澳大利亚，已经通过去除历史上已建立的和扩大的预算方式来回应费用增长的挑战，筹资关注的焦点从患者转移到基于结果，后者的目的在于在组织和提供卫生保健服务上获得更好的一致性和效率（Courtney 1997）。在20世纪90年代，澳大利亚的医院逐渐采取了基于州政府的病例组合（casemix）筹资系统，后者融合了疾病诊断相关组（DRG）的不同支付方式。

同时，澳大利亚正在进行持续的经济改革。在整个20世纪90年代，私立医院的利用有下降的趋势，这给公立系统带来了压力。作为回应，一系列政策鼓励兴办私人健康保险，后者的参加人口从1998年的占总人口的30%增加到2001年的占45%（Richardson & Segal 2004）。但是，这些政策因为没有实现费用控制和更好的患者保健选择而受到批评。在维多利亚，直到2003年的前4年，患者的数量和他们在公立医院治疗的情况都在持续增长。虽然澳大利亚的卫生保健是在一个公立和私立混合的市场运行，但是私立卫生保健为患者提供就诊的选择，而公立医院则一直治疗90%的急诊入院病人（Sundararajan et al 2004）

澳大利亚也已经受到美国卫生保健组织公司化的影响，很大程度上是受主要的营利组织扩展的驱动（Sampson & Marthas 1990）。但在澳大利亚，只有相对较少的并购与合并，医院的集中化和标准化趋势是在较小程度上发生，反映了一个更为组合主义者和管理主义者的环境。许多澳大利亚卫生保健组织强调运用市场力量和费用管理策略。传统的专业管理体制是评判性评估和减少管制（deregulatory）的改革的对象，改革的目的是促使公共利益和竞争最大化。医院也积极发展市场机制以增加来自私人的投资，如专家诊所、健康教育促进活动以及澳大利亚公立和私立部门卫生服务协同定位（Bloom 2000）。但是，政策改革的内在竞争经常被批判不包含患者服务的方式，而且抵制跨专业和地域合作的真正需要（Bigelow & Arndt 2000）。

技术因素

从技术上讲，迅速的全球化技术和信息创新对澳大利亚的卫生保健有很大的影响，影响了临床诊断和干预以及管理和交流策略。尽管技术进步意味着质量的提高和时间的节省，不过它们既可能降低费用也可能增加费用。新的麻醉剂是住院时间减少和日手术率增加的重要原因。新的筛查和研究技术正改变着患者保健的方式和时间。新的实践往往在成本效益研究的结果知道以前就开展起来了。CT检查作为偏好的方法已经代替了造影术，并且很快将代替血管造影术。也有人预测，虚拟内镜检查法将会很快代替内镜检查法。昂贵的心脏手术需求将会下降，因为患者可以获得更好的筛查和非侵入性内镜检查技术。

2005年，生产力委员会开始调查医疗技术发展对公共和私人卫生保健费用以及澳大利亚社区相关费用与福利的影响（2005年这个报告已经待发，但还没得到这方面资料）。

除了手术和筛查设备的技术费用增加以外，卫生保健组织的经济压力也增加了，例如增加的工资成本和新一代药品。这些趋势都说明了卫生保健需要利用最好的可得到的证据确定优先次序。许多临床干预方法现在可以加入高成本和高风险技术方法，并且临床医生需要为那些可以从高成本干预中获得最多利益的患者做准备。此外，高成本设备的购买与保养促进了不同组织间的共享协议，特别是公立和私立合作伙伴关系（Jackson & de Jong 2000）。

相反，在全世界范围内，电信和计算机系统的成本显著下降，这为卫生保健执业医生和患者之间加强联系、在一个虚拟的电子世界增加服务提供方式并减少患者的风险提供了许多机会。在城市、农村和边远地区，电子卫生保健或远程卫生保健提供了许多改善保健的持续性和患者与执业医生更好地管理卫生保健风险的机会。例如，患者能够得到用于监测自己的健康状况的知识和支持，这有助于他们能在更加合适的临床间期联系他们的医生。据估计，如果患者可以经常通过互联网同他们的医生交流，就诊次数会减少20%以上（PricewaterhouseCoopers 1999）。

在组织层次，正在不断开发增强的数据收集系统。网络的应用极大地改进和完善了数据管理系统，使不同服务部门之间能够进行流水线作业，并且能够更好地捕捉卫生保健组织的真实活动（PricewaterhouseCoopers 1999）。

药品管理、病理学检查开单和授权以及数字图像存储和检索的临床系统提高了临床效率并减少了错误和管理成本。计算机化的临床预警系统也减少了错误和重复，因此同样提高了效率、患者安全以及总费用。最终，电子病历将成为现实（Jackson & de Jong 2000）。患者管理和协调他们自己的病历在技术上是可能的，包括写病史、电子成像和预期的卫生保健计划。在卫生保健中，技术进步的吸收和整合可使组织从战略上更好地把握未来的变化。

内部环境

构成患者与潜在的消费人群的个体以及在组织中工作的执业医生代表了变化的内部因素。从卫生保健系统内部来说，社区需求和期望一直随着员工期望的变化而发生变化。同样，医患关系也处在变化之中。

社区需求和期望

患者群体关注的事情和对卫生机构的期望一直在改变。随着出生率的降低和临床诊断和干预成功率的上升，澳大利亚的人口寿命不断增高。随着教育和卫生标准的改进，澳大利亚人对卫生保健组织的要求更多。澳大利亚消费者将会拥有更多的消费权利并能够在他们的卫生保健需求上花更多的钱。他们会期望更多地参与卫生保健决策，而且最终会选择提供卫生服务的地方（PricewaterhouseCoopers1999）。

澳大利亚人的健康观念正在转变为保持健康预防疾病。同时，个体要求得到更多的有关自己的健康信息，并且他们希望获得持续的有效果的保健。但是澳大利亚人也面临着一个困境，他们被淹没在大量的信息中，这些信息现在可以通过技术和电信进步得到，如互联网。这样也造成了一种盲目趋势，由于技术可以提高医疗的能力，个体希望提高卫生保健的标准。但是有关财务成本和期望以及个人责任的确定之间的争论始终没有结果。例如，尽管对于许多外科干预来说，已经意识到吸烟和肥胖是重要的危险因素，但很少有关于将有限的资源优先用于那些应该对自己健康负责的患者是否是公平的公开争论。虽然社区对公共卫生问题的认识和健康促进策略正在增加，但Galbally（2000）认为，在多数改革日程中，预防的中心角色都被忽视了，这些改革是以获得更高的效率、负责任和快速回应的服务为前提而不是关注获得更好的健康结果。例如，在药品费用在澳大利亚持续增长的同时，却没有一个评价框架来比较药物治疗成本和其他非药物治疗的成本。

其他因素也会影响社区对卫生服务的期望和行为。公共政策将更多地反映个人责任（与个人花费）偏好与社区福利与公共花费的社会民主原则之间的意识形态的争论。在临床服务层次，Reigner（2000）认为，妇女对特殊类型的生育经历的个人"权利"和"选择"反映了自由的个人主义。

为了鼓励消费者参与改进卫生保健，Draper（1997）为医院和卫生机构开发了一系列方法。技术领域包括获得消费者反馈、进行消费者咨询、评估消费者需求及消费者参与模型。Aldrich 和 Mooney（2001）对有关社区在卫生改革中的角色提出了更基本的问题，并且提出，有关卫生保健需求的决策要由社区价值决定而不是由卫生专业人员和政策代理机构的价值决定。

卫生保健人力

卫生保健人力是高度劳动密集型的，大约 80% 的成本用在员工资源上。此外，2001 年澳大利亚 74% 的卫生保健人力为女性（AIHW 2003b）。对护士的调查表明：护理人力与以前相比有更加老龄化和高度培训化的趋势。额外培训呈现稳定的增长，同时对登记的未注册的护士雇佣下降（Clinton 2004）。构成的变化和对劳动力的工作类型选择也会影响卫生保健的提供方式。

同时存在世界性的护士短缺，这种短缺由于全球出生率的下降变得更加严重。情绪衰竭、薪金有限、工作条件恶劣、职业发展有限和工作时间同家庭生活不合，这些都是许多护士离开这个职业的原因。据预测，到 2006 年，澳大利亚卫生系统只能雇佣到所需护士的 60%，这意味着全国护士短缺达 4000 多人（Cheung 2004）。接踵而至的是，预计医疗和卫生相关人员在接下来的数十年内同样会短缺。澳大利亚联邦和州/地方政府已经关注一系列的护士招募和保留策略。例如，管理者更加关注为护士提供支持和减轻压力。此外，使员工参与团队的行动对改善招募和保留是有利的（Collette 2004）。

妇女对卫生保健人力的贡献已说明通过兼职和灵活的工作合同达到更大的机动性的需求。同时卫生保健人力在相似的卫生保健机构之间变得更有机动性，而且随着保健复杂性的增长，卫生保健执业者有更大的交叉性。此外，个体在他们的整个生命过程中对职业继续发展有越来越大的需求。结果，卫生保健组织对非熟练员工有持续投入及提供专业发展项目的责任。组织对个人终身学习的投入支持当前个体要经历一系列不同职业的趋势。

但是，卫生保健有一个工作强化的持续趋势，一般是增加服务需求和缩减员工人数的结果（Duckett & Kenny 2000）。其他潜在的问题包括一些机构使用教育程度较低和较便宜的人工解决分布不均和高成本问题。尽管在20世纪90年代早期对外购和竞争性服务的兴趣较大，但是这个过程并未触及医学、护理及卫生相关专业学科。

平衡变化的力量——组织的适应策略

这些外部和内部环境对澳大利亚卫生保健组织面貌的改变有重要的影响。组织变革的系统项目以及对日益稀缺的资源的竞争已经促使卫生保健组织进行了一系列管理的和竞争性技术试验，以获得更大的配置效率。与其他各个系统一样，变革的驱动力代表多方向的和有时明显相反的压力，这些都需要很好地了解和平衡以便改革顺利进行。

技术革新的一个主要影响是卫生保健的复杂性增加，结果表现为明显的临床专科化和专业细分。与此相反的是降低成本的国际趋势，其进一步强调了卫生保健的整合和协调的需要。患者越来越希望在最适宜和便利的地方获得持续的包括急诊、社区和家庭保健的连续服务。为了在一些明显抵触力量之间达到一个内在平衡，需要重组传统组织结构和流程以融入新的服务提供方法。在临床和管理环境中团队工作的使用都有所增加，在许多情况中，跨学科或交叉功能团队在管理亚专科临床单位的临床和行政任务中扮演了重要角色。有效的团队能够迅速评价一个复杂的情况，并协调专家技术来提供一个综合的解决办法。但是有效的团队需要理解重要的概念、获得组织的支持、有合适的内部结构和流程以及个人承诺（Drinka & Clark 2000）。这些有利因素需要规划和保持，而这两方面在卫生保健组织中往往被低估。要获得更多的有关卫生管理团队的信息，见第7章。

卫生保健的组织形式呈现出越来越多的多样性，从以医院为中心的传统模式到以社区为基础的整合的保健模式（Goes et al 2000）。虽然一方面要有更大的地方多样化来满足人口的需要，但也有朝着更大、更复杂和多单位的卫生保健结构发展的趋势。组织因此需要平衡它们的整合和差异化水平以实现它们的目标。结果出现了新的组织内部关系和战略联盟。共享保健的合作模式、联盟和圆桌会议模式都已经出现，在这些模式中，会员团体提供和分享信息以评估自己的绩效和所尝试的新方法。例如医疗、护理和卫生相关人员已建立跨医院和社区服务的合作，制定了临床管理指南和为患者提供连续的保健的临床流程（Jackson & de Jong 2000）。

这样一种关系的重新组合不可避免地会导致组织内和所有专业组间权力的重新分配和重新构建。重要的重组已经发生：在基于项目管理的部门结构、出现混合的临床管理角色以及内部服务协议和外部合同的引入时，这些都是将商业实践模式引入临床服务。例如，许多卫生保健组织按照矩阵管理的模式正在制定灵活的工作安排方法，其服务的提供框架与管理框架是分开的（Boyce 1998，2001）。卫生保健领导者被更多地要求扮演临床和管理的双重角色。尽管传统上临床专家被提升至领导岗位，但是现在已经逐渐认识到，领导需要各种不同类型的技能（Drinka & Clarek 2000）。组织的缔约策略要求卫生保健组织增进他们的知识并提升内部流程的财务管理能力，并且要求员工发展一系列新的技能来实施和监测新的服务提供模式。

当卫生保健组织尝试实施改革时，还有逐渐增长的对服务质量和一致性的关注，尤其是那些卷入竞争的组织。1995 年，一项对澳大利亚医院不良事件的调查表明：超过一半数量的不良事件是可以预防的，可以通过卫生服务疆界间的平稳过渡、改进临床和管理系统以及加强培训以改进卫生保健的合作方法来预防（Jackson & de Jong 2000）。结果，澳大利亚卫生保健系统整合了较多范围的工具，以通过更好的临床保健标准来改进质量和安全。技术能力的提高已经促进了临床和管理数据以及临床支持系统的改进，能够更好地监控和测量患者保健的类型和结果。运用这些信息，组织能够通过当前最好的实践例子来设立基准，制定一致的临床指导方针或流程。通过运用循证卫生保健原则，这些指导方针可以进一步得到证实。批判性地评估和利用科学及研究证据的重要性已通过循证卫生保健运动得到强调（Gray 1997）。这确保了最严格的卫生保健实践，以最有时间效率和成本效果的方式获得最佳的临床结果。尽管有这些关于组织和协调研究证据说明最好的实践，但是在不同地理区域间和区域内总是存在多样化的干预形式，这些都需要给予记录和监测。

在上面的讨论中，我们简要介绍了一些关键的组织适应策略。这些以及更多的将在本书后面的章节详细讨论。例如，Hovenga 和 Lloyd 在第 10 章谈到如何利用信息技术改变机构对其能力和绩效的认识；Maddern 等人在第 12 章阐述了重组和新的组织形式；Stoelwinder 等人在第 13 章介绍了新的服务提供模式；Harris 和 Walker 在第 14 章介绍了管理组织内的合同安排；以及在第 15 章，Isouard 等人回顾了大量的组织绩效测量和方法。

给卫生服务管理者的启示

由于卫生保健组织运行的环境及其目标人群不断发生变化，管理者的角色也必须具有很强的适应性。组织的绩效和生存依靠拥有进行管理复杂性和领导能力的管理者，以及能够认识和对组织内部和外部环境给予反应的管理者。传统的组织、计划、指导、人员配备和控制是不够的。Mintzberg（1975）提供了一个多种多样的管理角色的选择方法，他认为，管理角色有服务于人与人之间的、信息的和决策的功能。尽管这些角色是高度关联的，但它们常常散布在日常事务中，以片断的和不连续的方式出现，管理者可能不是有意识地计划、控制、组织、协调或领导组织，而是要高度适应工作场所的社会和政治背景，而且常常按内部优先次序考虑他们的行为角色以适应特殊情况。

管理者的一个具体人际角色是激励自己同事。当激励不可避免地与绩效相联系时，激励依据的因素往往不会太明确。按照内容理论，激励可以解释为确定激励因素，如需要等级，而过程理论解释行为如何通过对公正的认知和明确的目标而激发起来（D'Aunno & Fottler 1997）。因此，很大程度上管理是一个动态的和高度个体化的过程，代表了一系列融合在社会和政治影响氛围中的基本功能角色。

作为对新公共管理（NPM）的影响的反应，du Gray（1996，p 22）认定了新型管理者的特质，即具有进取心、自立、承担风险和有能力承担个人责任。在卫生部门，专业人员也采取了新的临床-管理混合角色作为卫生服务组织改革的一部分（Ferlie et al 1996，Fitzgerald & Ferlie 2000，Richardson & Cullen 2000）。尽管从理论上说，一个临床-管理混合角色可以执行变化很大的代理功能，但经验表明，专业定位是可弹回的，并且经常会限制组织的变革（Degeling et al 1999，Kitchener 2000，Kitchener et al 2000）。

为了解管理需要者，同时留意内部和外部变化的方式，Zuckerman (1998) 强调了管理者成为设计者、战略决策者和领导者的需要。管理者作为设计者需要确保最佳的组织结构和内部系统。管理者作为战略决策者要关注如何使他们的组织适应环境。管理者作为领导者要提供愿景和战略方向。领导力日益被视为管理者的核心角色。当前的很多流行文献中正在讨论领导力在多大程度上能够减少其所占比例（Cairnes 1998，Goleman 1998）。在某种程度上，核心技巧、看法和行为能够被识别和传授，并以此来培养领导力。但是对领导者来说，存在一种真正的根本需要，即发展他们作为人的自我意识。在基于价值的领导能力中，自我意识尤为重要。这和当前的卫生保健组织极其相关，在后者，外部变化的压力似乎常常违背患者保健的人道主义原则。

经济效益的规则常常需要人们精心地平衡组织价值和作为结果的患者保健活动。运用自我意识，管理者将他们组织的及个人的看法融入自己的自我意识。通常管理者会受一个或多个本章介绍的理论方法的引导，这由外部和内部环境而定。反过来这将影响他们发展和维持组织结构和流程的方式。

但是，考虑到卫生保健组织的复杂性，从不同的角度考察情况能使管理者获益。重构策略被描述为"运用多重透镜来获得对复杂的和不确定的组织情境的看法"（Lloyd & Boyce 1998，p 162）。当从不同的角度观察一个复杂的多层次问题时，替代与管理者和组织的核心价值相一致的策略可能会出现。

八个独特的领导任务已经得到认识，以使作为复杂的适应系统的卫生保健组织的发展最大化。与定义角色的传统任务相比，领导者需要更多地关注建立关系。与建立简化的结构相反，领导者被鼓励接受组织的复杂性和模糊性，并鼓励松散连接以提高灵活性和适应性。作为获得秩序的策略，领导者需要考虑多样性，并鼓励员工的创新意识和逐步了解他们的环境。这与当前的发展复杂决策系统的实践形成直接的对照。在专业的复杂适应系统，地位是一种功能，即领导者能够学习什么和他们如何阐述和使用他们的知识。尤其是，变革和创新是使领导者以新的方式思考未来的关键因素，与当前的传统计划活动相比能够带来更多的变化（Anderson & McDaniel 2000）。

结论

本章介绍了卫生保健组织经历的变革驱动力的多样性。与之对应，有许多不同的理论框架和实践策略可用于组织调整和变革管理。简而言之，变革的方向与反应的四个阶段得到了广泛的认可。首先，有一个意识阶段，当个体意识到系统内的裂痕和不一致时可以了解变革的需要。接下来是确认阶段，具体的问题被确定，并为变化做出计划。第三个阶段通常是具体策略的实施阶段。最后一个阶段是评价和综合，各种策略根据它们的结果得到评估并在组织内得到适当整合。另外，已经达成广泛共识，变革能够在一个或多个领域影响一个组织，如技术、服务、行政管理、结构和人力资源（Hernandez & Kaluzny 1997）。但是，这样简化的模式仅为卫生保健组织的复杂性提供了最小的视野，因为组织中某一方面的变革最终会影响其他许多领域。在本书的第 8 章，Johnstone 等回顾了实践中的领导力和变革管理，以及当前方法的理论基础。

在本章，我们主张任何变革的过程都可以获得相关组织理论范例的支持，同时要清楚地理解和评价组织内部和外部的社会和政治环境的重要因素。整个组织、它的管理者和工作人员将会经历和需要适应管理中实施的变革。作为复杂和混乱的卫生保健系统的代理人，工作人员既受到当前系统的塑造，反过来又影响新的系统、结构和过程。

最终，管理者也需要理解组织及其职员的变革成本。目前关于变革疲劳对组织绩效和员工承诺的影响有很多观点，但是研究很少。组织革新在环境转变的大环境下是很重要的，而管理者的角色就是与认识、分析与管理紧急和重大的变革压力相关的行动。

问题讨论

1. 讨论什么样的卫生服务保健投入适合实行注重效率和效果的新公共管理（NPM）改革。
2. 用你对熟悉的卫生保健组织进行的改革的知识，思考从其他商业部门（澳大利亚的和国际的）已经引进的战略和流程完成预期变革是否适当和取得

第4章 卫生服务组织的变革与适应

多大成功？

3. 对一个你熟悉的卫生保健组织，你能否确定能激励高层行政管理者的主要组织理论方法？运用本章学到的理论作为思考的出发点。

4. 在一个你熟悉的卫生保健组织，分析什么是你所认为的驱动变革的主要的外部力量，你认为这些动力中哪些更为重要？

5. 在同一个组织描述和比较变革的内部力量。该力量是否以一种与重要的理论方法相容的方式平衡？

6. 描述两个你见到的在你的组织中实施的组织适应策略。你怎样能够促进这些策略？

案例研究4.1是有关新的卫生保健环境中的专业文化的管理，演示了一种在公共部门的机构筹资下降和内部服务需求增长情况下管理如何应对的情形。利用这个案例研究和本章的信息，考虑如下两个问题：

7. 考虑到卫生保健人力中专业人员的重要性，你认为什么是卫生保健系统中专业文化中的关键方面，哪些可能成为进一步改革道路和方向的障碍？

8. 关于卫生保健中变化的环境，Roslyn Matthews 应该同她的员工讨论哪些可能的解释，以处理她已经观察到的对管理主义和关注"营利"服务的日益增长的激烈反对？在这个现代卫生保健组织中，为了实现她的员工对其专业服务实践愿景的承诺，她应该尝试哪些其他方法？

案例研究4.1 在新的卫生保健环境管理专业文化

在 St Christopher 医院，一个位于首都的有580个床位的城市公立医院，Roslyn Mattews 是一个主要临床支持服务部门的主管，该部门的任务是通过内部服务协议把服务派送到临床单位。Roslyn 既是合格的临床专业人员，又拥有 MBA 学位，是一个企业管理者的例子，医院的 CEO Jeffery Armguard 相信，她能使医院的糟糕的财务状况有所改变。

Roslyn 积极支持 St Christopher 医院的合作队伍的重建，而且尽管她的部门对内部服务的需求有所增长，她在她的临床支持部门仅仅通过非替代空缺就在两年多的时间里减少了15%的单位成本。这个结果是通过基于结果的分析而获得的，她的服务部门能够尽力提升其临床单位消费者的绩效，并通过要求她的员工为所有存在或建议的服务制定商业案例及临床案例来减少无效服务。这个部门很重视现代管理的实践方面，并运用信息技术分析成本和服务提供的绩效，以便更好地满足临床单位消费者的期望。

Roslyn 要求她部门的员工——由多学科专业人员组成——从企业的角度考虑问题，加强与临床部门员工的互动，以提高部门产品的销售，而不是仅仅提供服务。并不是所有员工都拥护专业企业的新文化。对部门领导队伍的一个日益增长的挑战就是：管理部门里对管理主义的上升和"营利"服务的增长所引起的激烈反对，这是以牺牲资深专家视为其专业机构建立的保健核心领域为代价的。

案例研究 4.2 的重点是卫生服务管理者在评价需求和管理临床亚专业单位的变化的经验。在思考了这个案例研究后，回答下面两个问题。

案例研究 4.2　在临床服务中建立创新变革

Jeremy Symons 医生最近被提升为一个邻近大城市的、正在扩张的医院手术服务主管。Jeremy 是一位一流的医生和教育家，他的同事认为他是一位创新的思想家。手术服务的需求增长很快，而且患者要求更短的住院时间、更多的日间手术选择以及同他们的地方 GP 和护理组织建立联系。

Jeremy 对他的新卫生服务管理者的角色感到兴奋。他意识到可以从他的六个运行的手术室获得巨大的效率，而且他想引入更多的内镜操作。但是，他观察到护理员工中低士气的例子——似乎有一个快速的员工轮班和大量的代理员工，尤其是在周末！他热心地鼓励医疗员工利用他们的权利治疗私人患者，并扩展当前的公立和私立服务范围。

Jeremy 意识到与他所熟悉的作为一个外科医生不同，他必须采取一个新的视角，以理解所有的影响因素。他需要理解实际的活动水平和服务的成本，来决定高的或低的活动点。他不确定如何处理员工的士气问题，而且他已经听到有关开展更多私人服务的各种观点，尤其是在他还不能找到合格的员工来管理当前的工作量的情况下。

Jeremy 已经开始超越医院当前环境来观察；邻近医院的手术提供形式、GP 推荐模式以及州政府根据地方人口的增长承诺增加投资。他明白尽管项目活动增多，但是他的运行预算在短期内也就是在未来两年里不会改变，而且他不想把患者转向任何其他的服务机构，所以，他开始创造性地寻找其他增加收入的办法。

　　Jeremy 并没有找个别员工来讨论和实施他的创新想法，而是请组织发展顾问 Suzanne 与他的团队一起工作，准备未来两年内的运行计划。Suzanne 帮助团队在这个医院内进行定位，帮助每一名成员确定特定目标的投入与承诺，他们将在可实现的时间框架内为该目标工作。但是，大多数专业人员已经为自己设定好了目标，即仅仅维持这个服务。令 Jeremy 吃惊的是，他认为本应该更有创新意识的人反而不支持他的新想法。他不能确定自己是否应该负责和实施他的想法。

9. 哪个理论模式比较突出？描述在这个环境中观察到的这些模式的其他方式。
10. Jeremy 作为一个卫生服务的管理者运用了什么技巧和看法？说明他的个人优点和局限性，并说明他正在和将如何继续将其优缺点与他的管理角色相整合。

（黄成礼 译）

参考文献

Australian Institute of Health and Welfare (AIHW) 2003a *National health expenditure, current prices 1960–61 to 2002–03*. Online. Available: http://www.aihw.gov.au/cognos/cgi-bin/ppdscgi.exe [accessed 23 January 2005]

—— 2003b Health and community services labour force 2001. *National Health Labour Force Series* No 27. AIHW Cat no HWL 27 and ABS Cat No 8936.0, Canberra

Aldrich R, Mooney G 2001 Agenda-setting in health reform: the role of community. *Australian Health Review* 21(1):161–5

Anderson RA, McDaniel RR 2000 Managing health care organisations: where professionalism meets complexity science. *Health Care Management Review* 25(1):83–92

Arndt M, Bigelow B 2000 Commentary: the potential of chaos theory and complexity theory for health services management. *Health Care Management Review* 25(10):35–8

Bigelow B, Arndt M 2000 The more things change, the more they stay the same. *Health Care Management Review* 25(1):65–72

Biscoe G, Lewis B 1998 Strategic thinking and business planning. In: Clinton M, Scheiwe D (eds) *Management in the Australian health care industry* (2nd ed). Longman Australia, Melbourne pp 173–88

Bloom A 2000 Hospital co-locations: private sector participation in the hospital sector in Australia. In: Bloom AL (ed.) 2000 *Health reform in Australia and New Zealand*. Oxford University Press, South Melbourne

Boyce RA 1998 The allied health professions. In: Clinton M, Scheiwe D 1998 *Management in the Australian health care industry* (2nd ed). Longman Australia, Melbourne pp 381–408

Boyce R 2001 Organisational governance and allied health services: a decade of change. *Australian Health Review* 24(1):22–35

Boyce RA, Shepherd N 2000 *Entrepreneurship as a dimension of professional culture*. Proceedings of the Annual Conference of the Australian Sociological Association, Adelaide

Broadbent J, Dietrich M, Roberts J (eds) 1997 *The end of the professions? The restructuring of professional work*. Routledge, London

Brock DM, Powell MJ, Hinings CR (eds) 1999 *Restructuring the professional organisation: accounting, health and law*. Routledge, London

Cairnes M 1998 *Approaching the corporate heart*. Simon & Schuster, Sydney

Cheung J 2004 The decision process of leaving nursing. *Australian Health Review* 28(3):340–8

Clinton M (ed.) 2004 *Management in the Australian health care industry* (3rd ed). Pearson Education Australia, Sydney

Clinton M, Nelson S 1998 An overview of the Australian health care system. In: Clinton M, Scheiwe D (eds) 1998 *Management in the Australian health care industry* (2nd ed). Longman Australia, Melbourne

Collette JE 2004 Retention of nursing staff — a team-based approach. *Australian Health Review* 28(3):349–56

Cope D 1998 National competition policy and professional registration. In: Arnold P (ed.) 1998 *Proceedings of the Competition in Health Conference*. Public Affairs Department, Australian Medical Association, Canberra

Courtney M 1997 *Financial Management in Health Services*. MacLennan & Petty, Sydney

Cutler T, Waine B 2000 Managerialism reformed? New labour and public sector management. *Social Policy & Administration* 34:318–32

Daft RL 1998 *Organisation theory and design* (6th ed). South Western College, Cincinnati, Ohio

D'Aunno TA, Fottler MD 1997 Motivating people. In: Shortell SM, Kaluzny AD (eds) 1997 *Essentials of health care management*. Delmar, New York

Degeling P, Sage D, Kennedy J et al 1999 A comparison of the impact of hospital reform on medical subcultures in some Australian and New Zealand hospitals. *Australian Health Review* 22:172–88

DiMaggio P, Powell WW 1983 The iron cage revisited: institutional isomorphism and collective rationality in organisational fields. *American Sociological Review* 48:147–60

Donato R, Scotton R 1998 The Australian health care system. In: Mooney GH, Scotton RB (eds) *Economics and Australian health policy*. Allen & Unwin, Sydney

Draper M 1997 *Involving consumers in improving hospital care: lessons from Australian hospitals*. Commonwealth Department of Health and Family Services, Canberra

Drinka TJK, Clark PG 2000 *Health care teamwork*. Auburn House, Westport, Connecticut

Duckett SJ 2000 The evolution of the purchaser role for acute in-patient services in Australia. In: Bloom AL (ed.) 2000 *Health Reform in Australia and New Zealand*. Oxford University Press, South Melbourne

Duckett SJ, Kenny A 2000 The Australian health workforce: facts and futures. *Australian Health*

Review 23(4):60–77

du Gay P 1996 Making up managers: enterprise and the ethos of bureaucracy. In: Clegg SR, Palmer G (eds) *The politics of management knowledge*. Sage, London

Ferlie E, Pettigrew A, Ashburner L et al 1996 *The new public management in action*. Oxford University Press, Oxford

Fitzgerald L, Ferlie E 2000 Professionals: back to the future? *Human Relations* 53:713–39

Flynn R 1998 Managerialism, professionalism and quasi-markets. In: Exworthy M, Halford S (eds) 1998 *Professionals and the new managerialism in the public sector*. Open University Press, Buckingham

Foley M 2000 The changing public-private balance. In: Bloom AL (ed.) *Health reform in Australia and New Zealand*. Oxford University Press, South Melbourne, pp 99–114

Fottler MD, Ford RC, Heaton CP 2002 *Achieving service excellence: lessons for health care*. Administration Press, Chicago

Galbally R 2000 Placing prevention at the centre of health sector reform. In: Bloom AL (ed.) *Health reform in Australia and New Zealand*. Oxford University Press, South Melbourne

Goes JB, Friedman L, Seifert N et al 2000 A turbulent field: theory, research, and practice on organisational change in health care. In: Blair JD, Fottler MD, Savage GT (eds) 2000 *Advances in health management* (Vol 1) JAI, Amsterdam

Goleman D 1998 *Working with emotional intelligence*. Bloomsbury, London

Gray JAM 1997 *Evidence-based healthcare. How to make health policy and management decisions*. Churchill Livingstone, New York

Hancock L 1999 *Health policy in the market state*. Allen & Unwin, Sydney

Hernandez SR, Kaluzny AD 1997 Organisational innovation and change. In: Shortell SM, Kaluzny AD (eds) 1997 *Essentials of health care management*. Delmar, New York

Hood C 1995 The 'new public management' in the 1980s: variations on a theme. *Accounting, Organisations and Society* 20(2/3):93–109

Hunter DJ 1996 The changing roles of health care personnel in health and health care management. *Social Science and Medicine* 43:799–808

Jackson C, de Jong I 2000 *Achieving effective health care integration: the essential guide*. University of Queensland Centre for General Practice, Mater Hospital, Brisbane

Kaplan RS, Norton DV 2001 *The strategy-focused organisation — how balanced scorecard companies thrive in the new business environment*. Harvard Business School Press, Boston, Massachusetts

Kitchener M 2000 The 'bureaucratisation' of professional roles: the case of clinical directors in UK hospitals. *Organisation* 7:129–54

Kitchener M, Kirkpatrick I, Whipp R 2000 Supervising professional work under 'new public management': evidence from an 'invisible trade'. *British Journal of Management* 11:213–26

Leggat SG, Dwyer J 2004 Editorial. *Australian Health Review* 28(3):253–4

Lin V, King C 2000 Intergovernmental reforms in public health. In: Bloom AL (ed.) 2000 *Health Reform in Australia and New Zealand*. Oxford University Press, South Melbourne

Lloyd P, Boyce RA 1998 Management theory and practice. In: Clinton M, Scheiwe D (eds) *Management in the Australian health care industry* (2nd ed). Longman Australia, Melbourne, pp 140–71

McDaniel RR 1997 Strategic leadership: a view from quantum and chaos theories. *Health Care Management Review* 22(1):21–37

Miller WL, Crabtree BF, McDaniel R et al 1998 Understanding change in primary care practice using complexity theory. *Journal of Family Practice* 46(5):369–77

Mintzberg H 1975 *The nature of managerial work*. Harper & Row, New York
Mooney G, Jan S, Wiseman V 1998 Economic issues in Aboriginal health care. In: Mooney GH, Scotton RB (eds) 1998 *Economics and Australian Health Policy*. Allen & Unwin, Sydney
Pfeffer J, Salancik G 1978 *The external control of organisations: a resource dependence perspective*. Harper & Row, New York
Pollock A, Price D 2000 Rewriting the regulations: how the World Trade Organization could accelerate privatisation in health-care systems. *Lancet 356* (December 9):1995–2000
Powell WW, DiMaggio P 1991 *The new institutionalism in organisational analysis*. Chicago University Press, Chicago
Preston A, Badrick T 1998 Organisational influences. In: Clinton M, Scheiwe D (eds) *Management in the Australian health care industry* (2nd ed). Longman Australia, Melbourne, pp 312–41
PricewaterhouseCoopers 1999 HealthCast 2010. Online. Available: http://www.pwchealth.com/pdf/hc2010.pdf [accessed 31 March 2005]
Reigner K 2000 Telling tales: health professionals' and mothers' constructions of 'choice' in childbirth. *Proceedings of the Australian Sociological Association Annual Conference*. Flinders University, Adelaide
Reid JC, Boyce RA 1995 Reconciling policy and practice: Australian multicultural health policy in perspective. *Policy and Politics* 23(1):3–16
Richardson JRJ, Segal L 2004 Private health insurance and the Pharmaceutical Benefits Scheme: how effective has recent government policy been? *Australian Health Review* 28(1):34–47
Richardson S, Cullen J 2000 Autopsy of change: contextualising entrepreneurial and accounting potential in the NHS. *Financial Accountability & Management* 16:353–72
Rydon J 1995 The federal system. In: Gardner H (ed.) *Politics of health* (2nd ed). Churchill Livingstone, Melbourne
Sampson EE, Marthas M 1990 *Group process for the health professions* (3rd ed). Delmar, New York
Shortell SM, Kaluzny AD 1997 Organisation theory and health services management. In: Shortell SM, Kaluzny AD (eds) *Essentials of health care management*. Delmar, New York
Social Science & Medicine 2001 A collection of papers from eight countries on managed competition experiences 52(8):1151–253
Sundararajan V, Brown K, Henderson T et al 2004 Effects of increased private health insurance on hospital utilisation in Victoria. *Australian Health Review* 28(3):320–9
Walsh K 1995 *Public services and market mechanisms: competition, contracting and the 'new public management'*. Macmillan Press, Basingstoke
Walton M 1998 Competition policy and the regulation of the medical profession. In: Arnold P (ed.) *Proceedings of the Competition in Health Conference*. Public Affairs Department, Australian Medical Association, Canberra
Zuckerman AM 1998 *Healthcare strategic planning*. Health Administration Press, Chicago

第 Ⅱ 单元

卫生服务管理实践
——团队工作

第 5 章　工作伙伴关系：社区和消费者参与
第 6 章　卫生服务行业中的人力资源管理
第 7 章　卫生服务中的团队工作
第 8 章　领导和管理变革

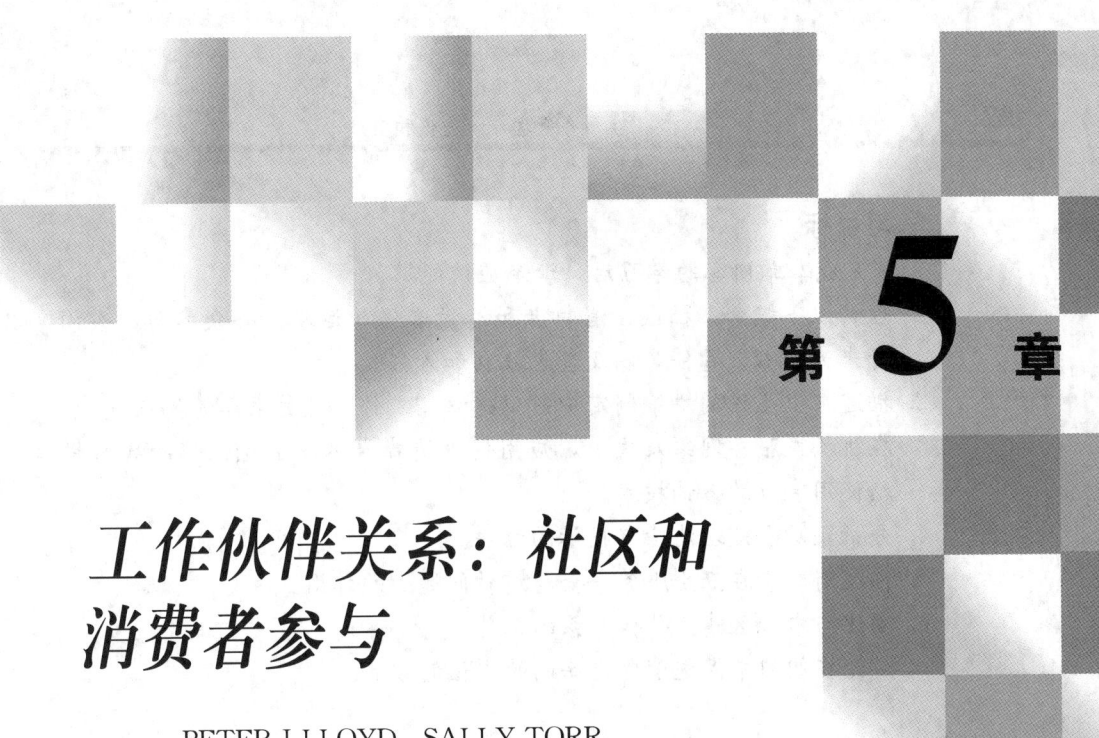

第 5 章

工作伙伴关系：社区和消费者参与

PETER J LLOYD　SALLY TORR

学习目标
引言
概念和理论
促进消费者参与卫生服务的策略
社区咨询的有效管理
预防和处理消费者投诉
消费者满意度评估
消费者参与和土著居民
结论
问题讨论
参考文献

学习目标

完成本章内容的学习后，读者应该能够：

1. 理解以下概念：社区、消费者和消费者保护运动，公众参与，咨询，以消费者为中心，责任，以及患者权利和责任。
2. 描述在卫生保健决策制定中鼓励建立"工作伙伴关系"的优点。
3. 在机构或服务网络层次上，应用促进消费者参与卫生保健的战略措施，包括使用有效的咨询技术。
4. 分析预防和处理消费者投诉的方法。
5. 描述消费者在卫生服务安全与质量问题上的作用。
6. 描述与本社区建立伙伴关系的工作。
7. 讨论在组织中促进消费者导向的文化的方法。

引言

　　过去 20 年里，在很多亚洲和环太平洋国家，人们高度赞扬医院和卫生保健部门将"工作伙伴关系"和"公众或社区参与"作为有价值的目标。在很大程度上可以说，世界卫生组织（WHO）是促进消费者参与卫生保健决策制定的催化剂，如阿拉木图宣言（WHO，1978）、渥太华健康促进宪章（WHO，1986）以及最近的雅加达宣言（WHO，1997 年）所概述的那样。支持公众参与是基于这样一种观点，即这样的参与很可能会通过提高其文化敏感性，以及通过使之更适合所服务的特定社区的具体需要，来提高卫生保健质量。

　　然而，在亚洲、大洋洲和太平洋的很多国家的卫生服务领域里，"工作伙伴关系"除了政治的和政策支持的华丽辞藻之外，还没有什么实质性内容。发达国家和发展中国家都持续存在着土著人群健康状况不佳的情况，而且在很多国家，卫生保健带给服务接受者大量令人惊讶的不良反应，这些都充分说明存在着这种状况。这种问题在一定程度上可以通过两个现象来解释，即卫生服务专业人员倾向于保持其令人嫉妒的精英身份，以及由于他们拥有专业知识所带来的"政治层面上的或个人层面上的"的优越感，进而表现出家长式的作风（Levin 1995，p 348）。此外，相对很少的社区参与，特别是在制度层面上，反映了执业医生和管理者对这个概念缺乏认识和了解。特别需要指出的是，很明显他们对自己能在这项工作中获得的收益缺乏认识，即使患者或其代理人以及公众更普遍地参与到"工作伙伴关系"中可以有助于他们完成卫生服务计划、服务提供、监督和评价（Hall 1992）。

本章的目的是通过个人和群体两个层面提供有关社区参与的基本原理和机制，并回顾一系列战略，使管理者和临床医生能够激励和强化公众的声音，以此作为实现更好的卫生服务的一种方式。

概念和理论

下面将对公众参与卫生服务的主要概念和理论进行必要的简单回顾。重要的是要认识到，这里引用的概念和名词是非常有价值的。它们不是中立的或"固定不变的"，而是经常会有思想上和方法上的新发现。此外，常规的用法并不能保证连续性或统一的使用。事实上可能完全相反。每天使用的名词有可能是概念模糊的且错误定义的。

社区

"社区"是一个其特定含义因熟悉和经常使用而发生变化的好例子。事实上，有人认为这个名词由于已经被用在很多种场合，而且用于描述很多不同且不断变化的情况，已经变得几乎毫无意义（Dalton & Dalton 1975）。尽管这个例子也许是正确的，至少部分情况下是这样，但也不能说明什么。Stacey（1988）和 Massey（1994）提出了一个更有用的观点。他们认为，这个名词能够超越通常所指的地理位置上的概念，可以结合诸如分享思想、传统和承诺义务。他们认为，社区这个概念的出现是基于一定的共性，其基础可能是紧密的联系或友谊，或以共同的宗教、种族或政治为基础。

Peterson 和 Lupton（1996，p 163）在新公共卫生演讲中讨论了"社区"这个概念的使用。他们认为，社区是一个"普遍用来战略性地表示某些设定的空间或位置，更具体地说是当地政府机构划定的一个地理位置上的实体"。他们在感觉上把社区这个概念等同于"邻里"这个词。但是，他们反对这个概念在所属关系和同质性方面上的一致性，相反，他们认为"当地社区是……一个排外的场所"（p 167）。这个观点认为，社区这个概念超越了空间位置（即它们可以不必存在于同一个地点），对我们讨论"工作伙伴关系"非常重要。当我们讨论社区参与决策制定时，"同质性社区"这个神话可能要经受多元文化和其他社会多元化形态的严峻考验（Braye 及 Preston-Stoot，1995）。

消费者和消费者保护运动

"消费者"这个概念在很多情况下经常指那样一些个人，他们购买或使用（或有使用的潜在可能）一个产品或一项服务，而不考虑是否显示出他或她这样做时有歧视行为。当消费者非常自信且严格要求，而且愿意并能够为了"最佳交易"逛商店的时候，他或她就可以被描述为一个"消费主义者"（Williamson 1992）。新古典经济学的市场理论强调消费者至上和选择，认为消费者拥有充分的信息和远见，可以在掌握其所购买的产品或服务的质量与数量的信息情况下做出决策，有能力评价并可以在提供的服务选项之间进行选择。

在很多国家，应用"消费者"这个标签已经成为一种时尚，甚至传统上使用"患者"的医疗服务领域也在使用"消费者"这个词。这种名称上的改变反映了服务接受者概念化方式的明显转变（Lloyd et al 1991，Lupton 1997）。"患者"这个名词的词根含义是忍受痛苦或长期遭受痛苦。正如 Palfrey（2000，p 23）所述，"患者这个词在语义上已经明显有被动的含义"。当然，这种被动不同于消费主义者的自主的、质量导向的消费行为。

毕竟卫生服务消费者保护运动需要具备个人（或群体）能力和意愿，以选择他们将要使用的服务。愿意并能够做出使用某些特定卫生服务的决定需要下列五个条件：

1. 消费者必须有做出选择的动机；
2. 必须存在一些可供选择的服务；
3. 有关替代服务的信息必须是可得的；
4. 消费者必须有能力做出理性选择；而且
5. 消费者一旦作出选择，必须存在得到所选择服务的机会。

将患者的角色转变为消费者的考虑持续存在。然而在医疗或卫生保健领域中运用市场经济模式时有几个明显的限制。这是一个很常用清单，包括诸如信息不对称、知识垄断、很大程度上患者和医生之间是非商业化和单向依赖和信任关系、不确定性以及对健康状况越来越多的担忧（Hall & Viney，2000，Leavy et al 1989）。

就消费主义者的行为而言，在个体和群体两个层次上需要有不同的消费者保护运动。特别是当将消费者保护作为一个运动成为有组织的政治团体活动的中心时，其目标是实现消费者在那个层次的利益。

社区和消费者参与

关于社区参与的普遍原则的一个描述可以在澳大利亚国家卫生战略（NHS）系列——《健康参与》（Commonwealth Department of Health, Housing and Community Services [DHH&CS] 1993）的最终背景文件里找到。在这部专著中，社区参与被描述成一系列活动，在理想情况下，包括社区成员，要么作为个体消费者，要么作为一个团队，分享基于共同决策和共同解决问题的利益和责任。这部专著强调，"健康参与"的潜力存在于卫生服务系统的多个层次：单个消费者/照顾者、单个服务提供者、特定的设施或机构、集中的代理机构网络以及管理机构和政治。当这几个层次联系到一起时，每一个层次参与的方式可能有所不同。根据服务层次存在不同形式的参与，其中有一些在 NHS 中有所强调，包括消费者的反馈和评价、志愿服务、咨询和公众讨论、代表、自助服务、辩护和投诉的程序。其中很多内容将在本章后面做具体的讨论。

NHS 专著也提供了可以采用的各种参与形式的直观展示（DHH & CS 1993，p 26）。基于 Arnstein（1969）在美国社区发展领域的工作，以及在英国人人享有卫生保健网络领域的工作，这里采用了一种显示参与类型的等级或层次，如图 5.1 所示。

在 Arnstein 的最初框架中，就"居民权力而言"，只有上面三种形式的参与 [定义为"社区控制"、"代理权限"，联合和（或）"伙伴关系计划"] 被认为是有意义的形式。Arnstein 认为其他参与形式都是象征性的或非参与性的。后面再讨论她的描绘是否太过苛刻。这里可以说的是还有其他观点认为，在特定的条件下，建议和咨询可以作为有效的参与形式（Baum 1998）。

层次三：真正的参与 **社区控制：** ■ 社区确定问题并参与制订反应计划 **代理权力：** ■ 机构确定问题并把社区包含在计划中 **伙伴关系：** ■ 机构和社区共同制订计划
层次二：象征性参与 **定位：** ■ 机构确定问题并欢迎提出问题，但犹豫是否让社区参与计划制订 **咨询：** ■ 机构寻找支持以促进计划的接受 **告知：** ■ 机构制订并公布计划
层次一：非参与 **操作：** ■ 没有就工作计划和执行过程告知社区

图 5.1　消费者参与的梯度

Source：Adapted from Arnstein S 1969 A ladder of citizen participation in the USA. *Journal of American Institute of Planners* 57（4）：176-82；and United Kingdom Health for All Network 1991 *Community participation for health for all*. United Kingdom National Health Service，London

与我们对消费者参与感兴趣有关的是 Draper 的图表（1997，p 15），它描绘了与医院或其他卫生服务组织能够产生相互作用的"消费者声音"的范围（通过反馈、咨询、拥护等）。她指出存在下列几种类型的消费者：

■ 有服务使用经验的个人；
■ 可分享常规卫生服务经验群体或缺乏经验的群体；
■ 关心个体消费者的人；
■ 消费者组织（倡导群体、研究机构、自助网络以及消费者保护组织）；
■ 潜在的消费者（包括有未满足需求的人以及特定的人群，如土著人和托雷斯岛人、非英语背景的人、残疾人）；
- 以及更大的社区的成员。

社区参与

卫生部门支持的消费者和社区参与通常与以下情况有关：消费者参与有关自身的卫生保健需求的决策，以及有关卫生保健政策与服务提供或卫生服务计划制订的决策。不论是联邦的、州的或地方政府的行动，政府机关行动时没有社区成员参与的日子已经不存在了，除非是在要求立即行动的情况下，如自然灾难或需要保守机密时。

相反，社区参与是许多政府机关寻求的个人、团体、联盟、商业企业、研究机构以及社区组织对卫生、社会、文化和环境问题的主动参与，而不仅限于事先设定的某一个方面的卫生问题。这种社区参与形式可有多个政府部门一起工作，以促成一个整体的"社区参与框架"，类似于在昆士兰州和北领地（Northern Territory）的工作。

在小型社区中，如在北领地发现的社区，遵循社区参与的政策要比各政府部门自己搞的消费者参与活动更有意义，这样也有助于避免出现消费者的参与疲劳。

北领地政府相信社区参与可以：

- 在政府与澳北区的居民之间建立更好的关系以及双向联系。
- 使人们认识到有责任与政府一起解决社区中的问题。
- 带领人们一起朝着共同目标努力。
- 为澳北区居民了解政府是如何工作的提供机会，并可以更好地了解问题。
- 使澳北区居民能够在政府决策中和服务的提供过程中有更大的发言权。
- 提供一个积极的环境，鼓励建立富有成效的关系及与商业企业、社区、工业和研究者间的伙伴关系。
- 有利于更好的合作和政府办事程序的管理，以及政府部门与普通群众和利益相关者之间关系。

（*Northern Territory Government* 2004a，p 1）

北领地政府发现在下列问题上需要展开讨论：

- 政府部门和社区一起工作时在哪儿可以得到最佳结果。
- 在何处有兴趣和想法。
- 何时政策需要进行艰难决策、权衡和妥协。
- 何处政府希望进行一场充分的讨论。
- 何处当地的问题需要当地解决，以及何处从一开始就需要社区参与。

(*Northern Territory Government* 2004b，p 1)

咨询

在卫生部门，尽管对于管理者和行政部门来说并不盛行，咨询是人们比较普遍使用的一种公众参与形式。在执行得好的时候，咨询能够提供有用的信息，以支持精确地判断问题，并因此改善政策的制定过程。咨询还能用于获得公众对已提出的服务项目的支持，并且能够作为一种有助于项目执行的有效方式。Arnstein（1969）认为，咨询一种不太完美的社区参与方法，部分原因在于它会损害人群中的弱势群体（"无发言权"的群体）。然而，咨询的过程可使公众在卫生保健及相关服务计划与监督中发挥作用。

联邦政府将公众咨询定义为社区参与的一种形式，通过这种方式，政府或公共团体可以正式地征求个人和社区组织对特定问题的观点和意见(Commonwealth Department of Health Services & Health 1995)。一些州及区域将咨询看做一种双向交流过程，该过程可提供反馈回路（Northern Territory Government 2004a）。

但是，很多咨询方法（包括出版物、促进运动、民意测验与调查、公众问卷与听证会以及访谈）还没有用于决策目标的制定，目前的注意力还局限于信息提供、信息搜索或信息共享。这些方法中一部分方法要求消费者会用计算机，并且还期望消费者有能力做出即时反应。

关注消费者

"消费者"这个名词的使用通常是与商业性的、市场化的条件联系在一起的，在这些条件下，个人或代理机构购买或通过某种方式获得产品或服务，而另一些人寻求从这种交易中获得利润。尽管在卫生保健方面应用竞争性的市场原则有些困难，但是在很多国家，政府已经在热衷于引入市场改革，这种改革不同程度地把卫生服务的使用者当作消费者。诸如卫生机构以"围绕着服务使用者的需求安排自己的工作"为前提的尝试（Draper 1997，p 6），即澳大利亚新南威尔士州政府在1993年首次引入的"以消费者为中心"的战略。当时有很多批评，认为新南威尔士州的公立医院系统已经过度以机构为中心，越来越等级鲜明，而且越来越关注工作产量和工作过程。该行动就是为了反驳这一批评。在这种情形下，"以消费者为中心"反映的是服务满足需求、解决问题或消费者获得的价值的程度（Customer Focus Unit 1993）。这个过程以下列认识为中心，即质量不仅由服务的提供者决定，也为服务的接受者所识别。所以关注消费者尽管可能结合了持续质量改进（CQI）或全面质量管理（TQM）的元素，但它并不局限于这些正式的项目。这个概念的运行通常要求提高并在某些情况下重新关注现有的质量改进项目，以清楚地确定低劣质量的成本，如对机构的负面意见、雇员的情绪低落或越来越严重的旷工情况。

在实践过程中，"以消费者为中心"的卫生保健机构应该是积极行动，并根据患者或客户的需求提供服务。实际上应该主动寻求消费者的反馈（积极的和消极的），对患者的意见给予充分的关注。应该努力提高各层次员工的服务水平，从团队角度考虑如何优化患者服务。应该对患者的投诉给予积极的反应，制定增加患者价值的战略。

有几种方式可以使医院和其他卫生保健机构的员工做到更加关注消费者。这些方式包括：识别接受机构服务的特定类型的消费者；明确地描述目前的以消费者为中心的活动；倾听消费者的投诉、使用意见箱和关注小组；建立消费者质量指标并以此制订最佳服务计划；分析消费者相信机构能够做好的或做不好的服务，在此基础上考虑如何改善机构运行绩效。

有趣的是，全面质量管理和以消费者为中心这两个术语和概念并不受澳大利亚临床医生的欢迎，他们认为这这两个词太商业化，而且是一种过时的潮流。这些临床医生喜欢使用"以患者为中心"或"最佳实践"这些他们过去使用的词汇。

承担责任

承担责任是公众参与和关注消费者两个问题的核心，它结合了两个相关的概念。首先，它涉及为实施某个行动或支持某个行动或为了一次遗漏的行动而明确或公开地承担责任。重要的是，这种责任延伸到这些行动或不行动的结果或后果。第二，承担责任需要必要的权力以开展或抵制某个活动。在卫生保健部门，责任的不同方面是显而易见的。服务的提供者和支付者有责任制定和执行明智的政策，后者有助于优化目标。例如，在最广泛的范围，政府及其卫生行政部门对机构资源的可得性（可及性）和适宜性以及服务标准负有责任。

政府可采取的有助于确保责任落实的措施包括：服务协议谈判、健康影响和成本效益评价以及收集不同做法和择期手术比例的数据。卫生专业人员及其管理者也要对其服务及程序的效率、适时性和适宜性（换句话说，就是质量）负责。专业实践的性质决定了必须进行自我评估和评价。显而易见，这种内在的责任通常比外部施予的管制和措施更具影响力。尽管如此，卫生保健机构仍有责任监督和报告他们的主动活动。卫生保健服务的消费者也有责任采取积极的态度参与，不仅决定什么是适宜的服务，而且决定如何监督和评价质量。通过与卫生专业团体和管理部门的合作，消费者网络能够降低外行介入复杂的和精妙的卫生服务的难度。

就效果而言，卫生领域的公众参与和咨询很难评估。消费者参与指标制定主要限于患者满意度/期望值调查、鉴定调查和委员会参与调查。很多卫生服务机构已基于消费者在咨询中提出问题和问题得到解决的数目、目标人群提出的问题的适用范围以及咨询活动与制定政策、服务提供、计划制订和评估的相关程度，建立了评估公众参与效果的监测系统。

消费者的权利和责任

在亚太地区的一些国家，消费者的权利受法律保护，政府各部门和法定机构负责制定并监测行业行为规范以及保护消费者法律的实施。很多这样的立法与卫生部门有关，卫生服务的特殊性，特别是卫生服务消费者处于弱势，使得建立额外的公众安全保护程序显得非常重要。

通常情况下，卫生服务被认为是一项基本或必要的权利。没有这项权利，人们就不能从其他居民权利中受益，也不能充分地享受高质量的生活。但是，正如 Lenaghan（1996，p ii）所指出的：健康不是一项强制性的"权利"，而是卫生服务，作为实现健康的一种方法，以及其分配方式。在一些国家，单个医院和地区卫生行政部门已经引入有关患者重要权利的公众宣言。总之这些宣言的内容广泛，表明人们期望患者：

- 可以得到关怀、体谅和有尊严的对待；
- 了解可以得到何种服务；
- 对于他们的医疗条件、建议的治疗方案和相关的风险、是否存在可以替代的医疗方法以及它们可能的反应，可以得到一个清楚、精确和可以理解的解释；
- 对于所有的诊断和介入治疗，有机会可以知情同意，并且可以随时撤销上述同意意见；
- 可以拒绝试验性治疗或参加医疗或相关的研究；
- 有权利选择可行的次优方案，并且得到他们住院治疗可能发生的各种费用的信息；
- 有权利要求对他们的病情和治疗情况给予保密，并且可以得到自己的病历；
- 任何时候可以自由地离开卫生保健机构；
- 在需要的情况上可以迅速得到卫生保健；
- 能够反映他们对服务的不满，并使其正式投诉得到调查；以及
- 可以根据宗教和文化信仰接受服务。

对于当前和未来的几代人来说，"权利意味着责任"这一概念是一个蕴含着深远意义的新出现的公共卫生问题（Peterson & Lupton 1996）。然而，在单个患者层面上，有的是一些与作为服务接受者相关的相对简单和具体的责任。患者应该：

- 通过询问医务人员和其他重要人员很好地获得自己的治疗信息；
- 了解他们自己的和家人的病史；
- 确保他们理解和遵从卫生机构的治疗方案和程序；
- 为其他患者着想；
- 预约后准时到达；以及
- 遵守治疗方案，如果不打算做到这一点，告知卫生服务小组。

从根本上说，患者宪章是实现权利的工具（见 Box 5.1）。全球的消费者组织普遍使用八项消费者权利代表消费者进行游说并使消费者的观点具有效力。Box 5.1 显示了澳大利亚的消费者健康论坛是如何将这八项权利用到他们自己感兴趣的领域的，并强调了卫生服务消费者的基本需求。

> **Box 5.1　卫生服务消费者的权利宪章**
>
> 1. 满足基本需求的权利——食物、衣服、住所、卫生保健和教育。
> 2. 安全的权利——防止产品、生产过程和服务有害健康或生命。
> 3. 被告知的权利——了解事实,以便做出知情选择,避免欺骗性的或令人误解的广告和标志。
> 4. 选择的权利——可以在不同的产品或服务中进行选择,确保这些产品或服务有满意的质量和有竞争的价格。
> 5. 被倾听的权利——在制定和实施政府政策中以及在产品或服务的开发过程中,消费者利益得到表达。
> 6. 获得赔偿的权利——对于公正的索赔接受合理的赔偿,包括对误传、假冒产品或不能令人满意的服务的赔偿。
> 7. 消费者教育的权利——了解必要的知识和技术,以便做出有关产品或服务的知情选择与有信心的决定,同时了解基本的消费者权利和责任。
> 8. 享有健康环境的权利——生活和工作在一个对当前和未来几代人的福祉不造成威胁的环境。

Source: Consumers' Health Forum 1998 *Charter of Health Consumer Rights*. Online. Available: http://www.chf.org.au

　　宪章的支持者认为,宪章代表着渴望和预期,是设计出来用以教育和告知以及帮助人们如何明确表达他们关心的问题并采取行动,同时还提供了处理这些问题的方法(Commonwealth Department of Health, Housing and Community Services 1993,消费者健康论坛 1990,全国患者权利运动和卫生保健工作质量大会,国际消费者组织 2001)。宪章也促使消费者关注服务的标准。宪章的支持者认为,作为一个有用的宪章,必须有三个特征。第一,宪章应该是全面的,以便履行其教育和提供信息的作用;第二,宪章应该以对法庭、法官和投诉机制有意义的方式进行表达。重要的是要明白,宪章本身并不能提供合法的权利,而是用于帮助判断是否遵守标准。第三,宪章应该被广泛传播。通常情况下在社会上进行的教育越多,消费者就可以越多地了解他们的权利。

　　有关患者宪章的价值的争论持续存在着。患者宪章的反对者认为,宪章有可能把期望提升到不可能实现的高度,而且其很大程度上是非强制性的。例如,Lloyd(1993,p 21)认为,患者宪章可以:

成为执业医生（和管理者）不愿意与个体消费者进行对话的理由；他们能够掩饰在卫生保健实践中的严重缺陷；随着技术和系统进步而变化的医疗方案，会使静止的宣言逐渐过时；而且，其一般性的措辞产生了很多不同的解释，使其只会导致诉诸法律。

现在消费者正在问为什么会有那么多不同的患者权利和责任宪章这一问题。每一个公共卫生服务/项目都提出了自己的患者权利和责任宪章。如果一个消费者涉及以下服务项目：（1）针对儿童；（2）针对成人门诊；（3）针对老年亲属；（4）针对需要精神卫生保健的人；（5）针对孕妇，他们可能就会发现，他们在一项卫生服务中要面对五种不同的患者权利和责任。

在澳大利亚，消费者正在寻找核心的权利和责任，这在公立卫生系统中是到位的。在一些州或地区，消费者也对公立卫生系统中的临床医生表示不满，后者声称他们只遵从他们的临床学会认可的责任和权利，而不遵从雇用他们的组织要求的责任和权利。

消费者参与卫生服务的安全和质量

在澳大利亚，消费者对他们的卫生保健体系有确定的质量期望，而且他们的期望与他们接触卫生体系的方式有关（Newby 1995，p 10）。作为患者，他们期望在需要卫生服务时可以得到高质量的服务。对于患者来说，好的服务以临床技能和其他质量为中心，例如尊重患者的尊严和自主权，卫生服务提供者的个性，以及他们的卫生保健与社会环境之间的整合。澳大利亚人，作为纳税人，缴纳基本卫生服务税，希望得到"物有所值"的服务，并且公共基金的使用符合成本效果（Gittins 1995）。Newby（1995，p 10）认为，作为社会成员，消费者希望卫生系统能够促进、维护和提高人口健康水平。

在卫生保健质量方面，消费者可以有三种主要作用：出资人、服务对象和改革者（Donabedian 1992）。作为出资者，通过提供信息供他人评价以及自己对质量做出评价，消费者能够帮助定义什么是质量。消费者也在卫生服务质量的界定中给质量保证带来了不同的视角（Blumenthal 1996a，p 892）。消费者按照服务的技术任务、人际交流和服务的适宜度来定义服务质量。

消费者作为服务对象起监督作用（Donabedian 1992，p 4）。首先，通过患者与卫生专业人员的工作合作关系成为"服务的合作生产者"。患者在接受服务的过程中被视为合作关系中的一个积极的参与者而不是一个服从卫生专业人员治疗指令的消极服从者。这种合作关系的改善可以作为一个质量指标。第二，患者通过对卫生专业人员的行为发挥调控作用也作为监督目标。例如，通过在同意治疗方案之前获得第二方案，或如果未获得适当的治疗则光顾别处（Cann 1988，p 494）。

按照 Donabedian（1992，p 4）的说法，作为改革者，消费者应该对什么是卫生服务标准做出最终决定，特别是在人际交流和服务适宜度的关系方面。他还认为，消费者对技术质量的兴趣在于应该达到什么结果，而不是在于界定做什么。衡量技术技能是临床专家的责任。因此，消费者能够对服务的结果、在什么风险水平和什么费用水平这些方面发表意见。

Dale 和 Plunkett（1990）显示了作为服务质量绩效标准的质量相关的费用如何：第一被用作激励手段，第二被用作绩效考评指标，第三被用作一种公文报告的方法，第四被用作一种提出质量成本计划和控制的方法。质量成本分析有助于强化绩效控制评估，并且是一种表明存在资源利用不平衡或不使用的方法（Jordan 1990）。

以联盟、保险公司、有管理的保健组织和政府以及其他消费者保护团体形式出现的卫生服务购买者，开始产生更大的影响力（Adams et al 1998，Blumenthal 1996，p 1146）。其结果是：制定了质量评估标准和卫生服务计划，购买者可以用于比较卫生服务提供者的绩效。这些对消费者来说也可起到激励作用，因为这些向消费者提供了使其可以选择自己期望的卫生服务提供者的信息（Luft 1994，p 57）。

人们普遍同意，消费者多参与医院和卫生服务决策可能会提高服务的安全和质量（Levin 1995；Johnson 1999）。同样，人们非常赞同社区应该在控制卫生服务费用上涨的努力中发挥作用的观点（Hall & Viney 2000, Hancock & Mackey 1999），特别是在慢性病的管理方面（Podger & Hagan 2000）。

澳大利亚的一个著名的举措是：1999 年成立了消费者参与卫生保健（NRCCPH）国家资源中心，目的是促进更好地理解消费者参与改进卫生服务质量方面的价值。NRCCPH 有两个基本职能：第一，作为数据交换中心，"提供社区和消费者反馈方法和模式信息及实践范例"（Johnson 1999，p 32）；第二，作为示范中心，关注社区参与方法分析（http：//nrccp.latrobe.edu.au）。

一个 NRCCPH 活动的早期例子可以从其研究结果《反馈、参与和消费者多样性：文献综述》（Silburn 2000）的传播看到。这个研究被用来统一现有的有关公众参与的信息,卫生服务消费者组织以前不在其范围内,这个研究还被用来强调这些边缘化人群参与的障碍。按照现有的讨论,这个报告部分关注消费者参与对提高卫生服务供给质量能够带来的好处。Silburn(2000)引用了 Taylor 和 Clarke 的话,后者认为:

> 由于患者的治疗和保健是各种卫生服务的主要"结果",人们无法做出关于服务质量的准确陈述,除非患者已被询问过服务取向。

从文献上看,在机构层面上有确定的鼓励公众参与卫生服务决策的 13 项质量相关的优点。这些优点如 Box 5.2 所示。

Box 5.2　机构层面上鼓励公众参与卫生服务决策的质量相关的优点

1. 通过增强对地方卫生服务及自身健康的更强的个人拥有感及理解,来提高卫生服务结果。这反过来会激励人们追求更好的健康状况。
2. 确保在制定政策和战略时,采取公平和社会公正的目标。
3. 提供有关组织改进的对话基础,为分享观点、改善沟通和制定问题解决策略等方法提供直接的途径,鼓励在共同关心的领域共同解决问题。
4. 如果能提供使人们做出改变的信息,则提供了质量改进的机会。
5. 通过及时向消费者提供有关其状况和可能提供的帮助服务的信息,使服务使用者和提供者之间建立更好的关系,在带来更好的健康结果的过程中"分享权利"。
6. 提高服务对社区需求的反应,以便确定服务的缺口。通过这种方式,可以改善服务中不令人满意的方面,从而提供更好的服务,而且更加关注消费者。
7. 在政治和媒体的关注下,形成对消费者和社区的支持。
8. 鼓励目标的整合,使对消费者至关重要且有待改善的服务排在优先次序。
9. 提供消费者认为有效和高效的服务信息,以及服务对消费者及其生活有影响的信息,提供短期和长期治疗结果信息以及有关公众对保健服务方面的认知信息。
10. 提供服务反馈,并对反馈的实践和组织问题(结构、流程和结果,包括患者满意度)提出可能的服务建议,对有关专科疾病的标准与治疗方案的更加全面的建立和评价,允许将消费者的经验和临床指标作为分析的一部分。
11. 提供消费者参与服务机会、与消费者交谈、与消费者一同制订计划、鼓动消费者并为了有目的的变化与消费者一起进行评价。
12. 随着时间的推移,消费者的抱怨减少。
13. 鼓励卫生机构专业人员降低防御性。

促进消费者参与卫生服务的策略

正如上文所述，可以从几个不同的层面（即个人、机构、网络、制度和政治）鼓励社区和消费者参与卫生服务。探索在单个临床层面上共享决策的机会和挑战已超出本章的范围。但是，这个热点问题与我们对当地或网络服务层面上的参与的主要关注有关。"工作文化和卫生专业人员对患者的临床导向"（Draper 1997，p 65）与对消费者更为普遍地参与必要的直接对话之间直接相关。读者可以在参考文献部分找到有关临床层面的文章。

从文献中提取的证据以及几个有关促进消费者参与卫生服务策略的案例研究，描述了大量可采取的举措、程序和用于加强机构或网络层面公众参与的"组织工具"（Silburn 2000，p 93）。以下分七个题目对这个问题进行概述。

● 得到需要变化的组织的承认

有效的消费者参与常常需要得到医院和其他卫生保健机构的真正接受，需要有一定的组织和运作方式。这可能需要文化上的转变，即不仅要认同消费者参与和反馈的价值，还要认同合作建立系统以听取社区意见的价值。在这种意义上，建立成功的伙伴关系对一段时间内可能有的压力和冲突相关的组织变化是至关重要的。Fisher（2000）认为，为了有效，这种变化必然表现为需要接受一个"分权"的组织结构，以使卫生服务机构成为对消费者和咨询更加友好的机构。

● 支持性的结构和策略

要形成制度化的消费者参与结构、策略和关系，就要有管理层及其他高级成员的承诺、意愿和支持。管理层促进和支持消费者参与是非常重要的，有关其在组织和整个体系中实行的整体策略。咨询程序应该与组织的使命一致，而且应该在政策、计划、研究和服务几个层面来实施。在实践中，这意味着通过多种途径寻求并倾听消费者的反馈，并使消费者参与到应对反馈的行动中。这些方法在不同的组织机构和背景中是不同的。关键是确保他们能够从广泛的、不同的消费者群体中得到反馈。下面的方法能够用来获得消费者的意见并提高其参与程度：

- 请消费者代表参加管理、计划、咨询和质量委员会；
- 在制订服务计划和政策方面与消费者组织开展合作；
- 在制定临床指南中开展合作（消费者代表和临床医生）；
- 召开公开会议；
- 召开员工和消费者研讨会；
- 请消费者参与分析投诉并制定对策；
- 建立社区和机构论坛；
- 通过走出去到消费者中间建立一个社区参与的外向型方法；
- 与单个消费者对话；
- 与消费者群体举行焦点问题会议；
- 开展政策圆桌会议；以及
- 收集和调查患者和客户的意见。

　　管理层支持公众参与应该包括创建仅有消费者、仅有员工以及消费者-员工之间的对话、讨论和决策制定。

建立消费者卫生服务理事会/社区咨询委员会

　　对于机构或机构网络来说，建立一个消费者卫生服务代表委员会（无论用何种名称）作为咨询机构运作是非常重要的。为了有效运作，委员会的工作应该满足以下几个条件。首先，这个委员会的作用应该是顾问性质的，而且这一点应该得到清楚的理解。第二，委员会成员应该有代表性，应该能够并愿意代表他们所在社区和选民的态度。第三，委员会的主席和成员应该接受适当的培训，特别是在制订计划的技能方面。第四，必要的时候应用协调员以便帮助表达替代方案及其所具有的价值。第五，应该有充分的时间允许代表们为召开会议做准备并对议程事项做出反应。第六，在服务计划制订和服务提供层面应该有适当的程序，为消费者委员会提供信息。第七，如果委员会有专门和特定的服务计划和程序要考虑和讨论，则委员会的工作可能最有效。第八，有适当的资金来源支持委员会的工作并支付委员会代表是非常重要的。

上述所有的条件都得到维多利亚议会《城市卫生服务社区咨询委员会的作用》一书的支持（2004，pp vi‐xix）。

建立信任

有了更有效，消费者参与举措需要在提供者和消费者之间建立信任、尊重和敏感的关系。这些特点能够使关键的参与者克服在消费者参与过程中的焦虑并应付对其得出结果的能力的所有质疑。

定义可实现的目标

起初，重点应该集中在可以解决的问题上，以便帮助发展和巩固对消费者参与过程的认同。首先提出的问题应该是有某种共识并有改革需求的意见，并且要在合作组织有实施能力的范围内。

处理和解决障碍的策略

为了处理和解决消费者参与的障碍并加强和保持其发展，需要制定战略。通常的障碍包括：

- 组织因素（行政体系和层级造成的延误——过多的规章制度、复杂的决策过程、组织目标与参与者团体目标之间的紧张关系、不论投入水平都未能获得及时且切实的结果、缺乏对问题和新政策执行的情况追踪、在诸如谈判和解决冲突方面缺乏"伙伴关系"技巧、对于经受消费者参与压力的员工缺乏支持）；
- 沟通因素（信息不充分、使用行话和专业技术性语言）；
- 消费者因素（缺乏参与意愿、缺乏信心、没有时间、先前对卫生保健体系负面经历或消费者参与疲劳）；
- 权力和地位因素（"不健康"的权力关系、在获得资源方面的不公正、削弱消费者的投入、某些卫生专业人员顽固地不愿意改变现状）；以及
- 文化因素（缺乏处理双边问题的资源，偏见以及其他态度方面的障碍）。

建立支持性的行政体系

支持性管理体系的例子包括支付社区代表的旅行及相关费用的策略，包括儿童保育或临时照顾费用，为论坛和其他活动提供适当的会议地点，以及促进消费者网络的沟通系统。

社区咨询的有效管理

以往咨询被描绘成一种促进社区参与的潜在方法。要实现这种可能，咨询过程必须基于可及性、公开沟通和尊重这三个原则。可及性意味着采取积极的、公开的和包容性的方法制订咨询计划。公开沟通要求建立和保持对话渠道以及合作性地共享与咨询有关的原理、结果和技术过程的信息。建立相互信任和尊重的关系应该是咨询过程管理的一个标志。正如《有效咨询指南》的作者所说的：

> 从一个中央机构的大范围视角来看，尽管对当地社区的关注有时看上去可能是小范围的或不精确的，但是他们带来的第一手经验对于更加完整地表达社区的观点是非常重要的。为了充分尊重他们的贡献，（服务或机构）向他们提供咨询结果的反馈意见是很重要的，可使参与者能够理解自己的投入与整个工作的关系。
>
> （Commonwealth Department of Human Services and Health 1995，p 49）

但是，反馈本身不可能足以保证消费者参与。对于卫生专业人员来说，还有一个要求，即给有能力的参与者参与和获得信息的途径，这是取得共同成功的保证。对社区的利益和需求敏感是很好地完成咨询工作的关键（Summers 1992）。

《有效咨询指南》（Commonwealth Department of Human Services and Health 1995，pp Ⅰ-Ⅲ）提供了一个有用的"如何"列出问题的方法。与所有的清单一样，要小心避免采用过于机械的方法。对于特殊的咨询问题保持灵活和敏感是至关重要的。Box 5.3 列出了这个清单，包括三个部分：做出咨询决定、制订咨询计划以及追踪咨询结果。

> **Box 5.3　实现有效社区咨询的问题清单**
>
> **A：做出咨询决定**
>
> A1：定义问题——考虑它的范围，它是新问题还是已有问题，这个问题的出处，是否有与之相关政治敏锐性。
>
> A2：决定组织在这个问题上的利益——考虑组织的目标，决策和计划的阶段，包括组织问题的状况，内部的约束和机会，以及不提供咨询的含义。
>
> A3：调查在这个问题上社区的利益——考虑利益的范围，有关社区的特征，其他机构或组织的利益及介入，与已经建立起来的游说团体的联系，社区"有组织"成员参与的途径，特定社区的特殊利益，不适当咨询所带来的社会和政治影响。
>
> **B：制订咨询计划**
>
> B1：在制订计划时写明如何获得信息、进行沟通和尊重。在获得信息方面，从组织中合适的人和从特定的社区团体代表那里寻找建议，并参考针对特定人群适当治疗方案的信息来源。在沟通方面，明确目标和所有各方的期望，确保参与者了解咨询过程的限制，准备明确的计划并提供给所有参与者复印件，包括简要说明与计划有关的背景，以及必要时请有经验的沟通者作为协调员。在尊重方面，考虑重要的伦理问题，对信息的保密性和所有权保持敏感，接受社区不参与的权利，始终向参与者提供反馈，公开表达对参与者的尊重。
>
> B2：确保咨询的过程中可以得到充分的资源。
>
> B3：确定咨询时间的适宜性，避免与其他的重要项目发生冲突。
>
> B4：确定参与者。考虑谁有兴趣参与——单个消费者或组织，非英语背景的人，土著人和托雷斯群岛人和社区，人口亚群（女性、年轻人、老年人），对疾病采取自我医疗的人群，有特殊需要的人群——包括残疾人、农村和偏远社区的人，服务提供者和资助者，专业团体，行业组织，政府部门。
>
> B5：选择咨询的方法。考虑选择的范围，从社区代表处寻求何为选民最需要的工作建议，将备选方案与环境条件和可获得的资源相匹配，必要时应用几种方法，保持灵活性。
>
> B6：选择咨询者。考虑你的组织中可以得到的人员的技能和经验以及社区组织代表的技能和经验，以及合作的可能。考虑与咨询的目标最匹配的方式。
>
> B7：最终确定咨询计划。与参与者交流计划，包括目的和预期结果的陈述、咨询的方法、时间表、角色和责任、报告和反馈机制以及社区参与的细节（会议的安排、场所等等）。
>
> B8：准备咨询材料。分发背景资料、项目和宣传材料；必要时确保用多种语言提供信息。
>
> B9：安排会议和特定活动的细节。重视场所、常用配置、时间、交通、儿童照顾方式和设备的适宜性。考虑是否需要协调员、提供信息、收到了充分的通知、确定参与者、更新。

> **C：追踪咨询结果**
> C1：向所有参与者报告咨询结果以及由此产生的政策和治疗方案变化。注明所有的决定和活动，保留整个过程的记录。
> C2：评估咨询情况。允许评估预算。请训练有素的人作为评估协调员。使所有的信息尽可能地得到评估工作。保留评估报告。

Resource：Commonwealth Department of Human Services & Health 1995 *The effective consultation guide：resources for consultation*. DHS&H，AGPS，Canberra

在澳大利亚的卫生领域，对社区咨询的过程如何发挥作用的评价可在悉尼西南地区卫生服务部的《社区咨询讨论报告》（1991）中看到。正如对社区参与的原则所做的评论，这个文件描述了一个地区范围的使用凝聚和整合咨询方法的结构框架和机制。为了做到这一点，悉尼西南地区卫生服务部（SWSAHS）通过下列方法给消费者提供了参与制定政策、计划和实施的机会：

- 参与服务开发和论坛；
- 与服务协调员和顾问定期合作；
- 常务委员会和机构计划部门成员认证；
- 与当地委员会和学校紧密联系；
- 向当地社区提供卫生服务宣传资料和消费者信息；
- 患者和顾客反馈的途径；
- 通过信息管理制度规定可以查询到的病历和相关文件；以及
- 召开年度消费者论坛，作为一项专项研究活动，以引发一系列支持性活动。

预防和处理消费者投诉

正如我们已经看到的，承担责任是社区参与卫生服务的一个内在组成部分，投资者、服务的提供者和使用者都承担确定的责任。为了完成承担责任的过程，有必要建立一定的机制，使消费者能够通过投诉和争端受理获得赔偿。目前在很多国家，包括澳大利亚和新西兰，每个选区都已设立了独立的患者投诉调查官员和投诉或权利委托的患者投诉程序——成为完善的卫生服务体系的一部分。但是，这种情况还不具有普遍性。即使在有投诉体系运作的情况下，仍有人质疑这种程序在多大程度上可以正式生效以保证系统的改善（Wilson 1999）。

在所谓疏忽的案例中，大多数消费者和卫生服务提供者之间的争端其注意力集中在"自上而下"的法庭诉讼和法庭判决上（Wilson 1999）。但现实是，这样的争端大部分是通过机构层面的某种形式的投诉程序解决的，在这个层面有投诉委员会，是通过这些机制解决的。我们在这里关心的是法庭外的投诉处理程序。

当消费者或他们的代表对卫生服务提供者或机构不满并决定投诉时，他们很可能直接找到相关的专业人员，或机构的管理部门，或像在越来越多的案例那样，找到患者代表或辩护人。这些所谓的"投诉联络员"主要是大型机构（通常是医院）的雇员，其角色是帮助消费者在可能的情况下解决投诉，使消费者和服务提供者双方都满意（Commonwealth Department of Health, Housing and Community 1993）。

正如 Nicol（1999，p 240）所述，在卫生服务消费者投诉时重要的是鉴定：

……他们所关注的是结果——会给予什么赔偿。这适用于各种类型的投诉者，从仅仅想得到一声道歉或对发生在自己身上的事件一个解释，到希望得到实质性的金钱赔偿。这甚至适用于没有投诉的人，潜在投诉者不投诉的最常见的理由是：投诉与否没有差别——也就是说，投诉的结果不值得他们为之付出努力。

从机构或服务提供者的角度来看，关注点更为多样。直接关注点应该是：确保投诉得到一个易感知、公正、在可以接受的时间内且尽可能使投诉者满意的结果。著名的行业概念"服务补救"适用于此。以使投诉者满意的解决方式解决问题可能还会产生这样一种情况，即有问题的消费者比从来没有遇到过问题的消费者对提供者或组织更支持或"忠诚"（Osborne 1995）。

除了立即着手解决问题以外，提供者或组织也要判断一个所谓的已经刺激了投诉者的事件到底只是一个局部事件，还是具有更大的体制问题的一个例子。如果是后者，那么管理者/提供者的反应应该被放到纠错系统，以避免问题再度发生。目前，正如 Lapsley（2000）在报告中提出的，澳大利亚的情况可能是共同的问题，即"实际上几乎没有证据表明，人们对通过投诉程序收集的数据已进行了分析，并已被整合到系统的改进中"（p 289）。

了解可能的投诉范围有助于帮助提供者和组织在防范和处理投诉上采取积极的、前瞻性的姿态。不同的权限有不同的工作，这些是"医疗投诉委员会"（无论怎样称呼）关注的事务。但是，不论什么权限，下列关于投诉的分类是共同的：治疗问题、专业上处理不当、误诊、沟通缺陷、服务、治疗的知情问题、药品、费用、设备以及侵犯人身。尽管所有这些类型的投诉都值得分别考虑，但不可能面面俱到。有充分的理由认为，沟通问题需要特别的管理上的关注，因为它们经常关系到其他问题。一项 Wilson（1999）引用的 Griffin 的 1998 年的研究指出，某种形式的沟通障碍几乎是所有投诉中都存在的一个因素。

在一个单个的卫生保健机构或机构网络中，或在更大范围——在卫生保健领域中，有一个有效的和整合的消费者保护体系可以促进投诉处理过程。如《健康问题》（Anon 1991，pp 6-8）一书的描述，这样一个体系的要素如 Box 5.4 所示。

Box 5.4 一个有效的消费者保护体系

1. 向消费者和服务提供者提供相关信息、教育和建议。对于消费者来说，这些信息应该是容易理解的，应该关注权利、如何投诉、在投诉的过程中会发生什么事情，以及如何避免卫生保健服务出现问题。对于服务提供者来说，这些信息应该在尊重消费者权利的基础上关注自身的责任和义务，如何与消费者接触以帮助他们参与治疗和其他有关问题的共同决策，如何避免或解决与消费者的沟通问题，以及保持高质量的卫生服务标准的方法。
2. 正如上文所述，一个独立（于政府和提供者）的投诉体系要监督和分析每个投诉，以便引导积极的变化。
3. 一个可及的投诉体系（特别适用于脆弱的大众成员的需要）是支持性的、非对抗性的，有能力在没有不必要拖延的情况下行动，并且有权力对投诉问题进行调查和调解。
4. 通过一个负责任的法定机构的机制管理提供者，这个机构代表政府对注册卫生人员履行责任。该权力机构的目标应该是建立并维护行业可接受的服务标准，制裁出错的执业人员，并且在必要的时候强化再教育和培训。如果该权力机构的大部分成员来自更广泛的社区而不是来自特定的专业团体，则公众的利益和责任可能会得到最好的服务。
5. 服务评价和评估系统使用公开的评价标准对公立和私立卫生保健机构及其服务项目进行管理。公众应该可以得到有关可得到的服务范围、服务质量及其管理状况的信息。
6. 确定评价服务质量的适当方法并进行评价。应该开展既定的行动以干预有害的或没有效果的服务。重要的是依照我们目前对工作伙伴关系方面的关注，不论使用何种提高质量的方法，都应该包括消费者和提供者两个方面。
7. 对消费者给予法律上的保护，以确保提供者严肃地考虑消费者的权利，并做出使消费者对健康和卫生服务方案知情的决定。
8. 对由于疏忽或不幸身故遭受的经济损失和伤害，卫生保健消费者应该有获得公正赔偿的权利。
9. 系统协调注意力集中在确保一个整合的消费者保护方案。

Source：Anon 1991 An effective consumer protection system，*Health Issues*，Special Issue，pp 6-8

消费者满意度评估

长期以来，消费者满意度及其测量技术一直是一个有争议的问题。Williams等人（1998）认为这些都是可以质疑的。Morrison（1990）认为，消费者满意度过去和现在一直是服务质量管理理论最重要的核心原则。而Ballantyne等人强调服务相互作用区的环境，其中消费者和服务提供者是一起作为消费者感知服务质量的最关键的方面。

获得消费者满意或不满意信息、他们的需求信息和对卫生保健质量的建议信息，被很多作者称为界定或评价卫生保健质量和安全活动的必要组成部分（Blumenthal 1996，p 892；Donabedian 1992，p 2）。消费者满意度在定义卫生保健质量和安全方面起一个重要作用，因为它提供了一个对卫生保健质量和安全的判断，并可通过消费者的期望和认知反映出来。它是卫生服务的一个结果，也有助于以后的服务。

为了表达目的，首先由Williams（1994）描述的满意度的"差异"模式是有用的。该模式认为，满意度完全是相对的，取决于环境条件，很大程度上取决于已知的期望与实际体验之间的差异。典型情况正像Williams所说的，患者只有在受到一个相当负面的事件影响时才会表达不满意的感受。这当然意味着，通常由患者调查获得的积极反馈大多不应被认为某一特定服务或其部分是"好"的——仅仅是不怎么"坏"。问题在于在将正面的满意度反应解释为有效的质量测量时需要注意。按照最低标准，潜在的更大利益是通过调查得到不满意的分数。Sitzia和Wood（1997）的建议看上去是非常明智的：患者满意度研究对服务评估确实起作用，但仅仅是更大范围的服务质量评估的一部分。越来越多的人认为（Calnan 1988），通常用于评价满意度水平的大范围患者调查需要通过深入的定性研究方法获得，如Adair（1994）的无组织的、口头叙述式的"讲故事"方法。

如果满意度调查按临床专科进行，并且请外部机构进行审核，则消费者会支持满意度调查。他们也认识到，调查问题的设计中缺乏消费者参与。Picker研究所的研究人员指出：

> 先是怀疑而后得到确认医院使用的普遍认可的测量工具无法改善患者的感受和结果。这些工具从机构的立场出发测量患者的满意度，没有

收集与患者最相关的数据……，这导致了一个全新的调查工具的诞生，后者的注意力不在患者的满意度而在患者接受服务的经历。

(Wheatland & Le Febvre 2004，p 1)

根据与患者的大量工作，Picker 研究所建立了下面八个患者重视的服务维度，调查工具就围绕着这八个方面展开（Wheatland & Le Febvre 2004，p 1）：

1. 尊重患者的价值观、偏好和表达的需求；
2. 信息和教育；
3. 服务的可及性；
4. 情感支持；
5. 家庭和朋友的介入；
6. 连续性和转变；
7. 身体的舒适；以及
8. 服务的协调。

英国国民健康保险体系已经将 Picker 工具用于患者服务经历的评估，以提供以患者为中心的卫生服务。Picker 欧洲研究所出版了《调查结果分享指南》。该书鼓励向包括患者和卫生人员在内的关键利益相关者传播患者调查结果（Swain 2003）。

建立以消费者为导向的文化

第 8 章参照了 1980 年 Peter 和 Waterman 的用于划分组织类型的"7S"清单方法。他们认为，只有当一个组织的七个关键元素（策略、结构、系统、风格、员工、技巧以及共同的价值观和信仰——也就是文化）都一致起来时，这个组织自身才能处于均衡状态和效率上的巅峰状态。这个看法对于那些坚持结构改革或重新调整才是对抗环境压力的唯一方法的管理者和政策制定者来说是一个有益的教训——包括采用更明显的消费者导向或以消费者为中心的需要。当然，修补结构比调整其他很多 Poter 和 Waterman 所描述的组织要素容易得多。在组织文化方面尤其如此，组织文化是一种弥散的、多因素的且与系统的现有的正式的和非正式的结构的网络紧密交织在一起。然而，尽管组织文化具有固有性质，仍有改善和保护想要的行为的可行方法。对于鼓励与并做出对消费者的制度化反应,Draper(1997,pp 19-20)列出了十项系统性战策,这是从她关于澳大利亚公立医院和卫生服务的实践研究中得来的。这十点如 Box 5.5 所示。

Box 5.5　制定患者导向的文化

1. 通过员工培训、改善管理程序、更好的信息发布以及改善服务环境的方式改善与消费者的关系。
2. 通过改善服务质量:对服务提供中的存在问题采用循证医学的方法,鼓励专业人员和消费者之间建立共情和信任关系,以及使用来自消费者的信息——包括投诉——以改善服务。
3. 通过制定各种积极拓展策略,给消费者得到自己病历的途径,以及使用安全和合理设计的计算机信息系统促进信息的可及性。
4. 通过提供有关服务、项目以及循证医学治疗方案的及时的和充分的信息,增加消费者的选择。
5. 通过下列活动来处理公平和可及性问题:制定可及的服务范围和程序,阐明并监督服务可及性政策,监督治疗工作的公平性,开展提高治疗和服务公平性的项目,以及支持反歧视的实践活动。
6. 通过下列活动促进消费者参与:协调消费者反馈和评价,在理事会、委员会和特别小组中吸纳消费者作为成员,鼓励消费者参与服务提供和治疗决策,促进组织中消费者小组参与的政策,以及向消费者组织提供支持。
7. 组织重组:通过管理策略,采用多学科团队,以及权力分散的方法促进基层的决策。
8. 通过下列方式制定消费者权利:签署消费者权利公告,将这些权利融入治疗方案、程序和服务标准。
9. 通过下列方式创造赔偿机会:建立有效的消费者保护体系以支持消费者投诉的权利,并提供有关投诉及其途径的信息。
10. 通过下列方式承诺消费者保护:可以得到外部的和独立的保护,实行内部的消费者保护并创造自我保护的途径。

Source:Draper,M 1997 *Involving consumers in improving hospital care:lessons from Australian hospitals.* AGPS,Canberra

消费者参与和土著居民

一些政府和组织正在改进他们的承诺,以便为土著居民的有效参与提供更具反应性的卫生服务。医疗服务南方中心基金的阿拉斯加案例就是一个例子,阿拉斯加土著人医疗服务中心已经通过消费者参与和授权完成了系统性转变。他们已经在阿拉斯加建立了一个土著人所有、土著人运作、土著人领导的体系,拥有全州范围的135 000名顾客以及南方中心基金地区的45 000名顾客(Eby 2004)。

系统性转变包括减少50%的急诊病例、65%的专科服务和10%~25%的初级卫生保健;患者满意度及员工满意度均在美国的平均水平之上;管理层中土著人的比例由原来的15%上升到70%(Eby 2004,p 10)。所有这些都是依靠一个构筑在新的价值观上的系统实现的,例如临床医师和人群及消费者控制之间的关系。卫生服务系统需要围绕着患者、亲属、家庭提供系统性和不妥协的设计,其中关系和信任比一个以提供者为中心的、社区不得不去适应的医疗系统要好得多(Eby 2004,p 14)。

在北疆和昆士兰,有一些小规模的散在人口,比起澳大利亚其他地方,这里的土著人的比例更高。北疆和昆士兰州政府将社区合作视为所有政府策略中的一个关键成功要素,且其需要程度超过了将基金合同作为界定与政府关系的工具。昆士兰州政府已经通过一项有效的优先措施使其成为一个"服务反应型政府"。

北疆和昆士兰州政府做了大量构筑合作关系的努力,例如,协商桌、社区论坛、社区内阁会议、地区议会会议以及电子化民主咨询委员会。构筑所有这些关系的主要推动力量是为了使临床医生、管理者和社区成员一起工作,以便对他们的健康和生活方式负责。

一项对北疆地区用到的咨询方法的评估认为,影响构筑协作关系发生的主要问题和障碍包括:过去的关系状况、沟通、缺乏信任及缺少尊重、期望和理解上的差异、劳动力问题、对个人掌控事务的过度依赖、咨询实践不佳、距离的障碍、竞争和地盘性、政府部门的画地自限心态以及"不是我的问题"综合征。为了在北疆地区建立更好的关系,指导意见是建立一个拱形的工作框架,包括社区参与框架、意向政策陈述和关系宪章(RPR Consulting,2004,pp 9-20)。

结论

本章将消费者参与描述为多层面的和正在进行的在社区和卫生保健机构以及在其中工作的专业人员之间建立"工作伙伴关系"（Draper 1997）的过程。工作伙伴关系是以分享问题和解决差异所做的准备为前提。最终，正如 Silburn（2000）所建议的，建立成功的伙伴关系的关键在于：愿意考虑和尊重他人的需要和观点的意愿。

问题讨论

1. 定义"消费者"和"消费者保护主义"的概念，讨论两者之间的区别。
2. 一些评论员（包括 Arnstein 1969）认为，咨询并非真正的参与，为咨询是社区参与卫生服务的一个法定组成部分这一主张辩护。
3. 什么是"以消费者为中心"的组织的典型特征？提供有关卫生保健组织如何表明以消费者为中心的承诺的例子。
4. 讨论患者宪章不可能保护患者权利的内容。

（冯　文译）

参考文献

Adair L 1994 The patient's agenda. *Nursing Standard* 9(9):20–23

Adams DR, Miller RH, Korenbrot TY et al 1998 The impact of financial incentives on quality of health care. *The Milbank Quarterly* 76(4):649–86

Anon 1991 An effective consumer protection system. *Health Issues*, Special Edition, September, pp 6–8

Arnstein S 1969 A ladder of citizen participation in the USA. *Journal of American Institute of Planners* 57(4):176–82

Baum F 1998 *The new public health: an Australian perspective*. Oxford University Press, Melbourne

Ballantyne D, Christopher M, Payne A 1995 Quality improvement in service management. *Proceedings — 2nd National Research Conference on Quality Management*. Australia, pp 75–90

Braye S, Preston-Shoot M 1995 *Empowering practice in social care*. Open University Press, Buckingham

Blumenthal D 1996 Quality of care — what is it? *The New England Journal of Medicine* 353(12):891–4

Calnan M 1988 Towards a conceptual framework of lay evaluation of health care. *Social Science & Medicine* 27:927–33

Cann R 1988 What your patients may be reading. *British Medical Journal* (13 February):493–4

Commonwealth Department of Human Services & Health 1995 *The effective consultation guide: resources for consultation*. DHS&H, AGPS, Canberra. Online. Available: http://wwwsom.fmc.flinders.edu.au/FUSA/PublicHealth/new/index.html [accessed 1 March 2005]

Commonwealth Department of Health, Housing and Community Services 1993 Healthy participation — achieving greater public participation and accountability in the Australian health care system. *National Health Strategy, Background Paper No 12*. AGPS, Canberra

Consumers' Health Forum 1990 *Legal recognition and protection of the rights of health consumers*. Consumers' Health Forum, Canberra

Customer Focus Unit 1993 *Adopting customer focus as a core operating philosophy for health services*. NSW Department of Health, Sydney

Dale BG, Plunkett JJ 1990 Quality costing. In: Plunkett JJ & Dale BG (eds) *Managing quality*. Philip Allan Publication, Hertfordshire, pp 183–93

Dalton P, Dalton J 1975 *Community and its relevance to Australian society: an examination of the sociological definition*. AGPS, Canberra

Donabedian A 1992 Quality assurance in health care; consumer's role. *Quality In Health Care* (1):1–5

Draper M 1997 *Involving consumers in improving hospital care: lessons from Australian hospitals*. AGPS, Canberra

Eby 2004 Indigenous consumer empowerment. *Journal of the Australasian Association for Quality In Health Care* 14(2):10–14

Fisher F 2000 Facilitating community advice by depowering the health institutions. *Health Issues* 65:6

Gittins R 1995 Towards a better system of health care. *The Sydney Morning Herald*, 9 August, p 86

Hall J 1992 Community participation in setting priorities: not if but how. *Healthcover* 3(2):39–40

Hall J, Viney R 2000 The political economy of health sector reform. In: Bloom A (ed.) *Health reform in Australia and New Zealand*. Oxford University Press, Melbourne, pp 39–53

Hancock L, Mackey P 1999 Health care funding and rationing health care. In: Hancock L (ed.) *Health policy in the Market State*. Allen & Unwin, Sydney, pp 87–112

Johnson A 1999 National resource centre for consumer participation in health. *Health Issues* 61:31–3

Jordan PE 1990 Quality costing in practice. In: Dale BG, Plunkett JJ (eds) *Managing quality*. Philip Allan Publication, Hertfordshire, pp 183–93

Lapsley H 2000 Quality measures in Australian health care. In: Bloom A (ed.) *Health reform in Australia and New Zealand*. Oxford University Press, Melbourne, pp 282–92

Leavy R, Wilkin D, Metcalf D 1989 Consumerism and general practice. *British Medical Journal* 298:737–9

Lenaghan J 1996 *Rationing and rights in women's health care*. Institute of Public Policy Research, London

Levin L 1995 Public participation in health care quality. *Journal of Epidemiology and Community Health* 49:348–53

Lloyd P 1993 Public participation in decision-making for health. *Healthcover* 3(3):20–1

Lloyd P, Lupton D, Donaldson C 1991 Consumerism in the health care setting: an exploratory study of factors underlying the selection and evaluation of primary medical services. *Australian Journal of Public Health* 15(3):194–201

Luft HS 1994 Maintenance organisations: is the US experience applicable elsewhere? In: OECD *Health: quality and choice, health policy studies.* OECD (4):45–58

Lupton D 1997 Consumerism, reflexivity and the medical encounter. *Social Science & Medicine* 45(3):373–81

Massey D 1994 *Space, place and gender.* Polity Press, Cambridge

Morrison SJ 1990 Managing quality: a historical review. In: Dale BG, Plunkett JJ (eds) *Managing quality.* Philip Allan, Hertfordshire, pp 19–32

National Activities on Patients' Rights and Quality of Health Care Working Party, Consumers' International 2001 Online. Available: http://www.consumersinternational.org/campaigns/patientsrights/activities.html [accessed 8 June 2005]

National Expert Advisory Group on Safety & Quality in Australian Health Care 1999 *Implementing safety and quality enhancement in health care: Final Report to Health Ministers from the National Expert Advisory Group on Safety and Quality in Australian Health Care.* Commonwealth Department of Health & Aged Care, Canberra. Online. Available: http://www.health.gov.au/hsdd/nhpq/pubs.htm [accessed 8 June 2005]

New South Wales Department of Health 2000 Consumer and community participation in NSW health. Working as a team — the way forward. *NSW Government Action Plan for Health,* Bulletin No 4, NSW Health, Sydney

—— 2004 *A clear voice for clinicians and the community.* Report of the Clinical and Community Advisory Group, October

Newby L 1995 Managing better with casemix. In: Commonwealth Department of Human Services and Health (CDHS&H) *The Proceedings of the Seventh Casemix Conference in Australia.* CDHS&H, Canberra, pp 100–4

Nicol N 1999 The right to redress: complaints and principles of grievance procedures. In: Rosenthal M, Mulcahy L, Lloyd-Bostock S (eds) *Medical mishaps: pieces of the puzzle.* Open University Press, Buckingham, pp 239–45

Northern Territory Government, Department of Chief Minister 2004a *What is community engagement?* Online. Available: http://www.nt.gov.au/community [accessed 1 March 2005]

—— 2004b *Why engage the community?* Online. Available: http://www.nt.gov.au/community [accessed 1 March 2005]

Osborne L 1995 *Resolving patient complaints.* Aspen, Greenwood Village, Md

Palfrey C 2000 *Key concepts in health care policy & planning.* Macmillan, Basingstoke

Peters T, Waterman R 1980 Structure is not organisation. In: Quinn J, Mintzberg H (eds) *The strategy process.* Prentice-Hall, Englewood Cliffs, NJ, pp 309–314

Peterson A, Lupton D 1996 *The New Public Health: health and self in the age of risk.* Allen & Unwin, Sydney

Podger A, Hagan P 2000 Reforming the Australian health care system: the role of government. In: Bloom A (ed.) *Health reform in Australia and New Zealand.* Oxford University Press, Melbourne, pp 115–31

RPR Consulting 2004 *Moving beyond the purchasing model. Future relationships between the NT Government and community sector, including the role of peak councils and networks.* Discussion and directions paper. RPR Consulting, Sydney, pp 1–27

Silburn K 2000 *Feedback, participation and consumer diversity: a literature review.* National Resource Centre for Consumer Participation in Health, Melbourne

Sitzia J, Wood N 1997 Patient satisfaction: a review of issues and concepts. *Social Science & Medicine* 45:1829–43

South Western Sydney Area Health Service 1991 *Community consultation in SWSAHS: A Discussion Paper*. Health Services Development Unit, SWSAHS, Sydney

Stacey M 1988 Strengthening communities. *Health Promotion* 2(4):317–21

Summers M 1992 Health and community consultations. *Health Issues* 31:25–7

Swain D 2003 *A guide to sharing your survey results*. Picker Institute Europe. Online. Available: www.nhssurveys.org/show.doc.asp?id=157 [accessed 8 June 2005]

Taylor B, Clarke R 1993 Client feedback — development of an instrument for psychiatric inpatients. *Australian Health Review* 16(3):231–44

United Kingdom Health for All Network 1991 *Community participation for health for all*. United Kingdom National Health Service, London

Victorian Parliament 2004 *Inquiry on the roles of community advisory committees of metropolitan health services*. Family and Community Development Committee, Parliamentary Paper No. 688, Session 2003–2004, Government of Victoria, Melbourne

Wheatland FT, Le Febvre F 2004 Surveys of the patients' experience. Presentation at the ACT Quality and Safety Forum, 15 November, Canberra

Williams B 1994 Patient satisfaction: a valid concept? *Social Science & Medicine* 38:509–16

Williams B, Coyle J, Healy D 1998 The meaning of patient satisfaction: an explanation of high reported levels. *Social Science & Medicine* 47:1351–9

Williamson C 1992 *Whose standards? Consumer and professional standards in health care*. Open University Press, Buckingham

Wilson B 1999 Health disputes: a 'window of opportunity' to improve health services. In: Freckelton I, Petersen K (eds) *Controversies in health law*. The Federation Press, Sydney, pp 179–92

World Health Organization 1978 *The Declaration of Alma-Ata*. WHO, Geneva. Online. Available: http://www.who.int/hpr/docs/almaata.html [accessed 8 June 2005]

—— 1986 *The Ottawa Charter for Health Promotion*. WHO, Geneva. Online. Available: http://www.who.int/hpr/docs/ottawa.html [accessed 8 June 2005]

—— 1997 *The Jakarta Declaration on leading health promotion into the 21st Century*. WHO, Geneva. Online. Available: http://www.who.int/hpr/docs/jakarta/english.html [accessed 8 June 2005]

推荐读物

Bloom A 2000 Context and lead-up to reform. In: Bloom A (ed.) *Health reform in Australia and New Zealand*. Oxford University Press, Melbourne, pp 13–38

Charles C, Gafni A, Whelan T 1999 Decision-making in the physician-patient encounter: revisiting the shared treatment decision-making model. *Social Science & Medicine* 49:651–61

—— 1997 Shared decision-making in the medical encounter: what does it mean? (or it takes at least two to tango). *Social Science & Medicine* 44:681–92

Draper M, Hill S 1995 *The role of patient satisfaction surveys in a national approach to hospital quality management*. AGPS, Canberra

Draper M, Silburn K 1999 Improving hospital care by involving consumers: *Report on a national Program of Workshops on Consumer Participation*. AGPS, Canberra

Elwyn G, Edwards A, Gwyn R et al 1999 Towards a feasible model for shared decision-making: focus group study with general practice registrars. *British Medical Journal* 319:753–6
Guadagnoli E, Ward P 1998 Patient participation in decision-making. *Social Science & Medicine* 47:329–39
Jadad A 1999 Promoting partnerships: challenges for the Internet age. *British Medical Journal* 319:761–4
Sculpher M, Watt I 1999 Shared decision-making in a publicly funded health care system (editorial). *British Medical Journal* 319:725–6
Shepperd S, Charnock D, Gann B 1999 Helping patients access high quality health information. *British Medical Journal* 319:764–6
Wilson R, Gibberd R, Hamilton J et al 1999 Safety of health care in Australia: adverse events to hospitalised patients. In: Rosenthal M, Mulcahy L, Lloyd-Bostock S (eds) *Medical mishaps: pieces of the puzzle*. Open University Press, Buckingham, pp 95–106
Wilson R, Runciman W, Gibberd R et al 1995 The quality in Australian health care study. *Medical Journal of Australia* 163:458–71

有用的网址

Australian Community Health Association	http://www.hcn.net.au
Australian Competition & Consumer Commission (ACCC)	http://www.accc.gov.au
Australian Consumers' Association	http://www.choice.com.au
Consumer Affairs in Australia	http://www.treasury.gov.au
Consumers' Health Forum	http://www.chf.org.au
Consumers' International (a worldwide non-profit federation of consumer organisations, dedicated to the protection and promotion of consumer interests)	http://www.consumersinternational.org/index.html
Health Issues Centre	http://avoca.vicnet.net.au
National Divisions of General Practice	http://www.gp.org.au
National Resource Centre for Consumer Participation in Health	http://nrccph.latrobe.edu.au

第 6 章

卫生服务行业中的人力资源管理

GODFREY ISOUARD　PAULINE STANTON　TIMOTHY BARTRAM
VALERIE THIESSEN　SUSAN HANSON

学习目标
引言
卫生服务行业中人力资源管理的前景
在卫生服务领域中创建高绩效组织
结论
问题讨论
参考文献

学习目标

完成本章内容的学习后，读者应该能够：
1. 了解卫生服务行业人力资源管理状况和影响因素。
2. 描述和分析指导管理者思考自己的系统和实践的理论、策略和技能的框架。
3. 了解卫生服务机构人力资源管理政策、工作流程和实践。
4. 了解如何通过与人工作实现组织目标。
5. 了解在通常情况下管理者需要应用的人际交流技巧。

引言

卫生服务行业是一个动态的、以知识为基础的行业。由于不断引入新技术、新治疗方法、新服务流程以及不同的服务提供方式，卫生服务行业需要不断改革和创新。自20世纪90年代早期以来，历届澳大利亚政府为了使卫生服务机构效率更高和更有效，制定了很多卫生部门和卫生机构改革政策。这些政策包括新的筹资方式、预算削减、外包和私有化以及劳资关系改变 (Stanton et al 2004)。

卫生服务产业是一个劳动密集型产业，卫生人力成本构成了卫生服务成本中最大的一部分。卫生人力是高度职业化的、专业化的人力，大部分受过高等教育，并且大部分是工会会员。大多数卫生机构改革及涉及的人员聘用方式变化都与人们的工作方式有关（Stanton et al 2004）。在一个以知识为基础的行业中，将改革的重点放在人事管理上有可能带来巨大的收获。但实际上对卫生服务管理者来说，人事管理常常是最有问题的和最困难的任务之一 (Fitzgerald 2002，Prideaux 1993)。

在过去十年中我们也已经看到，越来越多的管理权和决策权下放到临床管理者和团队领导——他们通常没有得到什么培训和支持。而临床管理者不仅要面对日常的人事管理问题及在资源更少的情况下处理临床问题，还要在一个雇佣环境不断变化的大背景中工作——机会均等、职业卫生与安全以及劳资关系都在不断发展。他们还不得不面对一个复杂的利益相关者网络，包括了州和联邦政府、工会、雇主协会、其他管理者、患者和临床医师以及社区。本章探讨卫生部门中的人事管理问题。首先，概括人力资源管理的本质及其与卫生产业的关联性。第二，探讨在一个高度专科化和条块分割的产业中，整合的人事管理实践对创造一个高绩效机构的可能性。第三，分析测量和评估人力资源管理实践以及将其与组织产出联系起来的重要性。

卫生服务行业中人力资源管理的前景

什么是战略性人力资源管理？

人力资源管理可以简单地定义为雇佣关系管理。然而雇佣关系管理本身就非常复杂，因为雇主有很多责任和义务。政府管理法规、机构政策和操作程序、工会和专业协会都会影响雇员和雇主之间的关系。卫生机构也直接受到政府卫生政策和方针的影响。公共部门机构通常完全依靠政府筹资，所以政府即使不是法律意义上的雇主，也是"有效"的雇主（Fox 1998）。私立机构雇主也要受政府政策的影响，因为他们与公立机构处于同一个劳动力市场，彼此竞争同样的专业员工。公立卫生部门员工的工资和福利可以直接影响私立机构员工的工资和福利，反之亦然。

除了环境影响，所有卫生机构都是不同的，他们有各自的目标、战略、资源和能力，并且已经越来越多地认识到人力资本是他们的主要资源之一。人力资源管理理论强调人事管理在一个组织中的战略作用，以及组织重要成分——包括结构、策略、管理风格、文化和人力资源系统以及功能——之间的相互依赖与一致性（Boxall & Purcell 2003，Guest 1995），这被称为战略性人力资源管理（SHRM）。按照这种理论，人力资源管理的功能，如招聘、选拔、绩效评估、培训和开发、就职和奖励管理，应该对雇员和管理行为产生持续的影响，从而使组织实现机构的战略规划（Schuler & Jackson 1987）。从这个意义上说，好的人事管理实践能够对组织产出和绩效做出直接贡献。

战略性人力资源管理的障碍

一个像卫生部门这样的由动力十足的、高等专业技术人力组成的劳动力密集型产业，应该是一个成功实施战略性人力资源管理的理想环境。但是经验研究表明并非如此。首先，以往的卫生改革都忽略了管理中人的问题，不论是在国际上（Bach 2000），还是在澳大利亚（Stanton et al 2004），这些改革很少关注对卫生服务人员的影响。第二，卫生部门主要是政府投入，通常是按照公立机构的传统的人力资源管理模式进行组织，要点是遵守规则与工作流程而不是组织产出（Bach 2000），因此人力资源管理部门仅被视为一个"规则的保持者"，而不是一个创新者。第三，由于计划时限倾向于相当短的时期，并且重点是年度筹资计划，公共卫生部门的战略性人力资源管理一直受到限制。第四，政府的更换也会带来方向改变，而这并不在管理者的控制中。最后，卫生服务雇主的行动经常受限，不仅因为他们要适应政府政策的经常变化，而且他们处在一个强大的利益相关者的大的网络中，特别是工会和专业协会以及复杂的劳资关系结构（Bach 2000，Bray et al 2005）。

劳资关系架构是人事管理中最易令人误解和最困难的一方面，其通常被认为与争论和冲突有关，而不是与日常管理决策有关。劳资关系实际上是关乎每个人基本利益的事情，如工资和福利以及工作方式。传统上，劳资关系是指员工守则和员工管理规定的制定。历史上，澳大利亚曾有一个中央集权的劳资关系系统，这类决策是作为行业规则的一部分，不是由机构而是由第三方通过调解和仲裁程序做出（Bray et al 2005）。卫生部门尤其处于僵化和中央集权化的批评声中，不仅是由于工资和福利——如假期和病假——按中央企业标准实施，而且由于劳动力使用问题，如轮班工作和值班安排，经常是中央控制的（Braithwaite 1997）。

20世纪90年代，联邦和一些州政府的政策开始通过《企业协议》向劳资关系分权制转移（Bray et al 2005）。企业协议是指通过雇主和雇员间的协议（通常是通过工会）确定一个组织、工厂或企业员工的工资和福利。在卫生服务中，地方政府参与协议的范围还有争议，即使在私立部门，可能也只是建立了一种协议模式（工会先努力与一个雇主达成协议，再把达成的协议复制到其他雇主身上），而不是真正的企业协议。但是，对于地方管理者来说，变化有着丰富的含义。管理者需要了解员工的福利和任期是受行业规则的控制，还是受企业协议的控制。在卫生部门中，有些雇员签订的是个人劳动合同，其中有些是澳大利亚劳动合同，有些是普通的法律合同，这使事情更为复杂。近年来，劳资关系不是变得更简单了而是变得更复杂了，尽管这个系统变得更为灵活，但劳资关系仍是一个高度法律性的程序。这个程序越来越多需要与员工进行磋商，并且管理者可能需要更多地参与基层决策过程。此外，即使大多数一线管理者不参与有关工资和福利的决策过程，他们也应参与这些决策的日常实施。管理者也应参与员工的值班安排、临时工和员工的招聘和管理，并且一线管理者的功能还应包括员工福利和纪律（有关澳大利亚劳资关系以及雇主、雇员和工会之间的协议类型的更详细信息参见 Bray et al 2005）。

有证据表明，这些中央控制的复杂程序对基层人力资源管理确实有影响。Barnett 等人（1996）认为，中央控制的劳资关系构架限制了南澳大利亚医院的战略性人力资源管理功能——是主要执行规则的"人事"功能。但是，并非只有劳资关系结构限制战略性人力资源管理的发展。研究人员发现，如果高层管理结构存在着所有权斗争，医院的管理者也不愿意人力资源管理部门实施战略性人力资源管理。一项对维多利亚公共卫生部门开展的调查（Bartram et al 2004）发现，首席执行官、人力资源总监和一般职能管理人员对战略性人力资源管理的实践和理解明显不同。与其他类型的管理者相比，一般职能管理者明显不太愿意报告与其他管理者相关的有关战略性人力资源管理的实施（定义为将人事管理与绩效联系起来）。他们认为他们的组织的优先工作是招聘、选拔和卫生专业人员的培训。换句话说，是传统的狭义的人事管理功能。

在卫生服务领域中创建高绩效组织

构筑一个高绩效的组织

理论上，创新的人事管理实践能为富于人力的组织和产业提供更好的前景（Bartram & Cregan 2001，McDuffie 1995）。一个更为积极的人事管理方法对卫生部门会更有益处，并且在一个充满财政压力的环境下，成功的非营利性组织可从积极的、掌握多种技能的员工提供的创新服务中受益（Boxall & Purcell 2003）。最近的研究强调了变化的需要，特别是更好的人事管理实践表明，这些变化可以直接支持实现其他目标，例如提供一种高质量且安全的服务（Dwyer & Legggat 2002，Stanton 2002）。同样，对高绩效组织的案例研究一致表明，有效的人事管理是这些组织成功和绩效好的关键因素。高绩效范例已经被提升为战略性人力资源管理的最新范例，具有使绩效产出超过传统的雇佣关系的前景。一个高绩效组织的主要特征是：设计和实施一系列内部一致的政策和实践，以确保组织的人力资本能够实现经营目标——通过补偿机制、以团队为基础的工作设计、灵活的人力安排、质量改进实践以及员工授权和参与（Huselid 1995, Lado & Wilson 1994, Wright & McMahan 1992）。按照支持者的说法，这种高绩效实践"包"可通过促使和激励员工发展、分享和应用他们的知识和技能解决组织问题，能够使雇员达到更高的绩效水平。实际上，高绩效组织是那些能够按照正确的技能和能力组合来招聘员工，并能通过一系列整合的和协调的人力资源管理策略和工作流程以及绩效评估和审核来激励员工达到好的绩效的组织。

许多国际研究试图将人事管理实践与急性病医院的组织产出联系起来。在美国，有相当多的有关卫生部门"有吸引力的"的条件和结果的研究（Aiken et al 2000, Kramer & Schmalenberg 2004, Upenieks 2003）。"有吸引力的"医院是指能通过人事管理工作吸引和留住护士的医院；即可以通过增强护士责任、给他们创造新的培训机会及给予更多的尊重给护士授权（Aiken et al 2000）。在进一步的研究中，Upenieks（2003）考察了与没有吸引力的医院相比，有吸引力的医院是否在持续提高护士的工作满意度和授权。她发现，在"有吸引力的"医院，由于有吸引力的护理领导更易于接近、后者对临床护理自主决策可给予更好的支持以及有工作授权机制（如机会、信息和资源），护士可以得到更高的授权和工作满意度。此外，大量研究表明，"有吸引力的"医院患者服务质量更高、员工工作满意度更高、员工留任率更高（Aiken et al 2000, Bolton & Goodenough 2003）。Kramer 和 Schmalenberg（2004）在 14 家有吸引力的医院进行的一项有关护士人力的研究表明，有八个要素是高质量服务的关键，与 Aiken 等人的研究结果（2000）相似。这些要素是：支持教育、与其他有临床能力的护士一起工作、良好的护士/医师关系、护理工作自主性、重视患者的文化、对护理工作的控制、人员结构适当以及护理管理者的支持。

West 等人（2002）在英国进行了有关人事管理实践与医院绩效关系的研究。研究发现了三个关键要素，即培训与发展、绩效评估和团队。这些研究人员发现，这些特定的实践活动与较低的患者死亡率有关。从有关人力资源管理和卫生服务的文献中，我们总结了好的人事管理实践具有以下关键特征：

- 吸引恰当的人；
- 创造一个健康的工作环境；
- 绩效管理；

- 人力资源开发；
- 通过团队参与决策；以及
- 沟通和信息分享。

吸引恰当的人

在卫生部门，在恰当的时间、恰当的地点发现恰当的人（即资格、技能和经验恰当）已经成为政府和卫生服务组织的主要问题，澳大利亚政府对卫生部门的人力规划的很多方面都给予了大量关注，特别是在医疗和护理人力方面（Duckett 2000）。最近几年来，一些主要专科人员短缺，如护士和放射科医师，已经开始引起了人们的广泛关注。澳大利亚政府已通过国家卫生人力书记处制定了一个人力规划战略框架，后者描绘了卫生系统目前和未来影响卫生人力的种种变化，收集了有关卫生人力的数据，并制定了一个指导整个澳大利亚卫生人力发展规划的目标和原则（澳大利亚卫生部长会议 2004）。澳大利亚州政府和区域政府也开始严肃地考虑人力规划问题并已明确自己的发展战略（参见 Western Australian Ministry of the Premier and Cabinet 的例子）。然而，在组织层面，人力资源规划常常不同。基本上人力资源规划是有关使人员类型和数量满足组织目标的规划。制定这种规划可能需要应用复杂的人力供求预测方法，评估内、外部环境并制定满足人力需求的项目和政策（Nankervis et al 2005，pp 80-1）。尽管卫生人力对卫生组织极为重要，Santon 等人（2005）发现，卫生组织仍然倾向于将人力资源规划视为政府的责任而非他们的优先工作。但是大部分卫生组织已经有详细的招聘和选拔程序，并且这些程序经常可以得到政府相关运动的支持。

找到恰当的人员对于良好的管理至关重要，然而这是一项非常艰巨的任务。在卫生部门，招聘和选拔人员尤其困难，包括人力短缺（如护士、放射科医师）、农村和偏远地区的人员招聘以及缺乏专门技术人员（如重症监护护士、精神病专家）。在卫生行业，部门之间也存在着不公平，有些特殊部门很难吸引并留住高素质的员工，如老年护理部门（澳大利亚卫生部长会议 2004）。

有一些困难只能通过政府行为解决，如增加本科生职位数量、海外招聘人员或提供进一步的培训以吸引员工或提供员工到农村及偏远地区工作的激励措施。澳大利亚护理联合会（ANF）认为，提高收入和福利对鼓励护士回到卫生部门是最有价值的激励措施（Considine & Buchanan 1999），但是这种策略是需要提供更多资金的政府行为。

近年来在卫生部门没有得到多少关注的一个人力资源规划方面是规划连续性方面。连续性规划是补充管理空缺的规划过程（参见 Nankervis et al 2005）。由于对卫生服务管理者的需求变得更为紧迫，能够满足现代管理挑战需要的管理者成为至关重要的事情。在一般产业中，大的组织通常非常认真地对待管理发展。连续性规划可以包含制定岗位描述和修改组织结构图（一个可视的"地图"，说明当岗位出现空缺时由谁来替代谁）。连续性规划也可以包含制定管理发展项目和个人发展指导计划。

活动 6.1　考虑你自己的组织

考虑你自己的组织或卫生产业部门以及你所面临的有关人员招聘和保留问题。
1. 你的组织缺乏某些特定类型的人力吗？
2. 你的组织人员流动比例高吗？如果是，为什么？
3. 在吸引和留住合格的/训练有素的员工方面是否存在困难？如果是，为什么？
4. 你的组织或部门采取什么策略应对人员短缺或人员流动问题？
5. 还能制定哪些其他策略？

创造一个健康的工作环境

Townsend 和 Allen（2005）在昆士兰一所私立医院进行的研究发现，仅有好的招聘政策——其目标也是通过一系列干预留住员工——是不够的，各个卫生组织确实有一些这方面的策略。一个组织如果其组织文化是注重员工、把员工视为自己的财富来培养与支持，并执行这样做的政策时，与把员工视为剥削对象的组织相比，这样的组织可能会有较低的人员流动率。越来越多的组织开始评估他们的"组织健康"，并开始考虑他们的政策是否能够对员工的健康和幸福产生积极影响（参见前面有关"有吸引力的"医院的讨论）。

创造一个健康的工作环境的一个方法是：提供一个以绩效评估员工的公开系统和工作流程。澳大利亚、新西兰和大多数亚太地区国家都有反歧视法律，禁止由于某些特征而产生的歧视性雇佣政策（Kramar 1995）。在不同国家或地区，这些特征可能包括年龄、病损（残疾或疾病）、性别或性别偏好、种族、宗教信仰或活动、政治信仰或活动、婚姻状况、怀孕、身体特征以及产业活动。在决定雇佣与否、雇佣期限（如工资或小时）、否决或限制晋升机会、转岗、培训与福利或终止雇佣时，直接或间接的歧视都是被禁止的。平等的雇佣机会（EEO）包括行为规范、申诉程序，以及允许对投诉者和被投诉者来说都公平的进行调查的投诉处理机制。平等雇佣机会政策在留住高素质雇员方面发挥着重要作用，平等雇佣机会政策还能促成公平的文化以及没有歧视和骚扰的工作环境。

另一个与留住员工有关的重要方面是：提供好的工作条件和安全、健康的工作环境。在澳大利亚，尽管在应用上有所不同，但各州和地区立法机构常常采用 Robens 模式（De Cieri 1995）。例如，新南威尔士州和维多利亚州就规定增加雇员和雇主的责任，并且鼓励通过健康和安全代表和委员会制定工作场所的协商构架。这也使更多的组织制定了他们自己的适合环境的健康和安全政策。职业健康和安全政策和工作流程的实施也经常通过年度计划和外部审计程序进行管理，经常作为资格认证的关键因素（参见澳大利亚卫生服务标准委员会 2003，《公平指南》）。

卫生部门并不是没有健康和安全问题。由于要抬动患者，护士背部受伤的比例很高。急诊室和社区分支机构的员工常常置于暴力威胁之中。卫生服务员工不得不处理创伤并应对极度痛苦和情绪激动的患者。服务量更大的部门会有更大的工作压力，有些时候会以员工之间的冲突形式表现出来。Allan 对昆士兰州一所公立医院的研究（1998）发现，越来越大的工作强度已导致员工动机和士气降低。Weekes 等人（2001）对维多利亚州的医学科学家进行的调查发现，随着工作强度不断增加，工作人员的精神压力会上升，身体状况会下降。澳大利亚护理联合会的一项报告指出，在维多利亚州，由于恶化的工作条件，护士正在纷纷离开卫生行业（Considine & Buchanan 1999）。Bartram 等人（2004）对在私立医院工作的 172 名护士进行的调查显示，授权（增加自主权、效果、重要性和能力）以及管理和团体的社会支持与降低职业压力相关，也可降低他们离开卫生组织的动机。

除了工作强度大以外，卫生服务活动的全过程均可发生风险，无论是越来越多地在流动汽车里提供外送服务（outreach services）、使用的材料有可能引起过敏或毒性反应（如乳胶手套或治疗性的药物），还是暴露于传染物中。

良好的健康和安全实践活动对每个人都非常重要，而且健康和安全问题是一个组织问题，而不是一个个人问题。受伤工人的康复和再就业是组织的健康和安全管理中越来越重要的一部分。与人力资源管理的任何其他问题一样，管理者需要了解相关法律，对组织政策和工作流程有很好的理解，并且知道如何寻求信息。重要的是，良好的问题解决技巧以及认识到良好的健康和安全实践能够营建一个健康组织从而使员工和消费者受益是至关重要的。

另一个相关问题是：越来越强调工作-生活之间的平衡、灵活的工作安排和提供其他福利，如托儿所、良好的食堂和停车场。健康的组织之间经常相互竞争高素质的员工。那些不关心工作条件的组织很快就会发现他们的员工在用脚投票。留住员工的关键在于承认并对员工的需要做出反应，即在工作时间和非工作时间之间取得平衡。Lumley等人（2004）发现，护士经常选择临时性工作，因为这种工作方式可使他们有更大的灵活性，能够更好地控制自己的工作时间。

绩效管理

在这种劳动力密集型产业，员工绩效是组织绩效的一个有机组成部分，而员工动机对员工绩效具有重要作用。动机被定义为付出高水平的努力来实现组织目标的意愿。作者认为，在努力的程度和一些个人需要的满意度之间存在一种正相关关系（Robbins et al 2000，p 549）。最近几年，正式的绩效评价程序已经制定出来，并且已尽可能地基于对公正、准确、相关、避免个人好恶、偏见或歧视并提供反馈机会的评判来实施。这些程序，通常称为绩效评价，已用于人事系统。虽然评审委员可能不大会考虑实践中绩效评价的价值及范围（Nankervis et al 2005），但对好的工作给予奖励和认可的一些形式已被视为对员工的一种重要激励。绩效评价经常是一个更为宽泛的绩效管理模式的组成部分，包括评价个人在组织目标、政策和实践中的绩效的组织程序和过程。绩效管理是一个有价值的双向过程——一方面给人们一个反馈某些对其有影响的管理问题的机会，另一方面可使员工理解自己在整个组织中的角色。在卫生部门，绩效管理的发展反映了这个部门的变化的本质。这些变化不仅基于临床或技术能力，例如合格的护士和放射科医师，而且基于诸如解决问题的能力或团队工作能力以及适应变化或挑战的能力。

实际上，绩效评价无时无刻不在进行。人们总是在对他人做出评判，人们也知道自己对他人的评判会对他们产生影响，这些评判能够影响他们获得晋升或培训和发展的机会。由于在卫生部门并不总是有经济上的奖励，其他激励和认可员工成就的方式就变得非常重要。那些没有感受到自身价值并在工作环境中存在问题及担忧的人常常会离开他们工作的组织。员工的潜在的不满意常常是员工离职率高的原因之一，这可能是一个组织没有认识到的成本。

Hale 和 Whitlam（2000）发现，一种包含几种策略的整合方法，如培训和指导，可为员工提供达到最高绩效的所必需的动机。而且同许多激励因素一样，管理者需要适当的人际技能培养员工的动机，并且能够主动应对可能导致负向激励的因素。激励员工并得到承诺，就要放弃对员工的控制并建立信任关系。与员工激励有关的管理策略包括：

- 承认员工的成就，提供成长机会，信任和鼓励创造性思维；
- 把员工当作成人对待，赋予他们责任，把犯错误和冒险行为视为正常现象，给予建设性的反馈意见和绩效评价；
- 制定清晰的目的和目标，授权，倾听员工意见，尽量理解他们的问题，相信他们正在竭尽努力；以及
- 按照员工能够理解和接受的方式确认和清楚地表达组织文化和价值观。

在引入提高员工动机的测量方法之前，管理者应该意识到对他们自己有激励和负向激励的因素。这种自我意识非常重要，因为如果管理者只强调对他们有吸引力的因素，那么在维持或提高个人动机方面可能不会有任何改善。

负向激励因素可能不仅仅是上面提到的激励策略的对立面。虽然每个人都受特定的负向激励因素的影响，这些因素通常包括：

- 无法平衡的工作负荷（即工作太少或太多）；
- 虚假征求意见或没有真正参与决策；
- 人际冲突的气氛；
- 一个不舒适的外部环境；以及
- 来自外部组织的不断的或负面的考查，如消费者监察人、政府机构或媒体。

一位成功的管理者也是一位领导，他是通过他人的工作实现企业目标，而不是靠赋予其权力的职位（Karpin 1995，p xvii）。Karpin 的报告推荐的一线管理创新运动（FMI）承认管理者同时作为管理者和领导者的重要性。FMI

的知识和技能分为四个主题：通过实例来领导，指导、训练、促进和向他人授权，创造最佳实践，以及创造创新的文化。管理者可用的其他策略包括授权、监督、训练和辅导。正如所讨论的，这些方法综合使用可以改善员工绩效。

授权

授权是一种赋予员工权力并保持员工积极性、发挥他们的创造性、承认他们的经验和技能的重要工具。授权是一个相互的建设性过程，在这个过程中，管理者和员工明确了要达到的目标，然后在现有的条件下放手让员工去完成自己的任务，并且在任务完成之前不进行评价。授权对管理者来说可能是一种很难学习和掌握的技巧，因为这个过程意味着失去控制并要接受员工可以采用与管理者偏好不同的方式来完成任务。对卫生服务管理者来说，有效授权在工作负荷管理中是一种主要工具，也是促使员工增长经验、技能和知识的一种方式，通过这种方式，管理工作在卫生服务管理者缺席的情况下也可以继续进行。

监督

监督是保证人员和工作按照既定轨道进行的一种策略。监督要求管理者高水平投入，通常适用于对新的、经验不足的员工或员工学习新技术时。进行监督时，通常会为员工设定目标，具体需要做什么、如何完成、如何报告、多长时间进行一次工作进展评价，以及什么人拥有管理权，这些都是以任务为导向的方式进行而不是以协商的方式进行。对训练有素的员工进行不适当的监督，会导致其丧失灵活性和独立思考能力。

训练

训练是一种参与式的支持性工作，在工作任务需要时进行，有时有一些挑战性，可包含对需要达到的技能的建设性反馈、实践和评价。训练通常侧重于一个特定的工作任务，并由一个更有经验的合作者来实施。每个员工可能都需要训练从而完成被授予的责任或更多地了解工作。训练应该建立在受训者需要的主观愿望基础上。训练不仅仅是教练口授命令。请有经验的员工担任教练对其是一种强有力的认可和奖励机制。管理者应确保受训员工能够得到及时的和支持性方式的训练，以便员工拥有完成任务所需要的技能、知识和态度。对于希望员工、团队和部门取得最高绩效的管理者来说，训练技能是非常重要的（Sofo 1999，p 156）。

辅导

辅导关系可以是正式的,也可以是非正式的,由组织为项目提供资助和支持。非正式的辅导可以在组织任何层面进行,持续时间可视情况不同而不同。组织很难确定这一类关系的收益。正式的辅导项目,尽管需要组织和辅导者付出大量时间、资源和经验,但一般可以对个人、组织和辅导者的收益进行某种形式的确认和评估(Ehrich & Hansford 1999)。辅导关系的建立可能有很多目的,包括培养人们对组织政治的了解、职业发展以及管理发展。辅导者本人也可以从辅导工作中获益,如对工作更加投入和更有热情,自己多年工作获得的知识和技能得到组织的认可,有可能发现新的工作方法。辅导者通常是单位和组织中有一定地位和经验以及沟通和解决问题能力的人。在到一个新的工作地点工作、接受新的工作任务或从事新的职业的最初阶段,辅导这种方式都可以运用,可以用于实施短期专项发展目标,也可以用于长期职业发展或支持。一线管理者通常不应成为自己所领导的员工的辅导者,因为那样会导致职责、建议的客观性以及政策模糊。

人力资源开发

绩效管理策略通常与人力资源开发政策联系在一起。后者是雇佣关系的关键方面,不仅是因为它们能够确保得到高素质的和有积极性的卫生人力——从而能够提供高质量的卫生服务,而且是因为它们能够提供培训和发展的机会——常常被组织用来吸引新的员工。培训和发展在卫生领域对于保持专业水准以确保新的发展和研究是非常重要的,应该整合到任何卫生组织的愿景和战略规划中以管理变化和质量改进。Stanton 等人(2005)在他们的研究中发现,大多数组织都将培训和发展视作未来发展的主要议题。

在卫生服务产业,许多产业政策和协议都包含了进修假期。但是,在以消极的个体化方式对产业政策做出反应和采取积极政策两者之间存在着重大差别。例如,政策是否"允许"员工休进修假但不鼓励也不提供额外的帮助?或政策是否通过提供在职培训或脱产培训或工作时间之内或之外的培训,或机构内或机构外的培训,鼓励员工参加进一步的培训?员工发展还应包括对职业教育活动和员工协会的支持,并且能够采取调休、进修假、参加会议和承认志愿者工作的形式。积极的人力资源发展策略需要与人力资源规划过程结合起来,在这个过程中,组织能够制定包括三个层面——组织、部门和个人层面——的人员培训计划。

在卫生部门，一个新兴的发展领域是知识管理。组织的知识是驱动绩效的一种关键成分，通常也被视为竞争优势的主要资源（Sharkie 2003）。组织内知识库包含不同的方面，包括员工的知识和技能、知识产权、整个组织的体系和机制以及组织内外部利益相关者的关系。知识管理主要是指组织汇集、储存、分享和应用知识以实现组织目标的能力。

从战略上说，高绩效组织致力于在所有员工和团队之间应用和分享自己的知识库。这可以通过几种方式来实现，包括构建一个积极沟通的氛围和文化（van den Hooff & de Ridder 2004），建设一个促进新知识分享和产生的交互学习环境（Hwang 2003），管理与处理好商标和许可证等知识产权（Teece 2000，p 12），以及对无形的知识形式——诸如员工技能和经验——制定组织范围内的策略方法（Sharkie 2003）。这些类型的组织特征和实践会促成一种积极的信息分享和沟通观念（Dixon 2000，p 52，Kader 2003）。

知识分享对组织绩效的最终影响取决于实践中知识管理过程的有效性。使用的系统需要整合以促进知识分享（Dixon 2000）并提供有效的管理，以提高整个组织的绩效（LengnikHall & LengnickHall 2000）。这个过程要求高层管理者的坚定承诺，以便所有员工不论在组织中的职位如何都有机会参加。知识管理计划直接与组织目标和愿景相联系也是至关重要的，包括人力资源和培训与学习策略（Hwang 2003）。

通过团队工作参与决策制定

团队可以被定义为为实现一个既定目标——这个目标不能以个人工作的方式实现——在一起工作的一组人，有效的团队工作是实现组织目标的关键。在卫生服务中，团队经常是由围绕着患者的治疗和保健的多学科人员组成的，团队也可以是用来推动组织变化的团队、管理新系统的团队或制定符合组织战略方向的实施计划的团队。卫生服务管理者能够发现，他们自己同时属于或领导着所有类型的团队。因此，管理者有效发挥作用是必需的，而且管理者有一项关键领导任务，需要运用多学科技能、判断和经验（New South Wales Health 2001，p 14）。

管理者可以是团队成员而不是团队领导者。在工作场所，管理者可同时有很多团队在运作。管理多学科团队是一个复杂工作，因为不同成员可能有不同的角色和照顾患者的方法。团队成员可能来自不同的部门，有不同的技能，工作条件也各不相同。团队工作的有效性将由多种因素共同作用来决定，包括学科之间的合作，明确角色、责任、优先事项和目标（New South Wales Health 2001，p 5）。

不是所有团队都会取得成功，也不是所有员工都喜欢在团队中工作。最近在新南威尔士健康项目——设计用于指导卫生活动的改良的团队工作——中有一份报告指出，有时候团队之外的护理和医务人员核心团队可影响卫生服务相关人员。但是，相关人员并不独立于团队，因为他们是患者服务过程的一部分，需要融入团队（New South Wales Health 2001，p 15）。

在构建有效的执行团队时，尽管强有力的领导技能被认为是对管理者的首要要求（Natale et al 2004），但是最近的研究也显示，在追求高绩效的过程中，似乎并没有一个标准化的路径去处理团队合作和整合问题（Kartzer et al 2004）。后一种情况要求管理者建立适当的团队层次以在这两方面之间巧妙地取得平衡。

管理者的一个重要功能是使组织使命和目标充满魅力——以使员工认为组织使命和目标与自己的工作相关的方式。对卫生服务管理者的一个挑战是要构建一个支持性的组织文化与风气。实现这一点的方式之一是在工作场所建立积极的角色模式，并通过强有力的领导将组织的价值观（如信任和尊重）付诸行动。

即使管理者具备出色的人际技能，如果人事管理系统与员工的行动和期望不符，他们的努力可能也难以奏效或面临更大的阻力。在运用人际管理技能时，应鼓励管理者将员工视为个体，使之在工作中得到承认和发展。但不幸的是，很多人事管理系统常常让员工感到自己只是一个数字而得不到认可和支持。

如果一个团队其所有领域和所有成员都能朝着一系列共同目标努力，那么该团队将能更有效率地发挥作用和完成任务。其中一个关键因素是减少和解决团队冲突。有时，尽管管理者工作很有技巧，团队仍会发生冲突。冲突的理想解决办法应该是一个双赢的办法——矛盾双方都感觉自己想要的结果得到了认可并已尽可能地实现了。解决冲突需要客观，如果管理者本身是冲突的一部分，他或她可能就需要另一个人从中调停。如果关注的是结果和策略而不是胜利和报应，例如关注的是问题而不是冲突中的人，冲突就能够在最大限度上成功地解决。现在已有有关解决冲突和专业调停者的专门课程，但是下面所列的基本步骤是解决任何冲突过程的一部分。

- 阐明期望；
- 发现事实；
- 协商和制定选择方案；
- 确定双赢的解决方案；以及
- 评价进展。

有关的技能包括积极倾听、换位思考、做出反应但不是情绪化的反应、创造性思考、质询、总结、耐心和坚持。

解决冲突不是要"忙个不停"。管理者不得不留出时间跟踪事件的进展，思考原因，如是系统问题还是程序问题，质询是否冲突是不可避免的，然后评价一致同意的解决冲突的行动。解决冲突对于大多数管理者来说都是最不愉快的事情之一。如果可以减少工作当中的冲突，则花在建立信任和尊重的价值观、承诺和动机、显示领导力和明确的目标与方向方面的时间是值得的。

有效的工作关系是建立在人力资源规划体系及将一组人组成一个理解并努力实施组织目标和愿景的团队的能力上的。在日常管理工作中，卫生服务管理者的工作包括资源管理和人事管理、解决冲突、消费者服务和投诉、工作场所压力以及处理工作信息流的需要。但是，他们也需要长期关注自身的角色。他们必须通过制定和评价组织计划来实现管理，并将这些计划转变成有意义的工作策略，后者是由他们的员工监督和报告的。将大范围的组织目标转变成按部门划分的工作计划也是一种需要时间和实践发展的技能（Gratton et al 1999，p 12）。

"人的问题并不仅仅是象征性的或引人同情的组织的核心问题，它们是组织的根本。任何组织中的任何问题都依赖于社会关系"（O'Neill & Kramar 1999，p 5）。因此，管理的功能是通过工作场所人与系统之间的相互作用落实效果的。许多从临床医生开始职业生涯而后转行做管理的卫生服务管理者发现，尽管他们有很出色的临床技能，他们的人事管理技能却不一定很好。他们经常专注于要完成的工作任务，以至于没有足够的时间来管理手下的员工。虽然管理者有责任实现部门的组织目标，管理者并不需要事必躬亲，员工和系统也不应该过度依赖管理者在，在管理者不在时他们不应该停止履行自己的职责。如果员工有必要的知识、权力、决策和解决问题的能力，那么在管理者不在时他们应该能够采取行动、做出决策并执行常规任务。

如果人和系统的前进方向不同，那么带来的紧张状态是没有效率和负向激励，而且会通过部门和组织产生连锁反应。

更多的有关团队管理的信息请参见第1章，与卫生团队工作。

沟通和信息分享

有效的人事管理的内在主题是交流——也就是参与式的、双向共享理解、承诺和目标、采取适当的行动（Robbins et al 2000，p 633）。

Sofo（1999）把管理功能分为三个主题：人事、研究和策略。"人事"的功能包括实现产出的人际关系技能和专家与个人和团队的相互作用（Sofo 1999，p 175）。Robbins等人（2000，p 644）引用的研究证实了这些技能的重要性，并估计在美国一半的管理者和30%的高层管理者有某种类型的人际关系困难。Robbins继续引用Karpin的报告的结论指出，澳大利亚的管理者需要发展他们的"软"技能。这些技能被确定包括沟通、激励、领导、授权和理判的能力。简而言之，关键的要求是"有效率地处理人事问题"（Mullins 1999，p 208）。

这些"软"能力的目标是创造一种"工作是令人满意的、有意义的和有趣的以及人们努力完成工作"的工作场所（Isachsen & Berens 1998，p 2）。另一方面，当工作场所是"被冲突驾驭的、不合理的和存在威胁的，人们会关注生存问题或在其他地方寻找更好的机会"（Isachsen & Berens 1995，p 2）。在这个环境下，管理者将很难实现组织目标。

组织中知识分享的实现和持续在很大程度上依靠通过管理实现的有效沟通程序。鼓励及提高雇员沟通技能对实现组织绩效是至关重要的。这些技能可用于清楚地表述和分享愿景、目标和信息，以达到承诺和成长，并解决不可避免的人际间的不和谐声音——可发生在把一群完全不同的人聚集到同一个工作场所下工作的情况。Gollan和Davis认为，在工作场所，"管理者和雇员之间的高质量沟通和咨询会带来更大的组织生产力和效率"（Gollan & Davis 1999，pp 69-91）。

今天的管理者面对的最大的挑战之一是电子邮件和互联网、会议、备忘录、政策、通知以及广告所带来的信息和知识爆炸。大部分媒体有他们自己的行话，识别重要的信息并用一种有意义的和方便记忆的方式向员工发布信息已经成为一项艰巨的任务。记事板、员工会议、发布的文件、电子邮件、人与人之间的聊天、政策和工作流程更新以及期刊俱乐部都是传播信息的方式。它们需要联合使用而不是彼此孤立，应谨慎选择或强调关键点而不是全部信息。管理者需要知道并应用组织中正式的信息发布渠道，以确保员工了解最新的情况并关注组织目标。

知识管理领域不断进展的是有关开发有效的和高效率的方式，不仅仅用于发布进来的信息，而且用于确定并得到个人带来或工作场所产生的信息。当被询问时，许多卫生服务管理者并没有想十年后还在同一个行业工作，这样，在人们离开自己的工作岗位之前，识别、记录和得到他们拥有的知识财富就变得越来越重要。知识管理不仅是建成一个更大和更好的数据库——它是关于应用和产生新的知识的开发技能。

很多卫生干预措施的技术日益复杂化以及循证实践的发展，都越来越强调开发"知识员工"的必要性（New South Wales Board of Vocational Education and Training 2001，pp 3—7）。

管理者要对他们的上司负责，也要对向其汇报工作的员工负责。"管理上面"的管理者认识到权力的来源和组织结构，并且掌握这些领域的进展、成果、问题和员工的反馈。他们确保了解员工的投入并将其整合到业务计划、人力资源计划和其他为实现卫生服务使命和目标制定的策略。

●人力资源管理（HRM）的效果

人力资源管理的核心宗旨是测量人力资源管理实践和政策的影响，越来越多的研究机构利用一些可测量的和对组织绩效有积极影响的证据探讨人力资源管理在改善组织产出方面的关键作用（Delaney & Huselid 1996，Huselid et al 1997）。人力资源管理的产出包括：员工流动率、疾病和缺勤、申诉与违纪事件的数量、事件与事故，以及劳资纠纷的发生率。其他测量人力资源管理产出的方法可以通过设定绩效目标，例如接受职业健康和安全培训或接受管理发展培训的人员数量。还包括员工态度调查或焦点小组访谈以及民意访问等。一旦收集得到数据并进行了分析，就有可能确定存在的问题并找到解决方案、与其他标杆进行对比，找到良好实践的领域。这些发现可以随后反馈给组织以采取行动。在财政可支撑的情况下确保高质量的安全的卫生服务的需要,较以往更加要求卫生服务组织确认战略、操作问题并用适当和及时的方式进行反应。Leggat 等人(2005)最近进行的研究发现,首席执行官被要求填表确认可能的绩效指标并指明如何使用这些指标监督组织绩效。绩效指标包括:财务、数量、患者/顾客满意度指标,与卫生服务工作流程的认证及过程结果有关的指标,例如不良事件、临床结果、患者/顾客的功能状况和患者/顾客的社区重新回归。这些方法的使用包括:

- 定期在高层/行政管理会议上进行讨论;
- 报告给董事会;
- 报告给筹资机构;
- 公开可得到的社区报告;
- 与其他机构比较;
- 与员工绩效管理的明显联系。

不到一半的首席执行官应答者报告,他们基于上述这些指标使用标杆对比方法与其他组织进行绩效比较,或将组织员工绩效管理过程建立在这些绩效指标基础上。需要说明的是,尽管在维多利亚体系中达到财务和数量目标非常重要,不到一半的首席执行官应答者表示,他们将这些指标与内部绩效管理过程联系在一起。平均刚刚超过 40%的都市卫生服务首席执行官报告在员工的绩效管理过程中使用这些得到确认的指标,不到 30%的其他类型的首席执行官报告如此行事。很明显,如果将人事管理实践视为组织有效性的来源,则公共卫生部门还有很长的路要走。

结论

有效的工作场所关系是通过人力资源计划系统以及构筑关注组织目标和使命的团队的技能建立的。处于一个剧烈变化和复杂的卫生服务环境中,要成为一个有效的人力资源管理者,就要将人际管理技能和系统知识结合起来。管理者需要的具体实践技能和知识包括:

- 了解组织的使命和目标；
- 了解相关的法律，包括劳资关系和职业健康与安全；
- 熟悉组织的聘用政策和工作流程；
- 有效的沟通技能；
- 知道到哪里去寻求相关信息；
- 关注被管理的人；
- 理解人的管理是基于人和社会关系；
- 知道有效的管理者需要能够适当地处理人的问题；
- 人力资源管理工作流程、实践和政策的测量和评价；以及
- 个人绩效的测量和评价。

问题讨论

参见行动6.2中的场景1：
1. 如何在你的部门引入这样一个系统？
2. 变化的障碍是什么？
3. 如何克服这些障碍？
4. 满足员工的要求之后，组织和部门的收益是什么？

参见行动6.2中的场景2：
5. 你认为你的员工将会如何描述你的管理风格？
6. 你的团队会有哪一类问题？
7. 明确你在你的部门中将会使用的改善状况的战略。
8. 描述你在实施战略过程中可能遇到的困难。

行动6.2　人的管理和系统

场景1

你的员工已经听说一个医院因其开展的家庭友好实践而赢得奖励。这个医院允许父母在周末离开工作岗位到学校去接孩子，而且允许他们在孩子睡觉时换班。上早班的员工还可带孩子来工作，并指定一位员工把所有的孩子送到学校。你的员工希望知道是否他们也能有类似的制度。

场景2

你管理的部门中有一个员工同时有临床和管理双重任务。你和所有的员工都在不停地忙碌。你没有时间向员工解释事情或通过开发新的技能训练员工。你所有的时间都用来发布什么该做、如何做、什么时间的指令，并不回答提问。

（冯　文　译）

参考文献

Aiken L, Havens DS, Sloane DM 2000 The magnet nursing services recognition program: a comparison of two groups of magnet hospitals. *The American Journal of Nursing* 100(3):26–36

Allan C 1998 The elasticity of endurance: work intensification and workplace flexibility in the Queensland public hospital system. *New Zealand Journal of Industrial Relations* 23(3):131–51

Australian Council of Healthcare Standards (ACHS) 2003 *The Equip Guide: A Framework to Improve the Quality and Safety of Health Care* (3rd ed). ACHS, Sydney

Australian Health Ministers' Conference 2004 *National health workforce strategic framework.* National Health Workforce Secretariat, Sydney

Australian Medical Workforce Advisory Committee 2000 Medical workforce planning in Australia. *Australian Health Review* 23(4):8–26

Bach S 2000 Health sector reform and human resource management: Britain in comparative perspective. *International Journal of Human Resource Management* 11(5):925–42

Barnett S, Buchanan D, Patrickson M, Maddern J 1996 Negotiating the evolution of the HR function: practical advice from the health care sector. *Human Resource Management Journal* 6(4):18–37

Bartram T, Cregan C 2001 *Human resource management in a union setting: configurations and systems.* Paper presented at the Academy of Management Annual Meeting, Washington, DC

Bartram T, Joiner T, Stanton P 2004 Factors affecting the job stress and job satisfaction of Australian nurses: implications for recruitment and retention. *Contemporary Nurse* 17(3):293–304

Bartram T, Stanton P, Harbridge R 2004 *Strategic human resource management in the health sector: uncovering the barriers and challenges*. Australia and New Zealand Academy of Management Conference Proceedings, Dunedin, New Zealand

—— 2005 People and performance. In: Stanton P, Willis E, Young S 2005 *Workplace reform and the healthcare industry: the Australian experience*. Palgrave Macmillan, Basingstoke

Bolton L, Goodenough A 2003 A magnet nursing service approach to nursing's role in quality improvement. *Nursing Administration Quarterly* 27(4):344–54

Boxall P, Purcell J 2003 *Strategy and human resource management*. Palgrave Macmillan, Basingstoke

Braithwaite J 1997 Workplace industrial relations in the Australian hospital sector. *Australian Studies in Health Service Administration* (number 80). School of Health Services Management, University of New South Wales, Sydney

Bray M, Deery S, Walsh J et al 2005 *Industrial relations: a contemporary approach*. McGraw-Hill, Australia

Bray M, Stanton P, Willis E et al 2005 The enterprise bargaining experience: a case of three states. In: Stanton P, Willis E, Young S 2005 *Workplace reform and the healthcare industry: the Australian experience*. Palgrave Macmillan, Basingstoke

Considine G, Buchanan J 1999 *The hidden costs of understaffing: an analysis of contemporary nurses' working conditions in Victoria*. Australian Centre for Industrial Relations Research and Training, University of Sydney, Sydney

De Cieri H 1995 Occupational health and safety. In: O'Neill GL, Kramar R (eds) *Australian Human Resource Management: Current Trends in Management Practice*. Pittman, Sydney, Chapter 10, pp 281–301

Delaney JT, Huselid M 1996 The impact of human resource management practices on perceptions of organisational performance. *Academy of Management Journal* 39:949–69

Dixon NM 2000 *Common knowledge: how companies thrive by sharing what they know*. Harvard Business School, Harvard

Duckett SJ 2000 The Australian health workforce: facts and futures. *Australian Health Review* 23(4):60–77

Dwyer J, Leggat SG 2002 Innovation in Australian hospitals. *Australian Health Review* 25(5):18–31

Ehrich LC, Hansford B 1999 Mentoring: pros and cons from human resource management. *Asia Pacific Journal of Human Resources* 37(3):92–107

Fitzgerald D 2002 Nurse shortage: a crisis for the next decade. *Contemporary Nurse* 13(2–3):209–112

Fox C 1998 Collective bargaining and essential services: the Australian case. *The Journal of Industrial Relations* 40:277–303

Gollan PJ, Davis EM 1999 High involvement management and organisational change: beyond rhetoric. *Asia Pacific Journal of Human Resources* 37(3):69–91

Gratton L, Hailey VH, Stiles P et al 1999 *Strategic human resource management: corporate rhetoric and human reality*. Oxford University Press, New York

Guest DE 1995 Human resource management, trade unions and industrial relations. In: Storey J (ed.) *Human resource management: a critical text*. Routledge, London

Hale R, Whitlam P 2000 *Powering up performance management: an integrated approach to getting the best from your people*. Gower, Aldershot

Huselid M 1995 The impact of human resource management practices on turnover, productivity and corporate financial performance. *Academy of Management Journal* 38(3):635–72

Huselid MA, Jackson SE, Schuler RS 1997 Technical and strategic human resource management effectiveness as determinants of firm performance. *Academy of Management Journal* 40(1):171–88

Hwang A 2003 Training strategies in the management of knowledge. *Journal of Knowledge Management* 7(3):92–104

Isachsen O, Berens LV 1995 *Working together — a personality centred approach to management* (3rd ed). Institute for Management Development, San Juan

Kader M 2003 Deployment of knowledge as a core asset in companies. *Today's Manager* June–July:37–9

Karpin D 1995 *Enterprising Nation, renewing Australia's managers to meet the challenges of the Asia-Pacific Century*. AGPS, Canberra

Kramar R 1995 Equal Employment Opportunity: an essential and integral part of good human resource management. In: O'Neill GL, Kramar R (eds) *Australian human resource management: current trends in management practice*. Pittman, Sydney, Chapter 8, pp 223–41

Kramer M, Schmalenberg C 2004 Essentials of a magnetic work environment: part 1. *Nursing* 34(6):50–4

Kratzer J, Leenders R, van Engelen JML 2004 A delicate managerial challenge: how cooperation and integration affect the performance of NPD teams. *Team Performance Management* 10(1):20–5

Lado AA, Wilson MC 1994 Human resource systems and sustained competitive advantage: a competency-based perspective. *Academy of Management Review* 19(4):699–727

Leggat S, Bartram T, Stanton P 2005 The limits of performance monitoring. *Australian Health Review* 29(1):17–24

Lengnick-Hall ML, Lengnick-Hall CA 2002 *Human resource management in the knowledge economy: new challenges, new roles, new capabilities*. Berrett-Koehler, San Francisco

Lumley C, Stanton P, Bartram T 2004 Casualisation: friend or foe. *New Zealand Journal of Employment Relations* 29(2):33–48

McDuffie JP 1995 Human resource bundles and manufacturing performance: flexible productions systems in the world auto industry. *Industrial and Labor Relations Review* 48(2):197–221

Mullins LJ 1999 *Management and organisational behaviour* (5th ed). Prentice-Hall, England

Nankervis A, Compton R, Baird M 2005 *Human resource management: strategies and processes* (5th ed). Thomson, Australia

Natale SM, Sora SA, Kavalipurapu SB 2004 Leadership in teams: managerial responses. *Team Performance Management* 10(3):45–52

New South Wales Board of Vocational Education and Training 2001 The future of work in a knowledge-based economy. *Training Agenda* 9(1):3–7

New South Wales Health 2001 *Effective partnerships in care benchmarking project — improving teamwork in health services* (draft report). Continuous Improvement Steering Committee, New South Wales Department of Health, Sydney

O'Neill GL, Kramar R 1999 *Australian human resource management* (vol 2). Business and Professional Publishing, Sydney

Prideaux G 1993 Making the transition from health professional to manager. *Australian Health Review* 16(1):43–50

Robbins SP, Bergman R, Stagg I et al 2000 *Management*. Prentice-Hall, Sydney

Schuler R 1992 Strategic human resource management: linking people with the strategic business needs of the business. *Organizational Dynamics* 21(1):18–32

Schuler RS, Jackson SE 1987 Linking competitive strategies with human resource management practices. *The Academy of Management Executive* 1(3):207–19

Sharkie R 2003 Knowledge creation and its place in the development of sustainable competitive advantage. *Journal of Knowledge Management* 7(1):20–31

Sofo F 1999 *Human resource development, perspectives, roles and practice choices.* Business and Professional Publishing, Sydney

Stanton P 2002 Managing the healthcare workforce: cost reduction or innovation. *Australian Health Review* 25(4):92–8

Stanton P, Bartram T, Harbridge R 2004 People management practices in the public health sector: developments from Victoria, Australia. *Journal of European Industrial Training* 28(2):310–28

Stanton P, Bartram T, Harbridge R et al 2005 *People management: a survey of the public health care sector.* Faculty of Law and Management, La Trobe University, Victorian Hospitals Association, Melbourne

Teece DJ 2000 *Managing intellectual capital: organizational, strategic and policy dimensions.* Oxford University Press, Oxford

Townsend K, Allen C 2005 Flexibility at a cost: responding to a skilled labour shortage. In: Stanton P, Willis E, Young S 2005 *Workplace reform and the healthcare industry: the Australian experience.* Palgrave Macmillan, Basingstoke

Upenieks VV 2003 The interrelationship of organisational characteristics of magnet hospitals, nursing leadership, and nursing job satisfaction. *The Health Care Manager* 22(2):83–98

Van den Hooff B, de Ridder JA 2004 Knowledge sharing in context: the influence of organisational commitment, communication climate and CMC use on knowledge sharing. *Journal of Knowledge Management* 8(6):117–30

Weekes K, Peterson C, Stanton P 2001 Stress and the workplace: the medical scientists' experience. *Labour and Industry* 11(3):95–120

West M, Borrill C, Dawson J et al 2002 The link between the management of employees and patient mortality in acute hospitals. *International Journal of Human Resource Management* 13(8):1299–310

Western Australian Ministry of the Premier and Cabinet 2000 Strategic people planning: an overview of workforce planning. Government of Western Australia, Perth. Online. Available: http://mpc.wa.gov.au/psmd/wptoolkit/framework/index.html [accessed 25 February 2005]

Wright PM, McMahan GC 1992 Theoretical perspectives for strategic human resource management. *Journal of Management* 18:295–320

第 7 章

卫生服务中的团队工作

MARY G HARRIS　ROSS D HARRIS　LYNNE P JOHNSTONE

学习目标
引言
卫生服务团队
卫生服务团队分析
影响团队绩效和有效性的因素
成为高绩效的卫生服务团队
结论
问题讨论
参考文献

学习目标

完成本章内容的学习后，读者应该能够：
1. 讨论在临床服务过程中及在卫生服务管理中越来越重要的团队作用。
2. 按照产出、工作周期和成员定义卫生服务团队。
3. 选择和使用适当的概念框架分析卫生服务团队。
4. 将卫生服务团队作为一个动态的开放系统进行定义，其与组织运行的环境是相互作用的，并且不断地要面对挑战。
5. 讨论评价和促进团队工作绩效的战略。

引言

在卫生服务组织，团队工作越来越重要。发达国家的人口老龄化，以及过去五十年来在防治传染性疾病方面取得的明显进步，已使临床服务供给模式发生了变化。今天流行的疾病（循环系统疾病、癌症、精神疾病、糖尿病、关节炎、呼吸系统疾病和骨骼肌肉疾病）都不太适应以往成功的急性和创伤性医学模式。因为它们本质上是生物－心理－社会疾病，不能用单一的学科来认识和处理；它们更需要寻求跨学科的和跨组织的团队分析和治疗（Fitzsimmons & White 1997；Poirier & Moran 1998）。因此，患者的服务需要转变，他们在医院服务提供者和社区服务提供者之间的转诊，在专科医生和初级保健提供者之间的转诊，都需要新的管理方法（见第13章有关组织的新形式的信息）。

团队提供了一个工具，可使组织能够对变化的环境作出反应，例如战略团队、项目团队、变化管理团队和跨组织合同管理团队。Rundall 等人（1998）、Ingram 和 Desombre（1999）观察到，在越来越大的环境压力下，在卫生服务行业，"用较少的管理人员做更多的事情"已经成为通过团队来完成任务的新的管理方法。此外，Guzzo 和 Dickson（1996 p 329）认为，"有充足的证据……（specifically, from Applebaum & Blatt, 1994）表明，与传统的层级制组织形式相比，以团队为基础的组织形式常可带来更高的组织效果"。

全面质量管理（TQM）方法强调多功能和多学科团队——如质量体系和员工全面参与——可持续促进绩效（Dionne et al 2004）。在组织中，除了质量促进外，团队还可服务于多种目的，包括促进服务产出、创新和改善服务态度。那些还没有理解可以通过团队开展工作的卫生服务管理者会使自己的组织处于产出不理想的风险之中。他们的表现是无法使自己的个人和管理风格适应正在变化的社会需要和处于变化中的卫生服务文化。因此，在面对卫生服务团队工作效果很好的证据时，他们还在唱反调。也许，最令人担忧的是，他们无法发挥选择团队工作方式的大量专业人员的能量和能力。

对团队工作没有兴趣的管理者可能是出于个人原因，如管理者更喜欢传统的工作组织，或可能是由于专业对其管理风格的影响。平等主义历史上就不是一个医疗价值观，鼓励分享领导权的管理者可能会发现，在一些专业层级制度中这种方法不是普遍做法。在医院中，许多卫生专业人员仍然喜欢"强有力"的领导，后者意味着一种独裁的领导风格，这样的领导风格会维持已经建立起来的"等级制度"，而这样的制度会贬低组织通过团队一起工作的价值。

同其他行业一样，研究人员发现，卫生行业也存在很多类型的团队。例如，合作团队、财务审计团队、住宿服务团队以及人力资源团队，这些团队有着与其他商业和服务业相似的目的和功能。在卫生行业，由于是"健康事业"，工作团队有其特殊性，如评估和治疗受伤者、患病者和残疾者，健康促进和生活质量，以及合作目的和实践经常被低估的富有的、个性化的职业文化。本章特别强调临床团队结构和工作流程，但本章所信奉的原则也同样适用于非临床团队的分析和管理。

本章的目的是总结与卫生团队管理者有关的知识。尽管我们也同意"组"和"团队"这两个词在很大程度上是可以相互替代的，但我们选择"团队"这个词。本章首先从历史的角度讨论卫生团队，接着是一系列卫生团队的定义。随后本章探讨分析团队投入、结构、工作流程和产出的理论和概念。据此，我们考查了影响团队绩效的因素，最后本章将概述一些促进绩效和效果的实际策略。

卫生服务团队

卫生服务团队并不是一个现代发明。医学史上有很多团队如何解决问题的例子。案例研究7.1提供了一个19世纪的成功的卫生服务"项目团队"的例子。

案例研究 7.1　氯仿团队

1847 年，一个爱丁堡的妇科医生 James Young Simpson 正在寻找一种能够缓解最严重的分娩疼痛的吸入药剂。当时美国有人正在进行乙醚用于外科手术的试验，因此有人乐观地认为，其他物质可能也会同样有效。在很多个不眠之夜，两个"朋友兼助手"，Keith 医生和 Duncan 医生，同 Simpson 一起在其餐厅为寻找有可能止痛的成分试着吸入了大量不同物质。11 月 4 日，在吸入了大量不同液体——效果全部令人失望——之后，Simpson 想起他有一些氯仿或氯仿醚，是利物浦的一位药剂师 David Waldie 给他的。这三个人把这种奇怪的、浓稠的液体装进一个平底玻璃杯中，开始了他们危险的试验。很快，他们感到了心情的变化，他们变得"眼睛明亮、非常快乐和爱唠叨"。然后他们都安静下来。Simpson 第一个醒过来，他首先想到"这是一个比乙醚强大得多和好得多的东西"。他随后才意识到自己是趴在地板上。

他转过身看见躺在椅子底下的 Duncan 医生，他的嘴张着、眼睛瞪着、头仰到后面，完全无意识，而且用一种坚定的、令人惊恐的方式打着鼾。然后他看见了 Keith 医生的脚和腿，那个动作是要弄翻餐桌，或者更恰当地说是要打碎餐桌上的每一件东西。

4 天以后，Simpson 在一次成功的分娩中第一次使用氯仿来止痛。

单一学科和多学科的卫生服务团队

Simpson 的麻醉项目团队（案例研究 7.1）是非常成功的。这是一个传统的医疗团队，是单一学科的。

一个单一学科的团队通常能够快速地形成或"结合"，并且对权力和领导地位不会有太多的斗争，因为其成员的专业是高度一致的。每个人除了年龄、经验和个性不同之外，具有相同的职业素质，理解行业暗语，遵守同样的职业价值观。

多学科或交叉学科团队通常需要较长时间才能形成，并且由于团队成员之间的价值观不同，在结合过程中可能会有麻烦。在一项康复团队研究中，113 名应答者中有一半承认团队存在不和谐，因为其他成员在侵入他们的专业领域（Strasser et al 1994）。但是，渡过了磨合阶段的团队能够建立强有力的和相互补充的工作模式,这对处理复杂的健康相关问题是非常必要的。

多学科和交叉学科卫生团队的出现

第二次世界大战带来的卫生服务问题是大量伤员和残疾人如何康复。John Bonica,现代疼痛管理之父,为了提供高质量的疼痛评估和治疗,1944—1946年在美国西雅图转向团队工作。当时 Bonica(1990)面对的是这样一个事实,他自己无法单独处理复杂的疼痛问题。一开始,他按照传统的医学模式请神经科、神经外科、整形外科、精神科和其他学科的同事评估疼痛患者,也就是进行一系列的会诊。会诊后他会收到一个常规的会诊报告(一个电话或一封信,或一个填在患者病历表格上的意见)。然后他会根据会诊报告做出适当的诊断并制订治疗计划。Bonica 发现,这种工作方式的进展是缓慢的,效率很低,长期而言可能不是一个适合的工作流程。因此,Bonica 开始尝试用一种新的方式开展工作。他开始经常性地与参加患者会诊的所有专科医生进行面对面的会谈(每周2～3次)。他们讨论患者的情况直至就诊断和治疗方案达成共识。这是目前了解到的第一次用多学科/交叉学科方式处理患者疼痛问题的实践。Bonica(1990,p 197)写到:

> 这些早期的经验告诉我,复杂的疼痛问题应用多学科/交叉学科团队方式解决可能更为有效,团队中的每一个成员都会为了一个共同目标贡献出自己的专业知识和技能,这个共同目标就是做出正确的诊断并制定最有效的治疗策略。

六十年来,很多卫生服务机构是"强烈的和意料之外的",要求成员使用新的才能,同其他人以及同对内负责团队训练、对外保护团队的领导一同工作(Edmondson 2003)。

作为促进卫生服务供给工具的团队

有些服务毫无疑问应该继续由单个服务者来提供,但是管理者要清楚地认识到,对有复杂的慢性疾病患者提供服务的许多门诊医疗服务,仍是由单个的或一系列的专科医师来提供,即以所谓的"1945年以前的方式提供"。因此,患者接受的服务是断断续续的、浪费时间的,患者常常要承受等待一个又一个就诊安排的压力以及由他们的初级医生将这些不同意见和诊断结果整合在一起。怪不得公众会越来越多地关注卫生资源的使用和有些服务的过时的服务组织方式。

卫生服务中的团队类型

在卫生行业，正式的和非正式的团队都有。正式的团队是组织为某种专门目的成立的。另一方面，非正式的工作团队没有法定的组织地位，例如一个杂志俱乐部或一个慢跑小组。这些团队是为了满足参与其中的个人的、社交的和专业方面的需要而存在（Fried et al 1999）。本章不讨论非正式团队，但是卫生服务管理者应该了解它们的存在，因为它们会对员工的思想、士气和行为都会产生影响，既可是积极的也可是消极的。更多的关于非正式的卫生服务团队的情况参见 Rakich 等人的文章（1992）。

Sundstom 等人（2000）描述了六种团队，即生产、服务、项目、行动、咨询和管理团队，分类主要依据各自的工作和产出、工作周期及成员来进行。

生产团队

生产团队是根据他们的产出来组合和定义的，如一个日间患者治疗团队，或一个红十字血库的采血小组。看病的患者或献血员的逗留是短暂的，但是这种团队的工作是紧张和重复的。典型的产出包括对顾客的服务。工作周期趋向于重复，工作周期要短于团队存在的寿命。生产团队的自主性从自我管理到外部监督管理各有不同。团队的成员通常是固定的，可以由单一学科或多学科人员组成（Sundstrom et al 2000）。

服务团队

服务团队由负责"相互协作、进行重复的顾客关系处理"的雇员组成（Stundstrom et al 2000，p 4）。由服务团队服务的顾客既可以是内部的也可以是外部的。在卫生组织中，生物医学设备的维护、食品供给以及建筑物维修等都是服务团队提供的例子。服务团队的自主性因工作而异。例如，生物医学设备工程师的工作属于典型的半自主性质的工作，而供给团队是有监督的。服务团队提供的服务通常是跨部门的，过去十年的趋势表明，医院常常通过转包合同从外部服务团队购买服务。

项目团队

项目团队包括研究和评价团队、特殊的工作团队、营销团队和计划团队。项目团队的任务可以是审评和报告未来对全科医生或助产士的人力需求，评估社区精神卫生服务的等候时间，或在急诊部门执行紧急任务。项目团队的典型产出包括计划、调查和报告。项目团队的工作周期依据不同的项目而不同，一个周期可能就是一个项目团队存在的时间。项目团队的成员很可能是多学科的，在项目生命周期中可以有变化，因为不同的阶段需要不同的专业人员。一旦项目目标实现或进一步的进展已明显不可能时，项目团队通常会解散（Sundstrom et al 2000）。

行动团队

行动团队的例子是外科小组、急救小组、争议处理小组和谈判小组。典型的产出包括外科手术、病人运送到急诊部门或对争议的协商解决。这些小组的特征是其工作周期是短暂、紧张和自我管理的，可能是日常性的重复性周期，也可能是临时性周期，可以基于相似的疾病，也可以基于新的疾病（Sundstrom et al 2000）。当疾病变化时，团队成员可能需要进行额外的培训。行动团队的成员可以是单一学科的也可以是多学科的。在卫生行业，由于许多行动团队具有全天候的工作性质，团队成员可以根据每天轮班的花名册组成。但也不排除特殊情况下，其成员组成是中度到高度稳定的，例如一个高度专科化的外科团队。

咨询团队

咨询团队包括专门委员会（如伦理研究委员会、质量促进或专业标准委员会）、咨询理事会和特设委员会。后者是为完成特殊任务而特别设立的，例如调查和针对患者和（或）员工满意度降低的问题提出建议。咨询团队的典型产出是决定、建议、推荐办法和方案（Sundstrom et al 1990）。咨询团队的工作周期的长短依据任务的性质不同而不同。典型情况下，咨询团队的成员是根据他们的专长选择的，因此他们通常是多学科的。他们也可能来自组织的不同功能领域,在这种情况下也可被定义为多功能的(例如组织范围的绩效促进委员会)。咨询团队的成员通常是稳定的,其任期是事先决定的。

管理团队

管理团队的例子包括高层行政管理团队、区域指导委员会以及其他包含高层管理者和直接向他们回报的管理者的管理团队。管理团队的工作可以包括他们负责的工作部门的协调,通过诸如制订计划、决策、预算和人事安排的联合活动来进行(Cohen & Bailey 1997 in Sundstrom et al 2000,p 4)。这类团队通常是自己组织的,也可能是自我设计的。管理团队可位于卫生服务组织的战略位点(Mintzberg 1983),在正式组织的各个层次(即国家、地区和机构层次)。典型情况下,一个包括首席执行官在内的高层管理团队是直接向负责的政府机构报告工作。

卫生服务团队分析

任何一个组织引入或保持团队工作的决定都总是实用主义的决定,很少是因为理想主义或理论上的原因。这可能也是为什么团队理论从来不是自发形成的原因。还没有合适的团队理论的第二个原因是:团队的"异质性"。团队是无所不在又变化多样的,任何一种适用于一种情况的原则可能都与其他原则相抵触。不过,有很多理论有助于理解为什么会产生团队,它如何才能持续存在或衰退,以及为什么一个团队会比组织中的其他工作安排形式效率更高或更低。在这里,我们要描述几种理论、概念和经验文献来探讨这些因素,包括社会阶层理论、社会交换理论、操作条件理论和系统理论。

●团队和专业分层的卫生系统

没有一个团队是孤立运行的。所有团队都是在一个更大的组织体系内运行,并受团队所处组织环境的政策、结构和文化支配。事实上,团队经常在组织和外部环境之间的界面发挥作用,因此,团队成员可能特别容易受到外部力量的影响,后者可以与团队竞争组织资源(Choi 2002)。如对团队工作的重视程度就影响成员的参与和贡献。对于很多新的卫生服务管理者和团队领导者来说，挑战来自于：在高度专业化的卫生服务行业，如何理解不成文的"权势等级"的存在，这种人与人之间的地位分化如何影响团队成员的行为，以及最终如何影响团队的绩效。专业的和组织的社会等级制度即文献中所说的"分层"，被 Bullough（1988）描述为"按照人们的财富、权力或社会等级对他们进行的分层"（p 289）。对此还必须要加上与专业技能相联系的权力。协调一群有高度权威的专家的工作极富挑战性（Mintzberg et al 2002）。

最近，卫生组织正在试行"管理层次扁平化"，意在减少由于组织结构引起的等级化。人类社会像现代医院这样等级化严重的组织很少，只有监狱、学校和部队，但是医院的等级最为森严。一个原因是：在医院里，谁处在卫生服务专业的最高层或最底层是公众观点的反映（Bullough 1988）。另一个原因是：医院的权力掌握在主流团体手中，他们表达和维护的是社会已接受的社会阶层划分。而团队正是在这种看似格格不入的文化氛围中成长和繁荣起来的。

对于普通百姓来说，医院可为创伤、择期手术或分娩等紧急情况提供无缝隙的、通常是有效的服务。急诊室团队、外科团队、护理团队、产科病房团队和康复团队在舞台的中央，从提供他们的专业服务直到离开。但是，这些团队工作都是通过组织层级实现的。因此除了顾客需要的知识和技能之外，每一个卫生服务专业人员已经学会了对一系列错综复杂的问题做出反应，使他/她能够讨论专业问题中遇到的礁石和浅滩。医生们和护士们已经很热衷于参与等级制的博弈。例如在美国，20 世纪 50 年代形成了一个包括注册护士、操作护士和护理助理的三层护理结构（Lambertson 1953），并且很快通过立法成为制度（Bullough & Bullough 1978）。有趣的是，Lambertson（1953）把美国这种新出现的护理专业等级制组织称为"护理团队"。这看上去不太可能是等级制与团队的结合。团队能够在一个等级制的、有着社会分级化的环境中发挥作用吗？矛盾的是，在卫生服务行业，答案是肯定的——团队能够并确实能在现代医院的极度等级化的社会环境中发挥高效率的作用。在这种环境中，一些专业团体已经制定了沟通标准，有时候这种"博弈"有助于他们一起更有效地工作。例如，Stein（1967）首先注意到一种不同寻常的方式——护士为了避免"被管理起来"，会向医生提供信息、纠正他们的错误并在用药剂量或其他治疗问题上给他们自己的建议。这种"博弈"是很有必要的，因为在一个等级制社会中，地位较低的人不能告诉地位较高的人如何做事的。

在高度等级制的卫生服务中，团队能够发挥作用是因为：

- 专业人员是知识分子；
- 他们都遵守为患者服务的基本守则；
- 他们理解工作中的等级文化；因此
- 他们能忍受专业权力博弈的挫折，只要他们能够做他们真正喜欢做的。

Phillips（2001）总结到，通过在选择成员时认真考虑每个团队的社会结构及确保每个团队都有清晰的规则和善于协调团队工作的领导者，管理者能够帮助有着社会分级化的卫生团队更有效地工作。

团队参与作为一个社会交换合约

团队是人与人之间相互影响的组织，个人参与卫生团队与否是自愿的。没有人能够强迫专业人员在一个团队中工作。因此，必须证明合作对专业和对个人都是有益的，否则团队成员会退出团队，后者可以是人离开，也可以是心理上离开。因此，团队领导者必须关注团队的任务和工作流程。社会交换理论提供了一个探讨为什么关注于工作流程是重要的有用概念。

关于社会交换，20世纪50年代和60年代出现了一个理论。该理论指出，人们选择合作常常是为了相互受益而不是相互竞争（Thibault & Kelley 1959；Blau 1964）。人与人之间的交换从最表层（例如买一个面包卷）到最深层次（例如缔结婚姻）都可以发生，持续时间可以是暂时的，也可以是终生的。对于团队来说，团队成员之间的交换包括口头的交流和非口头的交流，例如交换信息、微笑和皱眉。这些交换会以相应的好处和代价的方式被评价（Homans 1974）。好处包括对专业水平和贡献的承认，而坏处可能包括负面的甚至是恶意的反馈、拒绝、冲突和浪费时间的感觉。在这方面，社会交换理论提供了一个理解这个问题的概念性基础：为什么团队工作安排对很多工作人员是有吸引力的，为什么一些团队要管理团队成员之间的交换以保持得到的好处大于付出的代价，从而保护团队的活力，以及为什么一些团队失败了。

管理者思考与团队有关的社会交换可以得到几个方面的好处。首先是组织和团队之间的合同。是否已对交换双方讲清楚，以便组织管理者和团队都清楚各自能从团队工作中得到什么？其次是团队成员之间的合同。是否团队已向它的每一名成员全面说明了参加这个团队有什么代价和好处？这些代价中的一个可能是：个人职业自主权会受到一定的限制，同时潜在的好处是：每个团队成员可以从成功的共同努力中获得满足。

可控行为调节作为分析团队工作流程和绩效的一个框架

同社会交换一样，可控行为调节理论也认为，社会行为可以通过奖励（强化）来学习和保持（Skinner 1953, Watson & Rayner 1920, Kazdin 1989）。在团队工作中，这种理论的实施意味着，管理者（和团队成员）应该关注团队工作中任务导向的人与人之间的关系部分，以确保维持平衡，并且所有成员都可依据他们的个人努力程度得到奖励。有时，团队成员感觉不到自身努力得到了奖励。在这种情况下，管理者应该列出常见的原因：团队成员把他们个人生活中的麻烦带到工作中来了；组织拿走了资源，改变了团队成员的任务和（或）绩效要求；或团队成员间发生了冲突，并且还没有被解决。例如，一个功能强大的团队可能被其管理者分派了额外的任务却没有得到额外的资源，显然这是由于团队的绩效增加了新内容。然后，意想不到的事情发生了，一个团队成员辞职，另一个也因为"工作压力"想要离开，而管理者被叫去处理一起常见的因"加班"引起的反抗。管理者找一个"替罪羊"来解释团队中存在的严重问题很容易却很危险。更可能的是，组织引起的变化增加了患者服务或项目任务，降低了团队的工作满意度，使得对于某些成员来说，最好还是另外找一个地方工作。

在可控行为调节理论中，强化剂是根据它对行为的影响来定义的（Kazdin 1989）。因此，一个正强化剂是一个与行为相倚的事件，如果随后行为发生频率增加了。接下来的几个议题是：第一，通过评价过去的绩效来决定什么可以改善未来团队的绩效只是一种可能；只有在这个工作完成之后，才能确认"好的"团队行为的强化剂。没有精确的有关团队在刚刚过去的时间里的绩效数据，对如何提高团队绩效纸上谈兵是没有意义的。特别是，管理者必须有来自团队成员的信息，以了解他们的努力是得到了"奖励"还是"惩罚"（Salkovskis 1996）。

按照 Katzenbach 和 Smith 的观点（1996），一个给定的"团队"特征是：其成员为了团队目标接受了"彼此相关的责任"。以可控行为调节的观点来看，这意味着当一个人加入一个卫生服务团队时会发生相当不同寻常的变化：对于专业人员来说，强化剂不仅是他们的个人努力，也不仅是团队的绩效要求，也是患者存活/状况改善/康复或成功实施的过程改变。在卫生领域中，一些最稳定有效的和最长期的服务团队是压力最大的地方——急诊室、重症监护病房、外科团队和产科病房。如果不从团队成员在对危重患者治疗中获得了个人和职业满意度的角度考虑，这点很难理解的。还需要进行更多的研究，以分析卫生专业人员如何扩展对患者、团队甚至组织所承担的专业责任的边界。根据上面的说法，我们预测，责任增加倒不一定增加团队的负荷，反而可能有助于保证团队成员应得的奖励并在沮丧和失望之际得到缓冲。例如，护士发现姑息护理服务是一个压力很大的工作环境（Harris & Turnbull 1990）。然而，姑息治疗团队趋向于稳定和持久。

系统理论：一个有用的分析卫生团队的框架

系统理论提供了一个有用的分析团队运行的组织环境以及这个环境如何影响团队活动和绩效的分析框架。如图7.1所示，系统理论也向管理者提供了一个有用的根据团队投入、工作流程、产出、结果、反馈机制和文化分析团队功能的框架（Mickan & Rodger 2000）。在此，我们提出几个有助于管理者运用一个系统框架系统性地分析一个团队的问题。

组织环境支持有效的团队工作吗？

Sundstrom等（2000）认为，团队的组织环境对其绩效是最大的影响因素。相关的影响因素包括组织的政策和文化（如参与式、合作式和授权式或专断式、控制式和严厉式）。Rundall等（1998）发现，团队给卫生服务管理者提供了一种工具，一种给专业人员授权的方法。这些研究人员总结道，管理者为促进良好的团队工作，需要制定团队授权以及使他们保持关注组织工作目标的工作流程，也就是被他们称作"授权的界定"的现象（p 36）。

进一步的环境影响因素包括：组织目标，提供给患者/代理人的服务类型，资源可及性和组织内部资源的竞争，管理信息和控制系统，员工培训、监督和奖励系统，以及其他影响专业和组织管理文化的因素（Rakich et al 1992；Sundstrom et al 2000）。

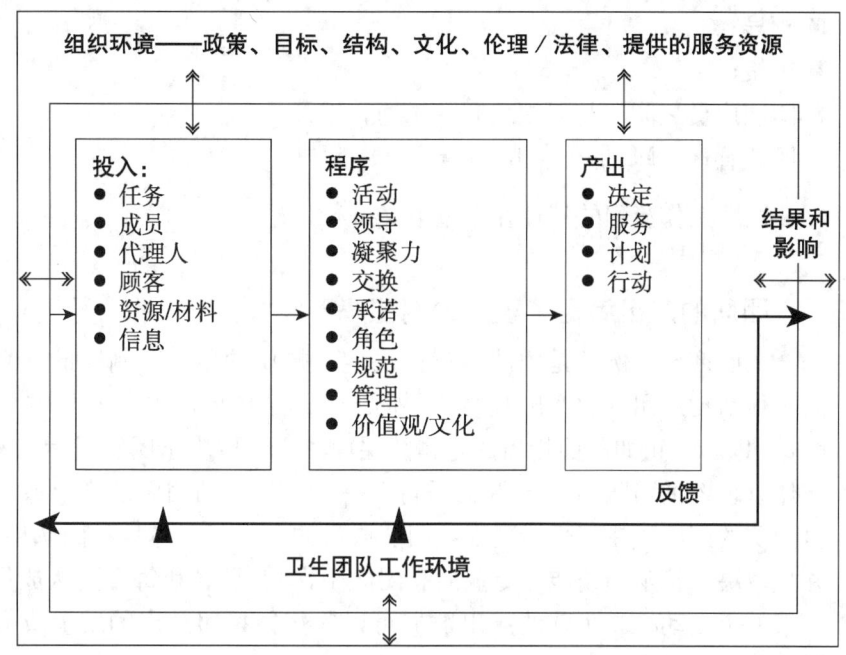

图 7.1　作为开放系统的卫生团队

团队投入足以使其完成任务吗？

如图 7.1 所示，团队投入包括团队工作范围、团队任务、目标或目的、团队成员的数量和特征、团队的患者/代理人以及团队所需的物质资源。重要的是所使用的设施、设备和技术的质量和适用性。进一步的投入包括团队报告的要求，包括自我管理和决策授权的程度以及团队获得的信息。

制度性的、组织的和团队相关的支持已确认是理想的投入，有助于团队实现其目标（Cashman et al 2004）。

团队的工作流程有助于高效的和有效的团队工作吗？

在图 7.1 中列出的团队工作流程能够使团队将投入转化为产出，包括团队活动、相互作用和关系，可用于分析下列问题：

- 团队凝聚力，包括团队成员对实现团队目标的承诺；
- 团队角色、规范和文化；

- 领导；
- 决策；
- 团队成员之间和与组织之间的沟通；以及
- 团队管理（Mickan & Rodger 2000）。

团队工作流程的特征在本章下文进行讨论。

团队的产出满足了组织的期望吗？

团队产出的例子是团队做出的决定、提供的服务、制定的计划以及开展的其他活动。团队的产出有两个层面——即个体层面上和团队层面上（Rakich et al 1992）。正如前面指出的，团队层面的产出取决于团队目标。例如，一个合作管理咨询团队的产出明显不同于一个外科行动团队的产出或一个研究项目团队的产出。在理想情况下，团队成员的个人产出体现在团队层面的产出，并且取决于特定的技能（专业的和团队工作）、承诺和每个团队成员带到团队中来的个人动机。团队的产出数据可以收集并按照产出的质量或数量用于测量团队的生产力。

团队使用什么反馈系统帮助团队学习和改善绩效？

同所有开放系统一样，团队的行动和结果受反馈信息的影响，即团队成员个人和团队作为一个整体收到的有关其产出和绩效的质量、及时性和效果反馈信息。反馈可以是团队正式获得的，可用作团队学习和改进绩效的基础。反馈也可以是非正式的，例如来自同事、患者/代理人或团队的组织顾客对团队成员个人的正面的或负面的评论。

团队如何有效地实现其目标，这些目标是用高效的方式实现的吗？

团队产出是团队绩效的最终结果，包括有效性的正确测量和数据收集方法的规划。典型情况下，评价一个工作团队的目的是形成性的（相对于总结性的），其目的是促进组织绩效。关于形成性和总结性评价的信息请参见第18章。

下面探讨有助于提高团队绩效的一些管理策略。

影响团队绩效和有效性的因素

一项由 Sundstrom 等人（2000）对有关工作团队的文献进行的荟萃分析提出了五类与团队绩效和有效性有关的变量。它们是组织环境、团队组成和规模、团队设计和领导、内部团队工作流程，以及外部团队工作流程。第一个因素上文已讨论过，不再进一步讨论。

团队规模和组成

典型情况下，高层管理通过与指定的团队领导者协商来选择团队成员。团队成员的特点、整体的专长，以及团队成员的稳定性对团队绩效有潜在的影响。

规模

团队规模是团队绩效的决定性因素，因为团队规模可限制团队成员之间的互动。通常情况下，团队规模越大，为了保持参与者的注意力，从而提高团队的效率，团队成员之间的交流就越复杂，因此其工作流程也必须越正式。研究人员指出，团队成员不应该超过 12 个人。但是，最近有证据认为，比较大的团队通过计算机网络也可以有效地履行职能（Kreitner & Kinicki 1998）。

影响团队决策的权力和能力来源

典型情况下，不同的团队成员可有不同的能力、素质、工作经验、性格和人口统计学特征。如上文所述，这些差异可影响成员的状况及其能力，因而可影响团队的决策。团队成员的个人权力来自他们在组织中的正式职位、个人特征（例如领导魅力）、拥有的专业技能的类型和层次以及团队中其他人对这些技能的需要程度。而且权力也来自于团队成员拥有的促进或阻碍团队中有用信息流动的能力（Robbins 1993）。最近的研究表明，多数情况下，团队成员之间在专业技能和工作经验上存在差异更有助于改善团队绩效（Edmondson 2003；Kirkman et al 2004）。另一方面，实际的或感觉上的地位和权力差异以及年龄和性别差异，如果没有得到很好的处理，会对团队绩效产生负面影响（Kirkman et al 2004）。

关于性别差异，越来越多的文献资料表明，男性和女性对信息的处理方式不同（参见第9章），但是，还不清楚这种差距对决策有何影响。然而，有证据表明（Rogelberg & Rumery 1996），在一个两性组成的工作团队中，女性会体会到不公平。不均衡的团队参与会由于缺少所有相关团队成员的贡献导致不好的决策。此外，也可能导致某些团队成员有疏离感或退出。因此，对于男性和女性，特别是对于团队领导者，意识到性别差异对团队参与的微妙又强烈的影响并制定策略以保证充分的和平等的团队参与是非常重要的。

显然，通过确保团队有早期完成团队任务的成功经验，团队管理者和团队成员能影响团队成员对团队职能的认识（McLean et al 2005）。

集体智慧

团队的组成决定了团队的潜在的集体智慧。这种集体智慧可以认为是团队成员个人的知识、技能和经验的总和。直观上我们可能会错误地认为，团队的集体智慧越高，团队就越有效。这种假设并不一定成立，因为正如本章所强调的，有多种组织和行为因素有可能对一起工作的团队成员产生负面影响。据说，已发现一个团队成员平均认知能力相关的概念是唯一的可以预示团队有效性的指标（Sundstrom et al 2000）。

内部圈子和外部圈子

一个团队可以有一个内部圈子和一个外部圈子。例如，尽管药剂师David Waldie是一名专业人员（药剂师），在他的引导下，爱丁堡的医生James Young Simpson发现了后来被称作氯仿的物质（案例7.1），他并没有被纳入研究团队，看上去他也没有因为在这个发现中所发挥的作用而得到多少赞美。有一些成员是组织内部圈子的成员。在一个多学科团队中，通常这些成员常规在一起工作。用Ovretveit等人的话说（1997），这些是"核心"成员。还有一些人，一般来说数量更多，他们是团队完成工作需要的人员，但他们不是所有时间或执行团队所有职责都需要的人。他们可被称为"辅助"成员（Ovretveit et al 1997）。与他们拥有的技能以及团队是否通过决定谁在"里面"和谁在"外面"而确定其边界相比，"核心"成员与"辅助"成员的指派和专业并不重要。

团队成员的稳定性

团队根据其成员稳定性的不同而不同。有些团队可有固定的成员，而另一些则在不断变化。例如，临床团队在很大程度上由于组织原因而变化，例如一天 24 小时、一周 7 天的工作值班安排。医院中一个饮食服务团队的成员可能不太发生变化，而管理团队通常表现高度的日复一日的稳定性。一个团队成员的相对稳定性对人际关系和团队绩效有很大影响。例如，只有当团队已经达到"执行"阶段，并且团队成员问题已经解决时，团队成员的凝聚力和对团队任务的承诺才能实现。团队失败的一个原因是团队成员调动，这可能与带薪休假或管理行动有关。因为团队凝聚力是产生好的绩效的重要影响因素（Webber & Donoghue 2001，Sundstrom et al 2000），我们认为管理者一旦选定了团队成员，应该尽可能避免打乱团队。

团队设计和管理

工作团队的重要设计特征包括工作的场所、使用的设备质量和适宜程度、团队的任务、团队的报告关系和领导关系，包括自我管理和决策自主权的程度。自我管理和决策自主权这两个概念与团队授权有关，在团队自主权低的情况下，团队绩效应该通过有效的团队内部工作流程的领导提升（Dionne et al 2004）。

团队任务

一个组织建立一个工作团队是为了实现一个既定的任务。这个任务通常由相关的管理者定义：工作范围、权限，团队的运作和决策范围视情况而定。事实上，正是任务决定了团队成员需要具备的知识、技能和经验的类型及组合以及必需的技术设施（Ovretveit et al 1997）。

另一方面，使团队既定目标成为团队成员合作完成任务的共同目标，这个任务是团队自身的事。首席执行官或外部管理者无法创造一个共同目标。这点通常会令卫生团队的管理者感到紧张，因为这些团队成员主要是作为自主个体执行自己的职责。这对专业合格的团队成员尤其如此。在这种条件下，是否能做出一个统一的努力受任务性质的影响，并且要有有效的领导和团队成员与他人合作的意愿（Mullen & Copper 1994）。

团队的任务常常决定团队的工作流程。例如，召集专家来评价一个最近收住院的患者，可能需要一个过程来整合专家们的经验从而到共同的目标。达到目标后专家们就离开，各自去做自己的工作，直到下一次任务把他们再次聚到一起。另一方面，多学科临床团队可能在完成统一的任务时面临更大的挑战，因为任务的紧急程度可能不是很明显。

团队管理和领导

不论是由团队成员还是由首席执行官选举，确保一个卫生服务团队有指派的领导者都是一项管理任务。这个人要负责组织的团队绩效，与其他组织或部门谈判，将组织的指示转达给团队成员等。领导者与团队之间的"适合"，领导者对团队成员授权方面的技能将在很大程度上决定团队的有效性（Kirkman et al 2004）。因此，这个所谓不必总是扮演领导者的角色，领导位置可以根据团队工作的需要在特定时间（例如冲突管理、谈判）从一个成员转移到另一个成员。

Belbin (1993) 指出，一个全科医生小组常常比一个高级专科医生小组更容易协调团队的努力。"团队导向的、稳定的外向的人、良好自律的和心理很稳定的人能够维持一个好的团队"（p 110）。Belbin (1993, p 110) 比较了合作的全科医生团队和由一个高级专家领导的在合作方面有困难的团队：

> 超级明星领导的团队，即使其多才多艺或很有创造性，并且是学术带头人，在当前的社会和经济条件下，在大型企业中也难以有大作为……对于应对未来不断增长的不确定性，过分依赖个人仍是一个处方。

在卫生服务中，找一个超级明星做领导是传统上的做法，不能说这些团队过去不是或现在不是成功的。另一方面，Main 和 Spanswick (2000) 认为，将来的交叉学科团队不一定要由医学专业人员领导。最大的可能是由一个不仅有和患者打交道的知识而且也有团队工作知识的有经验的临床医生领导 (p 350)。绝对服从权力的领导模式将来很可能不再站得住脚。因此，现在迫切需要将某种形式的团队参与和领导力培训加入到卫生专业课程中，以便团队能够实现合作决策的优势并避免第 9 章中所谈到的失败（关于领导力的进一步信息请参见第 9 章）。

团队内部工作流程

团队内部工作流程是指团队成员之间的相互作用和关系，包括团队角色、规范、决策制定、社会整合（又称团队凝聚力）、团队能力和绩效（或集体有效性）(Sundstrom et al 2000)。集体工作是通过学习如何近距离地、长期地与其他专业人员一起工作实现的，它的组成现在才开始懂得（Freech & Reeves 2004）。

团队角色

角色是团队成员由于个人的教育背景、专业训练或工作经验所期望的个人行为。当角色与个人期望不同时，团队内部会出现角色冲突和角色压力。例如，管理团队的一些成员可能希望首席执行官做决策，而其他人可能希望参与决策。同样，一个康复团队的成员可能希望上级医生做出治疗决定，而其他成员希望参与决策。角色冲突的最好解决方法是进行开诚布公的讨论。

除了专业角色以外，团队成员还要完成重要的增强团队凝聚力的团队支持功能。这些有助于一个团队在任务和工作流程之间保持平衡。根据团队在某一个时间段最需要的一种或几种技能，团队领导者的功能会从一个成员转到另一个成员。1948 年，Benne 和 Sheats 最早首先界定了任务导向的和维护导向的功能（Kreitner & Kinicki 1998，p 296），他们还为致力于促进团队有效发展的卫生服务管理者提供了一个有价值的清单。在有助于团队保持目标导向的功能是：点子的"发起者"、"信息提供者/寻找者"、"苦心经营者"或"净化剂"、"协调员"、目标"定位器"、"评价者"、团队"动力"、"过程工程师"和"记录者"。团队维护的功能包括"鼓励者"、"协调者"、"和事佬"（或冲突解决者）、"看门人"（监督者和促进参与者）、团队的工作流程的"标准制定者"、"实事评论员"和"追随者"。

团队规范

随着时间的推移，每个团队都会制定适用于所有成员的规范或期望。制定规范要花费时间，而且一旦制定很难改变。这些不成文的行为规则对于团队和组织设置来说都是独特的。所以对于一个新的成员来说，在理解规范成员行为的非正式的管理团队规则之前，他/她在团队中很难做事。新成员加入团队通常要由团队有经验的成员清晰地解释团队规范。如果不时地在团队成员中开展自我批评式的讨论、用改善团队相互作用的态度探讨团队规范，则团队规范就可一直发挥作用。

团队决策

团队的决策方法依任务、组织文化和团队成员的期望不同而不同。例如，有些团队有一个"等级制"结构，在这种团队中，每一个成员都扮演一个独特的角色，并且对做最终决定的团队领导负责（Phillips 2001）。而另一些团队可能信奉高度民主的决策方式。然而在这种团队达成共识可能会很费时间——卫生专业人员不喜欢浪费时间。虽然民主投票制度可以加速决策过程，但是，其代价可能是成员参与降低，相应的决策质量可能降低（Mickan & Rodger 2000）。对于团队来说，安排某人对团队的决策方法进行评价和报告是有用的办法。这可以促进决策中的差异性和创造性，并避免强有力的个人一言堂或出现"团队思维"（Janis & Mann 1977）、"群体转换"或者"群体漫游"（Kreitner & Kinicki 1998）。当个人面对意见一致的压力时，以及当个人选择不参与以避免发生冲突时，可以观察到已经出现了后一种状况（Kreitner & Kinicki 1998）。在等级制的结构中，已经发现影响团队决策的能力与"领导对团队成员的满意度、返回意愿和自我效能"呈正相关，与退出高绩效团队呈负相关（Phillips 2001年）。通常人们认为，决策过程影响团队生产力和士气，但对什么因素可以帮助或抑制做出合理的团队决策并不清楚（Pethybridge 2004）。（有关决策的更多信息请参见第9章。）

团队的凝聚力和成员的合作意愿

奇怪的是，当管理者组建一个新的工作团队时却很少考虑团队成员的个性，有证据表明，团队成员的认知风格可影响任务导向的工作行为，而且也许还可影响整个团队的效果（Armstrong & Priola 2001）。团队成员愿意一起工作的程度在很大程度上取决于他们在多大程度上需要和尊重另一个人的专业才能和团队文化。当团队文化——重视合作性的患者评估和干预——与个人价值观——希望做自己的事情不用去考虑团队中的其他人——明显不匹配时候就会出问题。个人在专业等级中位置越高，就越可能不遵守团队中彼此相互依靠的工作形式。例如，在最近几年，大量临床精神病医生被安排参加卫生服务团队，而临床精神病医生很看重在患者评估和干预方面的专业自主权。他们也不一定有团队工作的经验和技巧。管理者和团队成员之间就会在精神病医生对患者的工作方式问题上产生摩擦。（"他们关上门，不与他人讨论工作，我不知道他们在同患者做什么！"）当然，这种问题在不是特别理解团队合作的社会工作者、医生、理疗师或护士中间同样可能存在。

当这种问题出现时，领导者有责任去调解两种都完全有道理的工作文化之间的冲突，如通过团队会议上公开对话的形式。对于整个团队来说，这可能是一个再次考虑的机会，不仅是团队目标，而且是患者服务过程中合作达到目标的程度。对于适当的相互依靠任务，领导者的目标是要找到实现团队目标的方式和方法，并在优化患者服务机会的情况下保护各个专业人员的价值观。关注于绩效改善通常能够导向增加团队的凝聚力，反之则不然（Mullen & Copper 1994）。

Lawson 等（1996 p 82）发现，在卫生服务团队中，角色之间的相互依靠和相互补充有时会导致混淆，或冲淡个人对患者服务的责任。管理者有责任对这种危险有清醒的认识。要确保每一个团队的成员都了解他们自己的责任并制定团队内部和外部工作报告指南，使患者和负责他们的人员不会疏忽大意。团队管理者也要致力于减少歧义和不和谐的地方，其方法是确保经常将"我们的工作方式"在团队会议上经常是一个议题。

有很多临床训练和经验可使团队成员能够为了团队的产出目标放下自己的偏好。例如，肿瘤专科医生可能希望一个 X 光照片可疑的患者立即住院，然而当这个患者要等到周末重要的家庭庆祝结束之后再住院时，这个医生可能就会安排这个患者下周一住院。换句话说，临床医务人员为了实现他们的长期治疗目标对患者会做出妥协。他们会（也可能是不情愿的）放弃他们的个人自主权以争取患者的配合。虽然临床人员知道这些临床技能并得到鼓励应用它们，同时放弃个人自主权以争取多学科团队同事的支持和配合的技能却常常没有人教，而且可能得不到专业认可。

团队能力

Melvin（1980）认为，多学科团队的成员"不仅需要有他们自己专业领域的技能，还需要有团队共同工作中对相关的活动或当事人的额外的责任。这需要有效的团队相互作用的必备技能和如何将整合的团队活动转化为一个结果——比团队中每个人的活动简单相加更好的结果——的知识"（p 379）。对团队成员进行授权的团队领导风格可以提高团队工作职能，以及团队的有效性（Dionne et al 2004）。管理者有责任确保成员在团队工作中得到训练。关键的技能是沟通、积极倾听、询问、总结、协商、"诚实的调解人"技能和团队展示技能。

团队绩效

人们有些时候根据团队的成熟程度和绩效水平来定义团队。例如，Tuckman和Jensen（1977）提出，团队发展包含五个阶段的理论模型：即形成、暴风骤雨、规范、执行和终止。在形成阶段，团队成员由于角色不确定性和对团队中其他成员信任有限，倾向于小心谨慎地处理问题。在早期阶段，团队成员倾向于检验领导者的权威、角色和团队的权力构架。这个过程可能导致冲突，这就是Tuckman定义为暴风骤雨的阶段。一个团队在这个阶段可能会终止，除非团队拥有资源来解决个人权力博弈并确定可接受的团队行为。权力和权威斗争会干扰完成任务，解决这些团队斗争有助于团队进入规范阶段。规范是通过公开的、非情绪化的讨论达成一致，团队成员对团队目标的共同理解、他们如何实现目标、谁做什么以及团队如何处理冲突等。

一旦团队解决了权力博弈并建立了有效的关系，团队就能够进入执行阶段。典型的高绩效团队是以任务为中心的、显示高度合作的，团队成员之间的沟通是开放的，团队成员专注于完成工作所需要的资源、技能和信任。冲突和专业边界上的争论不会再干扰工作，因为团队成员知道如何处理这种问题。Tuckman和Jensen（1977）认为，团队发展的最后阶段是终止阶段。这时团队和组织都已认识到团队的任务已完成，是团队解散并对团队贡献给予适当承认的时候了。

团队外部工作流程

由于团队不可能在与其他组织成员和利益相关者隔绝的情况下工作，他们的绩效就会受到来自团队外部的相互作用的影响，包括同行、管理者、供应商和顾客，以及有关的协作和沟通因素。但是，对这些因素的评价已经超出了本章的范畴。

成为高绩效的卫生服务团队

这一部分的目标是给管理者提供管理变革的方式和方法，以提高生产力。

毫无疑问有很多效率低的卫生服务团队，很多任务没有人领导或领导人很差，很多工作没有适当的工作流程支持。这些团队对患者服务、一些出色的卫生专业人员的留任是潜在威胁，并最终会影响到组织绩效。

从数据开始：团队目前的绩效水平如何？

绩效改进的过程从借鉴有关团队目前绩效的可靠数据开始。因此，第一个问题是：是否有这样的数据，如果没有，为什么没有？令人惊讶的是，很多昂贵的、基于团队开展的卫生服务并不常规收集对评价团队绩效有用的信息——可以计算出投入－过程－产出类型的信息——可用于评价工作负荷。但是这类信息通常没有；只有少量有关患者的结果或患者的照顾者的信息，消费者满意度测评资料也很少，卫生专业人员通常不与其他团队成员分享患者治疗转归的信息。

改善团队绩效质量的过程应该从一系列会议开始，在会上大家可对什么信息可以有效和可靠地反映团队的绩效达成共识。接下来的问题是：是否有可用于捕捉必需信息的协议、测量工具或问卷。通常幸运的情况是，这些工具可以获得，因为从头设立有效的信息收集工具的过程是非常耗费时间和金钱的，可能需要基于大学的专业知识来完成。

- 下一个要解决的问题是：
- 谁应该负责收集信息；
- 信息应该从哪里收集；
- 信息应该在什么时间收集。

这种团队并不提供任何服务，但每个专业成员都提供服务，有时与其他人合作。因此，所有团队成员都要承诺用团队同意的方法并在团队同意的时间从消费者那里收集信息。如果绩效评价能在未来的质量提高过程中使用，那么它们必须以团队成员认可的方式测量绩效（有关评价方法的更多信息请参见第18章）。

为数据收集提供资源

如果收集绩效相关信息是一个额外的工作任务,那么没有一个团队会持续地收集这些信息。如果团队的管理者相信,有关患者结果的数据对绩效评估是重要的,那么管理者就必须为收集这些信息提供资源。应该有专门的数据员负责收集、录入、汇总和计算团队成员收集来的信息。在卫生服务团队中,很多数据收集努力由于资源不充分而停滞不前。

使团队对绩效数据进行讨论和解释

一个临床团队会非常重视有关如何改善患者服务或转归的信息,不论是团队收集的还是研究得来的(Gasling et al 2003)。团队会把这类信息视为自己的财产,管理者不能在团队成员不知道的情况下拿走并呈现在给首席执行官的下个季度的报告中。当然团队的数据有很多目的,例如,支持一个扩充资源的论证,但是这些是主要目的的附加。收集数据主要目的是给团队工作一个精确和正确的解释,以改善个人和团队的工作绩效。

只有团队成员掌握这些信息并相信其真实性时,他们才可能从这些结果数据中学到东西。任何威胁暗示都会造成恐惧并使管理者改善团队绩效的愿望化为泡影。

执行团队设计变化

Guzzo 和 Dickson(1996)指出,团队设计变化是提高团队绩效的支点。这些研究人员认为,重要的设计因素包括:团队成员、角色、沟通方法和团队目标。管理者可以组织讨论以改进基于怎么做对患者最好的原则进行的团队设计,因为这似乎抓住了团队成员激励的关键(Johnstone 2004)。

团队工作流程改变——特别是会议

团队会议是团队绩效的动力室。在团队会议上,交流的信息包括患者/代理人、个人和团队的工作模式、需要团队讨论的复杂的患者问题，以及团队活动的伦理、医学－法律和预算问题。在团队会议中，团队成员可运用人际关系顺畅的解决组织中的问题。但这是一个理想状态。

很多会议组织得很不好，以致团队成员把会议视为他们每周工作时间的最低点，而不是看到团队工作的某种好处的时间。团队会议尤其必须是这样一种时机——团队成员感觉可得到支持，并可"安全"地参与到常常是困难的团队工作流程和结果分析中。Edmondson（1999）已经提出，"团队心理安全"可能是团队成员学习的先决条件，从而会影响团队结果。

一些团队有常务主席——可以是管理者或高年资专业人员。一些团队主席职位是由团队成员定期轮流担任。无论哪种形式，管理者询问主席（们）是否已经接受过完成这种吃力任务所需的适当培训是大有好处的。角色扮演和模拟实践可以提供有价值的培训，有助于顺利召集适当的人——任务相关和团队人际相关的人——出席会议。

在团队工作流程变化和改进方面不能忽视模拟这一工具。现在已经可以对外科、麻醉室、急诊室、救护车、牙科、疼痛处理、老年人护理、康复、骨骼肌肉治疗，以及很多其他按照"患者医学上的紧急程度"进行的团队实践的团队进行模拟训练，可制造一个顺应性好的、计算机控制的人体模型。有大量的航空公司机组人员就是在飞行甲板团队的升降操作模拟器内进行训练的（Stout et al 1994）。后者可构建机组人员相互依靠的能力。类似的实践对卫生团队也是一种保障——可提供一种团队可控的"安全急救"方式，这样，团队能将注意力集中在提高自己的绩效而不必担忧"患者"的干扰。

培训一个能使用计算机的团队

近些年来，尽管计算机在大众中应用广泛，但很多卫生专业人员仍然不能熟练操作键盘。这也许会影响到与患者的沟通，使团队无法进行应用研究，由于无法使用互联网和文献检索引擎使教育滞后。此外，一个范围更大的管理系统——患者教育和治疗辅助——现在已经可以通过互联网或 CD－ROM 得到。除非团队成员在使用新技术方面训练有素，否则将无法使用大量的新方法。

改变绩效条件

每一项卫生服务团对工作都是在一个特定的健康/疾病/社会环境下完成的。一些环境比另一些更难让团队充分发挥。例如，姑息治疗团队是在大部分患者将走向死亡的情况下进行工作的。这种特定的条件强调了团队成员之间相互支撑的需要，由此团队才可以维持下去。

管理者需要对挑战卫生服务团队士气和绩效的环境条件保持高度敏感。当这些条件很明显开始干扰团队绩效并影响到团队成员士气的时候，就该采取行动，同团队成员一起去看一看是否可以改变日复一日的工作环境。Guzzo 和 Dickson（1996）认为，"大部分研究一致认为，影响团队绩效的是环境"（pp 334-5）。他们指出，飞行机组资源管理的成功在于改变飞行甲板文化，将机组团队成员从强制的团队工作流程中解放出来，使他们在飞行中能够运用他们的全部能力帮助其他人，特别是必须做出重要决策时。

结论

作为本章研究内容的结果，我们认为，卫生行业提供了很多团队形成和工作的机会。近些年来，由于卫生状况和疾病谱改变以及各种促进患者服务质量的管理策略，这些团队已越来越变为多学科和多功能团队。卫生服务领域中的团队将会继续变化并更深入人心。团队成员的边界对团队整合是非常重要的，但是这些边界不能成为无法穿透的障碍。团队应该时常根据自身需要完成的任务量来审核应该扩大还是缩小成员队伍。每个团队能力的一部分都应该投入到活动中以证明团队正在用成本-效率高的方式达到它的目的。

问题讨论

1. 本章定义的六种团队工作的类型是什么，他们在团队的产出、工作周期以及成员方面有何不同？
2. 在一个以高度社会分级为特征的卫生服务组织环境中，卫生服务团队如何有效地发挥作用？

3. 选择你熟悉卫生服务团队，并向你的同事描述其组织环境、任务、成员（包括权力和地位差别）、领导和其工作流程以及发展阶段。讨论这些因素中的每一个是如何影响团队成员的满意度及其对团队活动的承诺。
4. 本章已经将团队描绘成一个有投入、有奖投入转化为产出和结果的工作流程的动态系统。这个系统中的每一个组成部分都对团队绩效有所贡献，随团队任务和团队类型不同而不同。使用一种系统框架并利用本章所学的信息，讨论你们应该如何制定评价和提高一个特定团队的绩效（要么是管理的要么是临床的）方法和策略。

（冯　文译）

参考文献

Applebaum E, Blatt R 1994 *The new American workplace*. ILR Ithaca, New York

Armstrong SJ, Priola V 2001 Individual differences in cognitive style and their effects on task and social orientations of self-managed teams. *Small Group Research* 32(3):283–312

Belbin RM 1993 *Management teams: why they succeed or fail*. Butterworth-Heinemann, Oxford

Benne KD, Sheats P 1948 Functional roles of group members. *Journal of Social Issues*, Spring: 41–9

Blau PM 1964 *Exchange and power in social life*. Wiley, New York

Bonica JJ 1990 *The management of pain* (2nd ed). Lea & Febiger, Philadephia

Bullough B 1988 Stratification. In: Hardy ME, Conway ME (eds) *Role theory: perspectives for health professionals*. Appleton & Lange, Norwalk

Bullough VL, Bullough B 1978 *The care of the sick: the emergence of modern nursing*. Prodist, New York

Cashman SB, Reidy P, Cody K et al 2004 Developing and measuring progress towards collaborative, integrated, interdisciplinary health care teams. *Journal of Interprofessional Care* 18(2):183–96

Choi JN 2002 External activities and team effectiveness: review and theoretical development. *Small Group Research* 33(2):181–208

Cohen SG, Bailey D 1997 What makes teams work: Group effectiveness from the shop floor to the executive suite. *Journal of Management* 23:239–90

Dionne SD, Yammarino FJ, Atwater LE et al 2004 Transformational leadership and team performance. *Journal of Organizational Change Management* 17(2):177–93

Edmondson A 1999 Psychological safety and learning behavior in work teams. *Administrative Science Quarterly* 44(2):350–83

Edmondson AC 2003 Speaking up in the operating room: how team leaders promote learning in interdisciplinary action teams. *Journal of Management Studies* 40(6):1419–51

Fitzsimmons P, White T 1997 Medicine and management: a conflict facing general practice. *Journal of Management in Medicine* 11(3):124–32

Freeth D, Reeves S 2004 Learning to work together: using the presage, process, product (3P) model to highlight decisions and possibilities. *Journal of Interprofessional Care* 18(1):43–56

Fried BJ, Topping S, Rundall TG 1999 Groups and teams in health services organisations. In: Shortell SM, Kaluzny AD & Associates (eds) *Health care management: a text in organisation theory and behaviour* (4th ed). Jossey-Bass, San Francisco

Gosling S, Westbrook JI, Braithwaite J 2003 Clinical team functioning and IT innovation: a study of the diffusion of a point-of-care online evidence system. *Journal of the American Medical Informatics Association* 10(3):244–51

Guzzo RA, Dickson MW 1996 Teams in organisations: recent research on performance and effectiveness. *Annual Review of Psychology* 47:307–38

Harris RD, Turnbull R 1990 Nursing stress and stress reduction in palliative care. *Palliative Medicine* 4:191–6

Homans GC 1974 *Social behavior: its elementary forms* (revised ed). Harcourt, Brace Jovanovich, New York

Ingram H, Desombre T 1999 Teamwork in health care: lessons from the literature and from good practice around the world. *Journal of Management in Medicine* 13(1):51–8

Janis IJ, Mann L 1977 *Decision-making: a psychological analysis of conflict, choice, and commitment.* Free Press, New York

Johnstone PL 2004 NHS *Agenda for Change: Catalyst for widespread health services improvement.* Proceedings of Dimensions in Health Care Conference, 10–13 October, Sydney

Katzenbach JR, Smith DK 1996 The wisdom of teams. In: Pierce JL, Newstrom JW (eds) *The manager's bookshelf: a mosaic of contemporary views* (4th ed). Harper Collins, College Publishers, New York

Kazdin AE 1989 *Behavior modification in applied settings* (4th ed). Brooks/Cole Publishing Company, Pacific Grove, California

Kirkman BL, Tesluk PE, Rosen B 2004 The impact of demographic heterogeneity and team leader-team member demographic fit on team empowerment and effectiveness. *Group and Organizational Management* 29(3):334–68

Kreitner R, Kinicki A 1998 *Organisational behaviour* (4th ed). McGraw-Hill, Boston

Lambertson EC 1953 *Nursing team organisation and functioning: results of a study of the Division of Nursing Education.* Teachers College, Columbia University, New York

Lawson JS, Rotem A, Bates PW 1996 *From clinician to manager: an introduction to hospital and health services management.* McGraw-Hill, Sydney

Main CJ, Spanswick CC 2000 *Pain management: an interdisciplinary approach.* Churchill Livingstone, Edinburgh

McLean T, Atkins E, McLean K 2005 Quality practice award and teamworking: the perceptions of primary health care team members in Scotland. *Journal of Interprofessional Care* 19(2):149–55

Melvin JL 1980 Interdisciplinary and multidisciplinary activities and the ACRM. *Archives of Physical Medicine and Rehabilitation* 61:379–80

Mickan S, Rodger S 2000 Characteristics of effective teams: a literature review. *Australian Health Review* 23(3):201–8

Mintzberg H 1983 *Structure in fives: designing effective organisations.* Prentice-Hall, Englewood Cliffs, New Jersey

Mintzberg H, Lampel JB, Quinn JB et al 2002 *The strategy process: concepts, contexts, cases* (4th ed). Prentice-Hall International Editions, London

Mullen B, Copper C 1994 The relation between group cohesiveness and performance: an integration. *Psychological Bulletin*, March:224

Ovretveit J, Mathias P, Thompson T (eds) 1997 *Interprofessional working for health and social care.* Macmillan, Basingstoke, Hampshire

Pethybridge J 2004 How team working influences discharge from hospital: a study of four multidisciplinary teams in an acute hospital in England. *Journal of Interprofessional Care* 18(1):29–41

Phillips JM 2001 The role of decision influence and team performance in member self-efficacy, withdrawal, satisfaction with the leader, and willingness to return. *Organisational Behaviour and Human Decision Processes* 84(1):122–47

Poirier EA, Moran JW 1998 Design for change in a home health agency. *Managing Service Quality* 28(1):19–24

Rakich JS, Beaufort B, Longest JR et al 1992 *Managing health services organisations* (3rd ed). Health Professionals Press, Maryland

Robbins SP 1993 *Organisational behaviour* (6th ed). Prentice-Hall, Sydney

Rogelberg SG, Rumery SM 1996 Gender diversity, team decision quality, time on task, and interpersonal cohesion. *Small Group Research*, February:79–90

Rundall TG, Starkweather DB, Norrish BR 1998 *After restructuring: empowerment strategies at work in America's hospitals.* Jossey-Bass, San Francisco

Salkovskis PM (ed.) 1996 *Frontiers of cognitive therapy.* The Guilford Press, New York

Skinner BF 1953 *Science and human behavior.* Macmillan, New York

Stein LI 1967 The doctor-nurse game. *Archives of General Psychiatry* 16:699

Stout RJ, Salas E, Carson R 1994 Individual task proficiency and team process: what's important for team functioning? *Military Psychology* 6(3):177–92

Strasser DC, Falcone JA, Martino-Saltzmann D 1994 The rehabilitation team: staff perceptions of the hospital environment, the interdisciplinary team environment and inter-professional relations. *Archives of Physical Medical Rehabilitation* 75:177–82

Sundstrom E, DeMeuse KP, Futrell D 1990 Work teams. *American Psychologist* 45(2):120–33

Sundstrom E, McIntyre M, Halfhill T et al 2000 Work groups: from the Hawthorne Studies to work teams of the 1990s and beyond. *Group Dynamics* 4(1):44–67

Thibault J, Kelley H 1959 *The social psychology of groups.* Wiley, New York

Tuckman BW, Jensen MAC 1977 Stages of small-group development revisited. *Group and Organisation Studies*, December:419–27

Watson JB, Rayner R 1920 Conditioned emotional reactions. *Journal of Experimental Psychology* 3:1–14

Webber SS, Donoghue LM 2001 Impact of highly and less job-related diversity on work group cohesion and performance: a meta-analysis. *Journal of Management* 27(2):141–62

第 8 章

领导和管理改革

LYNNE P JOHNSTONE JUDITH DWYER PETER J LLOYD

学习目标
引言
改革的概念和特性
为什么需要改革
为什么改革及其受到怎样的抵制
管理改革的理论和模型
卫生服务改革:在实践中革新
组织改革
管理过渡和巩固改革
结论
问题讨论
参考文献

学习目标

完成本章内容的学习后，读者应该能够：
1. 阐述并理解组织改革的原因和目的。
2. 讨论并思考目前领导改革的有效方法及这种改变如何与管理的其他方面有机地结合起来。
3. 了解阻碍改革的因素，为制定组织改革策略和实现组织改革目标需要采取的关键措施。
4. 应用本章的概念，改造卫生服务组织，并考虑为什么及什么时候采用某些方法会更有效。

引言

> 我们一直都处于秩序与混沌之间……管理上的巨大改变导致了反复无常、似是而非、进退两难和自相矛盾，这一点也不奇怪。
>
> (More 1998, p 26)

上述论述与卫生保健组织很多雇员的经历是一致的，后者实际上已经十分熟悉频繁的、有时是深入的组织改革和创新。组织的领导者和管理者在成功制定和实施组织改革战略时不断经历着这些实际问题。员工也经常要面对组织机构重组或引入新的管理方式或报告方式的建议。这些建议通常要就是否能够提高效率或效果进行验证，但常常遭到质疑。另一方面，有时情况是新的建议没有涉及一些潜在问题，所以试图通过实施新的服务模式、新的工作方式或新的管理方式的尝试连续遭到失败。

当前管理组织改革的方法主要是由 Lewin 提出的 (1951)。Lewin 认为，一个有效的组织改革过程应包括解冻现实、改变现实，然后巩固或冻结新的现实。这种模型通常用来管理过渡进程。然而，他错误地认为，改革是经过平衡或混乱从一个稳态到另一个稳态（如果是不一样的），并且理想的组织状态总是平衡的 (Dooley & Van de Ven 1999)。在当前混乱环境下，平衡可能并不是出现的结果 (Zastocki 1999)，组织"一直都处在秩序与混沌的边缘" (More 1998, p 26)，"改革才是不变的状态" (Dunphy & Stace 2001, p ix)。

在这样的环境下，没有现成的模板或蓝图可以保证改革获得成功。因此，本章并不能提供实施组织有效改革的方略，而是从探讨改革的概念和性质入手，揭示领导和管理卫生保健组织改革的两个首要目标：一是制定改革战略，设定改革的类型、范围和程度；二是实施有效的过渡进程，以实现可持续的改革结果。

改革的概念和特性

从本意上讲，改革是指从一种状态到另一种状态的变动。因此改革可能是积极的，也可能是消极的，可以是认识或共同的想法转变（Whiteley 1995）也可以是环境或功能上的转变。McKenna（1999，p 340）将组织改革的起因归结为：或是应对环境的压力（作用于技术、结构或人），或是组织成员为解决问题或利用机会而发起的。另一方面，Nadler 和 Tushman（1995）认为，所有重大的组织改革都源于环境中新兴力量的影响或改革的机会，改革迟早都要发生的。

由于改革是复杂的，组织理论家已经研究出各种分类方法，帮助人们应对和管理各种形式的改革，并解释人们对改革的反应。关于组织改革的文献资料集中在这样五个方面：

1. 激发改革的因素（组织内部或外部的）；
2. 改革的范围（改革的水平、范围、幅度和速度）；
3. 改革的目的和目标［特别是绩效改善，通过结构、技术、知识、技能、认识、行为和（或）文化］；
4. 改革或转变的过程（包括可能的阻碍者和推动者）；
5. 改革的结果。

有大量的文献在讨论改革，其中对改革的分类和对改革的类型和程度的论述各不相同，作者们在观察和分析中使用的术语有：根本性、递增性和渐进性改革，间断性或持续性改革，转型性、预见性、战略性或突发性改革，以及为控制（Kanter et al 1992）和组织更新（Taylor 2001，Rogers 2004）在身份、协作和机制上进行的改革。改革的分类许多都是在组织稳定发展期确定的，现在也许更应认清，改革的成功部分取决于在改革的目标和范围以及管理和资源配置方式之间的匹配，这是十分重要的。

例如，改革可能以某种也许平稳也许不平稳的速度长期（数月或数年）缓慢地变动。改革也可能是通过剧烈或重大事件（如所有权的改变或新政府上台）导致的突然改革。改革可以涉及很多人，也可以仅涉及一小部分人。

在其职业生涯中，管理者和临床医生会经历上百次的小范围的渐进改革；例如，引入新的治疗方法或新的信息系统。当然，他们也很可能也会遇到一些剧变。即使是小范围的改革（如值班时间改变或手术安排改变），也会遇到技术上的困难并遭到相关人员的抵制。

David Nadler 和 Michael Tushman（见 Nadler & Tushman 1995）采用了一个十分有用的模型来思考改革的类型，它包括两个维度：

1. 改革的规模和范围（小规模称作"递增性"改革，整个组织或较大范围则称作"间断性"改革）；
2. 与行业或环境有关事件（反应性的或预期性的）相关的时机；

根据这两个维度，改革被分为四种类型：

1. 调整（递增性和预期性——提前一步发生）；
2. 适应（递增性和反应性——快速赶上）；
3. 重新定向（间断性和预期性——主动应对根本性改革）；
4. 重新创建（间断性和反应性——当所有努力都无效时发生的激进性改革）。

当前的一些组织系统中发生的递增性改革有助于提高组织的效率（如建立家庭医院服务，采用新的方法管理职业健康和安全）。间断性改革会影响到整个组织并彻底改变其特性或改变其基本框架（如组织的合并、私有化、规模缩小或重大角色变化）。

在第二维度里，当组织认为需要对改革作出反应，或在竞争对手采取措施前，或需要被迫采取措施前，预期性改革将会发生。当组织迫于压力或当组织无路可走之时，反应性改革将会发生（Nadler & Nadler 1998，p 52）。当组织运行良好时，预期性改革是比较困难的，因为员工会抵触这种改革。而反应性改革遇到的困难是：人们明白改革的需要，但获得好的结果所需的时间和资源可能是短缺的。

实际上，几乎每一个组织改革都无法归入 Nadler 和 Tushman（1995）提出的四种类型，但这并不能低估这些模型作为分析工具的价值。通常，实际发生的改革是反应性改革和预期性改革的结合。例如，预算的大量超支、政府政策改变、组织文化剧变，或许还有挑衅媒体的过分关注或竞争对手的出现，都会使组织做出紧急和极端反应。由于这种改变更多是受到环境的影响，若将这种改革归类，可能应归入预期性改革，其改革的目的是保证组织的生存和发展。类似地，将某一改革定义为递增性或间断性改革部分取决于个人观点。例如，假定管理层决定将精神卫生团队员工的服务从市中心转至十公里外的郊区，以及从住院服务转至门诊服务，员工很可能将这种改变看做是巨大的间断性改革，尤其是当这种改革需要员工学习新的技能和知识时，甚至实际收入也将发生改变时更是如此。如果将组织视为一个整体，那么这种改革可能是递增性改革，也许是重新建立服务体系的长期过程的重要一步。高级管理者需要认识到间断性对员工的影响，并采取相应的措施管理这种递增性改革。

为什么需要改革

驱动卫生保健行业改革的驱动力有很多，并已做过讨论（见第4章）。这些驱动力可以从四个层次来认识——个人、工作组或团队、组织以及系统或环境——大部分驱动力在多个层次上发挥作用。例如，近年来卫生领域改革中一个显著的驱动力来自护士的目标和预期的转变。护士职业所发生的历史性和根本性改变已使人们对这个职业的选择发生了改变，这在很大程度上体现在从事这个职业的人的性别有改变（社会因素）、专业性在增强（体制问题）以及卫生服务的复杂性增加（技术因素）。

在工作小组和组织层次上，在整个20世纪80年代末和90年代，迅速且间断的社会、经济和技术的改革已使商业和公共服务领域的组织结构和运行模式发生了根本性改变。按照Dunphy和Stace的论述（2001，pp 4-5），成功的组织已经历了对旧的层级和可预期的职业道路的废除，新的供应商网络的发展、次级承包商和顾问专家（这些人员丰富了曾经简单的雇员的概念）以及电子商务的兴起（对组织是什么的核心概念发起了挑战）。More提出（1998，p 26），"复杂、动荡、变化无常、危机四伏、不可预知和矛盾代替了简单和稳定"。

卫生部门的员工可能已认识到改革的压力，而他们所期望的改革却并没有发生。尽管卫生服务组织（包括公立和私立部门）改革的动力是广泛且深入的，但它们毕竟仍是在高度管制的、相对稳定的环境中运行，它们可以创新的范围相对于商业领域还是比较窄的。卫生服务组织除了本身需要改革外，还要面对来自政府和保险基金方面的不可避免且可以预见的强大的改革压力。

各国卫生服务组织都在进行重大改革和非平行的改革，并且在受到财政约束情况下仍被要求提高效率和质量。下面是一些体制改革的情况：

- 地理网络性服务替代独立机构；
- 消费者权益保护增强；
- 层级制度逐渐扁平化，导致职业发展道路的改变；
- 新的责任制度以及新的服务和员工绩效评估方法；
- 循证实践和终身学习融入职业活动中；
- 临床职责和临床治理开始成为对职业自主性的挑战，临床操作标准出台；
- 因特网和信息技术对临床诊疗技术、服务供给方和医患关系都将产生影响。

在体制改革和强调保护消费者权益的环境下，人们对卫生保健人员的期望空前提高。他们被要求更努力地工作，精益求精，采用新的服务模式，加入多学科团队，接受严格的监督检查，终身学习，同时保持职业和伦理标准。对卫生服务管理者的挑战则是：积极吸取20世纪80年代以来改革的积极成果，为员工创造好的工作环境，同时也要强调传统卫生系统文化中值得借鉴的价值观。

为什么改革及其受到怎样的抵制

> 真正的改革……带有强烈的个性特征和浓烈的政治色彩。
> (Nadler & Nadler 1998, p 3)

改革受到来自个人、团体或整个组织的多方阻力这点并不令人吃惊。但是，抵制改革的主要原因是出于对风险的态度不同以及对现有利益的维护。就像 Machiavelli 所说的，抵制改革的人确实会有一些损失，而来自潜在的赢家的支持力量就全看他们怎样回答这两个问题："改革对我有什么好处？"和"能实现吗？"(Machiavelli, cited in Skinner & Price 1990)

当组织重组对其职业道路构成威胁时，人们会感觉到他们的工作前景存在着不确定性，他们的安全性、熟悉的事物、地位和关系有可能丢失，这样他们就会做出反应以将威胁降低到最小。因此，当人们意识到改革将导致潜在损失时，自然会产生抵制改革行为（More 1998）。抵制改革也可能是组织内、外政治因素导致的，目的是阻止被认为有问题的改革（Bolman & Deal 1997）或有可能打破利益相关者的权利平衡的改革。这在专业性强的组织更是如此，因为在这种组织，专业知识是个人的并被紧紧地保护的。这种抵制也可能是利他的，是为了保护患者、年轻从业人员的利益，或为了保护产生新知识的能力。

例如，由于多种原因，一个团体内的卫生人员可能会抵制将他们的工作从一种专门科室（即物理疗法、社会工作、职业治疗）方式转向科室联合的工作方式的改革建议。抵制是多方面的，可以是专业上的（担心专业自主性和地位丧失）、文化上的（对组织传统方式的偏爱）、政治上的（担心改革将降低他们的权力和影响）、社会上的（保持与现有同事共事的偏爱），也可以是心理上的（只看到问题，没看到利益）(Leigh 1988)。组织内外的个人和团体（即利益相关者）在抵制改革时，上述所有阻力都可能存在（Bowditch & Buono 2005，Buchanan & Badham 1999）。

抵制可能并不是对想象的结果，而可能是对改革的方式，或导致改革的事物。为了预防或管理改革阻力，需要采取一定的策略，要考虑这些因素，连同抵制的原因、强度和焦点（More 1998，p 39）。另外，有些抵制原因可能有积极作用，可以通过对抵制原因的分析，制订合理的计划，以及运用一定的原理获得更加满意的结果。管理者需要对人们抵制改革的原因和形式有所认识（Nadler & Tushman 1997）；应该区分抵制的性质，以便驾驭它们。

个人对改革的反应

各种岗位的员工都可能会抵制改革，并不仅仅局限于"工场"员工。管理者也可能采取危及和损害改革过程的行为（Kanter 1983）。实际上，当个人和团体"是反对什么是期望的行动的某个特定的概念时"（Dunford 1992，p 303），他们就会被认为是抵制改革的。

任何形式的改革都包含从已知状态（"舒适带"）转变为（相对的）未知的、可能是危险甚至对抗的状态。因此并不奇怪，人们会担心自己的个人得失、价值、新状态下的工作职位、对不同环境下的工作压力和担心的掌控（Bolman & Deal 1997，Lloyd 1998）。由于有这些抵触情绪，个人的行为很可能会有多种表现，从消极的抵制到强烈和攻击性的破坏。

组织对改革的抵制

组织层面对改变的抵制有三个方面。第一，所有的组织的一个共同特征是：它们都是潜在的政治体系，其中的个人、大大小小的团体都在为权力而竞争。在转变过程中——这时改革加剧了不确定性和含糊性，传统的安排将被拆散和打破——权力斗争激烈化，结盟团体努力寻求更大的利益及获得有利的结果（Nadler & Nadler 1998, pp 97-98）。另外一个导致改革阶段政治斗争升级的原因是对调整或重组方案所依据的价值观和愿景的思想观念或意识形态的不适应（Pfeffer 1981）。

第二，改革常常会扰乱现有的组织文化和管理体制。只要人们相信组织的主体结构将被打破，当前的控制就将不再平衡（Nadler & Nadler 1998, p 90）。工作目标、绩效指标、责任和忠诚度将发生改变，现有的控制机制将不再适用或荒废。正如 Nadler 和 Tushman（1997, p 598）所述："稳定状态的管理体系是针对已有组织设计的，它们不是过渡阶段的管理方法。"

最后，专业组织运行体制是根深蒂固的。各种被认为有可能对专业自主性有威胁的改革，可能都会遭到开业医生的强烈抵制，像他们常常表现的那样。（Southon 1996, Lloyd 1999）。在卫生系统尤其如此，因为卫生系统有大量的专业人员，权力是分散的。

对改革的抵制是改革在实施阶段遭到失败以及为什么一些管理者不愿意领导改革的一个重要原因。很多有关如何管理改革的研究和思考主要集中在这个问题上。下面我们将会讨论实施改革的问题以及措施，但是，首先我们要探讨一下管理改革的几个主要理论。

管理改革的理论和模型

很多文献探讨了领导组织改革的理论模型。管理每个组织改革都需要相应的策略、方法和模型，而且这些要与组织改革的内容和性质相吻合——调整、适应、重新定位或重新创建（Nadler & Tushman 1995）。

组织发展方法

组织发展方法强调民主和人道主义社会准则，参与过程，探索精神，以及对个人和组织发展的关注（Robbins et al 2004）。它依靠信任、公开和认同组织使命和价值的氛围，或者至少真的愿意去创造这样一个氛围。值得注意的组织发展方法包括："行动研究"模型（资料收集、分析和方法试验）、Kurt Lewin 的（1951）"三步"模型（解冻-改变-再结冻）以及"有计划的阶段性改革"模型（探索、计划、行动、整合）。所有组织发展方法均涉及参与和民主决策制定、组织成员的教育以及对组织重大目标的关注。由于过分强调结构重组以及在参与形式下实现改革所需的时间过多，组织发展方法一直饱受批评。这些方法并不适用于反应性改革情形（适应或重新创建），很可能与当前的环境也不相适应。虽然一些组织发展理论家只回应了在时间压力下组织改革的主要方面，即由最高管理者决定改革的目标或结果，但这有助于对这种方法给予实际的探讨。

政治和权力方法

当组织环境处于一种不连续性和波动状态时，政治和权力方法强调影响、操纵、杠杆作用、交涉和谈判是所有改革的核心。主张采用政治和权力方法的人认为，对于某项提议，获取强有力的支持和显示具有前瞻性，比某些具体的改革方法更为重要。他们赞同使用仪式和其他象征性手段确定和巩固这种改革，并强调鼓励和奖励参与改革和其他富有建设性的行为。根据政治改革理论家的观点，制订系统性计划和设计改革推动器可以加强向既定阶段转变的管理。当组织内各团体的看法和利益不同、组织成员的专业和学科组合不同以及存在资源短缺和激烈竞争时，政治和权力方法可能是最有效的方法（Pfeffer 1981）。这种描述可能适用于所有大的卫生保健组织，以往的经验也支持这种观点，即在卫生行业，利益相关者的管理及权力基础是十分重要及复杂的。

权变方法

权变方法也认为，对于改革的管理者来说，一个基本的问题是使方法与目标和环境相适应。这里关注的是具体的环境、影响组织的因素，根据情况在不同的改革管理策略中做出相应的选择。典型的模型是 Dunphy 和 Stace

（1990）的"四个框架"模型（见图8.1）。正如理论家们描述的那样，在分析了改革的紧迫性和改革可能遇到的阻力基础上，才能决定采取何种改革管理模型。另一种管理改革的权变方法是由 Kotter 和 Schlesinger（1979，pp 106-114）在他们应对改革阻力的工作中提出来的。总之，改革管理的权变方法更多地取决于决策制定的合理性方法，趋向于对管理和领导岗位的分析，而不是对组织成员的理解。

核心价值方法

　　核心价值方法的重点是：建立或更新组织的文化并确保愿景和核心价值确实为相关员工所分享（Senge 1990）。Senge 将全息图比作共同愿景，他认为，每一个人都受到自己的愿景激励，组织成员的集体愿景构成了一个整体，就像全息图的不同平面。

　　这种方法的中心是：所有组织成员相信所有人都有决策权，并且两种改革管理功能被视为重要功能。一是管理者或领导者是初步设想者，支持和奖励员工秉持"自我管理"的价值观（假设自我管理的员工更有效并更愿意承诺实现工作目标）。二是改革管理者或领导者作为推进器，鼓励对共同目标的协商。在核心价值模型中，在"将员工纳入企业的战略核心"（Whiteley 1995，p 76）的氛围下，传统上那种将管理者和员工分离的教条被视为是陈腐的而遭到抵制。

　　核心价值方法不再强调组织结构以及领导掌控的组织的重要性。这里有一个"鸡和蛋"的问题，但是我们很可能会与 Eccles（1994，p 213）辩论，文化改革是随着激励机制、职责、行为和绩效的变化而变化的，并不是改革的原因。

社会建构主义

　　与核心价值模型紧密相连，社会建构主义强调员工自己创建自己的价值观的看法（基于家庭和工作组织的结合，而基于组织价值观的程度较小）。因此，改革机构或领导者必须意识到工作场所中价值观多元化的现实，必须努力形成组织所需的满足员工需要的共同价值观。Whiteley（1995，p 26）举了一个不同管理者处理缺勤和迟到的例子，这可能可以代表"客观性"和"构成性"管理者。对客观性管理者来说，缺勤在一定程度上是不能接受的，要给予制裁、惩罚和其他措施，需要监督以保证有所改进。相反，构造性管理者会试图遮掩缺席和迟到的情况发生。没有预谋的缺席其目的是什么？出勤如何通过改进管理而提高？为什么不把工作视为优先的事情？个人或家庭环境是问题所在吗？管理者会问如何才能创造一个互利的新氛围。

将改革模型集合起来

上面提到的理论从不同的角度思考和设计了改革的过程。还有一些作者将这些理论整合到一起，以指导管理者选择合理的框架和方法。Dunphy 和 Stace（1990）研究出一个有用的工具把改革的类型或规模和改革管理风格结合起来（见图 8.1）。如图 8.1 显示，如上文讨论沿着 X 轴是四种改革类型：细微调整、递增调整、模式转变（或重组）和组织转换（或重建）；Y 轴是四种改革管理风格，即：

1. 合作（通过组织广泛参与来改革）；
2. 协商（使员工有机会参与如何实现组织改革的决策，但不是确定改革的方向）；
3. 指令（管理指令和机构决定组织未来以及实现改革的方式）；
4. 强制（管理或外部改革机构贯彻实施组织改革）。

基于对澳大利亚公司的研究，Dunphy 和 Stace（2001）概括出四种成功的改革：

1. 发展改革（"改革的炖锅"）——组织持续递增性改革，保持与环境的适应，这种方法经常用于学院类型的组织和服务行业，在这些地方，时间可以得到保证。
2. 以任务为中心的改革——主要来自上层的指令，在实施过程和操作层面，单位有一些自主性，在较低层级，常用更多的协商方法。
3. 个人魅力性改革——有魅力的领导带来的激进性改变，能够影响员工的思想，很少应用于老行业的旧式机构。
4. 突然性转变——当组织需要激进性改革但不适应时，通过指令的或强制的方式进行重大的组织重组，包括减少层次、缩小规模和结构重组。

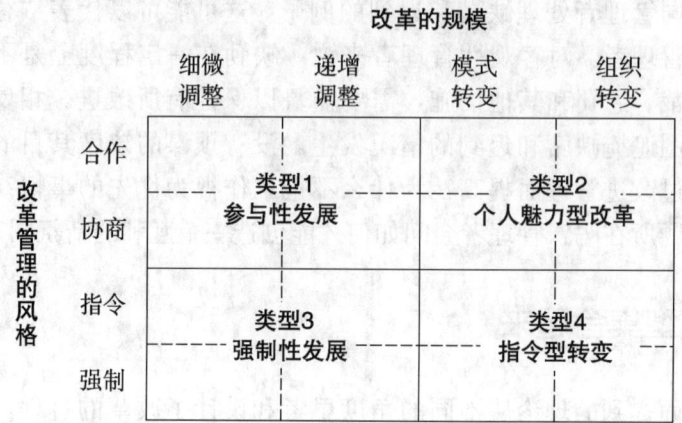

图8.1 改革的规模和管理的风格

Source: reprinted by permission of McGraw-Hill Australia. From Dunphy D, Stace, D 1990 *Under New Management: Australian Organizations in Transition*, p 82. McGraw-Hill sydney Australia

尽管对管理者而言,决定何种方法适合他们及其组织并予以实施是诱人的,但是研究显示,成功的改革需要在各种方法和风格间找到一个平衡点(e.g. Dunphy & Stace 2001, Eccles 1994)。

上文提到的理论和方法提供了一个分析框架,可以帮助管理者发起、管理和实施改革。我们早前已注意到:卫生组织面临的一些根本问题是不可改变的与卫生改革速度明显正在加速的悖论。在下文中我们将讨论管理者在组织各个层面上面临的实际挑战——如何成功地领导和管理改革。对这个问题我们从两个层次进行讨论:一是单位或团队这个层面的改革,这个层面是服务供给或卫生项目实施的层面;二是组织或系统层面的改革,这个层面是组织未来、专业和政策改变提出的层面。为完成这个任务,我们需要归纳一下各种有关改革的文献及其在卫生领域的研究和实践。

卫生服务改革:在实践中革新

无论何时,大多数卫生服务组织都在进行大量的小规模改革。按照Nadler和Tushman(1995)的说法,这些改革有调整性的(利用时机)或适应性的("纠正环境")改革。这些改革很多都失败了或没有取得预期的效果。而另一些改革则在对顾客或患者的服务、员工的服务效率和工作质量取得了进步。还有一些改革则产生了意想不到的结果（有好有坏）。其中一些是由政府、保险基金或公司高层的政策或资金促发的；另一些则是由认识到新的发展机会或需要改革的组织和员工促发的，或是由通过研发活动创造了新诊疗技术的人促发的。无论哪一种情况，也无论政策或技术如何明晰详尽，成功地实施改革是实现利益或解决问题的关键。实施改革的挑战可以概括为"将好的理念付诸实践"。我们概括了卫生管理者面临的三个常见问题，并提出了它们的解决办法。

从好的目标到实用的方法：项目管理

　　首要的问题是将一个好的理念或想法转变为一个可以操作的提案。管理者和员工常常知道是什么阻碍了他们的团队和服务的发展，或者他们的发展机会是什么，但是，他们却很难将这些理念转变为实际可操作的变化。"对产妇的继续服务"，或"阻止青少年吸烟"或"提供更加物有所值的服务"都是值得追求的目标。项目管理既是一门学科，也是一个好的工具，是为确定目标并通过解决问题而实现目标服务的。

　　项目是组织的一次性努力以实现三个目标：完成具体的目标，在规定的时间内完成，并在一定的预算和资源下完成。项目管理需要单位或组织共同制定一个具体的目标，项目经理承诺完成分配的工作，与利益相关者密切配合，分配所需资源，采取可行性策略，以及实现既定目标。它是制定目标、集中资源及获得支持的一种方法，这种方法已经广泛应用于卫生服务组织以实现改革的目标（Dwyer et al 2004）。

　　已有大量讨论过项目管理的文献，其中有些是适用于卫生或相关部门的。"金标准"就是项目管理知识体系（Project Management Institute 2004）。

克服抵制：利益相关者管理

　　策略实际上是操作的过程。

（Dunphy & Stace 2001，p 8）

　　卫生部门（公立和私立）是以利益相关者集团众多为特征的，并且他们都具有一定的权力。这些利益相关者包括医疗专业人员，大供应商，消费者和市民，议会议员，以及公立部门和政府部门。在服务提供单位和各专业团体之间，权力趋向分散，而 CEO、主管经理、部门管理者不像他们在商业部门的同级那样拥有那么大的管理权限。在任何组织，带领人们进行改革都是十分重大的事件，在卫生行业就更难。在卫生行业，是由专业人员和组织构成的供给网络提供复杂的服务，社会、专业和财政目标都必须得到满足。

Eccles（1994，pp 14-15）指出，在组织内支持（管理承诺、员工的能力和信息支持、用于改革的资源）和反对（惰性、固有的习性和抵制）改革的各种因素的最终效果是组织的"凝聚力"。很多卫生组织（但不是所有的）有很高的凝聚力。

因此，首先要清楚改革中哪些人是利益相关者。一个分析利益相关者的著名方法是由 Blair 和 Fottler（1990）提出来的。他们采用方格图的形式将潜在的改革支持者（Y轴）和威胁者（X轴）的评估结合在一起。图 8.2 说明了他们的设计。

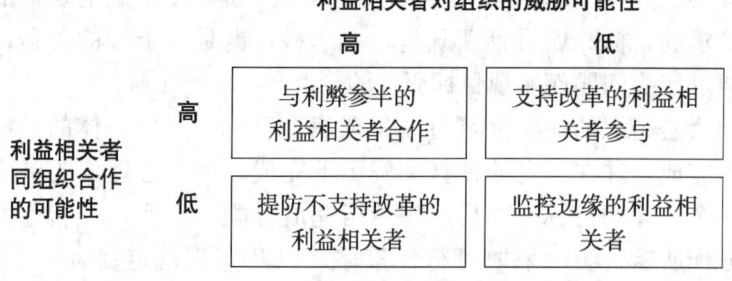

图 8.2 利益相关者分析

Source: Reprinted by permission of Jossey-Bass, Inc, a subsidiary of John Wiley & Sons From Blair J, & Fottler M 1990 *Challenges in health care management: strategic perspectives for managing key stakeholders*, p 117. Jossey-Bass, Inc, San Fransico

在结合这些可能性的基础上，就可以提出适宜的利益相关者管理策略。例如，如果认为某个小组有较低的威胁可能而有较高的合作可能，应该鼓励他们参与到改革过程中。对于在两个方向（威胁和合作）上都有较大可能性的组织或个人，应该识别他们优先考虑的问题是什么，并尽可能地给予调解，以加强其支持力度并削减其对抗性。另一方面，如果利益相关者具有较高的威胁可能性及较低的合作可能性，应该制定拒绝其参与的改革管理策略。有许多强制性措施可以用于防御这些可能的"盗梦者"（Lloyd 1998，p 678），包括秘密行动和有选择地提供信息，尽管这些技术可能产生事与愿违的结果。对边缘利益相关者——有较低的威胁和较低的合作可能性的相关者——最好采取消极的监控方法给予管理。

在卫生服务组织，一种传统的管理利益相关者的方法是将所有的集团纳入一个控制委员会中，目的是提高他们的参与度，消除他们的分歧，一同实现既定目标。这种方法有时候是起作用的，但也会导致"委员会扼杀"，原因是：每个提案都可能遭到对立面的反对，而一些原本支持提案的人也为获得类似的支持——对他们反对的提案——而倒向对立面。几乎每个提案或者失败，或者妥协，因而，这种方法已不再流行，部分的原因是那些有影响力的领导通常太繁忙，不愿意将时间花在没有利益可图的事情上。然而，利益相关者的参与总是非常重要的。一些其他方法有：

- 同意见领袖进行结构性访谈，收集利益相关者所持的立场，反馈结果，并将收集到的信息融入改革设计中，以便消除所有可以避免的潜在损失，并使改革领导者预先注意。
- 换取妥协——识别反对者，"用金子堵住他们的嘴"。
- 开讨论会，提供一个宣布消息和真正能够商讨的机会的平台。
- 利用书面或电子交流方式弥补面对面沟通的不足。
- 发挥基层和中层管理者在给予和收集信息方面的优势，通过与他们沟通，将准确的信息正式反馈给他们。

Morris 和 Raben（1995，p 64）还提出了一些其他获得支持和驱散抵制的策略，包括"表达"对现状的不满；促进利益相关者参与改革过程；对支持改革的行为给予奖励；以及提供摆脱现状的机会（包括通过仪式和典礼的方式来认定获得的成就以及对未来的展望）。

在设计和实施改革时有很多好的技术可以用于分析和管理利益相关者，但在得失问题上没有什么变戏法可以让领导者去欺骗员工（至少不能是长期的）。当改革会使员工遭到巨大损失（工作、职位、工资或机会）时，最好坦诚公布，对员工和他们的组织要诚实。通常要进行员工协商或其他员工保护措施，为双方提供应对和约束方法。另一方面，如果客户或消费者群体会更难获得服务、服务费用增高或遇到其他服务问题，那么在过渡阶段应该加强沟通策略和支持的设计和实施。对公立卫生服务提供者，甚至对私立服务提供者，都要认识到这些问题有政治化的可能。

建立团队：人员管理

卫生服务组织中当前的很多改革都涉及工作角色设计、人们共同工作（或不共同工作）的方式、不同专业间的界限的改革。当改革触及工作的这些重要方面时，人们敏感、不情愿和反对就不奇怪了。

传统的卫生人力（尤其是医生，也包括护士和相关人员）培训一直是强调个人的职责和技能以及相互间的合作的。当前很多组织改革的一个基本主题是：要求专业人员参加多学科团队，其目的是能够提供安全的一揽子服务，并且是在一个高标准上提供。尽管在实际操作过程中有很多成功的多学科团队，但在一些卫生服务领域，这对员工和管理者仍是巨大挑战。见第7章有关卫生团队管理的内容。

组织要在实施改革中得到员工的支持并获得成功，需要采取好的人员管理机制、提供强有力的领导及建立安全的工作环境，使员工能够不断学习和创新（National Institute of Clinical Studies 2003）。

组织改革

上一部分讨论实施递增性改革的一些问题（在团队或单位层次），很多是有关对抵制和利益相关者在间断性改革管理的内容（整个组织或系统）。现在我们将讨论间断性改革及领导者面临的问题：战略性领导、围绕结构或文化设计改革过程以及合并和实现目标所面临的具体挑战。

战略性领导

我没有发现哪个CEO在没有获得帮助（而且是大量的）的情况下能够改革成功。而且我也从来没有发现在没有CEO的承诺和积极参与下，大规模改革取得成功的。

(Nadler & Nadler 1998，p6)

在这个层面，改革的驱动力往往是来自政府或健康保险基金的管理部门。

这种中央驱动的、自上而下的改革通常是发起者设计用来解决实际问题、实施政策或利用时机的。因此改革的议程可能与卫生服务提供组织的利益和优先问题并不匹配。在这种情况下，卫生服务组织的 CEO 有双重的责任：既要满足保险基金或政府目标，同时还要采取措施保证组织的生存和发展。另外，改革的驱动力也可能缘于领导认识到需要进行激进的（即彻底的）改革，因为组织正面临着财政危机，不能满足消费者当前和未来的需要。

间断性改革要想获得成功，应在冷静和清醒分析的基础上依靠有经验的改革领导和管理。管理面临的挑战是：为确保组织的生存和发展，要控制和设计改革的过程。Lewin（1951）最早提出了一个有用的分析方法。他指出，所有个人和组织都处于一种充满压力的环境中，他们会促进或阻碍行动，包括改革。

图 8.3 说明了这个概念。水平线（虚线）较低的代表现状，水平线较高的代表未来和期望的状态。驱动力是向上的箭头，抑制力是向下的箭头。通过对相关组织成员的观察分析，领导者能迅速描绘出影响组织的主要环境力量的较详细的图画，用不同箭头的相对长度表示每种力量的相对强弱（箭头越长，对改革和静止的压力越大）。

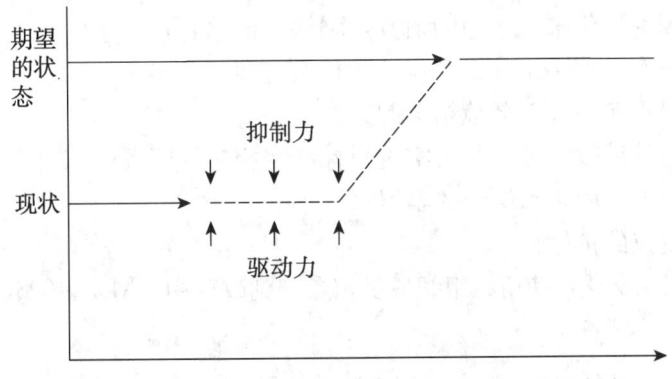

图 8.3 力场（或均衡）分析

Source：Adapted from Lewin K 1995 *Field Theory in Social Science*. Harper & Row，New York

例如，考虑可以抑制或促进大的教学医院成功进行根本性角色改革的外部环境力量的范围。抑制力可能包括：摇摆的政治支持，卫生部门在运作过程中的干预，资金减少，服务人口的人口统计学改变和社会环境改变（与组织目标不匹配），或在一些有重要战略意义或意欲发展的领域缺乏高水平和经验丰富的员工。同样，驱动力也可能有很多（虽然抑制力可能更普遍），包括社区对组织发展的强力支持，降低患者住院时间的技术改进（Johnstone 2000），对目标增大领域的大量研究，以及与合作机构形成战略伙伴。

这种分析可以使领导团队意识到驱动力和抑制力的重要作用，掌握哪些势力对改革的成功是必不可少的，哪些是容易应对的。正确的分析也能起到指示器的作用，有助于在"最坏情况"下管理所面临的主要挑战，也有助于将组织从可能的破坏和最终毁灭的改革计划中解脱出来。

Dunphy 和 Stace 在澳大利亚所做的研究显示，成功组织的领导者在组织内不同层级能够采取不同类型的方法，在公司一级，主要采取指令型方法，特别是困难时期。在他们的研究中，当改革目标远未达到时，中层管理者寻求的正是这种指令。然而，在小组或团队层面，管理者和员工之间更多采取会商方式，尤其是在战略实施过程方面。小组管理者采取指令型的方式常常是因为高级管理者的领导不力（Dunphy & Stace 2001，p 106）。

其他研究者提出，领导改革需要多种技能，包括：

- 能够理解人们和组织是如何学习和适应改革；
- 将人视为可带来竞争力的财富，强调人的培育；
- 关注未来，缩小是什么和应该是什么之间的差距；
- 将组织现实与外部环境结合起来；
- 设定高的绩效标准，并为实现目标制定相应的职责；
- 强调个人、团队和组织的学习；
- 相信授权的价值；
- 培育组织文化，使所有组织成员都参与到改革中（More 1998，p 43，Ketterer & Chayes 1995）。

上述七种技能需要一定的情商（即理解和处理他人和自己的情感和认识的能力）（Goleman 1998，George 2000）。假定服务组织（技术性员工大量聚集的地方）改革成功的关键是使人们参与并投身于革新中，那么这是唯一合理的方法。在卫生行业，沟通、交流技巧、认识和理解他人（包括反对者）的利益和关注点对领导成功改革是十分关键的。

对卫生服务组织的领导者的最后一个要求是：要确保明确并得到所需的

资源。多年的财政约束以及鼓励采取常常超过既有资源承受力的目标的社会思潮,使得实施改革所需的代价常常被忽视——需要时间、信息和体系来确保改革的设计和实施。

根本性改革重点应该放在文化上还是结构上?

改革理论家和实践者一直在争辩:到底是"硬的"还是"软的"组织特征更能帮助组织成功地实现根本性改革,是以结构和激励机制(改变报告关系和奖励方法)开始改革,还是以核心价值观和相互关系(得人心)开始改革?像大多数类似问题一样,这个问题提出了一个错误的二分法,因为并不需要在两者之间进行选择。然而,在这一点上,管理者选择的策略是会受到其个人的观念和价值观的影响的,另外,组织和行业类型以及改革本身是否需要也会产生影响。

在卫生行业,政府一直是把重点放在结构(Dwyer 2004)和财政刺激上,将它们作为促进公立卫生服务提供者改革的一个方法。卫生行业的 CEO 们在发起重大改革时也更愿意对组织进行重组,可能还有一种与传统上依靠陈述新使命、多轮汇商和委员会会议不同的趋势,即促使员工向新的组织目标努力。

Eccles(1994)提倡采取结构改造的方式(可理解为个人和各级部门的职责、单位分工、工作流程、协作和管理程序、奖励构成)改革组织文化。他认为,文化改革是结构、行为、绩效和态度改变的结果而不是原因,最终是通过这些改变而形成并起作用的。

较小的组织可能更需要依靠带领员工与时俱进来实施改革,当寻求积极参与改革时,其重点是放在核心价值观上。当员工有强烈的愿望且相互关系十分紧密时,并且当这种策略成为改革过程的一部分时,这种方法能很好地发挥作用。正如 Eccles(1994,p 201)所说:"如果采取的措施与这种策略相吻合,并且能得到大多数人的普遍认同,那么人们反对这种措施就比较困难了。"

转变领导理论(Kotter 1995)的重点是放在"人心"上,已经得到了一些领导者的认可。Gaunt(1991,p 82)认为,"真正需要的并不是一种正式的结构改变,而是一种新的思想"。

很多作者都讨论过转变领导,其内容包括为实现组织根本性转变所需要的愿景、展望和方向。Hussey（2000）将转变领导的几个核心内容用关键词的首字母简写为 EASIER，即想象、激活、支持、实施、确保和实现。

前三个步骤可以认为是转变领导者的行为和魅力特征，而后四个则更多关注实施和巩固改革所需要的转变或管理功能。

改革领导者既需要考虑文化，也需要考虑结构，但是它们的改革策略更多取决于他们的个人信仰和期望的改革的需要。

合并和其他转变方式

在卫生行业，合并很可能是间断性改革的最常见形式。在公立机构，合并主要是由于政府的行政命令，并且有从独立机构往区域性或网络化结构发展的趋势（Dwyer 2004）。在私立机构，医院、诊断服务机构和其他机构的合并和重组近些年频繁发生。

合并不可避免地会改变组织的结构和文化，由于多数利益相关者必然（至少在短期内）会遭到重大损失，因此要进行成功的管理十分困难。在近些年的一些大型合并中，有一些不稳固的组织文化被破坏的例子，一些旧文化仍具有统治地位，各种亚文化仍具有勃勃生机，而强大的企业文化没有发展起来。另一方面，一些组织已经渡过痛苦而漫长的改变期，他们已经学会区分哪些新的组织文化应该在企业层面上发展，哪些在部门内发展会得到更好的结果（所采用的方式必然是多样性的）。这些组织在需要的地方建立了很强的企业文化，在部门需要的地方有亚文化。例如，最近几年，数个澳大利亚妇女和儿童医院进行了合并，并获得了不同程度的成功。在这样的合并过程中，采取不同的方法来确定访视时间（对患病的孩子是无限制的，而对新妈妈则有限制）成为人们的共识，不同的价值观和工作方式仍会继续，并且是这个新组织的优势。

合并可以是真正的合并（即不同部分的融合），也可以是接管（一方并没有大的改变，而另一方的体系和文化归入其中）。每一种方式可能都是正确的选择，但是它们会产生不同的结果，需要采取不同的方法。这取决于领导者采取正确的方法解决实际问题。

合并是根本性改革的一种特例，需要对结构（正如上面提到的）和发展共同的价值观进行仔细的分析和关注。了解新组织的各个组成部分的成绩和光荣历史是使改革变得容易一些的成本最低的方法，包括正式的仪式、轻松的典礼、快报和其他出版物、特别场合和保留重要象征。

不幸的是，大多数组织合并没有进行评估，也没有文献记录。因此从他人的经验中可借鉴的东西不多。

管理过渡和巩固改革

> 处在这种动荡的后现代世界的领导者必须得设法在汹涌的"湍流"环境中穿行，这样的环境充满了不确定性，既需要短期生存技巧，又需要基于广博视野和内在价值观的高瞻远瞩。领导者必须是后现代组织中整合的源泉。
>
> （Berquist 1993，p 13）

在这一部分，在讨论改革面临的挑战和构筑组织持续革新和适应能力之前，我们先简要讨论一下管理过渡——即向新的状态转变的改革过程。

过渡

过渡是改革进行时人们经历的过程，人们对信息的需要、尽可能是确定的、能够适时提出和解决过渡中的问题，这些都是十分重要的。管理者更多关注大的问题，而员工更关心的是他们需要穿什么样的制服，在新的工作场所他们的停车问题怎样解决，或轮班制度是否会变化。把这类问题解决好会使他们留出更多的精力来关注组织目标及其成功的实施。

在过渡阶段，没有什么可以替代良好的沟通。沟通应基于组织已有的方法和方式进行，然而过渡也提供了一个在组织管理实践中提高沟通技巧和能力的机会。

巩固

当改革过程正式结束时，管理者的关注点将转移到巩固新的服务内容、工作流程、人事制度、设备分配、报告方式和绩效目标上。有时候，要保证各种不同方面在主要价值观下的良好合作是面临的重大挑战。"7S"方法

（Peters & Waterman 1980）在设计改革时是十分有用的，也为分析合作的需要提供了一种很好的框架。Peters 和 Waterman 指出，只有当七个方面都协调一致时，组织才能达到平衡，效率才能最大化。七个组成方面是：战略、结构、体系、风格、员工、技能和共同的价值观和信仰（或文化）。在一个重大改革过程的结尾，战略和结构大概都已经确定了。然而，还需要在调整工作体系和程序、适应风格、发展技巧、聘用新员工及为老员工设定新的任务、（重新）建立共享价值和交流方式上做出很大的努力。

无论改革的层次、规模、范围或速度如何，管理巩固的原则是有效的。这个阶段的主要关注点是监控改革目标成果。Heller（1998）提出了四个主要策略，第一个是监控进展（目的是确保早点知道新的目标没有达到），可能需要尽力制定重在大的目标的有效的实用评估方法。

第二个策略是检验假设。任何改革过程都必须愿意改变自己本身。要长期实施改革计划需要采取灵活的方式，要随着环境的变化不断评估相关的目标和策略。"重新定位、修订和强化"目标和目的对确保更好的适应环境也许是必不可少的（Heller 1998，p 58）。

第三个策略是保持动力。"改革不是无法阻止的海潮"（Heller 1998，p 62）。关键在于改革过程使参与者发生了改变。为组织和个人发展提供现实的机会是保持动力的必要条件。

构筑改革

Heller 的第四个策略是构筑改革。参与改革是很累的，对组织成员和领导者来说既是令人鼓舞的，又是令人疲乏的。Heller（1998，p 64）认为，积极的改革应该是：

> 以可操作和可持续的方式构筑组织体制和文化的方方面面……当前任领导转到新的项目时，改革不会中止。

由于成功适应不断变化的需要和不断变化的环境需要不断的改革，发展持续改革的能力是一项重要的任务。Dunphy 和 Stace（2001，p 16）注意到，人们对持续深入改革的能力的重视不断增长，不仅仅是简单的调整和适应。他们认为，当多变的环境需要动态反应时，改革管理的能力是十分关键的。

现在还没有理由认为：未来几年内卫生领域中改革的压力会减小——实

际上，很多评论认为，新世纪要求的革命性改革才刚刚开始。

结论

在本章中，我们讨论了改革的意义、其不同的特征以及当前影响全球卫生保健服务改革的一些驱动力。我们回顾了当前各种改革方法的理论基础，包括旨在个人和组织层次应对抵制改革的策略，我们也讨论了在卫生系统领导改革所面临的挑战。

在卫生服务组织进行根本性改革的压力仍会继续，新的服务模式、工作方式和组织结构、新知识和新技术将不断涌现。但是，它们是建立在今天的卫生系统和其高技能劳动力的基础和传统之上的——最好的结果将取决于旧的与新的最好的组织的成功融合。

问题讨论

1. 从自己的经验和观察中你能用具体的实例来说明改革的四种类型——调整、适应、重新组合和重新创建吗？
2. 哪些组织特征可能有助于卫生服务机构在动荡的改革时期生存和发展？
3. 在你看来合作性和指令性领导改革的方法哪种更有效？你个人的方式是怎样的？
4. 你认为卫生服务组织的哪些方面最需要改变？为什么？你的单子说明了什么样的价值观和目标？

（任明辉　董　鹏译）

参考文献

Berquist W 1993 *The postmodern organisation*. Jossey-Bass, San Francisco

Blair J, Fottler M 1990 *Challenges in health care management: strategic perspectives for managing key stakeholders*. Jossey-Bass, San Fransisco

Bolman L, Deal T 1997 *Reframing organisations: artistry, choice and leadership* (2nd ed). Jossey-Bass, San Francisco

Bowditch JL, Buono AF 2005 *Macro-organizational behaviour: the organisation's environment, a primer on organisational behavior* (6th ed). John Wiley, USA, pp 236–65

Buchanan D, Badham R 1999 *Power, politics and organisational change: winning the turf game*. Sage, London

Dooley KJ, Van de Ven AH 1999 Explaining complex organizational dynamics. *Organizational Science* 10(3):358–72

Dunford R 1992 *Organisational behaviour: an organisational analysis perspective*. Addison-Wesley, Sydney

Dunphy D, Stace D 1990 *Under new management: Australian organisations in transition*. McGraw-Hill, Sydney

—— 2001 *Beyond the boundaries: leading and recreating the successful enterprise* (2nd ed). McGraw-Hill, Sydney

Dwyer J 2004 Australian health system restructuring: what problem is being solved? *Australia and New Zealand Health Policy* 1:6. Online. Available: http://www.anzhealthpolicy.com/content/1/1/6 [accessed: 18 February 2005]

Dwyer J, Stanton P, Thiessen V 2004 *Project management in health and community services: getting good ideas to work*. Allen & Unwin, Sydney

Eccles T 1994 *Succeeding with change: implementing action-driven strategies*. McGraw-Hill, London

Gaunt R 1991 *Personal and group development for managers*. Longman, London

George JM 2000 Emotions and leadership: the role of emotional intelligence. *Human Relations* 53(8):1027–55

Goleman D 1998 *Working with emotional intelligence*. Bloomsbury, London

Heller R 1998 *Managing change*. Dorling Kindersley, London

Hussey D 2000 *How to manage organisational change*. Kogan Page, London

Johnstone PL 2000 *Are 1990s surgical technologies really labour saving?* Paper presented at 9th National Conference Australian Confederation of Operating Room Nurses, Adelaide, 10–13 May

Kanter RM 1983 *The change masters: innovations for productivity in the American corporation*. Simon & Schuster, New York

Kanter RM, Stein BA, Jick TD 1992 *The challenge of organisational change: how companies experience it and leaders guide it*. Free Press, New York

Ketterer R, Chayes M 1995 Executive development: finding and growing champions of change. In: Nadler D, Shaw R, Walton AE & Associates (eds) *Discontinuous change: leading organizational transformation*. Jossey-Bass, San Francisco, pp 190–216

Kotter J 1995 Leading change: why transformation efforts fail. *Harvard Business Review* 19(2):59–67

Kotter J, Schlesinger L 1979 Choosing strategies for change. *Harvard Business Review* March–April:106–14

Leigh A 1988 *Effective change*. Institute for Personnel Management, London

Lewin K 1951 *Field theory in social science*. Harper & Row, New York

Lloyd P 1998 Leadership. In: Kerr C, Taylor R, Heard G (eds) *Handbook of public health methods*. McGraw-Hill, Sydney, pp 668–83

Lloyd P, Braithwaite J, Southon G 1999 Empowerment and the performance of health services. *Journal of Management in Medicine* 13(2):83–94

McKenna R 1999 *New management*. McGraw-Hill, Sydney

More EA 1998 Managing changes: exploring state of the art. *Monographs in organisational behavior and industrial relations* (vol 22). Cornell University, New York

Morris K, Raben C 1995 The fundamentals of change management. In: Nadler D, Shaw R, Walton AE

& Associates (eds) *Discontinuous change: leading organisational transformation*. Jossey-Bass, San Francisco, pp 47–65

Nadler D, Nadler M 1998 *Champions of change: how CEOs and their companies are mastering the skills of radical change*. Jossey-Bass, San Francisco

Nadler D, Tushman M 1995 Types of organisational change: from incremental improvement to discontinuous transformation. In: Nadler D, Shaw R, Walton AE & Associates (eds) *Discontinuous change: leading organisational transformation*. Jossey-Bass, San Francisco, pp 14–34

Nadler D, Tushman M 1997 Implementing new designs: managing organisational change. In: Tushman M, Anderson P (eds) *Managing strategic innovation and change: a collection of readings*. Oxford University Press, New York, pp 595–606

National Institute of Clinical Studies 2003 *Factors supporting high performance in health care organisations: a review of the literature*. Paper prepared by Leggat S, Dwyer J, NICS, Melbourne. Online. Available: http://www.nicsl.com.au/resources_reports.asp?cat=27&navPage=2 [accessed 22 February 2005]

Peters T, Waterman R 1980 Structure is not organisation. In: Quinn J, Mintzberg H (eds) *The strategy process*. Prentice-Hall, New Jersey, pp 309–14

Pfeffer J 1981 *Power in organisations*. Pitman Publishing, Boston

Project Management Institute 2004 *A guide to the project management body of knowledge* (3rd ed). PMI, Newtown Square

Robbins S, Millett B, Waters-Marsh T 2004 *Organisational behaviour* (4th ed). Pearson, Sydney

Rogers M 2004 Capabilities for sustainable business success. *Australian Journal of Management* 29(1):21–5

Senge P 1990 *The fifth discipline: the art and practice of the learning organisation*. Random House, Sydney

Skinner Q, Price R (eds) 1990 *Machiavelli: the Prince*. Cambridge University Press, Sydney

Southon G 1996 Health service structures, management and professional practice: beyond clinical management. *Australian Health Review* 19(1):2–16

Taylor B 2001 From corporate governance to corporate entrepreneurship. *Journal of Change Management* 2(2):128–47

Whiteley A 1995 *Managing change: a core values approach*. Macmillan, Melbourne

Zastocki DK 1999 A toolbox for managing in turbulent environments. *Journal of Innovative Management* 4(4):24–33

第 III 单元

卫生服务管理实践
——利用信息工作

第 9 章 决策制定与卫生服务管理者
第 10 章 信息与知识

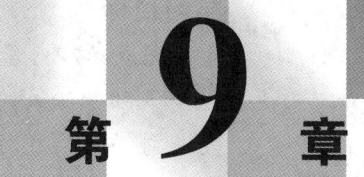

第9章

决策制定与卫生服务管理者

JANICE LEWIS DUNCAN BOLDY

学习目标
引言
理性选择式的决策
政治选择式决策
垃圾桶模式
意义构建
团队决策制定
管理层与临床医生之间的冲突
文化与决策过程
性别与决策过程
循证决策
决策支持系统
什么是高质量的决策?
卫生服务管理实践与决策
结论
问题讨论
参考文献

学习目标

完成本章内容的学习后，读者应该能够：

1. 识别组织决策的不同方法。
2. 阐述各种模式对管理层决策的影响。
3. 识别意义构建理论的层次及其对组织决策的影响。
4. 讨论文化和性别对决策的影响。
5. 阐述循证决策和决策支持系统。
6. 讨论"良策"的特点。

引言

决策制定被视为组织运作的一个基本要素，可以视为管理工作的核心，有助于复杂组织——诸如提供卫生保健服务的组织——能够顺利运行。管理者要在战略和执行层面的决策上花费大量时间（Mintzberg 1973，Stewart 1976）。决策理论几乎没有质疑过管理者的决策者地位，"管理"和"决策"在一定程度上实际上是同义词。

决策被视为一个离散事件——在大量可能的行动路线中进行选择。按这个定义理解，决策既是一种面临抉择时的反应，也是决策过程的结果。有一种看法认为，决策是行动的一个前提条件，但是决策并不一定会转化为行动：无所作为也是一种决策。决策也可从维度角度去看。管理者在每个工作日中要参与大量的决策过程。例如，对每天"要做"的事情按优先顺序排序，决定将哪件事放在第一位经常就是当天的第一个决策。这样的决策通常被认为是"小决策"，绝大部分是自动做出的，几乎不用付出认知心力，也常常不用咨询他人。许多管理决策的研究更关注"大决策"、管理者参与的战略性决策，例如决定是否开展一项新服务。这样的决策涉及其他人，需要时间和相当多的认知和心力。"小"和"大"的管理决策都是重要的，因为所有的决策都会影响组织的所有活动。

决策经常被认为是用来解决问题的。所谓问题，可以定义为实际状况与理想状况之间的不一致之处。决策过程是在发现问题之后，由管理者决定是否采取行动，采取何种适宜行动。但是，从管理的角度看，决策既在发现和解决问题之前，也在发现和解决问题之后。在组织层面上，管理者的职责是做出决定。因此，管理者要思考：什么样的情况是问题，怎么来正确地应对这个问题。管理中的发现问题和解决问题是本书中反复出现的主题。这个管理功能的基础就是决策过程。

决策研究来自于广泛的学科领域，从心理学到数学和统计学。本章特别侧重于组织决策过程，主要引用组织行为学领域的文献。

Eisenhardt and Zabracki（1992）在回顾了大量文献之后得出这样的结论：组织决策基本上是沿着三个主要范式发展起来：理性、政治和"垃圾桶"。

理性选择式的决策

理性是指可以广义地描述为有计划的、明智的、符合逻辑的或有意义的行为（Dean & Sharfman 1993）。理性理论假设，行动取决于对当前行动未来效果的预期，不同的选择方案可理解为这些预期的结果。决策的结果是根据决策者对决策结果的满意和喜好程度评估。决策制定被视为一个一步一步循序渐进的过程，既是符合逻辑的，也是线性的：一种被视作理性的方法。一个重要假设是：理性方法可以提供"一种最好的方式"以做出决策，并将决策过程视为一系列活动，从起初认识到需要做出决策，通过评估不同的行动路线和选择最优的方案到采取行动。其目的是在仔细评估不同行动路线的基础上，做出一个最佳决定。

这个方法的基础是：组织中所有决策者有相同的偏好，即选择方案及其结果是由环境决定的，决策者对这些方案和结果都十分了解。这个假设的含意是：如果所有人都按理性行事，就很少或根本不需要更高一级的管理干预。由于每个独立的管理者的决策制定是理性的，组织的集体决策也同样将是理性的。

正如March（1994）指出的，现实世界的决策研究揭示，这里有一个谬误，即并不是所有的选择方案都是已知的，所有的结果也不是都能考虑到，所有的最佳选择也不是都能同时顾及到。决策者不是考虑所有的选择方案，似乎只考虑少数的几个方案，并且是依次而不是同时进行考虑。决策者并不是考虑所有结果，而是只关注一些而忽略其他。尽管决策者可能力求理性，但是他们会受制于其处理全部必需资料能力的不足和信息的不完整。Simon（1945）是最早指出决策理性模型局限性的学者之一。他认为，决策者要受到现代组织复杂性及决策者自身认知能力有限的约束。决策者不可能在完全理性的条件下工作。决策者面对的问题很可能模糊不清或有各种解释，并且有关选择方案的信息可能无法得到，对可能决策的结果的评价标准也可能不明确或尚未达成一致意见。除此之外，决策者可用的时间和精力也受到环境的限制，因此，寻求更好的选择可能会变得不现实。现实世界的管理者在一个受约束或有限的理性环境中工作，他们倾向于理性，并且他们的行为的确是合理的——是符合逻辑的；但是，指望他们坚持完全严格的理性行为的要求是不现实的。人类认知能力有局限和组织的要求及其运营环境复杂，限制了可能的理性程度（Miller et al 1996）。因此，管理者通常被认为是在做出"满意"的决策，而不是"最佳的"决策。满意意味着选择一个达到部分标准或目标的方案，仅需要将选择方案同目标相比，直到发现一个更好的方案。它是"这个环境中最好"的决策。

Simon（1960，p 20）在后来的著作中描述了怎么用不同的方式做出不同类型的决策。最常见的决策是以一种相当直接的方式做出的，通常采用已尝试过和检验过的方式和程序。这样的决策称为"程序化决策"。在卫生服务组织中工作的人都会熟悉各种各样的政策和程序手册，后者不仅包括制定运营层面的管理决定，还包括制定大量的临床实践标准。研究发现，管理者更愿意对涉及较大资源的重要问题采用程序化决策标准（Sutcliffe & McNamara 2001）。这样大部分决策问题就成了应用什么样的政策或程序的问题。另一方面，"非程序化"的决策是指没有先例、不常见的或至少是非常规的决定。一般来说，若假定运营层次的管理者工作在较为稳定和可以预测的环境中，那么"非程序化"的决策则同高层管理和战略性决策相关。然而，在卫生服务组织，特别是在大型公立医院，这种说法在这种环境中对管理者是否成立上有疑问。其决策的内容可能是错综复杂的，其解释也会很复杂；可能需要的信息很难获得、不可靠、模糊不清和相互矛盾。也许存在着立即决策的压力。这些情况不适合采用理性决策模式。

组织决策中理性问题仍是令人烦恼的问题。将组织视为为实现共同目标而努力的紧密团结的团队这种理性观点似乎过于乐观。卫生保健和卫生服务组织的复杂特性约束着管理层的决策。Eisenhardt 和 Zabracki（1992）总结了许多这样的观点并认为，现在应该是放弃理性决策方法转到更为现实的方法的时候了。其中一个较为现实的方法就是将决策过程视为政治过程。

政治选择式决策

Cyert 和 March（1963）认为，组织应该被视为是由变化着的联盟组成的，这些联盟是围绕其所关心的问题形成和重组的，他们可能是第一个提出这个方法的。这些联盟难以定义和识别，因为他们随着既定的利益而变化。组织内和组织外的不同团体有不同的目标，追求各自目标的策略，因此最好将其视为利益相关者。利益相关者是指一些个人和团体，他们依靠组织实现其目标，组织也依赖他们的支持或合作。在卫生保健组织的变化环境中，可以列举出长长的利益相关者的名单。Blair 和 Whitehead（1998）用跷跷板上站有太多的竞争者的比喻描述了当医院之类的组织有许多竞争的利益团体时，为引人注目而相互竞争时可能会发生的情况。卫生服务管理者不仅必须面对外部利益相关者，如政府机构、患者和消费者团体、保险公司和其他融资机构，更不要说媒体，还要应付内部团体，如专业员工团体、工会代表的其他员工以及董事会成员。许多专业团体，如来访的医疗官员，跨越了内部和外部的界限。然而重要的是要注意，组织无法选择其利益相关者，而是利益相关者选择组织。正如 Daake 和 Anthony（2000）指出的，参与决策的管理者不可能平等地重视每一个团体；他们必须在一个界定的理性框架内行事。因此，管理者倾向于有意识地或潜意识地对不同利益相关者团体的相对权势和影响做出判断。这样决策就成了一个政治过程。如此调查不仅要掌握解决问题的信息，还要考虑利益相关者的接受性。

Miller 等人（1996）阐述了利益相关者可能影响决策的途径。例如，利益相关者可能选择符合自己或他人利益的方式行事。这样他们就可以以一种支持他们自己的目的或以反对他人观点的方式来解释需要决策的问题。他们可能积极推动他们偏爱的方案，这可能会也可能不会导致符合组织既定目标的决策。为了这样做，他们可将信息作为一个工具，隐瞒一些信息，忽略一些信息，只报告支持他们观点的信息。为寻求支持，他们同其他支持团体谈判而缔结联盟，同时努力削弱"反对方"的影响。大量的利益相关者团体可能都是如此行动的。因此，决策过程具有各种形式的讨价还价、谈判和妥协的特点，因而产生的结果对各方来说不是最好的，但可能令大多数人满意。大部分作者赞同：当目标相互冲突、整个组织权力分散时，当信息模糊，当行动和结果之间因果关系不明或不确定,并且资源是关键而稀缺因素时,权力和政治手段最常用的是方法(Alexander & Morlock 2000)。

图 9.1 总结了决策过程中的联盟活动。

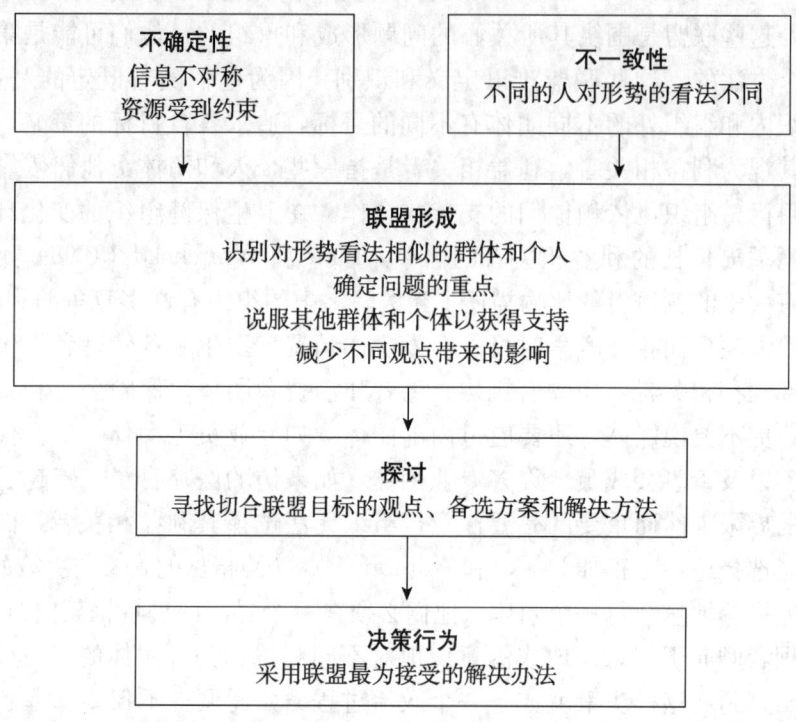

图 9.1 决策过程的联盟活动

政治选择式的决策以不同于理性模式的方式看待组织和决策过程。从政治角度看,特定的决策会吸引那些寻求决策结果符合自己意愿的利益相关者。因此,决策过程决定谁会参与以及那些参与决定决策过程的人。在这里,理性要让位于政治影响和既定的利益。并不是所有决策在制定过程都与政治斗争相联系。一些决策往往迟迟不能做出或被一个决策者推给另一个决策者。要解释为什么这种情况会发生,还有另一种不同于理性模式和政治模式的另一种方式,它有一个引人注意的名字,即"垃圾桶式"的决策。

垃圾桶模式

垃圾桶模式（Cohen et al 1972）与理性模式形成了尤为鲜明的对照。在很大程度上，垃圾桶模式是由于理性模式无法解释在组织中决策是如何做出的而发展起来的。它假设参与者对决策过程有不同程度的影响。依照垃圾桶模式，决策的主要成分是：问题、解决方法、参与者和选择机会。选择机会是指"预期组织进行决策的情况，尽管有些机会如招聘、晋升定期发生，但其他机会除非发生某种危机或出现特别的情况不会出现"（Kneitner & Kinicki 1998，p 361）。这些成分是以一种连续不断的、似乎杂乱无章的方式倒入组织的"垃圾桶"。当这些成分恰好一起出现时，就会有一个决策产生。这种决策过程被视为毫无系统和缺乏秩序的，没有限定决策过程的连贯性控制。为了解释垃圾桶模式，Cohen等人（1972，p 2）将组织视为一个：

……选择的集合体——寻找的问题、所处的决策状况的问题和感觉、问题的解决方法，这里可能有答案及寻找工作的决策者。

问题是当人们发现期望与现实之间有差距时的一些担忧。问题往往在失败或接近失败时显露出来。解决方法是针对问题的答案，这些问题可能已经被人们所认识也可能还没有被认识。决策者从一个选择机会转到另一个，他们是否参与一个特定的决策场合取决于决策的特征。从这个角度来看，问题、解决方法、决策者和选择机会是由它们出现的时间和它们代表的组织和个人的可能性联系起来的。

组织的垃圾桶模式决策的三个主要决策策略是：忽略、解决方法和逃跑。忽略是指当出现选择机会时，如部门例会，他们自己不报告。人们可能没有认识到组织的全部问题，或这些问题是其他会议的议题。会议本身的任务完成了，用最少的时间和精力做出了选择，但是组织的问题没有得到解决，因为没有讨论这些问题。另一种可能是，问题在议题中，因而与特定的选择机会相关。拥有选择权的决策者付出了足够的精力、知识和热情来满足这些问题的需要。他们做出了选择，解决了问题。最后，有时可能会出现一些问题拥有许多选择机会的情况，例如，有的问题还将保留在议题内，从一次会议转移到下一次会议。这些问题超越了拥有选择权的决策者的精力。在这种情况下，因为无法做出选择，问题也就无法解决。最后这些问题只能依靠另外一个选择机会来解决，当有机会时。换句话说，这个选择会被带到另外一个决策场合。尽管问题在第一个场合解决的机会已经消失，但是问题还是没有解决。

正如 Weick（1979）急切指出的，这不意味着要对组织进行冷嘲热讽。决策是一定要做的。尽管情况看起来有一些混乱（并且参与的人也有类似的感觉），但是，实际上决策过程并不是杂乱无章的，在混乱之中有一些规律。垃圾桶式决策方法同解释组织过程的混沌理论一样，最近颇为引人注目。混沌理论认为，复杂的系统关系是非线性的，如社会组织（Tentenbaum 1998），是由相互关联和分级选择组成的，因而会产生意想不到的结果。混沌理论的一个基本观点是：随着时间的推移，正在被认知的世界是不可知的（McDaniel 1997）同混沌理论相关的思想是：组织有自我组织变成适当的方式和结构的能力，不用任何外部施与的计划或指导。（这个话题的进一步讨论见 Wheatley 1994）。

然而，人们认识到，组织结构限制了解决问题方法和决策者与选择权发生相互作用的能力。只有某些的决策者可以获得任何一种特定的选择权，在等级的结构中，越是不重要的决策者可以获得的选择机会越少。同样地，只有某些解决方法或问题可以获得某些选择机会。在卫生服务组织中，临床操作的决定和资源配置的决定之间的相互作用，对垃圾桶模式作了说明。

上述的三个观点，理性模式、政治模式和垃圾桶模式，提供了研究卫生服务组织决策过程的视角。所有观点都清晰地表明，当要做决策时，单个的管理者要付出大量的努力去了解所发生的事情，然后同其他人讨论并达成某些一致观点的意见。对环境的了解对理解决策过程至关重要。要解释为什么个人和群体对环境有不同的理解，我们先把注意力转到意会上。

意义构建

当个人面对各种事件时，他们会尽力去了解这些事件。对这些情况赋予意义可使个人作出反应。因此，意义构建，按字面理解是指对环境进行表述的过程，是个人行动的基本推进器，之后才是决策（Deazin et al 1999）。

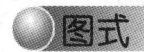 图式

个体所持的认知被称为图式。图式源于个人对世界是如何运转的体验。它们是有关特定概念、事物和事件的动态的认知性知识结构,个体应用图式去编码及表征传入的信息。模式可以起到思想地图的作用,指导寻找和获得信息,指导采取相应的行动。在决策中,模式的作用是通过提供一个依据经验形成的解决问题的框架,来预测未来。

当与新的信息结合时,图式可以扩展和提高。随着时间的推移,随着更多的刺激信息出现,图式会变得更加复杂、抽象和条理化(Fiske & Taylor 1991)。专业发展会导致来自诸多信息体验的高度精致的图式出现。当这些信息或体验与个体的图式知识矛盾时,新的信息要么被认为有悖常理而被忽略,要么被认为需要修改以适应当前的图式。个人也有可能修改自己的图式。然而,正如 Harris(1994)指出的,重要的是要认识到,感知过程以图式为指导的特性会降低发现图式信息不一致的频率。图式的这种特殊性质可以确保其极少会面对有效性的严厉挑战(Harris 1994,p 311)。由于图式可指导寻找信息的方向,很可能尚未发现的信息会证实这些图式。

Fiske(1993,p 182)认为,大多数人会将他们的社会环境的意义构建得很好,足以采取有效的行动:他们的"思想"足够为其"行为"服务。人们在对不一致的和消极的信息保持警觉的情况下,是根据自己的目的进行预期和应用资料的。没有绝对的准确,对准确的要求取决于目的。结果预期(对自我实现的预言)和共识常常被用来代表准确性(Fiske & Taylor 1991)。

Hill 和 Levernhagen(1995)对图式的准确性提出了进一步的质疑。首先随着时间的推移,模式不是稳定不变的,适合今天的模式不一定适合明天。其次经常采用认知"捷径"(如使用比喻和老套)的图式虽然在实践中很有用,但也限制了它们的准确性和精确度。然而,额外补充的细节可能会削弱图式描述模糊情况的价值。因此,图式的不完全特性既是优点,也是缺点。建立和应用图式的水平有时可能受到个体认知能力的限制。

图式驱动的意义构建

Harris(1994)提出,图式在两个重要的层面上指导组织的意义构建。第

一，图式协助回答"它是谁或它是什么"的问题。第二是图式协助回答"我应该注意什么"的问题。Gioia 和 Poole（1984）认为，图式驱动意义构建可以是有意识的，也可以是相当无意识的。而且，个体图式可以通过许多方式影响管理者的决策。后者包括提出问题、选择方案、利用信息的方式以及决策和评价时的自信。

意义构建的层次

由于人们建立和保持了对其在组织中角色的主观解释，因此对于决策而言，意义构建的不同层次是很重要的。意义构建可以划分为以下三个层次：个人、人际间和团体间。

个人层次

个人层次反映每个人对其环境的理解。个人意义构建也受个人因素如认知能力、主观能动需求和个性的影响。这可以解释为什么处在同一环境中的两个管理者会做出不同的决策。

人际间层次

当与其他直接或间接付出类似努力的人发生相互作用时，就形成了人际间的层次。尽管两个人可能共享一段类似的经历，他们参照系可能由于他们在活动中的位置不同而不同。其结果是，意义构建可能有差异，有时甚至是对抗的参照系。这就解释了为什么组织的决策过程会充满如此多的困难。

团体间的意义构建

团体间意义构建层次与考虑问题方式很不一样的不同的社区专家的解释图式相关。这引入了集体智慧的概念。集体智慧不同于个人想法，因为它是属于一组人群中相互关联的活动方式。这个概念一直用于描述一个组织环境中的专业文化（Bloor & Dawson 1994），并用于解释卫生服务组织的管理决策中的一个长期问题，即卫生服务专业人员和一般管理者之间的冲突。

人际间层次和团体间层次的意义构建与参与式决策和团队制定组织决策

特别相关。

团队决策制定

诸如委员会、特别工作组、工作组和评审等团体在组织决策过程中起关键作用。多学科团队作为一个决策单元已经成为现代卫生服务组织的一个特色。作为一个组织工具，团队可以将员工的作用从执行既定任务扩展到参与组织的较大范围的运作。由于团队的相互作用可建立共识及支持行动，团队也被认为在改进决策质量上可以证明是有益的。这是假定决策过程高水平的参与会带来每个人都接受的决议。不同的团队成员会促进创造力，因为所有团队成员都有机会对摆在面前的问题从不同角度提出自己的意见。通过一起工作，团队会创造新的解决方法。其基本假设是，经常代表多种不同观点的员工和（或）管理者小组能够一起工作，以做出符合卫生服务组织整体最佳利益的决定。同时也假设，传统上一直独立和自主工作的卫生服务专业人员能够与其他专业小组成员形成相互配合的关系而有效地发挥作用（Alexander et al 1996）。

然而，现实常常并非如此。Amason等人（1995）报告，团队常常迟迟不能做出决策，并且做出的决策同管理者单独一人做出的决策没有太大的区别。由于人们对重要议题的决策通常被以一种或赢或输的心态来看待，决策过程变成了对立的而不是合作的过程。判断一个决定是否重要可能更多的考虑是：与组织的既得利益是否相关，而不是组织的需要。这经常会导致团队内部的冲突，因而也很难就其他任何决策达成共识。因此，团队决策常常代表了"阻力最小的途径"，就是一个妥协方案，为了减少冲突，限制了寻求更好的解决方案。

假设达成的决策反映了团队成员的集体意见也是有问题的。个人经常能左右团队，原因可以有各种，可能由于个人的权力，也可能由于其所代表的组织团体的权力。某个人可能比团队其他成员对眼前的决策过程更有热情或更投入。这个人也可能嗓门大，愿意多说话。团队领导在确保能听到所有团队成员的声音并最终采纳代表集体观点的决策上具有重要作用。许多团队在即将形成最后决策时犹豫不决，达成共识或至少绝大多数观点一致的过程，常会破坏整个决策。一些团队无法做出决策，不是因为内部冲突削弱了决策，而是缺乏冲突。为了避免冲突，有的团队成员不想表达不同观点，或不想改变现状。这样的团队倾向于不对他们自己的观点做出批评性评价或寻找质疑他们关于问题本质的假设和建议的方案的会引起争议的数据。表9.1概括了团队决策的优缺点。

表9.1 团队决策的优缺点

优点	缺点
知识库更大。团队的专业知识和组织经验的总和要大于个人的。	团队中由既得利益者引起的政治活动可能影响已平衡的讨论和可选行动。
可以从不同角度理解问题和决策机会，可能的行动路线更多。	团队中有一些人处于主导地位，如权力更大、才智更高、更重要或有最大的发言权。
更多的人会感觉对最终的决策有发言权，并且能理解决策过程	由于先入为主的想法，团队中各方不同角度的意见不能相容
决策传播更快，因为团队成员能够将信息传递给组织活动中他们的领域	趋同一致和避免冲突的社会压力不鼓励团队成员参与决策。团队的社会功能和对成员间"友好相处"的需要比做出最好的决策来得更重要。

人们已有很多应对团体决策时会遇到的一些问题的策略和技术。在这些方法中，哪种办法最适宜取决于许多因素，例如团体的性质和要做的决定。进一步的有关信息请参阅第7章及Martin和Tate（1997）。

还有一些其他因素会影响组织决策过程，特别是对卫生服务组织。管理目标和临床目标之间的冲突就像性别对决策的影响一样旷日持久。随着全球化的发展，特别是随着临床医生的流动，文化对决策的影响是不可避免的。

管理层与临床医生之间的冲突

卫生服务临床医生（医疗、护理和卫生相关的）和一般管理者处于一种必然的对抗关系之中，这个话题在文献中一直反复出现（Burgoyne & Lorbiecki 1993; Dawson 1994; McErlainBurns & Thompson 1999; Stoeckle & Reiser 1992）。冲突的原因是多方面的，并与这两者之间长期的敌对关系、缺乏信任、无法找到共同点以及对未来的愿景无法达成一致有关（Meighan 1994）。

Fitzgerald（1994）认为，不参与正式管理的临床医生倾向于假定管理是一个技术问题，没有不确定性、道德或情感问题。临床医生不相信管理是因为：他们认为管理缺乏科学基础，而他们的专业训练是引导他们在技术领域内工作。冲突和对抗经常来源于对稀缺资源的竞争，并且是协调两种截然不同的和相互冲突的工作方式——技术的和行政的——的尝试（Raelin 1985）。

卫生服务管理者和其他卫生专业人员之间的文化差异可以说明如前所述的冲突。这两组重要的团体，如 Southon（1996，p 2）所说的，"按照极其不同的观点前进"。临床医生和管理者的观点对比如表 9.2 所述。

表 9.2　专业人员和管理人员的观点对比

分类	专业人员	管理人员
主要方向	眼前的任务、顾客	组织、资源配置
权力的来源	技术、声誉	管理层级、授权、责任
重要的组织	专业网络和协会	公共机构
权威	科学证据和已接受的实践	政策和职责

Source：Southon G 1996 Health service structures, management and professional practice: beyond clinical management. *Australian Health Review*，19（1）：3

世界观不同可导致形成极其不同的图式和意义构建过程。例如，当专业人员和管理人员一起工作已就资源配置问题做出决策时，世界观的分歧会变得很明显。

组织决策的图式和意义构建概念也有助于解释决策中的文化和性别差异。

文化与决策过程

Miller 等人（1996）对有关决策过程的主要经验性研究进行了回顾，并认为研究人员几乎全部是北半球的西方人。研究资料几乎全部来自同样地区的管理者。这些研究人员发现的决策模式是否适合其他文化仍然有很大的疑问。Schein（1985）将文化定义为：一组人解决问题和调和困境的方式。从这个观点出发，文化是决策过程的关键。为了说明这一点，Trompenaars 和 Hampden-Turner

（1998）确定了文化的七个重要方面，即普遍性与特殊性、个体性与团体性、中立与偏激、特定性与广泛性、成就与归因、对时间的态度以及对环境的态度。

● 普遍性与特殊性

普遍性方式假设：好的和正确的文化可以被阐释并应用于所有情况。特殊性的文化更关注家庭和友谊等关系的义务，并常常将这些关注点置于决策的首位。

● 个体性与团体性

这是指个体或团体的相对重要性。团体性方式认为决策应关注团体的首要需求。

● 中立与偏激

在一些文化中，情绪的表达是可以接受的。中立方式认为，情绪会分散注意力，因此应该控制。

● 特定性与扩散性

这是指其他人参与生活特定领域还是同时参与广泛多个领域的程度。以特定性为导向的文化将工作关系分离开，并将工作关系同其他事情相隔离。任何与当前决策过程无关的其他关系都不予考虑。

● 成就与归因

成就意味着根据个人的表现记录对其进行评定。归因是指当前的状态归因于个人的出身、亲属关系、性别或年龄，也可以归因于关系和教育。

对时间的态度

这与文化如何看待过去、现在和将来的重要性相关。时间可以被视为连续性的：一系列逝去的事件或同时发生的事件，过去、现在和将来都相互联系，以至于有关未来的设想和过去的记忆都参与构筑现在的行动。

对环境的态度

有些文化认为影响人们生命的根本以及罪恶和美德之源的关键在于内心。动机和价值观来源于内心。另一些文化认为世界比个体更强大，认为自然是令人畏惧或效仿的事物。

尽管有关不同文化的决策研究令人失望，上述简短的讨论清楚地表明：文化左右人们认识世界的方式以及他们与其他人之间的关系。决策过程会明显地受到这些方面的影响。随着商业活动在全球范围内更加全球化，有关国家文化的比较研究也在增多，这为深入研究组织过程提供了一些观念（see for example Hofstede 1980，1991，Boldy et al 1996，Trompenaars & Hampden-Turner 1998）。将来希望能够对文化的多样性及其对卫生服务组织决策的作用有越来越多的认识。

性别与决策过程

正如有人认为决策模式对国家文化差异不敏感一样，也有人认为这些决策模式在导向上是男性的。现在有大量的组织文献认为，当讨论诸如决策过程等管理工作时，应该考虑性别因素。这种看法可以部分地追溯到 Gilligan 的研究（1982），Gilligan 认为男性和女性对社会现实的解释不同。根据 Gilligan 的观点，女性相信责任、关怀和相互关联的理念，而男性则相信组织原则和个人地位。自 1982 年以来，妇女在组织中的作用一直是诸多研究和讨论的话题。

然而，有关性别差异本质及其对组织功能的影响还不是很清楚。例如，根据性别和领导方式的荟萃分析，Eagly 和 Johnson（1990）报告，在一个人造环境下的实验室研究中，如评价中心，女性比男性会采取更为民主和以人为本的领导方式。男性管理者倾向于更加专制，更加以任务为导向。但是，组织研究并没有显示不同。这显示，实际的情境，即组织的特性，对管理行为有重要影响。Trompenaars 和 HampdenTurner（1998）支持这一观点，他们认为，在世界范围内，性别在管理实践中，包括在管理决策中，造成的差异几乎不存在。这些作者认为，组织背景具有男性特征，对于女性管理者来说，要成功就必须采取男性的管理方式。当前与管理中性别相关的问题综述请参阅 Brewis 和 Linstead（1999）的文章。

到目前为止，有关性别对管理决策的影响的研究仍没有进展。正如 Smith（1999）指出的，有关决策性别差异的许多证据都来自人群，而非限定与管理决策者范围。一般来说，即使有性别差异，也很小。但是，很明显男女处理信息的过程不同。在记忆力、语言流畅性、感知速度、数学推理和空间能力方面也有性别差异，这些是在各种文化中普遍存在的（Halpern 1992）。这表明，男性和女性是以不同的方式收集和分析决策资料，这也将在一定程度影响管理决策。

卫生服务组织中男女比例往往是不平衡的。例如，在澳大利亚卫生服务领域，78.1%的雇员是女性，而从整个劳动力市场来看，女性只占 43.8%（Australian Institute of Health and Welfare 2002）。此外，主要是男性占据的专业类型只有开业医生和牙医。其他卫生专业，诸如护士，女性占绝大多数。另一方面，管理者多数是男性。性别问题很可能影响卫生服务组织中的决策。

循证决策

在变化的卫生服务组织领域中，对决策要基于的"好的资料"的要求越来越迫切。这个要求是对决策者的，他们负责做出有关患者、顾客或人群的卫生服务提供的决定，负责基于可获得的最好实证做出的谨慎评估，做出资源需求（如人力需求）的决定。这种需求已经导致人们尝试以一种更为紧密和整合的方式将卫生服务的提供与资源的研究发现与决策整合起来（see e.g. Australian Medical Workforce Advisory Committee 2000）。这被称为循证决策，将其逻辑概念扩展即为循证管理。"循证"决策的依据理念是：在卫生保健中，"基于观点的"决策已不再被认为是令人满意的方法（Muir Gray 1997）。

采用循证决策方法时，决策者需要审查手头的实证，寻找其他相关的实证，必要时还要收集新资料，评估这些实证的质量并评估提出的方案的利弊两方面的影响。资料来源是多方面的，包括组织常规收集的资料（临床和管理）。决策者需要有一个好的图书馆（以及一个优秀图书馆员的协助），并且要有通过因特网广泛检索当前可以得到的研究资料库的技术。这个方法的关键在于发现与思考议题相关的可靠的和有用的证据，并且能使大多数利益相关者接受。要求的东西是可以得到的最好的实证。当判断一个决策是否正确时，重要的是判断证据的强度。如表9.3所示，Muir Gray（1997）认为，证据应以其具有的强度予以考虑。

表 9.3 证据的五个强度

类型	证据的强度
Ⅰ	有力证据：至少来自一个对多个、设计良好的随机对照试验的系统性评估。
Ⅱ	有力证据：至少来自一个适当设计的随机对照试验。
Ⅲ	证据：来自设计良好的试验，缺乏随机性、单组前后、队列、时间序列或配对的病例对照试验。
Ⅳ	证据：来自于设计良好的、来源于多个中心或研究小组的非试验性研究。
Ⅴ	行政机构的观点：基于临床证据、描述性研究或专家委员会的报告。

Source：Muir Gray J 1997 *Evidence-based health care. How to make health policy and management decisions*. Churchill Livingstone, New York

满足类型Ⅰ的实证最有可能在临床试验中发现。心血管疾病等领域的这方面研究已经促使临床实践和健康促进发生了重大变化（Mant 1996）。然而，不太"常见"的疾病吸引研究资金的可能性较小，研究证据有限。卫生服务管理者在决定服务提供时，很可能会寻找临床研究结果。除此之外，他们很可能寻找有关经济学评价、人力评估和管理策略方面的研究，尽管这些研究可能无法证明其临床研究的严谨程度。

经济学评价的目标在于根据结果或产出评估一项干预措施或项目的成本。经济学评价本身同临床实证的质量密切相关。然而对特定因素如何定义、测量及评价涉及价值判断，后者在本质上是更为主观的（Jonsson 1996）。各种不同形式的经济学评价研究应是相互补充而非相互替代的。

循证管理研究也暴露出一些问题。尽管人们努力采用量化的方法理解组织行为，但是这一领域的研究大部分依然是描述性的。在组织背景下，随机化对照试验或实验性研究很难开展。人们难以将研究发现从所研究的特定组织的独特影响中分离出来。在卫生管理领域实现多学科研究，学科内部以及跨学科的，依然是一个挑战。

要将循证决策按照倡导者设想的方式构建于卫生保健之中，需要许多利益相关者的思想观念有一个大的转变。一般来说，学术机构开展研究是为了其他学术机构的消费，研究领域通常反映调查者的学术兴趣。支持研究的资助机构对研究的学术可信度或其潜在市场通常比其在管理决策过程中的效用更感兴趣。卫生服务管理者常常会发现有关其关注的主要领域的研究极少。鉴于循证决策的实践性，有必要使开展的研究与管理者实践所需要的信息之间匹配得更紧密。但是，这不意味着卫生服务管理者不应该积极地搜寻所有可用来支持决策过程的实证。决策的可信度是关键，对仔细评估的研究给予支持也很重要。尽管循证管理尚处于初始阶段，但其前景光明，对管理者的决策过程也将产生重要影响。

决策支持系统

可以协助管理者决策的另一个方法是应用决策支持系统。Cropper 和 Forte（1997，p 20）是这样定义决策支持系统（DSS）的：

> ……当管理任务由于复杂性和不确定性很难形成一个理性反应时，决策支持系统会求助于、命令及促进与管理任务直接相关的思考和分析。这种系统的一个显著特点是其采用计算机辅助模型方法去帮助理解当前的问题，探讨未来的政策和行动方案并评价其结果。

Cropper 和 Forte（1997，preface p xx）认为，"决策支持系统的参考范围通常很广。"当他们检索 Medline 的"决策支持"时，他们发现有超过 7300 条的相关参考文献，而当将此局限于"卫生服务管理决策支持"时，就减少到为 100 条左右。他们将此差异归因于"临床决策支持"占绝大多数，认为需要通过关注决策支持系统，特别是基于计算机的 DSS，来均衡这个需求，这也有助于卫生服务管理中非临床领域的决策。Cropper 和 Forte（1997）强调了信息、分析方法和计算机系统能力的适当结合及其对由更多信息（因此，也希望更有效）支持的决策的可能贡献。

背景

决策经常以达成某种平衡的方式做出——例如在服务效率和服务质量之间取得平衡——而这种平衡常常难以实现或难以达成共识。在一个理性决策的示例中,通过决策支持系统的帮助,人们可以了解决策过程中的复杂性并将其管理得更好。决策支持系统可以提供:

- 描述性分析的框架和方法,可促进对正要进行的决策的理解;
- 控制分析和思考过程,以便在适当的范围和深度内考虑目标、局限性和方案;
- 一种根据资料、信息和实证以及不同的兴趣、价值观和角度(如买方与提供者,用户与服务者)审核可能的决策的方法,以便决策可以得到很好的验证和完善;
- 一种详述决策因素和记录分析的方法,因此,具有潜在的较强责任(Cropper & Forte 1997, p 25)。

管理决策特别喜欢采用"假设分析"方法去探索未来环境及其与组织业绩的关系。

探索未来的选择

分析框架和方法是决策支持系统的关键,通常被称为"模型"。正如 Lagergren(1996, p 29)对此给出的定义,"模型"这个术语意思是"一个抽象的、正式的——通常是计算机化的——对一些目标和活动系统的数学的或逻辑性描述","建立模型"是指"构建和使用这种模型作为工具,分析政策的备选方案和评价实际运行的效果"。

有许多建立模型的方法,它们有不同的复杂等级。这里,我们的讨论将限定在一些较为简单的模型,它们主要依靠可获得的资料和信息(如早在20年前1980年由Sprague提出的)。(对复杂模型及其应用特别感兴趣的读者应该参考下列一篇或更多的综述:Boldy 1987, Boldy & O'Kane 1982, Lagergren 1996, Pierskalla & Brailer 1994, and/or case study compendiums, such as Boldy 1981, Royston 1996, Cropper & Forte 1997, Boldy et al 2002)。

如果要使决策支持系统发挥作用，它们必须结合决策环境的关键特征和可能的管理干预行为。假定已设定了适当的界限，特定的关系和有效的结果都是已知情况下的，那么模型就可以用于评价一些未来情况下的结果。例如，安排一个额外的门诊医生与更多的床位相比，对费用和患者流量有什么影响？如果考虑到未来的不确定性，人们常常采用敏感性分析，即评价主要假设条件变化所产生的影响。这个方法检验特定结果或干预选择的稳定性。更详细的决策支持系统发展过程可以参阅 Cropper 和 Forte 的文献（1997，pp 31-32）。

计算机的价值

计算机的使用极大地方便了与敏感性分析有关的"假设分析"模型。一个简单的例子是标准的电子制表软件，后者可以利用其各种不同的功能，全方位地探讨"假设分析"模型。"保健的平衡"模型（Case Study 9.1 p 199）就是建立在电子制表软件基础上的决策支持系统的一个例子。正如 Cropper 和 Forte 指出的（1997，p 28）：

> 建立一个电子制表软件模型并输入资料的过程是一门学科，一个思考和沟通的焦点和一个试验和分析的工具。

卫生保健决策支持系统的应用范围

在卫生保健领域中，近年来建立模型及应用模型的范围和数量大大增加。根据 Lagergren 的分析（1996，pp 29-30），可以归在三种广义的标题之下：流行病学、健康促进和疾病预防，卫生保健系统设计，以及卫生保健系统运营。

流行病学、健康促进和疾病预防

这类包含诸如预测与某种特殊疾病相关的按年龄/性别分组的未来的发病率、患病率和死亡率，如表 9.4 所示的与人口统计学相连的数据。还有些更复杂的模型可考虑随着时间的推移而变化的死亡率，当然其前提是可以获得数据。这类模型还包括干预策略和筛查项目的评估。

第9章 决策制定和卫生服务管理者

表 9.4 2002 年选定心血管疾病的年龄/性别分组死亡率

	性别	年龄					
		45～54	55～64	65～74	75～84	85+	所有年龄^
冠心病死亡率（每10万人）	男	56.4	155.5	452.6	1307.3	4050.3	142.1
	女	10.5	42.3	184.5	797.9	3296.6	123.5
卒中死亡率（每10万人）	男	10.6	29.6	122.2	534.7	1944.0	51.0
	女	7.1	16.4	84.1	493.3	2180.6	76.5

^ 2001 年澳大利亚人口年龄标准化

Source：Australian Institute of Health Welfare 2002 Death rate table. Online. Available：www.aihw.gov.au/cvd/statistics/deathratetableAge.html

卫生和保健系统设计

在这个领域中已经建立许多用于估计未来资源需求的模型，而其他的关注则为更具体的医院资源问题和能力规划。急诊服务的设计和应用也得到了特别的关注，例如救护车的服务。

卫生和保健系统运营

这里强调的是分析如何更加有效地利用现有的资源。过去考虑的是接诊系统、需求管理和人员日程安排。

案例 9.1 提供了一个目前策略规划水平的决策支持系统的范例，并说明了决策支持系统方法如何随着时间的变化而变化。方法本身的变化反映了决策环境的变化，也反映了其功能以及用户友好的个人电脑与相关软件更加完善。

案例研究 9.1　实践中的决策支持系统：保健的平衡（BoC）方法

保健的平衡（BoC）方法一直以来主要用于研究老年人的长期保健需要所涉及的资源应用问题。这个方法有很长的历史（see for example Boldy & O'Kane 1982），正如 Cropper 和 Forte（1997，p 75）所描述的：

从一个广阔的角度来看,规划从定义局部的规划问题和网罗适当的人员和数据,到采用计算机系统,到通过进一步的讨论解释和应用其结果都在变化。

在这个总方法中,模型的构成已经从一个相对固定的主体数学规划模型结构(Boldy et al 1982)转变为一个基于电子制表软件的个人电脑(PC)格式(详见 Forte & Bowen 1997)。其主要组成部分有两个,即人口模型和保健选择模型。

人口模型是对任何一个既定的地理区域内的、65岁及以上人口的赡养关系水平进行评估的模型,即通过将人口普查数据与以前在不同地区进行的一些研究获得的基于调查的赡养关系数据结合。与所研究地区特别相关的赡养数据可以直接使用,尽管这些资料可能无法常规获得。

假定已知上述这些潜在需求的估计值,保健选择模型还需要将范围如此之广的方案划分为16个赡养类型。对于任何特定的类型("假设分析"),模型都可以根据特定的标准(如喜好或最低成本)指导每一组人口分配到特定的保健方案。任何一个赡养类别的保健方案可以因不同的利益相关者(卫生专业人员、顾客)的观点而不同,创新的方案可以进行详细描述。这个模型可以评估资源和成本在各种不同"场景"下的意义。

通常这个模型应用会在地区规划者与管理者和不同背景的卫生专业人员的代表之间进行广泛的讨论,包括对各种假设情况下有关服务水平和资源耗费的思考的反复循环,计算通过保健方案电子制表软件模型进行。这种保健平衡方法的价值在于:由于有详细的计算数据,其为不同利益群体之间进行讨论提供了一个共同的框架。

●决策支持系统的特点

决策支持系统的一个显著特点是针对特定的管理任务,将分析方法(模型)和计算机技术结合在一起使用。特别是,它们是通过阐述特定背景下可能的后果(假设分析)来支持复杂情况下的决策过程。许多决策支持系统建立在管理者可获得的现有资料库或信息系统基础上。这是合乎需要的,也是未来可能更普遍的。

"好的决策支持系统"的另一个特点是它们促进和报告决策过程中不同利

益相关者之间讨论和辩论的能力。功能强大且用户友好的计算机有利于快速和"在线"寻找备选方案的可能性。正如 Cropper 和 Forte（1977，p 289）所指出的，"在卫生服务管理者的期望大大提高的时候，决策支持系统提供了一个加强和加快决策过程的途径。"

什么是高质量的决策？

决策过程的目标是一个"高质量"的决策，这个术语在文献中经常被提及。但是，"高质量"是由什么构造的还不是很清楚。一个"高质量"的决策通常被认为有如下大多数特点：它应该是现实的、可行的、基于好的资料做出的、及时的、经得起推敲的、可以接受的且有一个好的结果。

现实的

决策必须是现实的，即决定的解决方法或指导原则看起来有可能解决眼前的问题。解决方案不能假设并不存在的条件。例如，一个解决问题的方法不能假设一个没有招聘到的专业人员具有并不存在的特殊的技术能力。

可行的

根据现有的资源做出的决策必须是有可能实施的。决定扩大服务以满足增长的需要可能是现实的，但不一定是可行的，因为涉及的资本成本太高。

基于好的资料做出的

这个观点的基础是，如果决策者无法获得完整的、翔实的、相关的和客观的资料，就无法做出一个好决策。尽管理性决策模型有局限性（见前面的讨论），但是好的资料依然是做出"高质量"决策的关键。

及时的

管理决策指导其他行动。鉴于这些决策需要根据当前的情况做出，决策的延误可能意味着环境及决策所要解决的问题已经发生变化。这样可能会产生新问题并给组织带来不利的结果。

经得起推敲的

一个经得起推敲的决定是可以解释的，并且必要时其每一步骤都是可以重复的。决策者必须能够说明决策是如何做出的，为什么这么做，以及其他备选方案为什么被否定。这提示决策过程需要做好记录以提供有价值的信息，特别是随着时间的流逝，具体细节会遗忘。

可接受的

一个"高质量"的决策也必须是受其影响的群体能够接受的。正如在政治式决策部分所讨论的，可接受性可能是一个主观判断，导致既得利益群体之间的冲突。为了达成一个可接受的决定，需要某种程度的妥协，也需要平衡实证和可接受性。

有一个好的结果

一个决策的最关键的检验是决策的结果，以及决策在多大程度上满足了需求或解决了原来的问题。许多标准评估可以用，但基本上，一个"高质量"的决策是其收益超出成本的决策。如何且以何种方式测量成本和收益取决于决策的类型。不幸的是，预测一个决策的结果是一门不准确的科学。在一个决策及其结果的标记之间可能会有一个相当大的时间差。从本质上看，决策必须会假定在未知的将来会存在一些条件。实施决策时的环境变化能严重地影响结果。现实的、可行的、基于高质量的资料、经得起推敲的和可接受的决策，由于无法预见的变化，仍有可能会有一个不好的结果。但令许多卫生服务管理者倍感挫折的是，缺乏上述因素的决策过程也可能瞎猫碰上死老鼠而产生好的结果。

卫生服务管理实践与决策

尽管决策过程复杂，结果无法确定，但是卫生服务管理者可以有多种方式提高决策产生好结果的可能性。这些方式包括确保组织具有下列的特点：

- 组织清晰地表述并传达了目标和目的。这样可以为决策过程界定范围并提供判别可能方案的标准。这样决策者才能回答这样的问题："这个解决问题的方法与组织的目标是否一致？"
- 组织向其管理者提供决策培训，使管理者能够建立决策模型，评价不确定性，检验在有控制的环境下不同假设的影响。这可加强个体认识自身图式影响的能力，了解无意识和有意识处理之间的差异。培训也应该包括团队内的决策，解决诸如团队领导力、团队决策技术和冲突解决等问题。
- 组织提供图书馆设施并可得到图书馆员的协助以及电子数据库的使用权。
- 组织提供决策支持系统，并给予相应的培训。
- 组织创造一种组织文化，相信实证的应用是决策过程的基础。
- 组织认识到，多个利益相关者与任何重要决策均相关，并可能左右决策过程。

结论

决策可被视为卫生服务管理者的工作核心。尽管决策在大小、重要性和影响方面千差万别，但它们是管理者工作的基本内容。然而，决策的特性和决策过程可以从不同角度去认识。决策可以被视为一个理性选择的过程，一个政治过程或如同垃圾桶模式所认为的，是一系列意外和巧合。因此，思考个体决策方式和个人图式的影响是有益的。个体图式影响人们理解世界的方式以及他们的决策。意义构建可以发生在个人、人与人之间或团体之间的层次上。进行决策时应用图式驱动的意义构建可以解释为什么管理者和临床医生用不同的方式看待决策。文化和性别差异也会导致决策方法的不同。在团体决策中，观点和看事物出发点不同常常会使决策过程十分困难。为了使决策更加客观，诸如循证决策和决策支持系统已经开始启用。

问题讨论

1. 不同学科的作者对决策制定给出了不同的定义。从组织行为学的角度看决策，你认为各有什么优缺点？卫生服务管理可以吸取哪些特殊的经验？
2. 在理性选择与政治过程中所观察到决策有什么主要差异？在卫生保健领域，你认为哪一个占主导地位？
3. 意义构建为理解卫生保健决策提供了什么样的看法？
4. 循证决策的概念是如何应用于卫生服务管理者的日常决策的？举例说明这个问题。
5. 根据本章的相关定义，你认为决策支持系统的作用是什么？在当今的卫生保健环境中能发挥什么作用？

（任明辉 译）

参考文献

Alexander J, Lichtenstein R, D'Aunno T 1996 The effects of treatment team diversity and size on assessments of team functioning. *Hospital and Health Services Administration* 41(1):37–53

Alexander J, Morlock L 2000 Power and politics in health service organisations. In: Shortell S, Kaluzny A (eds) *Health care management: organisation design and behaviour*. Delmar, New York

Amason A, Thompson K, Hochwarter W et al 1995 Conflict: an important dimension in successful management teams. *Organisational Dynamics* 24(2):20–35

Australian Institute of Health and Welfare (AIHW) 2002 *Australia's health 2002*. AIHW, Canberra

—— 2002 Death rate table. Online. Available: www.aihw.gov.au/cvd/statistics/deathratetableAge. html [accessed 31 January 2005]

Australian Medical Workforce Advisory Committee 2000 Medical workforce planning in Australia *Australian Health Review* 23(4): 8–26

Blair J, Whitehead C 1988 Too many on the seesaw: stakeholder diagnosis and management for hospitals. *Hospitals and Health Services Administration* 33(4):153–66

Bloor G, Dawson P 1994 Understanding professional culture in organisational context. *Organisation Studies* 15(2):275–95

Boldy D (ed.) 1981 *Operational research applied to health services*. Croom Helm, London

—— 1987 The relationship between decision support systems and operational research: health care examples. *European Journal of Operational Research* 29:129–34

Boldy D, Brathwaite J, Forbes I (eds) 2002 *Evidence based management in health care*. Australian

Studies in Health Service Administration No 92, University of New South Wales, Sydney

Boldy D, Jain S, Chen Q 1996 Comparative attributes of effective health services managers and definitions of organisational effectiveness — Australia, United Kingdom and USA. *Health Services Management Research* 9(1):1–9

Boldy D, O'Kane P 1982 Health operational research: a selected overview. *European Journal of Operational Research* 10(1):1–9

Boldy D, Russell J, Royston G 1982 Planning the balance of health and social services in the United Kingdom. *Management Science* 28(11):1258–69

Brewis J, Linstead S 1999 Gender and management. In: Fulop L, Linstead S (eds) *Management. A critical text.* Macmillan, Melbourne

Burgoyne J, Lorbiecki A 1993 Clinicians into management: the experience in context. *Health Services Management Research* 6(4):248–58

Cohen M, March J, Olsen J 1972 The garbage can model of organisational choice. *Administrative Science Quarterly* (17):1–25

Cropper S, Forte P 1997 *Enhancing health services management*. Open University Press, Buckingham

Cyert R, March J 1963 *A behavioral theory of the firm*. Prentice-Hall, New Jersey

Daake D, Anthony W 2000 Understanding stakeholder power and influence gaps in a health care organisation: an empirical study. *Health Care Management Review* 25(3):94–107

Dawson S 1994 Changes in the distance: professionals reappraise the meaning of management. *Journal of General Management* 20(1):1–21

Dean J, Sharfman M 1993 The relationship between procedural rationality and political behaviour in strategic decision-making. *Decision Science* 24(6):1069–83

Deazin R, Glynn M, Kazanjian R 1999 Multilevel theorising about creativity in organisations. *Academy of Management Review* 24:244–73

Eagly A, Johnson B 1990 Gender and leadership style: a meta analysis. *Psychological Bulletin* 108(2):233–56

Eisenhardt K, Zabracki M 1992 Strategic decision-making. *Strategic Management Journal* 32(Winter):17–37

Fiske S, Taylor S 1991 *Social cognition*. McGraw-Hill, New York

Fiske S 1993 Social cognition and social perception. *Annual Review of Psychology* 44:155–94

Fitzgerald L 1994 Moving clinicians into management: a professional challenge or threat? *Journal of Management in Medicine* 8(6):32–44

Forte P, Bowen T 1997 Improving the balance of elderly care services. In: Cropper S, Forte P (eds) *Enhancing health services management*. Open University Press, Buckingham

Gilligan C 1982 *In a different voice: Psychological theory and women's development*. Harvard University Press, Cambridge

Gioia D, Poole P 1984 Scripts in organisational behaviour. *Academy of Management Review* 9:449–59

Halpern O 1992 *Sex differences in cognitive abilities*. Lawrence Erlbaum, New Jersey

Harris S 1994 Organisational culture and individual sense-making: a schema-based perspective. *Organisation Science* 5(3):309–21

Hill R, Levenhagen M 1995 Metaphors and mental models: sense-making and sense-giving in innovative and entrepreneurial activities. *Journal of Management* 21(6):1057–74

Hofstede G 1980 *Culture's consequences: international differences in work related values*. Sage Publications, London

—— 1991 *Cultures and Organisations*. McGraw-Hill, London

Jonsson B 1996 Economic evaluation and clinical practice. In: Peckham M, Smith R (eds) *Scientific basis of health services*. British Medical Journal Publishing Group, London

Kneitner R, Kinicki A 1998 *Organisational behaviour* (4th ed). Irwin/McGraw-Hill, Boston

Lagergren M 1996 What is the role and contribution of models to solving health care management problems? In: Kastelein A, Vissers J, van Merode G et al (eds) *Managing health care under resource constraints*. Eindhoven University of Technology, Eindhoven

Mant D 1996 Health promotion and disease prevention: the evaluation of health service interventions. In: Peckham M & Smith R (eds) *Scientific Basis of Health Services*. British Medical Journal Publishing Group, London

March J 1994 *A primer on decision-making: how decisions happen*. The Free Press, New York

Martin P, Tate K 1997 *Project management memory jogger: a pocket guide for project teams*. Goal/QPC, Methuen, Massachusetts

McDaniel R 1997 Strategic leadership: a view from quantum and chaos theories. *Health Care Management Review* 22(1):21–37

McErlain-Burns T, Thompson R 1999 The lack of integration of clinical audit and the maintenance of medical dominance within British hospital trusts. *Journal of Evaluation in Clinical Practice* 5(3):323–33

Meighan S 1994 Managing conflict in an integrated system. *Topics in Health Care Financing* 20(4):39–47

Miller S, Hickson D, Wilson D 1996 Decision-making in organisations. In: Clegg S, Hardy C, Nord W (eds) *Handbook in organisation studies*. Sage Publications, London

Mintzberg H 1973 *The nature of managerial work*. Harper & Row, New York

Muir Gray J 1997 *Evidence-based health care: how to make health policy and management decisions*. Churchill Livingstone, New York

Pierskalla W, Brailer D 1994 Applications of operations research in health care delivery. In: Pollock S (ed.) *Handbook in operations research in health care delivery*. Elsevier Science, Amsterdam

Raelin J 1985 *The clash of cultures: managers and professionals*. Harvard Business School Press, Harvard

Royston G 1996 Modelling for the National Health Service. In: Millard P, McLean S (eds) *Go with the flow: a systems approach to health care planning*. Royal Society of Medicine, London

Schein E 1985 *Organisational culture and leadership*. Jossey-Bass, San Francisco

Simon H 1945 *Administrative behaviour*. Free Press, New York

——— 1960 *The new science of management decision*. Harper & Row, New York

Smith M 1999 Gender, cognitive style, personality and management decision-making. *Management Accounting* 77(7):18–22

Southon G 1996 Health service structures, management and professional practice: beyond clinical management. *Australian Health Review* 19(1):2–16

Sprague R 1980 A framework for the development of decision support systems. *MIS Quarterly* 6(4):1–26

Stewart R 1976 *The reality of management*. Pan, London

Stoeckle J, Reiser S 1992 The corporate organisation of hospital work: balancing professional and administrative responsibilities. *Annals of Internal Medicine* 116(5):407–9

Sutcliffe M, McNamara G 2001 Controlling decision-making practice in organisations. *Organization Science* 12(4):484–501

Tentenbaum T 1998 Shifting paradigms: from Newton to chaos. *Organisational Dynamics* Spring:21–32

Trompenaars F, Hampden-Turner C 1998 *Riding the waves of culture: understanding diversity in global business*. McGraw-Hill, New York

Weick K 1979 *The social psychology of organising*. Random House, New York

Wheatley M 1994 *Leadership as science: learning about organisations from an orderly universe*. Bennett-Koehler, San Francisco

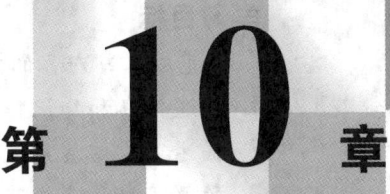

第 10 章

信息与知识

EVELYN HOVENGA SHEREE LLOYD

学习目标
引言
作为管理者的战略性资源的信息与知识
信息系统的建立和实施
信息管理
在卫生领域中应用信息技术的可能性
国家卫生信息网络构建模块和基础设施要求
国际发展
结论
问题讨论
参考文献

学习目标

完成本章内容的学习后，读者应该能够：
1. 描述信息和知识作为卫生服务管理者的资源所具有的战略性重要意义。
2. 描述卫生信息系统的可能应用范围。
3. 了解实施和建立卫生信息系统的过程。
4. 了解信息技术和信息管理的现状和趋势。
5. 讨论提高卫生服务管理的信息技术所面临的挑战和机遇。
6. 明确如何将一个卫生保健组织建成国家卫生信息网络的一部分。

引言

同其他产业一样，卫生行业正在探索以一种符合成本效果的创新方式来提供服务。为了迎接这个挑战，卫生保健组织开始使用新的、令人兴奋的信息和通讯技术（ICT）。这些技术为改善全球人们的健康和幸福提供了可能。

计算机技术出现后，卫生信息系统获得了大量资金投入。现在这些系统在卫生保健组织的日常管理中已成为不可或缺的部分。

任何一个卫生保健组织都要收集有关患者、资源利用及服务提供的数据。这些数据通过储存、加工，可转变为可以符合卫生保健组织目标的信息。然后信息通过合成转变为知识。这些知识和信息被认为是组织的战略资源，应该得到很好的管理。重要的是，卫生服务管理者利用这些信息可以控制组织的财、物、人力和有形资源。由于卫生组织正在进行改革和发展，通过提供信息、知识和促进新的工作方式，技术也可支持组织革新。

本章描述了信息和知识在卫生保健组织管理中的战略性作用，以及卫生服务管理者通过采用新的信息技术和电子通讯系统所面临的挑战和机遇。同时，也讨论了澳大利亚和国际卫生信息系统网络的发展，以及要成为国家卫生信息系统网络的一部分，一个卫生保健组织必需有的基础设施。

作为管理者的战略性资源的信息与知识

对于绝大多数组织来说，信息系统是重要的、有价值的，并且是战略性资产。对于现代卫生保健组织，成功的信息、知识、信息系统和技术管理是保障其具有竞争优势、支持临床决策、患者管理、财务管理、绩效改善、资源规划、资源配置、重点设置、策略管理以及组织过程改造的关键。

在当今卫生保健组织所处的复杂环境中，如缺乏信息和知识，则很难做出决策。卫生服务管理者和临床医生一直在寻找更多、更好的信息及新知识以支持他们的决策。这种信息和知识可以从卫生保健组织中现有的、新的信息系统中获得。但是，技术和新的信息系统只能用来改善卫生产出及业务支持运作。如果没有一个良好的企划案，技术的应用并不能获利。

卫生服务管理者对信息和知识管理系统进行规划是极其重要的。信息系统、知识管理和技术规划应该与组织的总体战略规划结合起来（有关战略规划的内容见第12章）。信息技术（IT）、知识管理、信息系统的获得应该适应卫生保健组织确定的战略重点。一些模型已建议采用其来帮助信息技术的规划。Wetherbe的四阶段模型（Turban et al 1999）已基于Gunasekaran和Garets（2004）的工作进行了修改。这些规划活动如表10.1所示。

表 10.1 描述的信息技术规划活动

主要规划活动	描述
战略性规划	确保战略规划有助于组织规划并适应现行的信息系统和知识管理。
信息需求分析	确定组织所需的信息范围、当前的应用和基础设施的效率、薄弱环节及需要进一步提高的领域。这可用于概述战略信息，以指导信息系统和知识管理项目的实施
对组织未来信息技术状况的展望	寻找信息技术投资领域。考虑企业文化、对改革的接受能力、与当前信息技术提供商的关系、员工的能力及评价其可行性。
资源配置	为实施规划，配置适当的人力和财力。这与具体的业务计划相关。
项目规划和管理	将信息系统和知识管理项目执行的时间表和需要的资源量化。应用项目管理工具实施计划。
战略规划	确保信息技术战略规划有助于组织规划。

Source：Adapted from Turban E, McLean E, Wetherbe, J 1999 *Information technology for management*, John Wiley & Sons, New York, p 524; and Gunasekaran S, Garets D 2004 Managing the IT strategic planning process. In: Ball M, Weaver C, Kiel JM (eds) 2004 *Healthcare information management systems* (3rd ed). Springer, New York, p 23

卫生信息与知识管理

卫生保健组织是在一个动态的环境中运作，因此必须能够不断收集所需信息或知识，与内外部进行沟通，应用新的或已有知识加工信息，以便管理者和临床医生能够迅速和有效地进行决策。卫生信息系统要提供管理所需的数据和信息。

一个信息系统是由一系列相互关联的部分组成，包括收集、加工、储存、提取和发布信息，以支持决策的制定和内部监控。这些系统可以是以计算机为基础的，也可以是人工的。

知识管理系统通过一系列的过程处理获得的信息，包括识别、挑选、组织、传播和转换新的和现有的知识，后者包括诸如组织记忆（被视为是智力财富）、循证临床或最佳实践指南。知识管理系统由于可以避免重复劳动可有效地解决问题，并可促进动态学习、制定战略规划和决策（Turban & Aronson 2001, p 347）。

在卫生组织所处环境中，信息和知识在不同层次上发挥着不同作用，常常用来支持决策和日常活动（Laudon & Laudon 2004, p38）。这些活动可以是临床服务，也可以是管理。信息和知识管理系统在卫生领域的一些潜在应用如表 10.2 所示。

表 10.2　信息和知识管理系统在卫生行业的一些潜在应用

活动	功能	信息系统应用
临床服务	临床决策支持	■ 报警系统，如药物的相互作用导致的不良反应 ■ 药品管理 ■ 电子处方 ■ 提供医学知识数据库和多学科实践指南
	诊断支持	■ 影像和图片存储与传输（PAC）系统 ■ 实验室分析与报告 ■ 生理学监测 ■ 临床信息共享，如出院总结、转诊单
	病案管理	■ 电子病案（EHR） ■ 病案连接和信息共享，如澳大利亚的 HealthConnect 系统 ■ 病案系统

表 10.2　信息和知识管理系统在卫生行业一些潜在的应用（续）

	其他	■ 远程医疗 ■ 患病率、死亡率和病例组合系统 ■ 临床路径 ■ 基准测试 ■ 研究 ■ 实践评价和绩效改善 ■ 安全和质量测量和监测 ■ 临床知识管理 ■ 教学管理
管理	行政	■ 报告 ■ 患者预约和登记系统 ■ 健康记录跟踪系统 ■ 患者账单 ■ 电子邮件 ■ 文字处理和办公室行政任务 ■ 人力资源规划和管理招聘、保留、绩效和发展、报酬和排班等 ■ 提高绩效
	决策支持系统	■ 预测和评估 ■ 操作流程管理
	财政和费用	■ 收入管理 ■ 账目管理和总分类账管理 ■ 材料管理和电子数据交换（EDI）——供应链管理（SCM）和采购 ■ 患者费用系统，包括费用构成和临床费用
	战略性	■ 行政支持系统（ESS） ■ 基准测试 ■ 质量和风险管理 ■ 信息和知识管理和报告

通常多是根据卫生服务的不同功能来设计信息和知识管理系统。一个挑战是设计一整套功能的系统或整合的信息系统。系统的整合在技术上是十分困难的，而且成本较高（Laudon & Laudon 2004，p 38）。

什么是数据、信息和知识？

卫生保健组织会常规地收集大量的数据资料。管理所需的信息，以及有关该组织的知识产生于各个层次。有意思的是，卫生领域经常被认为数据丰富而信息缺乏。数据和信息这两个词经常是互换使用的，所以需要给予明确的定义。数据是原始材料，从中可以提取信息。数据可以由文字、数字、符号、声音和图像组成。当数据在某种情景下被综合、解释、组织和构筑以表达特定的意思时，数据就变成了信息。一旦信息被综合（通过归纳或演绎推理），使来自各种渠道的信息之间的相互关系得到确认和定形而能增长见识和新知识时，信息就成为知识。

卫生服务组织中的卫生服务工作者和研究者每天都能够获得新的数据、信息和知识。实际上，Medline每个月会增加成千上万的新引文。信息和知识的迅速增加的趋势使人们很难跟得上最新的研究发展。因此，卫生组织面临的挑战之一就是：让管理者和医生能够及时地消化和吸收新的知识。

数据、信息和知识的全球性

数据、信息和知识不仅用于单个的卫生保健组织，也可以同其他卫生保健提供者、政府和健康保险公司共享。数据也可以用于这些组织的不同层面。例如，在一个医院中，数据、信息和知识可以被临床医生用于治疗和管理患者，也可以被医院管理者用于安排资金和分配资源。这些信息是一个医院、一个州的统计资料的基础，最终可构成国家数据库。世界卫生组织（WHO）利用这些数据比较各地区的患病率和死亡率，而全球的研究者和流行病学家利用这些数据得到新的知识。数据和信息的全球化特性如图10.1所示。

第 10 章 信息与知识

数据和信息的全球性 →

数据/ 信息类型	单个患者 病案记录	医院 信息	州卫生 信息	国家卫生 信息	国际卫生 信息
信息利用 举例	患者保健 随访 研究	筹资 研究 利用 规划		流行病学 利用 规划 筹资	
数据和信息 的使用者	■ 临床医生 ■ 行政管理人员 ■ 通科医生和其 卫生保健供方 ■ 诊所	■ 医院行政人员 ■ 研究人员 ■ 规划人员 ■ 州卫生行政人员		■ 联邦政府行政人员 ■ 研究人员 ■ 世界卫生组织 ■ 其他国家	

图 10.1　数据和信息的全球性

需要什么样的信息和知识？

在卫生领域中，数据、信息和知识的基本目的是协助医生和管理者进行决策。因此，在卫生保健行业，很重要的是要知道：谁做决策，决策类型是什么。在卫生领域，决策者包括：

■ 卫生服务需求者（消费者）；
■ 直接的服务提供者（医生）；
■ 管理者/行政管理人员；
■ 研究人员。

每一组人对信息和知识的需求是不同的。

消费者

在卫生系统中，消费者要决定何时看病和找谁看病。这取决于他们可以得到的信息，虽然有时消费者由于损伤或疾病无法做出选择。消费者也需要有关他们的治疗、预后和疾病处理方面的信息，尤其是对慢性病的处理。也应该鼓励消费者参与到卫生系统中，参与到治疗过程中。为此，消费者需要诸如卫生服务质量与安全方面的信息。有关消费者参与的更多信息参见第5章。

直接的服务提供者

直接的服务提供者需要决定要做何种检测、采取何种治疗和治疗程序，或应该把患者转诊给谁以得到另一种治疗意见和辅助治疗。从另一层面上讲，他们的决策应该是何时提供治疗，应该在哪里提供，应该用什么材料和人力资源。在这里，施治的卫生保健专业人员会与其他直接或间接的服务提供者相互影响。这种相互影响决定着什么样的信息需要同谁和何时进行沟通。直接的服务提供者也需要有关他们提供的服务的质量和治疗结果等方面的信息。在卫生服务组织，以一定的格式提供这种类型的信息——即现成的、及时的和容易理解的——已越来越重要了。在澳大利亚，为巩固电子健康信息交换系统，促进临床信息协同工作，正在建设一个收集、储存、传递和使用临床信息的全国网络（Clinical Information Program 2004）。

卫生服务管理者

卫生服务管理者关注的重点是：
- 组织的财务管理；
- 管理组织改革和革新；
- 绩效管理和改善；
- 诸如程序制定的组织方面；
- 物资和人力资源获取和配置；
- 安排工作班次；
- 需要遵守的政策和程序，以保证服务提供过程是有组织的、及时的；
- 使用最适宜的资源获得组织预期的结果——重要的是，这些结果是以确保对员工和患者都是高质量的和安全的方式提供的；
- 建立提供服务的物质环境；
- 满足向第三方报告——例如支付者、政府和注册机构——的要求。

因此，卫生服务管理者需要上述领域的信息支持。

政府卫生行政管理者

政府卫生行政管理者关心资源的配置以及卫生服务在目标人群的分布和供应。他们决定可用资源如何得到最佳的配置以满足卫生服务需求。有关人口学特征、卫生服务利用、疾病模式和费用的信息是政府卫生行政管理者的基础信息要求。在这个层面，拥有评价卫生系统绩效和评价健康状况与结果的影响因素的信息也十分重要。为了评价卫生系统绩效，尤其是与卫生保健服务安全与质量有关的绩效，需要报告的数据类型在管理者之间已达成共识。卫生信息也被作为卫生服务组织决策功能的一部分。

研究者

研究者关心回答问题和解决问题，需要信息支持他们的观点。其研究结果也需要传播，以便实际工作有所改进，取得更好的结果。这包括收集和传递临床和（或）管理实践过程和结果的证据。目前，研究所关注的是形成新知识，其结果是往往已有的知识的作用和贡献被忽略（WHO 2004，p 40）。

对各种利益相关者所做的决策进行的研究表明，卫生服务组织每天都要做出多种各种各样的决策。每种决策都需要数据、信息和知识。其假设是：及时正确的信息可以改进决策。因而应该能够提高服务的效率和效果。卫生信息和知识是这个行业的最大资产之一，通过应用适当的信息和知识管理系统其可增加。只有当利益相关者和信息及知识的使用者对数据需求有正确认识时，这样的系统才能够建立和发展。

确定收集什么数据的策略

一旦卫生服务管理者确定需要什么信息以有效地管理他们的组织运作时，收集正确的数据、提供所需的信息显得尤为重要。很多方法可用于确定应该收集什么样的数据，这些方法包括：

- 调查每个利益相关者的决策类型，确认哪些数据或信息可以加快决策进程。常常建立利益相关者小组开展这样的工作。
- 基于现有或未来的政策和行动确认需要的数据和信息。例如，如果组织正在实施循证实践的政策,那么有必要保证决策时有相关的证据。
- 确定在何处和由谁收集数据或信息,以及如何储存和提取。识别这些过程中存在的差距,以采取相关措施进行弥补。
- 确认信息系统需要能够支持的不同功能。一个办法是参考 EHR 系统功能模型所列的各种功能,这些功能在电子健康档案系统(EHR‐S)都能找到(Health Level Seven EHR Technical Committee 2004)。(更详细的信息参见:http://www.hl7.org/ehr/downloads)

通过这些方法确定的用户需求成为信息系统的标准,而该系统是根据这个标准对提供必需功能的能力进行评价。用户需求通常在功能说明中阐述。在建立和实施信息系统过程中,用户的作用极为关键,下面将进行详细描述。

信息系统的建立和实施

一旦明确所需的数据和信息要求,卫生服务组织就可以决定实施一个信息系统。实施一个信息系统需要组织投入大量资本、劳动力并给予承诺。然而,有很多工具可供卫生服务管理者使用以有助于自己的组织获益。本章这一部分将讨论信息系统生命周期、企划案的制订、项目管理和成功的卫生信息系统的特点。

信息系统的生命周期

信息系统的生命周期是一个用于描述一个信息系统"从摇篮到坟墓"的整个过程的术语。构建一个信息系统的想法是第一步,一个系统的终点是当它变得过时或被一个新的系统替代时。大多数作者认为信息系统的生命周期包含下列各阶段:
- 预调查;
- 系统分析;
- 系统设计和说明;
- 系统开发/建立;
- 系统实施和维护。

上述每一步都要实施一些各自的活动。表10.3概要地描述了这些阶段以及每一阶段开展的主要活动。

阶段	活动和问题
预调查	确认信息系统要解决的问题或实现的目标 确定范围：信息系统要解决什么问题——范围是什么？ 信息系统能否解决问题或实现这些目标？ 进行成本/收益分析，以确定解决方案是否可以支付得起以及是否能增加。
系统分析	新的系统应该达到什么，与旧的系统有什么不同？ 对系统的需求是什么？
系统设计和说明	制订详细的说明。 明确所需数据及系统功能。
系统开发/建立	编制程序或建立系统需要的软/硬件。 如果要建立一个系统，那么： — 招标； — 系统的评价和选择；以及 — 签订合同。
系统实施和维护	采用新的系统。 旧的系统可能可以转换。 实施系统的维护和支持。 评价。

表10.3 信息系统的生命周期

Adapted from: Meyer M, Baber R (1997) *Computers in Your Future*, 2nd ed, QUE College, Macmillan, Indianapolis, p 3.48-3.51

"企划案"的制订

为了建立信息系统，卫生保健组织一般要制订一个企划案。企划案是一份正式文件，说明建设信息系统的财政依据，从而保证其充足的资金。同时企划案也是一个综合性文件，说明建立这个信息系统的目的、规模、成本和收益。

各组织的企划案的格式不同，但是一般来说，企划案将收集的信息包括：系统成本、所需的人力和物力资源、系统的目的，以及如何适应组织的目标和目的等。附录10.1是一个企划案的案例。

资源配置

卫生行业的信息技术应用一般较为缓慢，这方面的投资也少于其他行业。考虑到卫生行业是由受教育高的知识分子组成，对知识和信息有较高需求，可以预期卫生行业会是一个信息系统应用的快速采用者（England et al 2000, p 176）。旨在降低成本的操作系统，如财会和工资系统，已在该行业广泛应用；而策略系统，如电子健康记录，还处于开发之中。造成这种局面的部分原因是：卫生保健组织的复杂性，以及衡量信息系统收益的难度大（England et al 2000, p 183）。

卫生保健组织需要权衡诸多相互竞争的重点，把资源配置到某些领域，如信息系统，可能是有争议的。资源可能需要安排用于维护信息系统基础设施和实施新的信息系统。参与制订预算的卫生服务管理者需要考虑将资源配置到信息技术和信息系统上。

信息系统的实施

管理信息系统，或更准确地说，为组织实现收益的信息系统，是管理者工作的重要部分。信息系统常常被卖主当作解决无数问题的灵丹妙药去"兜售"，但实际上它们并不能解决问题。只有当信息系统是被用于支持和帮助一个组织实现其经营目标时才对组织"有价值"。卫生服务管理者必须记住，一个信息系统只是一台加工、储存和分析资料的电脑。过去，许多信息系统仅仅是使组织内已有的手动系统、工作实践、程序和过程自动化而已。其结果是，承诺的收益一直没有兑现。

信息系统建立的一个重要阶段是对信息系统使用者的需要和需求给予详细的说明。这种说明文件是提案（有时称提案要求，a request for proposal, RFP）文件和投标说明书的基础，它们将在信息系统的评估和选择过程中使用。

如果组织决定以编制和提交的企划案为基础建立系统，则可以采用很多方法，包括：

■ 建立或开发一个"内部"信息系统；

- 修改现有的信息系统；
- 购置"现成"的软件；
- 购买"捆绑的"硬件和软件，也就是说，一个"全面的信息系统解决方案"。

提案要求（RFP）文件

无论组织选择哪个方案建立信息系统，通常都要准备一个提案要求（RFP）文件。RFP 是组织解释其对可能的信息系统供应商的需求的文件。RFP 可以发送给可能的投标企业，或可以发布广告，说明该组织正在征集信息系统的提案。一旦组织得到对 RFP 的答复，组织将对其评估进行，以决定哪些招标企业满足组织的要求及满足程度。通常在评估阶段，需要完成：

- 审查供应商资质和答复，根据其说明书的吻合程度打分；
- 审查供应商的声誉和可靠性；
- 要求供应商展示设计的系统，评估其灵活性和易用性；
- 组织仔细评估合同草案，确保所有条款的语言表述清楚，包括硬件、软件、培训、维护、升级和实施；
- 评估硬件能力和运行情况；
- 检查和验证软件运行情况；
- 检查系统的标准和连通问题；
- 确定厂商支持与服务能力，参照其他系统进行审核；
- 仔细考虑成本，同供应商确定系统应包括哪些部分；
- 明确供货时间；
- 检查系统及使用者说明文件；
- 评估结构的灵活性和扩展能力；
- 探讨同组织现有计算机系统（如果有的话）的兼容性。

在评估过程中，通常可以使用一些评分方法，如加权评分技术。在加权评分技术中，对信息系统的特定要求或标准要分出等级——如使用方便与否、功能类型、扩展能力、维护和支持。例如，使用方便可能是最重要的要求，可以给予 10 分（重要），而对支持给出的级别是 1 分（不很重要）。利用加权评分技术，对每一个供应商的每项功能要求可以给出一个分数，然后将这些分数通过加权相加，就得出一个加权的分数。

项目管理

当实施信息系统时，采用项目管理方法是十分重要的。这将有助于保证系统在既定的范围、预算和时间要求内完成。通常要制订一个详细的项目计划，应包含许多内容，包括：

- 项目描述和目的；
- 项目范围；
- 项目日程安排；
- 项目预算和资源安排；
- 利益相关者识别；
- 用甘特图表示各主要活动的时限。

通常要指派一个项目经理，以确保信息系统项目达到预期目的。这意味着管理和实施技术方面的变化。项目管理技术和工具通常有助于项目的完成。这些工具也有助于确保项目的规模管理。"未经控制范围变更"是导致信息系统项目延期和（或）失败的主要原因。

成功的卫生保健信息系统

许多卫生保健信息系统的安装启用不是部分失败，就是全部失败。失败的系统包括被遗弃的，超过预算的，以及无法使用的。信息技术系统的实施失败率估计高达70%，每年损失数十亿元！信息系统如果仅强调开发的技术方面，而忽视社会和组织因素，常会遭到失败。成功的系统实施需要各种因素之间的平衡。除了技术和管理问题外，组织的结构、文化、权力、政治、控制、领导力、承诺、沟通、培训和阻力对系统实施的成败可能都是至关重要的（Markus 1983，Sobol et al 1999，Southon et al 1999）。基本假设、工作流程和工作实践预期以及使用者和其他利益相关者的观点对卫生信息系统的成败也是有影响的。信息技术系统满足使用者的需求并符合卫生保健行为上的现实是必须的。使用者要参与信息系统建立和实施的各阶段以达到这种必须——这对于满足和补充工作实践的要求都是有益的。

通常有关信息技术的采购方面的决定往往是由对使用者需求缺乏全面了解的人做出的，在采购之前，他们缺乏对系统的评价。这个差异越大，失败的可能性就越大（Heeks et al 1999）。另一个复杂问题是使用者常常缺乏经验，无法向信息专家说明和阐明其所需要的数据的要求，使用者的要求还可能过细或改变，导致系统开发和实施的困难。在信息系统的建立成本和实施管理成本之间获得平衡是十分重要的。

使用者需要同信息技术专家紧密合作，使其想法在信息系统的分析、设计、开发和实施阶段能被认真地考虑。卫生信息系统的实施要求行为和文化上的改变，以便获得更大的效率和其他期望的收益。这些变化在员工逐渐熟悉系统功能的过程中发生。新信息，过去需要耗费时间和艰苦研究才能获得，现在很容易就能获得。这要求使用者对系统中存储的数据、决策的类型——由不同的人做出、需要时产生这样的信息的组织和分析现有数据的技术有正确的了解。

很显然，忽视有时非理性和非技术性的组织的和人的问题会大大增加项目失败的风险，(Lorenzi et al 1997，Sauer 1993)。在一个组织中成功的系统在其他组织中并不一定就能成功，即使这些组织有类似的作用和功能。这是因为组织机构、文化和工作实践影响日常的现实。卫生领域的工作实践不同，不仅是由于实践所依据的观念、组织结构和文化有差异，而且由于物质条件、机构所在地点以及所需的其他卫生服务的可及性有差异。根据 Plummer (2001) 的观点，实施信息系统的四个最成功的因素是：

- 组织的领导力和承诺；
- 建立一个适当的协调机构或机制；
- 对信息系统的开发采取广泛参与的方法；
- 一个循环反复的开发方法。

信息管理

为了有效地管理信息资源，卫生服务管理者需要切实保证信息管理措施到位。企业数据和信息管理政策可以帮助卫生保健组织实现信息系统的益处。

信息管理的定义：

> "组织有效地规划、收集、组织、使用、控制、发散和处置信息，并通过这些保证信息价值得到充分的认识和开发。"
>
> (*Queensland Government* 2000)

很多因素都关系着信息管理实践的成败，如表 10.4 所示。

机构数据管理政策的总体目标是实现信息资源的有效利用。特别要保证的是：

- 支持临床和经营决策所需的数据的收集；
- 不收集不必要的数据；
- 数据只收集一次；
- 以标准方式收集数据，以便保证数据共享和连接（Queensland Health 1998, p 1）。

数据模型和数据词典也能用于管理信息及确保数据的一致性和可靠性的工具。我们将在"数据的标准化和术语"题目下进一步讨论。

表 10.4 信息管理的成功因素

成功因素	成功因素的描述
承诺	首席执行官和高级管理层必须理解并完全承诺信息管理原则。这可表现为所有相关人员都得到了适当的培训。
框架	组织必须有明确定义的信息管理政策和目标，有一定的标准和程序。这些必须有效地与卫生保健组织内的相关人员进行沟通并得到他们的理解。
职责	整个组织必须明确定义和沟通实施信息管理政策的职责。权力和职责必须一致。
评价	成功实施信息管理的评价方法必须明确，并定期进行记录、审计和审核，以确保这些方法正在使用，并且仍然是流行的。
文化	要创造一个环境，使人们认识到信息是宝贵的，只有卫生保健组织运用其相应功能所需的信息，才能收集和保存信息。

Source：Adapted from Queensland Government（2000）Queensland Government Information Standard 24, cited in *Queensland Health Information Management Strategic Plan* 2000 - 2005. Online. Available：http://www.health.qld.gov.au/publications/imstratplan/imstratplan.pdf

信息质量

信息可以用于决策并有助于管理者和临床医生开展工作，因此高质量的信息非常重要。质量不仅与信息系统有关，也与数据的收集和报告有关。如果数据是用于"通知"卫生系统的管理者和医生，那么数据就应该准确、可靠和及时。如果管理者要依靠这些数据进行决策，那么无论何时、何地需要数据，他们都必须得到准确、一致和完整的数据。一些可能发生的问题是：收集数据时可能会出现不一致的情况——如患者身份编号——以及保证不同系统内收集的数据的完整性。

Wilde 和 Teslow（2001，pp 106-107）描述了美国卫生信息管理协会的数据质量要求：

正确性　数据是正确值并有效
可及性　数据项目是可得的，并且是合法收集的
完整性　包括所有需要的数据项目
一致性　数据值可靠，应用过程中保持一致
现时性　最新的数据
定义性　给予明确的定义，以便现在和未来的使用者知道数据的含义
细致性　数据值及其属性应该明确且有详细的说明
精确性　数据值应该足够多以便支持应用
相关性　数据对相关操作或应用是有意义的
时效性　时效性是由数据如何应用及其环境决定的

改进数据质量的策略

除了制定机构数据管理标准和信息政策外，卫生服务管理者保证在组织中有获得更准确的数据的实际策略是十分重要的。这些策略包括：

- 保证数据提供给使用和理解数据的个人，并使用他们提供的反馈；
- 利用信息系统对数据完整性和有效性进行检验；
- 收集核心的人口学及其他数据项目，并保证数据的正确性；
- 对收集数据的医生、管理者和其他人员进行培训和解释，使其了解为什么收集数据以及如何应用这些数据；
- 定期对数据的收集、记录和录入的所有方面进行质量改进。

有关质量和质量系统的详细信息请见第15章和第16章。

卫生语言

当我们相互沟通时使用自然语言。在卫生领域，给予不同的环境、地点、

专业和社会背景，不同人们使用的语言有细微的差异。我们发现，护士、医生和其他卫生专业人员在描述同一现象时，使用的语言有细微的差异。这样的差异在一个医院中的不同科室之间以及不同的卫生保健组织之间都可以看到。在详细程度上也有差别。这样计算机化"卫生"语言非常困难，因为计算机不能理解细微的文化差异。如果我们要更好地利用卫生保健组织收集的资料和知识，就必须使卫生信息更加标准化。

有意思的是，据报告，卫生保健系统收集的信息90%是以一种不规范的格式收集的，例如临床记录，只有10%是以结构化的格式收集的。结构化的资料在信息系统中更容易找到。这方面一直是卫生领域采用信息技术的一个障碍，因为如此多的信息是以自然语言方式表达为基础的。

数据和术语的标准化

卫生信息系统收集许多不同的数据项目。数据是根据使用者的不同目的在组织内使用。一些数据用于运营管理和策略管理。然而重要的是，不论使用者是谁，数据必须有一致的意义。在澳大利亚，《国家健康数据词典》（NHDD）一直是由澳大利亚健康与福利研究所（AIHW）开发并维护的。NHDD描述了卫生行业收集到的数据及其定义。这些定义和数据格式描述已经被各州/地区的卫生系统所采用，在地区和国家层次都可以进行比较。

数据标准、编码和分类系统通常也已被用于解决以前自然语言处理过程中的难题。这些系统要求以标准化和结构化的方式收集卫生数据。在缺乏统一的语言或数据标准时，信息系统的设计者往往会开发自己的数据项目和定义，因而造成术语繁多，缺乏一致性，降低了数据的可比性。

在澳大利亚，NHDD和许多其他最小限度的数据集由AIHW管理，后者重新设计了现有的元数据目录，以开发元数据在线注册（METeOR）（AIHW 2004）。一个全国临床术语企划案正在开发，作为全国工作项目管理的一部分，由国家电子健康档案过渡管理局（NeHTA）管理。

● 编码和分类系统

编码和分类系统有助于卫生信息收集的标准化。国际疾病分类（ICD）是由世界卫生组织（WHO）开发的一个系统，并广泛用于全世界范围内的疾病、诊疗程序和死因的编号。

ICD 历史

早期的医学分类系统起源于 18 世纪的英国，目的是监测儿童死亡率 (Walker 1991，p 12)。1948 年，WHO 开始在国际上开发采用分类系统中起重要作用。至今，WHO 的 ICD 已经是第 10 版。20 世纪 60 年代，美国修改了 ICD，以更好地适合临床医疗的目的。这些更改后来成为临床修订版 (CM)。现在，澳大利亚使用的是 ICD-10-AM（澳大利亚修订版）。

国际疾病分类，第 10 版，澳大利亚修订版（ICD-10-AM）

ICD 的第 10 版 (ICD-10) 对疾病分组和编码有一个重大改变。澳大利亚对其使用的分类系统有大量修改。这个系统被称为是 ICD-10-AM，它采用的是字母数字编码系统。ICD-10-AM 的程序部分是以老年人医疗保健报销目录（Medicare Benefits Schedule）为基础，在结构上是多轴的和分等级的。ICD-10-AM 构成了澳大利亚精确诊断相关组（AR-DRG）的基础，AR-DRG 是一个病例组合系统，用于对急性入院期疾病的分类。

病例组合分类系统

病例组合分类系统可以使症状和治疗相似的病例分组以描述卫生服务提供活动。诊断相关组（DRG）被认为是卫生保健专业人员可以接受的第一个病例组合分类系统。病例组合信息正在用于测量产出、资源配置（即筹资、支付和收费）、质量改进、比较分析和监督随时间变化的趋势。病例组合信息来自于医院信息系统常规收集的资料。相对于 ICD 编码系统，DRG 的主要优势在于它们把数据分组成一个可管理的一些类别。病例组合系统现在已在美国、加拿大、法国和英国应用。

澳大利亚的精确诊断相关组（AR-DRG）

ICD-10-AM 可用于将一个患者的治疗方案归类于一个 AR-DRG。澳大利亚开发 AR-DRG 是为了满足执业医生的需要。AR-DRG 系统将住院患者归入主要诊断分类组（MDC）。MDC 通常是根据人体系统或疾病类型定义的，与内科和外科专业相符。

编辑工作由被称为分类工具的软件承担，然后，根据人口学信息、诊断和治疗编码对医院出院记录采用复杂归类规则进行分析。这个过程称作分组。随着医疗技术、编码系统和编码操作方法的改变，DRG 系统也在不断进行修订，例如 AR－DRG（详细信息见 the Australian ahospital Information, Performance Information Program website：http：//www.health.gov.au/casemix）。

数据的使用和解释

在一些卫生领域，收集的资料太多都没有处理！专注于收集资料而不是使用资料会使成本增加而没有任何收益。重要的是要理解收集数据的原因并使人们能够有技巧地获得和使用数据，以便新信息和知识能够通过来自不同的卫生信息系统与不同系统链接起来。

正如前面所述，资料收集和信息产生必须同组织的总体需要和目标联系起来。为了使用数据来帮助决策，卫生服务管理者应该确保数据收集和信息加工标准化。如此，卫生信息系统使用者可以撰写准确和可靠的报告。数据也应该以一种有助于信息理解的格式来提供。信息表达也很重要，可以使用报告、表格、图表和图来帮助阐释信息。

在卫生领域中应用信息技术的可能性

每天都有为大量的经营问题提供解决方案的新技术出现。卫生行业正在采纳大量的技术和创新。其中一些进展包括：供应链管理，循证实践，利用因特网提供卫生产品，以及利用局域网和实施电子化健康记录。政府和私人卫生服务机构有责任创造一个环境，使各种不同的新的信息技术能够应用于卫生行业。

在澳大利亚，人们已经意识到，为了增强卫生技术支出效果，需要有一个更综合的进行全国规划和资源筹集的方法。澳大利亚卫生信息委员会（AHIC）同全国卫生信息小组（NHIG）共同制定了一个信息管理和信息与通讯技术的战略计划。有关这个计划的详细的信息请见 AHIC 网址（http：//www.ahic.org.au）。

电子卫生/电子商务/电子政府

电子卫生是电子商务在卫生行业的应用。电子商务定义为：

参与者（即供应商、终端用户等）用电子方式准备或交易或进行商品和服务贸易的所有商务交易类型。电子商务范围很广，包括各种电子处理形式。在线技术是最重要的电子商务形式，包括因特网零售、电子数据交换（EDI）、网上银行、电子结算以及浏览和货物与服务的选择。

(Mitchell 1999, p 10)

电子卫生是一个新名词，用于描述信息和电子通讯技术在卫生服务提供上的应用。电子卫生不仅包括商务交易，也包括一系列潜在应用，诸如：

- 远程医疗或远程卫生；
- 因特网上的医学教育；
- 应用万维网的在线卫生信息；
- 电话呼叫中心；
- 患者的远程监控；
- 卫生保健机构之间的电子邮件或传真；
- 患者通过因特网与卫生专业人员交流。

澳大利亚在应用和发展有效的电子卫生解决方案，使卫生服务提供者、消费者、融资机构和卫生行业的供应商获益这些方面处于领先地位。这是由基于互联网的活动推动的。

政府已经应用信息和通讯技术来促进和改善服务。我们称之为电子政府。信息技术有很多的应用方式，其他部门、政府机构和商业机构都可在信息提供、服务供给和行政管理中受益。

电子政府的主要目的是提高政府的效率、效果、透明度和职责。电子政府也有通过改进各种政府机构合作方式、推广技术以更好地为个人和企业服务的潜力。

供应链管理

供应链管理包含整个供应链从供应商到配送商品到消费者的所有活动的管理（Turban et al 1999）。这种管理可以提高卫生产业的效率。通过药品电子商务和交流（PeCC）项目，医院能够获得很大的收益。这个项目的重要成果包括：

- 所有药品采用基于国际产品编码方案（欧洲商品编码，EAN）的统一编码和条形码系统；
- 批发商利用互联网处理订单并得到生产商的认可；
- 澳大利亚卫生行业中条形码使用指南的制定；
- 澳大利亚供应链通信标准的建立（AS5023 系列）。

在卫生行业中，促进供应链管理能够降低成本和损耗、改善管理控制以及确保及时的物品供应。

远程医疗

远程医疗是通过电子通讯渠道使两个或多个卫生机构实现影像、声音和数据的传输，为患者提供临床建议、咨询、教育和培训服务（NSW Health 2004）。交互信息技术，如视频会议，在促进农村和边远地区卫生服务提供者的教育、培训和支持机会上起到了重要作用。通过这些技术也可以帮助澳大利亚农村和边远地区的人民克服困难障碍以获得卫生和卫生相关的服务。采用远程医疗提供卫生服务正在成为主流，可以在任何时间任何地方使用，已被认为是未来发展的重要部分。远程医疗的应用包括：

- 远程放射科医生利用实时视频会议以及存储的数字 X 线影像，在家中进行远程诊断，包括对不同时区的患者进行诊断，由此减少了放射科医生值夜班的次数；
- 远程家庭医疗，需要双方都有局域监测和电子通讯设备；
- 初级卫生保健机构实现在皮肤病、精神病和病理学上的临床诊断；
- 提供诊断信息，支持特殊领域的远程临床决策，如重症监护；
- 卫生专业人员的教育。

因特网和万维网的应用

在卫生行业，互联网有大量的应用，包括查找卫生信息、研究和通讯。下面列出了一些卫生行业中可以获得或使用的网络提供的服务：

- 与全球医疗相关网站连接的专业信息服务；
- 政府文件和政策；
- 学术资料和信息；
- 常规的和国际媒体提供的每日新闻；
- 图书馆服务和期刊；
- 商业信息；
- 临床试验方案；
- 通过网络入口远程获得患者信息；
- 自助群体的聊天室；
- 电子商务；
- 电子处方。

上述这些服务有些是只对会员提供，而另一些是免费提供的。在有些情况下，要严格遵守保护隐私、保守秘密和安全原则。

局域网

局域网使用与因特网一样的结构和软件，但仅仅于组织内部使用。组织面对重大的通讯挑战，要求简便、快速地获得部门、单位和消费者的信息。建立局域网可以使组织员工迅速且非常经济地共享最新信息。局域网通常采用用户名和密码限制登陆。

电子病例/电子健康记录

由于当前纸质记录存在严重的缺陷，电子健康记录（EHR）被认为可为患者和卫生提供者提供很大的益处。对于电子健康记录的构成有许多定义。国际标准化组织（ISO）技术报告（ISO－TR20514）将基本的 EHR 定义为"以计算机可处理的形式存储服务对象（患者或消费者）的健康状况的信息库"。这种文件除了对综合的 EHR 和 EHR 系统进行阐述外，对共享的和非共享的 EHR 也进行了阐述。

2004 年的 ISO 技术报告是当前最权威的阐述 EHR 的文件。报告指出了"共享的 EHR 信息有三个不同的层次"：

层次	对怎样共享信息的阐释
1	不同临床学科或其他使用者可以同等地使用，获得不同的或特别的 EHR 组织
2	单一 EHR 网点——即同一个 EHR 存储和维护点——的不同应用
3	不同 EHR 网点，即跨越不同 EHR 地区和（或）不同 EHR 系统

(*International Organization for Standardization* 2004b)

ISO 报告（2004b，p 15）将一个综合性保健 EHR 定义为：

以计算机可处理的形式存储、安全传输和有多个授权用户使用的有关服务对象的健康状况的信息库。它有一个标准化的或公认的逻辑信息模型——独立于 EHR 系统。其主要的目的是支持持续的、有效率的、高质量的健康服务，它所包含的信息可以是回顾性的、现时性的和前瞻性的。

在澳大利亚，国家电子健康档案工作组（NEHRT）已经对 EHR 改善国民健康的潜在影响进行了调查分析（NEHRT 2000，p xiv）。其结果是联邦和州/地区政府筹建了一个联合 HealthConnect。该系统带来的收益如 Box 10.1 所示。

Box 10.1　HealthConnect 预期可带来的收益

- 迅速获得重要的、准确的卫生信息。
- 降低重复服务。
- 有更多的时间提供直接服务。
- 为日益增加的流动人口提供电子病历的更大可能性。
- 消费者有对谁能看到自己的健康信息有更多的控制。
- 消费者可以更积极地参与自己的卫生服务决策。
- 卫生服务提供者之间可以更有效地交换信息以提高诊断和服务质量。
- 可以更全面地描述澳大利亚的居民健康状况，有助于疾病的诊断和治疗，可以更有的放矢地进行健康决策。

Source：HealthConnect. Online. Available：http：//www.healthconnect.gov.au/about/index.htm [accessed December 2004]

对于一个 EHR，要得到上述受益，就必须有一套详细的使用者和技术条件。除此之外，应该有全国统一的 EHR 结构框架及 EHR 的一般特征模型。符合这些要求对系统的使用和电子病历的共享和交换都有促进作用。这需要

技术创新。EHR的结构框架也不应该受到现有组织结构的限制，因为所有的卫生服务组织必须采用相同的EHR标准（更多信息见ISO 2004，ISO/TS18308—requirements for an EHR reference architecture）。

一个真正的全球性EHR系统要确保其可以在所有专业的医生之间、所有卫生各部门之间、不同国家和不同的卫生保健提供模式之间使用、共享和交流。其也应该能支持二级使用，例如研究、流行病学、人口健康、卫生行政管理、筹资和卫生服务规划。最后，EHR应该有助于现有系统的发展以及新系统的建设。

全球性的标准化发展工作仍在持续，其中澳大利亚有相当多的贡献，如已被广泛采纳的EHR对有效电子交流的要求。特别是欧洲标准——EN‐ISO 13606‐1Electronic Health Record Communication——正在进行改进，以使其能够适应临床约束模型（原型）。这是最为重要的标准之一，需要达成国际间的共识，因为它规定了基本的EHR基础结构的要求。

采用"原型"，或知识域平台约束模型，是必需的，因为它有助于EHR适应变化的医疗和卫生服务实践。有关原型的更多信息见"知识域约束模型（原型）"。

唯一的患者、提供者和地区识别

为获得新信息和新知识，不同系统间的数据连接十分重要。为此需要一个共同的标识符来保证数据的可靠连接。独一无二的标识符是确认一个特定的卫生机构的一个人的唯一编码。当卫生组织要持续追踪患者的治疗并确保卫生服务的整合有所提高时，这样的标识符就十分必要。同时，也必需识别服务提供者及其地点。要在一个电子世界进行充分的信息交换，识别居民、提供者和服务地点的工具或方法必须是准确有效的（NHIAC 2001，p 32）。唯一的标识符也有助于电子病历的实施。建立识别标准并得到司法认可是澳大利亚当前的工作重点。

记录连接

在澳大利亚，有一个现象值得注意，收集到的卫生数据整合起来是一种独特的资源，但在研究、规划等方面却得不到充分利用。由澳大利亚联邦政府和西澳大利亚卫生署开展的工作显示，数据集的连接有助于个体水平的流行病学研究，能够获得很多显著的发现和收益（Boston Consulting Group 2004，p 62）。

循证医学

随着对高质量的、成本效果好的卫生服务的需求增加，循证医学正在发挥越来越重要的作用。结果是卫生专业人员必须识别确定哪些数据集是所需的反映临床实践的证据。定义治疗实践、疾病和处理过程构成的最小数据集可使关键指标报告支持卫生服务结果研究和评价。

循证医学实践需要识别相关数据或信息。循证实践的信息学组成模块包括：

- 标准化的术语，如 ICD-10-AM（以及其他诸多标准）；
- 证据的数字资源，如记录实际提供服务的自动化的保健计划；
- 有助于不同信息系统间卫生服务数据交换的技术、通信和术语标准；
- 特定临床情境下支持证据获取和应用的信息学程序；
- 服务提供者从信息系统收集、提取和使用各种数据的信息学能力；
- 合适的计算机和电子通讯技术的启用。

为了获取最佳实践的证据，采用标准化收集方法十分必要。各种情况下、各个提供者或患者的数据均要求标准化，以便不同时期由不同提供者和组织提供的实践数据可以合并。这样日常实践数据可以根据患者的结果进行比较和评价，由此可以基于证据建立最好的实践指南。

知识管理

知识代表智力财富，对安全地提供高质量的卫生服务是最重要的。知识的形成及其管理对卫生行业具有重要意义。知识管理要求使用一整套能够创新、获取、组织、共享、传播和使用知识的过程，还包括数据挖掘工具的使用。

知识产生的范围很大，其管理对卫生行业意义重大。卫生服务管理者和医生具备一定的技能解释新的信息和知识以及卫生服务组织投入开发信息系统这两点对卫生行业的发展极其重要。卫生服务管理者需要创造一种有助于创新和解决问题从而刺激新知识产生的组织环境或文化。有关组织文化和学习的更多信息参见第1、15和16章。

知识的发现、产生和获取

卫生服务行业中信息系统的越来越多的使用，为创造新知识提供了更大的可能性。新知识的创造不仅与卫生保健实践有关，也与支持经营过程有关。卫生服务管理者需要创造一种促进组织创新和解决问题从而刺激新知识的产生的组织环境。这不仅需要将隐含的知识转变为更为清晰的知识，还需要员工不断地重新审视自己的行为。

知识产生的组织结构单元包括系统解决问题的技巧、新方法试验、从组织自身经验和过去历史学习，从其他人处学习经验和最佳实践以及迅速、有效地将知识普及到整个组织（Garvin 1998，p 52）。每一个卫生专业人员掌握的知识都需要不断更新。专业组织的知识可以在四个层次上发挥作用并增值。这四个层次是指：感性知识（知道是什么）、高级技巧（知道怎么做）、系统的理解（知道为什么）和自我驱动的创造（思索为什么），人们要想改变需要到达第四个层次（Quinn et al 1998，p 184）。

新知识的创造有助于学习和学习型组织的创建。Garvin（1998，p 51）将学习型组织定义为："精于创造、获取和传递知识且擅长改变其行为来反映新知识和新见解的组织"。相似的，领域知识专家需要利用新的技术优势来更新他们的传统学习、知识发现和传递方法。

领域知识约束模型（原型）

领域知识约束模型代表了知识工程的一个创新，因为它们能够使领域知识专家、医生在电脑中建立文档，如血压、ECG 结果、出院总结、临床工作流程和临床或最佳实践指南等。这是通过将领域知识与执行信息和共同组成信息系统的设计时模型分离来完成。原型是卫生知识环境的结构单元。当前的临床信息系统直接将临床信息概念储存在软件和数据库中，这样使系统维持运转的成本很高，因为随着知识的更新，一些系统会被淘汰。网关的发展使其从遗留系统获取和使用信息成为可能（Beale 2004；也见 openEHR Foundation http：//www.openehr.org and Ocean Informatics http：//www.oceaninformatics.biz）。

我们向知识联盟和临床合作者大力推荐可以从以下网址下载免费的原型编辑器（http：//www.openehr.org）。Wenger 等（2002）将这些合作关系称作"志在发展循证原型的实践社区"。这些知识"制品或储存库"需要由相关的领域知识专家进行标准化、管理和维护。合并在一起会创造出有效地采用EHR所需要的知识环境。这样的知识管理安排还需明确。

数据储存

数据库可以改进业务知识，有助于决策。一个数据库从操作系统中提取信息，诸如工资单、财务、临床及患者信息和财务状况，并创建一个数据储存库。数据库可以使来自多种卫生信息系统的数据相结合。数据库系统也可以通过报告撰写工具、合适的查询工具和（或）网络浏览器来帮助获得数据。

数据挖掘

"数据的挖掘"可以理解为在大的数据库中进行不同的查询，从常规数据中提炼出有用的信息、模式、趋势或偏差。许多特殊的技术可以为该目的服务。从根本上说，数据挖掘是多种技术的综合（Thuraisingham 1999，p 2）。数据库设计或结构框架反映了数据是如何组织和储存的，同时也决定了何种技术最适合这个目的。

在数据挖掘中会遇到的一些挑战包括：发现将数据分割为有意义的组的规律（分类），发现数据之间相关的规律（相关性），以及发现数据排序的规律（排序）。最好的结果是数据库储存的数据是结构化（编码的）的时候。万维网的搜索引擎实际上就是数据挖掘工具。在卫生保健组织中，一个好的数据库和报告撰写软件可以使挖掘数据更容易，从而支持日常决策。对于更为复杂的知识发现，有必要将来自数据库的数据同来自其他系统的数据连接在一起，以发挥特殊的决策支持作用。

国家卫生信息网络构建模块和基础设施要求

卫生服务管理者及其组织的绩效可以通过自动化的、统一定义的及相互连接的健康诊断和结果数据的可及性得到极大的改进。与国家基础设施连接的信息系统通过提供这种数据，有可能改善卫生服务。现在，有现成的技术可以建立支持电子健康病历和卫生服务利益相关者之间信息共享的国家卫生信息系统网络。一个令人满意的信息系统需要很多部分组成。在任何一个国家要建立一个国家级卫生信息网络，最重要的要求是：

- 保护隐私及个人健康信息的保密和安全；
- 相关数据、分类、编码、信息储存和信息标准的开发；
- 建立适当的电子通讯基础设施；以及
- 鼓励卫生保健组织和个人参与和使用信息技术。

(NEHRT 2000，p xxiii)

隐私、安全和保密

现在大多数国家都有与健康信息的隐私、安全和保密相关的法律。这些法律条文规定了谁能够获得什么数据，以及在什么情况下可以得到数据。在卫生和其他行业之间，有关隐私和保密的要求是不同的。这是由健康信息的敏感性、很多卫生组织和提供者涉及收集和储存健康信息、服务提供地点多变以及信息保留时间决定的。因此，在卫生部门保护隐私比在其他行业更为复杂。

卫生服务管理者不仅关注信息管理中的隐私保护问题，还关注信息使用中的伦理问题。每一个卫生保健组织都需要开发、实施和维护自己的信息保密和管理政策。这些政策也应符合相关法律的要求。

在澳大利亚，HealthConnect 项目（一个建立全澳大利亚卫生信息网络的项目）已经采纳了这个观点，即在全澳大利亚需要制定统一的有关隐私、保密和安全的相关规定。为了实现这个目标，就需要有一个强大的、合理的法律框架。这个框架的要求见 Box 10.2。

Box 10.2　隐私保护法律框架的要求

- 在自愿、知情的情况下加入网络。个人首先必须从一开始自始至终自愿同意加入网络。
- 一个人不能因为没有参加这个系统而被惩罚或歧视。
- 消费者可以获得自己的信息，并能控制谁可以看到这些信息。
- 采取严格的安全措施，保证在网络上卫生信息的收集、储存或交换的安全。
- 消费者了解所收集的信息内容、使用目的以及谁能够获得这些信息。
- 收集和储存在这个网络上的信息只能用于经过许可的目的，并且限定于卫生部门内。
- 参加网络的任何提供者和卫生机构都受到隐私保护条文和法规的约束。
- 消费者或提供者在隐私被泄漏或安全无保障的情况下，可以采取申诉和索赔措施。

Source：HealthConnect 2004 *A health information network for all Australians' Privacy. Confidentiality and Security Fact Sheet.* Online. Available：http://www.healthconnect.gov.au/pdf/fsp.pdf [accessed December 2004]

现在有关信息安全和传输的访问同意模式和国家协议的开发已经成为国家工作的重点。数据安全是指保护数据，防止内外部的威胁。卫生信息系统中存在大量潜在的安全危害，包括：

- 未经授权进入系统获取卫生信息；
- 窃取数据；
- 病毒的破坏、自然灾害或恶意损害。

卫生信息系统应是安全的以确保免受这些损害。Kaihara（1998，p 5）列举了10个与电子病历有关的安全问题，并提供了一些可处理这些安全问题的技术措施，如表10.5所示。

表 10.5　安全问题和可用的技术措施

安全相关问题	实例	可用的技术措施
访问控制	如何防止未经授权的人获取资料	密码
外界入侵	如何防止外部入侵者的进入	防火墙或代理服务器
完整性	如何证明通过网络送达的资料的完整性	信息摘要、软件质量控制、数字签名
泄漏	如何防止资料在传输过程中泄漏	加密
验证	如何防止未经授权的人收到传输数据	公众和私人密钥
持续性/可用性	如何保证硬件不崩溃、数据库不损坏，所有重要患者数据始终能在线获得	双份资料库和固定的备份程序
一致性	如何保证储存的资料同原来的资料是一样的	数字签名
修改	资料储存后如何防止或发现修改	数字签名
长期储存	如何保证长期的储存安全	经常读取存档和长期的规划
损坏、丢失、被盗等	如何防止小的储存设备中资料丢失、损坏或被盗	材料安全
可读性	如何保证在技术革新时储存的资料的长期可读性	当采用新技术时，实施将资料转换为新媒介的政策

Source: Adapted from Kaihara, S (1998) Realisation of the computerised patient record: relevance and unsolved problems, *International Journal of Medical Informatics*, 49, (1): p 5

管理信息安全的另一个途径是公共密钥基础设施（PKI）。澳大利亚健康保险委员会（HIC）等组织已经以安全的方式管理与卫生相关有关的网络在线交易。为此，他们开发了一个 PKI。澳大利亚的这个举措在国际上得到了高度评价。其特点是将创新的技术和严格的程序结合起来。管理过程由两个独立的组织负责，即 Health eSignature Authority Pty Ltd（一个注册机构）和一个独立的认证机构。前者是卫生专业人员通过 PKI 使用 HIC 服务的接入点。PKI 提供了验证、完整性、非否认性和保密性。

有许多技术可以用于管理数据的安全性和保护机密。这些技术可能是复杂而昂贵的。因此，管理者需要决定为取得理想的可接受的安全性、隐私和保密水平，哪些技术是必需的，哪些技术是可选的。系统的安全最终取决于人以及现有的技术。

标准

术语、通信、安全和电子病历已经有了国家和国际标准。采纳相关的标准有助于保证不同卫生系统之间的成功连接，此外，组织内的消费者、服务提供者和资金管理者之间也可以连接。标准统一也可减少数据转换和系统维护所需要的时间，并且数据具有可比性。除此之外，标准的广泛采用可降低信息系统组建和实施的成本。

国际标准化组织（ISO）是一个全世界范围的国家标准团体联盟。澳大利亚标准协会就是 ISO 的一个成员。卫生信息学标准正在通过合作方式建立，很多国家参与其中，并将采用了统一的方法。这项工作由澳大利亚卫生信息学标准委员会（IT-14）及其下属委员会和项目特别工作组主办。在国际上该工作由 ISO 技术委员会（ISO-TC-215）和（美国）医院信息转化标准（HL7）开展。ISO-TC-215 有一个消费者政策特别工作组和六个工作小组：

1. 健康档案和模型协调；
2. 通信和通讯（电子数据交换，即 EDI）；
3. 健康概念表述（卫生语言）；
4. 安全；

5. 健康卡；
6. 药房和药品。

　　HL7 是一个应用很广的信息交换标准。这套信息标准有助于患者信息的电子化交换。使用诸如 HL7 的标准可以减少用于计算机界面设计的时间和成本。HL7 的总部在美国，澳大利亚是该组织的附属成员，拥有许多技术委员会和特别兴趣小组。

　　所有澳大利亚卫生信息学标准现在都可通过澳大利亚标准委员会网站免费获得，为 PDF 格式的文件。特别要说明的是，为了使国家卫生信息网络运行，需要知道各领域的标准，如表 10.6 所示。

表 10.6　国家卫生信息网络运行标准

标准类型	要求
安全和验证	阻止未授权的进入和卫生信息滥用。
数据标准	定义数据项的结构和定义。
分类和编码标准	确保不同来源的数据可以相互比较。
通信标准（如 HL7）	使不同系统之间的卫生保健信息能够传递和共享
信息存储标准	定义存储设备的结构及制定健康记录转换的综合政策和标准。

Source：Adapted from National Electronic Health Records Taskforce 2000 *Health Information Network for Australia. Report to Health Ministers.* Commonwealth of Australia，Canberra，July p 137，p 141. Online. Available：http：//www.health.gov.au/healthonline/ehr_rep.htm［accessed December 2004］

通讯和技术基础设施

　　电子通讯基础设施包括传送信息的媒介，如电话线、光纤电缆、卫星、微波系统以及作为输入/输出设施的媒介，如电话、录像机、监视器、传真机和计算机。发送和接收数据传输需要这些输入/输出设施。一种媒介是不能离开其他媒介独立工作的，但是各种媒介可以进行组合。卫生保健组织在决定电子通讯要求时，应该考虑如下问题：

■ 传输的可能或需要的范围；
■ 可获得的媒介（决定了数据最大提供传输速度的带宽）；

- 传输信息的特点和容量；
- 是否需要互动；
- 资金限制；
- 可获得的技术支持；
- 信息的接收者/使用者以及他们的位置；
- 预期的使用寿命；
- 远程教育；
- 一般消费者的信息需要。

要考虑上述问题，就要求卫生服务管理者熟知每一项技术的作用、其可得性以及目标人群的特点。这些知识将直接影响设备采购决策以及所提供的服务。在许多情况下，卫生保健提供者需要灵活地使用各种信息传递方法，以适应这些限制（Hovenga et al 1998）。

鼓励应用和使用信息技术

实施信息系统的人的和非技术问题依然是一个挑战。有必要对卫生人员提供有关技术和技能的培训。实时获得临床信息是十分困难的，因为医生讨厌诸如键盘等笨重的设备。信息获取技术的进步，例如声音识别技术，其使用及其与其他电子病历的整合将大大促进卫生领域信息系统的应用。

鼓励开发和应用信息技术以产生较好的卫生结果也是十分重要的。这包括政府和私人企业持续支持研究和开发计划，以推动卫生保健领域采纳新技术。更多的卫生人员需要接受培训以更好地使用技术。要让他们认识到，提高卫生信息学领域的知识和技能对卫生保健人员来说是十分必要的。

国际发展

在全世界，信息技术和电子通讯的应用已取得了令人振奋的发展。这些发展能够改善卫生服务供给及提高世界人口的健康水平。许多国家正在一起工作并分享经验。他们深度参与国际标准的制定，以使电子健康和系统互通成为现实。HL7 附属成员国的数量（26 个以上）就是一个例证，而且 ISO

成员国都在全国标准化发展组织内成立了健康信息学委员会。未来，国际标准或相关问题委员会很可能会成为一个真正的全球卫生信息协会。

欧洲和北美卫生信息学的主要发展和进展可以浏览相关网站。本章在"推荐阅读"部分之后提供了一些网站网址，读者可以查找这些国家的最新进展。

结论

卫生保健组织需要管理信息和知识。应该充分地利用好各种技术建立卫生信息系统。在卫生行业，需要利用信息系统做各种决策。而很多决策由于低劣的数据质量、难于获得和提取数据以及数据不完整、报告差而受到影响。另一个问题是，许多卫生专业人员并不知道哪些信息可以加快决策，以及如何获得信息。需要在信息技术上进行适当的和大量投资，才能建立合理的基础设施，包括劳动力能力构建，并实施信息系统，从而改进卫生服务提供、资源管理以及构筑卫生行业的知识库。卫生服务管理者需要了解卫生数据、信息和知识及其特点。卫生信息和知识管理者可以提供多方的协助。

卫生服务管理者能够在信息管理上发挥领导作用，有助于卫生保健组织了解信息系统和通讯技术可带来的益处。信息系统成功的关键是人，而不是技术。21世纪的管理者面对的是不断增长地采纳和应用新技术的需求。作为一个管理者，你无须具备高深的计算机知识来管理信息、知识和通讯技术。关键的是清楚信息、知识和技术如何有助于实现卫生保健组织的经营目标。关于改进组织绩效的信息，参见第15章至第18章。

尽管通常主要由技术人员操作信息系统，但管理者必须决定如何配置硬件、软件和电子通讯资源。卫生服务管理者必须知道如何安排和协调不同部分和商务系统应用，以满足组织整体的信息所需。成功的关键是识别可解决实际问题、有助于卫生组织实现目标、提高卫生系统中患者和消费者健康水平的各种技术。

问题讨论

1. 服务管理者可以采用什么策略管理信息资源？

2. 卫生服务管理者如何确认使用信息技术的机遇？
3. 为什么说信息技术方案与卫生保健组织的策略计划结合是重要的？
4. 卫生服务组织需要制定知识管理策略吗？
5. 策略性信息和知识管理计划有哪些益处？
6. 讨论卫生领域建立和维护知识库的困难。
7. 一个国家卫生信息网络有哪些必需的基本组成？
8. 描述卫生服务管理者在信息技术和信息服务投资方面利益最大化所面临的挑战。

(任明辉 译)

参考文献

Australian Institute of Health and Welfare (AIHW) 2004 *The Knowledge Base* (vol 2). Online. Available: http://www.aihw.gov.au/knowledgebase/index.html [accessed December 2004]

Beale T 2004 Knowledge — enabling the enterprise with archetypes — lessons from health. Online. Available: http://www.dstc.edu.au/Tech_Transfer/Events/Evolve03/presentations/conf/thomas_beale_evolve03.pdf [accessed December 2004]

Boston Consulting Group 2004 *National health information management and information & communication technology strategy*. Final Report for the National Health Information Group (NHIG) and the Australian Health Information Council (AHIC). Online. Available: http://www.ahic.org.au/downloads/bcg.pdf [accessed December 2004]

Clinical Information Program (CIP) 2004 *A NeHTA Project*. Online. Available: http://cip.healthbase.info/ [accessed December 2004]

Corrigan JM, Greiner A, Erickson SM (eds) 2002 *Fostering rapid advances in health care: learning from system demonstrations*. The National Academy Press, Washington DC. Online. Available: http://www.nap.edu/catalog/10565.html?onpi_newsdoc1192002 [accessed December 2004]

England I, Stewart D, Walker S 2000 Information technology adoption in health care: when organisations and technology collide. *Australian Health Review* 23(3):176

European Commission-eHealth. Online. Available: http://europa.eu.int/information_society/eeurope/2005/all_about/ehealth/index_en.htm [accessed December 2004]

Garvin DA 1998 Building a learning organisation. In: *Harvard Business Review on Knowledge Management*. A Harvard Business Review Paperback, Boston, pp 47–80

Gunasekaran S, Garets D 2004 Managing the IT strategic planning process. In: Ball M, Weaver C, Kiel JM (eds) 2004 *Healthcare information management systems* (3rd ed). Springer, New York, p 23

Healthcare Information and Management Systems Society (HIMSS) 2004 *Integrating the healthcare enterprise (IHE)*. Online. Available: http://www.himss.org/ASP/topics_ihe.asp [accessed December 2004]

HealthConnect 2004 *A health information network for all Australians' privacy*. Confidentiality and Security Fact Sheet. Online. Available: http://www.healthconnect.gov.au/pdf/fsp.pdf [accessed December 2004]

Health Level Seven EHR Technical Committee 2004 HL7 EHR-S Functional Model DSTU. Online. Available: http://www.hl7.org/ehr [accessed December 2004]

Heeks R, Mundy D, Salazar A 1999 Why health care information systems succeed or fail. *Information Systems for Public Sector Management Working Paper Series* (paper no 9). Institute for Development Policy and Management, University of Manchester, UK. Online. Available: http://www.sed.manchester.ac.uk/idpm/publications/wp/igov/igov_wp09.htm [accessed December 2004]

Hovenga EJS, Hovel J, Klotz J et al 1998 Infrastructure for reaching disadvantaged consumers: telecommunications in rural and remote nursing in Australia. *Journal of the American Medical Informatics Association* 5(3):269

International Organisation for Standardisation (ISO) 2004a *ISO/TS18308 requirements for an electronic health record reference architecture*. Standards Australia. Online. Available: http://www.openehr.org/standards/t_iso.htm [accessed December 2004]

—— (ISO) 2004b *ISO/TR20514 electronic health record definition, scope and context*. Online. Available: http://www.openehr.org/standards/t_iso.htm [accessed December 2004]

Kaihara S 1998 Realisation of the computerised patient record: relevance and unsolved problems. *International Journal of Medical Informatics* 49(1):1–8

Laudon K, Laudon J 2004 *Management information systems: managing the digital firm* (8th ed). Pearson Prentice-Hall, Upper Saddle River, New Jersey

Lloyd S 2000 *Information technology/information management: delivering on the promise?* Paper presented at the ACHSE (Queensland) Conference, May

Lorenzi NM, Riley RT, Blyth AJC et al 1997 Antecedents of the people and organisational aspects of medical informatics: review of the literature. *Journal of the American Medical Informatics Association* 4(2):79–93

Markus ML 1983 Power, politics and MIS implementation. *Communications of the ACM* 26(6):430–44

Meyer M, Baber R 1997 *Computers in your future* (2nd ed). QUE College, Macmillan, Indianapolis

Mitchell J 1999 *From telehealth to e-health: the unstoppable rise of e-health*. National Office for the Information Economy, Department of Communications Information Technology and the Arts, Canberra. Online. Available: http://www2.dcita.gov.au/ie/ebusiness/developing/facilitation/e-health/rise [accessed December 2004]

National Electronic Health Records Taskforce (NEHRT) 2000 *A health information network for Australia. Report to Health Ministers*. Department of Health and Ageing, Commonwealth of Australia, Canberra, July. Online. Available: http://www.health.gov.au/healthonline/ehr_rep.htm [accessed December 2004]

National Health Information Advisory Council (NHIAC) 2001 *Health online. A health information action plan for Australia* (2nd ed). Department of Health and Ageing, Commonwealth of Australia,

Canberra

New South Wales Health 2004 Telehealth. Online. Available: http://www.health.nsw.gov.au/pmd/telehealth/001tele/index.html [accessed December 2004]

Oceaninformatics. Online. Available: http://oceaninformatics.biz [accessed 5 July 2005]

Plummer A 2004 *Organisational aspects of health informatics and performance: a structured case study of systems integration in public sector health care organisations.* Doctoral Dissertation, Central Queensland University, Rockhampton

Queensland Government 2004 *Queensland Government Information Standards Glossary of Terms.* Online. Available: http://www.iie.qld.gov.au/site/informationstandards/glossary.asp [accessed December 2004]

Queensland Government 2000 Queensland Government Information Standard 24. In: *Queensland Health Information Management Strategic Plan 2000–2005.* Online. Available: http://www.health.qld.gov.au/publications/imstratplan/imstratplan.pdf [accessed December 2004]

Queensland Health 1998 *Data dictionary.* Queensland Health, Brisbane

—— 1999 Business case framework. In: *Managing organisational change. 'How to' Guide.* Queensland Health, Brisbane

Quinn JB, Anderson P, Finkelstein S 1998 Managing professional intellect. In: *Harvard Business Review on Knowledge Management.* A Harvard Business Review Paperback, Boston

Sauer C 1993 *Why information systems fail: a case study approach.* Alfred Waller, Henley-on-Thames

Sobol MG, Alverson M, Lei D 1999 Barriers to the adoption of computerised technology in health care systems. *Topics in Health Information Management* 19(4):1–19

Southon G, Sauer C, Dampney K 1999 Lessons from a failed information systems initiative: issues for complex organisations. *International Journal of Medical Informatics* 55:33–46

The Communication Initiative Health Window. Online. Available: http://www.comminit.com/healthcomm [accessed December 2004]

Thuraisingham B 1999 *Data mining: technologies, techniques, tools and trends.* CRC Press, New York

Turban E, McLean E, Wetherbe J 1999 *Information technology for management: making connections for strategic advantage* (2nd ed). John Wiley & Sons, New York

Turban E, Aronson JE 2001 *Decision support systems and intelligent systems* (6th ed). Prentice-Hall, New Jersey, p 347

Walker D 1991 Biomedical terminology. *Health Informatics News & Technology (HINT)* 1(5):12–17

Wenger E, McDermott R, Snyder WM 2002 *Cultivating communities of practice.* Harvard Business School Press, Boston

Wilde DJ, Teslow MS 2001 Data collection standards. In: Abdelhak M, Grostick S, Hanken MA et al (eds) *Health information: management of a strategic resource.* WB Saunders, Philadelphia

World Health Organization (WHO) 2004 World Report on knowledge for better health, p 40. Online. Available: http://www.who.int/rpc/meetings/en/world_report_on_knowledge_for_better_health2.pdf [accessed December 2004]

推荐读物

Ball MJ, Douglas JV 1999 *Performance improvement through information management*. Springer, New York
Ball MJ, Weaver CA, Kiel JM 2003 *Healthcare information management systems: cases, strategies and solutions* (3rd ed). Springer, New York
Englebardt S, Nelson R, 2002 *Health care informatics*. Mosby, St Louis
Haux R, Winter A, Ammernwerth E et al 2004 *Strategic information management in hospitals*. Springer-Verlag, New York
Hovenga EJS, Mantas J 2004 *Global health informatics education*. IOS Press, Amsterdam
Laudon KC, Laudon JP 1997 *Essentials in management information systems organisation and technology*. Prentice-Hall, Upper Saddle River, New Jersey
Nelson R, Ball M 2004 *Consumer Informatics*. Springer-Verlag, New York
Nonaka I 1998 The knowledge-creating company. In: *Harvard Business Review on Knowledge Management*. A Harvard Business Review Paperback, Boston
Van de Velde R, Degoulet P 2003 *Clinical information systems*. Springer-Verlag, New York

有用的网址

Australian Federal Privacy Law	http://www.privacy.gov.au/act
Australian Government Department of Health and Ageing, Health Priorities	http://www.health.gov.au/internet/wcms/Publishing.nsf/Content/Health+Priorities-1
Australian Hospital Information, Performance Information Program (Formerly Casemix), Australian Government Department of Health and Ageing	http://www.health.gov.au/casemix
Australian Health Information Council	http://www.ahic.org.au
Australian Institute of Health and Welfare 1995 National Health Information Agreement Between the Commonwealth and State/Territory Governments	http://www.aihw.gov.au/html/nhiaagre.htm
Australian Institute of Health and Welfare 2004 The Knowledge Base v.2	http://www.aihw.gov.au/knowledgebase/index.html
Australian Government Information Management Office (AGIMO)	http://www.agimo.gov.au
Canadian Institute for Health Information (CIHI)	http://secure.cihi.ca/cihiweb/home_e.html

Canadian Institute for Health Information (CIHI)	http://secure.cihi.ca/cihiweb/home_e.html
Canada Health Infoway. The aim of this organisation is to foster and accelerate the development and adoption of electronic health information systems with compatible standards and communications technologies on a pan-Canadian basis with tangible benefits to Canadians	http://www.infoway-inforoute.ca/
Clinical Information Program (CIP) 2004 A NeHTA Project	http://cip.healthbase.info/
Cochrane Collaborating Centre, Australia	http://www.cochrane.org.au/
Crompton M 2000 Building a Culture that Respects Privacy, Media Release 6/12/2000	http://www.privacy.gov.au/news/00_17.html
EAN Australia	http://www.ean.com.au/_home.asp
Electronic Decision Support for Australia's Health Sector 2002	http://www.ahic.org.au/downloads/nedsrept.pdf
HealthInsite: an Australian Government sponsored web portal to up-to-date and quality assured information on important health topics	http://www.healthinsite.gov.au/
Health Insurance Commission 2000 Public Key Infrastructure (PKI) Security, and e-Business	http://www.hic.gov.au/providers/online_initiatives/pki_security.htm
Health Level Seven (HL7) One of several ANSI-accredited Standards Developing Organisations (SDOs) operating in the health care arena	http://www.hl7.org
Health Level Seven (HL7) Australia	http://www.hl7.org.au
Health On the Net Foundation 2004 One of the most respected not-for-profit portals to medical information on the internet	http://www.hon.ch/
Health Workforce Health Informatics Capacity Building National Statement	http://www.ahic.org.au/subgroups/wcb.html
Knowledge Management, A Standards Australia portal	http://www.knowledge.standards.com.au
Knowledge Management: Better Practice Checklist	http://www.agimo.gov.au/__data/assets/file/33929/BPC13.pdf

National e-Health Transition Authority (NeHTA)	http://www.ahic.org.au/nehta
National Health Service (NHS), Scotland e-Health Strategy	http://www.show.scot.nhs.uk/ehealth
National Health Service (NHS) Health Informatics Community, United Kingdom	http://www.informatics.nhs
National Health Service (NHS) Information Authority (NHSIA), United Kingdom	http://www.nhsia.nhs.uk/def/home.asp
National Health Service (NHS), National Electronic Library for Health — Specialist Library, Knowledge Management	http://www.nelh.nhs.uk/knowledge_management
National Centre for Classification in Health, ICD-10-AM	http://cchs.fhs.usyd.edu.au/ncch/
National Telehealth Plan for Australia 2001	http://www.ahic.org.au/downloads/teleplan.pdf
openEHR Community. An international not-for-profit foundation working towards inter-operable, lifelong electronic health records and understanding the social, clinical and technical challenges of electronic records for health care in the information society.	http://www.openehr.org
President's health information technology plan	http://www.whitehouse.gov/infocus/technology/economic_policy200404/chap3.html
Standards Australia, Health Informatics Focus to access or download all available standards (free)	http://www.standards.com.au/catalogue/Script/PortalInformatics.asp
Western Australia Telehealth initiative	http://www.telehealth.health.wa.gov.au/

附件10.1 "企划案"格式样本

企划案标题	所需信息
1. 项目标题	项目的简短标题，通常由几个关键词组成。
2. 项目说明	详细阐述标题。如果一个战略项目被当成一组密切相关的子项目，应该说清楚。
2.1 问题	阐述项目的问题以及这些问题与企业目的和目标有何联系。
2.2 目标	简要阐述项目目标。这些目标应该与商业目的有关。一个

	项目可能有多个目标。
2.3 结果	描述项目期望的结果,即它将带来什么,当项目结束时,哪些将发生变化。
2.4 范围	描述项目范围,即包括什么?不包括什么(如果有关联)?
3. 企划案	简要地阐述项目的预期成本及收益。
3.1 资源	阐述项目所需的资源及其来源(即谁提供资金支持)。这里也应该描述资源可能的缺口,如缺乏适当的技能。这部分应该概括完成项目所需的人力和物质资源。
3.2 收益	收益应该分类总结为:可实现的(如节省现金)、可计量的(如资源节省可以识别但未实现)或无形的(提高生活质量)。
3.3 风险/障碍	项目面临的主要风险和障碍,应对的策略。
4. 项目计划	概括如何管理项目。例如,项目有企业或临床发起者,可建立指导委员,以及在大的医院,用户和其他委员可能会对项目的管理发挥作用。或者,应任命一个项目经理来管理整个项目。
4.1 策略/活动	制定项目所需的策略和(或)主要活动计划。明确关键的里程碑和评价点。该部分应包括甘特图。
4.2 人员	阐述: ■ 负责人及其职责; ■ 主要利益相关者及其作用——主要利益相关者是对项目产生重大影响或受项目及其安排影响大的人; ■ 受益人; ■ 预期的员工影响。
4.3 协商	叙述已发生和将要发生的协商活动以及重大协商策略;例如同护士和医生讨论,他们可能需要为新的信息系统录入的信息。
4.4 沟通	阐述信息沟通策略及其对利益相关者的意义。
4.5 培训	描述项目需给予的各种培训。
4.6 相关项目	列出可能影响或受到影响的其他项目和他们的负责人。
4.7 关键因素	简要阐述哪些是成功的关键因素,管理层和利益相关者需要给予关注。

4.8 政策/法律	列出有影响的政策/法律，任何变化问题和（或）法律解释，例如保密法。
4.9 质量保证	阐述采用的质量保证机制，例如定期评价项目进展、预算和时间的会议。
4.10 评估	阐述项目的评估策略。

Source：Adapted from Queensland Health 1999 Business case framework. In：*Managing organizational change. 'How to' Guide.* Queensland health，Brisbane

第 IV 单元

卫生服务组织

第 11 章　卫生保健工作设计
第 12 章　卫生服务领域中的战略和组织设计
第 13 章　整合服务供给系统的发展
第 14 章　组织间合同安排的管理

第11章

卫生保健工作设计

MARY COURTNEY　ANNA KLINKEN WHELAN
JENNIFER MAJOOR　JOSEPH E IBRAHIM　GARY E DAY

学习目标
引言
现行工作设计方法的基本理论和概念
工作设计活动种类
在卫生服务领域谁该做什么？
卫生服务系统的工作设计和员工动机——不同结果
工作设计和患者服务质量
结论
问题讨论
参考文献

学习目标

完成本章内容的学习后，读者应该能够：
1. 阐述现行工作设计的基本理论和概念。
2. 讨论在卫生服务行业中谁应该做什么。
3. 分析工作设计和员工动机，分析不同工作设计类型如何影响员工。
4. 分析不同工作设计会对卫生服务质量产生什么影响。

引言

本章旨在于概述卫生服务工作设计方式。在产业重组加速的时代，工作设计和再设计是卫生服务管理者的重要职责。各个员工的工作必须改变以改进服务质量、增加生产力并降低成本以应对外部压力并不断提高员工满意度、积极性和忠诚度。

整个澳大利亚一直是采用政府规定的固定工资制度，以保证不同类别的员工在雇佣条件上的一致性。在某些情况下，这种制度缺乏弹性，卫生服务管理者不能通过组织设计和再设计的方式对不断变化的卫生服务体系做出及时回应。由此，卫生服务管理者和卫生行业工作者成为既定组织设计的受害者，他们没有参与组织构建，也几乎没有机会控制组织。

费用降低措施增加了卫生服务管理者的压力，这促使他们雇佣最廉价类型的卫生服务工作者提供服务。然而，仅仅用费用标准去选择员工，有可能导致不恰当的授权，使没有经过正式培训和没有经验的人员从事超过他们从业资格的工作。这实际上是改变了卫生专业人员的角色和工作范围，如此卫生服务组织的设计方式会受到影响。

本章概述了卫生服务领域中谁该做什么，并对工作设计进行了分析，探讨了工作设计如何影响员工动机。在本章的结尾部分分析了不同工作设计方式对卫生服务的影响。

现行工作设计方法的基本理论和概念

● 经典管理理论

在圣经中可以找到工作设计的例子，但现代工作设计的历史、任务和工作合理化理论的发展起源于18世纪晚期，其标志是经济学家亚当·斯密于1776年出版的《国富论》。他提到：

> 不管哪个部门进行劳动分工，都能提高劳动生产率。为此，各行各业都出现了分工。
>
> (*Smith* 1776)

早期关于工作设计的另一部重要著作是1835年由工程师Charles Babbage所著，名为《机械和制造工业经济学》。这一时期正是英国和美国发生工业革命、大工厂迅速增多的时期。这本书集中阐述了将工作分解成日益增多的工作任务，（对每一步骤）实施标准化措施以实现简单的重复操作和错误最小化。Frederick Winslow Taylor（1911）、Frank和Lillian Gilbreth（1911）等人对此进行了进一步研究。

1911年，Taylor出版了《科学管理》一书。本书首次提出了有效率的工作设计。Taylor是宾夕法尼亚钢铁公司的工程师，他认为工作再设计能够提高工人的产出。他对管理实践和劳动生产力理论的影响是巨大的。

与18世纪的亚当·斯密的观点相似，Taylor（1911）认为，每一个工作都应该经过科学的测量，分解为小的步骤并进行标准化，以使员工实现工作效率最大化。而雇员生产率提高应能获得经济奖励。然而，尽管Taylor的管理方法中有经济激励，一些产业的人力成本仍然较高。这些成本包括由于雇员厌倦重复性的工作和对工作状况的普遍不满意和"疏离感"而导致的严重的员工辞职和旷工（Braverman 1974）。这使人们认为Taylor的管理方式是非人性化的。但是无论如何，Taylor的理论对后来的管理者还是产生了深远的影响，例如在工序简化和人体工程学方面其影响巨大。

更重要的是，Taylor试图建立一个为提高生产效率转换管理理念和员工理念的管理范例。如今，管理者在工作设计过程中应用了他的许多理念。Taylor的一些理念至今仍然盛行（Dunphy 1981）：

- 将要求较高专业技能的工作细分为具体的任务；
- 对每一工种的员工个人产出进行标化，使完成的工作的有效性能够得到评估；
- 对员工实行严密监管，以保证产出质量；
- 委派监管者控制和协调员工的行为；

- 对达到预定产出标准的员工给予足够的报酬（即使用"按结果取酬"的方式）；
- 明确划分技术工作和非技术工作，避免为非技术人员支付与技术人员同等的报酬；
- 雇佣员工完成特定的工作任务，很少考虑他们将来的职业发展。

人际关系学派

经典管理理论缺少对人的行为和动机的分析。人际关系理论家如 Mayo（1933）、Maslow（1943）和 Herzberg 等（1959）提出了一种新的工作设计理念，这一方式强调管理理念。这些理论家调查了工作对工人的心理意义和工人被工作"充实"的需要。他们发现，在工作群体内部存在强有力的社会规范，这些规范影响工人的劳动生产率。这些社会规范会受到正式和非正式的领导、交流形式和员工参与决策等方面的影响。与经典管理理论家强调的工人最基本的工作动力是外部因素（例如钱）不同，人际关系理论家们强调内在激励因素的作用，例如认可、自尊和自我实现（Maslow 1943）。尽管有这些方面的不同，这两类理论家的最终目的都在于提高员工的劳动生产率（即投入少产出多）。换句话说，（人际关系理论家提出的）满足员工的更高的社会需求并不是其最终目标。Herzberg 等人（1959，p ix）认为，研究员工的工作态度对管理方和员工均有益。对管理方的好处在于：在增加员工产出的同时，可降低员工的流动率和旷工率，并且可缓和与员工的关系。对员工的潜在利益是：其可得到一个更好的工作环境，工作满意度提高，自尊增强。

工作再设计的起源

"工作设计"这一术语是由两位美国研究人员 Davis 和 Canter（1955）提出。他们写到（p 3）：

我们旨在指出，以往对如何制定有效的工作设计问题关注太少。是否有可能通过改进组织工作、将整个工作划分成不同工序，从而提高个人工作绩效和提高工作能力呢？

作者想指出的是：工作内容不是一成不变的，工作和组织是"为了适应各自不同需要的社会发明，并且反映了当时的文化、意识形态以及管理理念或时代风气"(p 3)。

Davis (1979, p 30)最早将工作设计定义为："它是一种工作的组织（或结构）方式，用以满足要完成的工作的技术的—组织的要求以及工作人员的人力要求……"。

第一个关于工作设计的现场试验是在美国一家联合制药厂的装配部进行的。工作流程进行了重新设计，由原来的通过连续的工作站进行的线性流水线装配，转变为基于小组的装配，最终转变为一种基于个体的装配，其中小组员工完成总产品的生产（Daviws 1979）。试验结果表明：后一种工作设计能提高产品质量，但是不能提高生产率。更重要的是，他们发现后一种工作设计方式对员工的工作态度有积极的影响：

"工人们对个人责任、个人工作率、人工费用、工作量分配和工作准备的态度比以前更好。在整个生产试验结束后，通过比较发现，工人们并不喜欢那种缺乏个人责任的生产装配方式。"

(*Davis* 1979, p 32)

在英国，一种类似的工作再设计方法被使用。英国模式被称为"社会—技术系统"方法。Tavistock研究所的Trist和Bamforth（1951）进行了一些最早的社会—技术系统研究。他们研究了Durhan煤矿工人。首先，这种工作再设计方式分析的重点是工作组而不是个体。其次，这种方式结合了群体动力学和系统理论的概念去分析工作和再设计工作。他们定义和分析了三种系统：技术系统、社会系统和经济系统。最后，基于群体的工作设计方式如果运行良好，将处于一种紧密联系、半自动运行和自我管理的状态（Fulop & Mortimer 1992）。

20世纪60年代到70年代，研究人员、政府部门、学术中心、工会和商业领袖们对人性化工作或工作生活质量（QWL）产生了浓厚的兴趣。工作生活质量被描述为：

"一种包括多种学科的策略实践的综合状态，包括组织发展、工程管理、劳动关系、质量控制和人力资源发展。尽管QWL概念的应用在不同组织会有所不同，但是所有的QWL项目都试图通过员工参与决策的方式改进现行的组织结构、系统和管理程序，从而提高组织绩效和提高员工满意度。"

(Burbank & Grant 1985, p vii)

工作生活质量研究包括工作满意度、工作轮换、工作扩大化、工作丰富化、弹性工作制、工作分摊制、半自主工作小组和对现在还不清楚的、存在争议的工业民主等内容的研究（Davis & Cherns 1975；Ramsay 1980）。这些问题在本章稍后讨论。

1972年，爱德华·肯尼迪参议员向美国参议院提出一份议案，要求解决劳工的疏离感问题。这份议案的题目为《劳工的疏离感研究和技术援助议案》。议案要求拿出2000万美元资助研究有疏离感的美国劳工的生理和精神的健康不良状态。后者在工作中的表现为工作质量差、高跳槽率、缺勤、蓄意破坏和经济上的金钱损失（Ramsay 1985，p 52）。1973年成立的美国工作生活质量中心主任 Ted Mills（1985）认为，工作生活质量是社会变革向"参与式革命"转变的一部分（Burbank & Grant 1985，p vii）。直到20世纪80年代早期，工作生活质量（包括工作再设计）才应用于卫生服务组织中。

工作设计活动种类

如上文所述，尽管有多种工作设计方法，在本章我们只讨论几种经常使用的设计方法——工作轮换、工作扩大化、工作丰富化、弹性工作制、工作分摊制和多技能化。

工作轮换

工作轮换是指将员工从一个岗位调换到另一个岗位。通常情况下，实行工作轮换时员工会在组织的同一个层级上，工作内容也不会发生根本性改变（见图11.1）。工作轮换有两个主要优点。首先，是员工调配的灵活性增加了。由于员工熟悉组织内多个工作岗位，员工短缺时，组织能轻易地将员工从一个岗位调动到另一个岗位。其次，新员工可以通过不同岗位之间的轮换系统地了解不同的工作。工作轮换的一个缺点是：员工为发展更多专业知识而不能够专注于一项工作（参见案例研究11.1）。

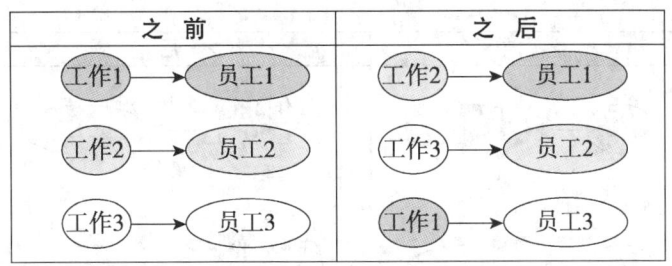

图 11.1　工作轮换

Source：Adapted from Cherry N，Smyth A，Boucher C 1993 Job design. In：Collins R（ed.）*Effective management*．CCH，Auckland

案例研究 11.1　工作轮换

在 ABC 产科医院实施工作轮换政策，要求医院的注册护士每 6 个月在不同的服务单元进行一次轮换（即产前保健、产后保健、新生儿监护和分娩组）。实施这项政策的目的是让全体人员都能熟悉产科医院的所有工作岗位，这样在人员短缺（如病假、节假日、长时间离开）时能够灵活地安排人员。然而，许多注册护士表示希望能够长期留在同一个工作岗位上，以在该领域获得更多专业知识和技能。她们在长期岗位上奉献更多、满意度也更高，而焦虑和压力都会有所减少。

工作扩大化

工作扩大化可以分成两种方式：

1. 水平工作扩大化；
2. 垂直工作扩大化（亦即工作丰富化）。

如图 11.2 所示，水平工作扩大化是一种组织方法，可以使员工在同样难度水平和相近组织管理结构（或层级）水平上承担更多不同的工作任务。Herzberg（1966）认为，这种工作扩大化会导致工人们从事大量简单而无意义的工作。即使员工在这种工作设计下有比以前更多的工作活动并有可能会提高组织产量，但是员工可能对工作并不感兴趣。通过这种方式实现的员工满意度和生产率提高通常仅仅是短期的（只有几周）（Cherry et al 1993）。参见案例研究 11.2。

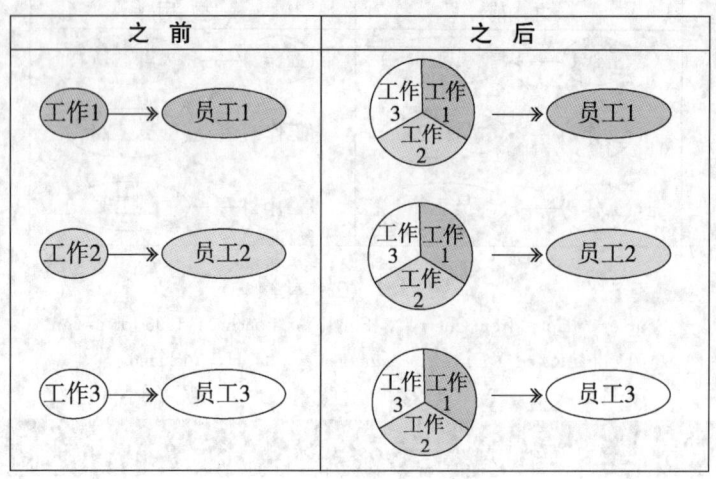

图 11.2 水平工作扩大化

Source: Adapted from Cherry N, Smyth A, Boucher C 1993 Job design. In: Collins R (ed.) *Effective management*. CCH, Auckland

案例研究 11.2　水平工作扩大化

为了提高 ABC 产科医院的注册护士的工作满意度,管理层近来重新设计了注册护士的工作活动。她们不再像以前那样每六个月就要从一个岗位挪到另一个岗位,即不再实行岗位轮换。新的设计要求:从事产后保健工作的护士每星期有两个上午从事产前保健工作,而从事产前保健的护士每星期有两个上午从事产后保健工作。最初,两组护士均同意这种折中的管理办法,这样她们不必每隔六个月调换一次工作岗位。然而,在这个新系统实施仅一个星期后,来自产前保健和产后保健的两组护士就派代表跟护理部主任交涉,表达她们对这个新设计的不满。产生不满的最主要原因是:她们无法在没有安排好已接手的工作以前转移到别的岗位上去,例如从分娩区回来的患者。在进一步讨论后,许多护士对在其他领域进行这种类型的工作表现出厌倦。

工作丰富化

工作丰富化(垂直工作扩大化)允许员工担任以前由主管人员(或是在

组织层级高于他们的人）担任的工作。如图11.3所示，工作丰富化可扩大员工的工作范围，并且在完成工作过程中可增加员工的额外责任。工作丰富化能提高生产率，因为员工有机会学习先前由主管人员承担的工作。然而，如果组织不能为员工提供恰当的训练而使其能够承担额外的任务，则生产率会马上降低。同样，如果员工仅仅是简单地被指派给一些令他们厌烦的额外任务，他们的动机和预期生产率增长都会下降（参见案例研究11.3）。

案例研究11.3　工作丰富化（垂直工作扩大化）

鉴于员工的反馈以及对当地护士工会代表的访问，ABC产科医院决定再进行一次工作活动设计。他们调查收集了医院全体员工的数据，包括工作环境（自主性、认可、责任和决策参与）、员工满意度、服务质量、招聘和留任。完成数据分析以后，护理部主任邀请了院内所有临床护理顾问（CNC）和护理代理主任（ADON）出席了在海滨胜地举行的为期2天的讨论——主要讨论重新制定战略规划问题。他们邀请来自不同协会和专业组织的代表提出问题，由护理顾问和护理代理主任对这些问题进行筛选。调查结果也向与会代表进行了公布。举行了分组讨论会，其中使用头脑风暴法和白板提出了很多工作流程再设计的可能策略，以提高员工的动机和对工作的满意程度，并提高组织的生产效率。

随后出台了一个新的工作丰富化设计方案——赋予不同层次的员工额外的职责——使他们有机会展示自己有能够承担当初由他们的主管承担的工作的才能。有关新职位的适当的工资和福利条件则与护理工会达成一致。在实施这个新系统前，当地的一所大学应邀承担了项目管理和预算案的培训工作，以保证员工能够胜任新增的职责。

在实施新的工作丰富化系统的第1、第3和第6个月，再一次对全体员工进行调查，收集了全体员工的有关工作环境、员工满意度、服务质量、招聘和留任等方面的数据。通过对比新的工作设计系统实施前后的数据发现，实施新的工作设计后，在工作环境（自主性、认可、责任和决策参与）、员工满意度和卫生服务质量方面有了显著的提高。6个月内的招聘成本显著降低，护士离岗情况大大减少。

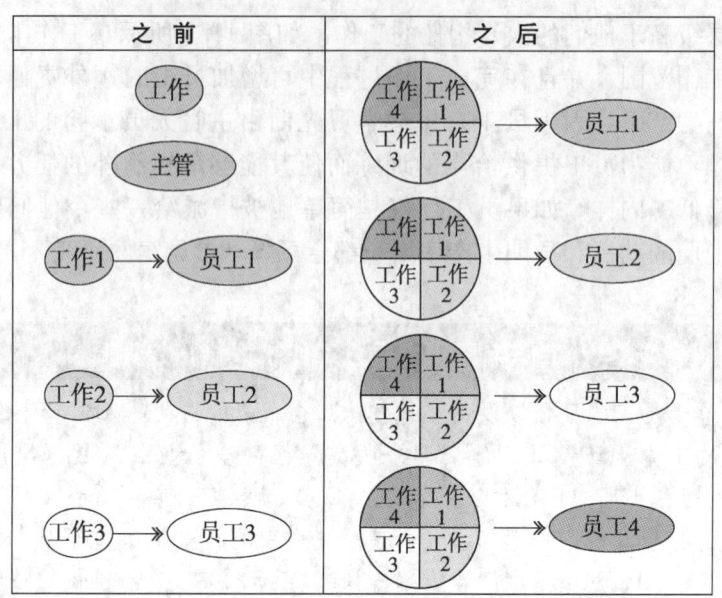

图 11.3 工作丰富化

Source: Adapted from Cherry N, Smyth A, Boucher C 1993 Job design. In: Collins R (ed.) *Effective management*. CCH, Auckland

弹性工作时间

"弹性工作时间"要求员工在预先规定的时间范围内完成工作任务。例如，一个组织可能会制定一项政策，要求他的员工可以在上午8点到下午6点期间的任何时间内完成工作任务。一个以前每周工作35小时的员工——从星期一到星期五每天工作7小时（其间有1小时用于午餐），在这种弹性工作时间政策下，他可能会选择在上午8点开始到下午4点结束，或选择上午10点开始下午6点结束。另一种可能，每周工作36小时的员工也可以选择从周一到周四，每天上午8点开始下午6点结束，用每周干4天、每天干9个小时的方式代替原来的五天工作制。

工作轮班制

在工作分摊制下，不同的员工（通常是两个）可以共同承担一份工作。例如，每周36小时的病房工作可以由两个护士共同承担，每9小时轮换一次，每个护士需要轮换两次。工作分摊制的主要好处在于可提高员工工作的灵活性和自主性。如果他们想调换某天的工作时间，他们可以在组内自主地安排。同样，如果一个护士生病了不能到岗，另一个护士能够顶替她的工作，这样可以避免由一名不熟悉此项工作的员工来顶替该护士工作。

多重技能

多重技能是工作扩大化的一种组织方式，其鼓励员工学习所有或尽可能多的技能以满足团队生产的需要。员工可接受培训，以便其能够胜任相近或较高难度水平的工作，并且能够在组织的不同层级工作。然而，只有在员工得到充分的培训或具有较高水平的工作经验的情况下，多重技能才有可能提升组织生产率，否则卫生服务质量或卫生服务可能会出现严重的问题。

在卫生服务领域谁该做什么？

卫生人力的一些特征

一部名叫《是的，长官》的英国电视剧中有一个经典片段，制片人描述了一个在所有医院中被认为效率最高的医院，因为他们的成本很低且员工都很开心。但是，这家医院没有患者，所有的病床都是空的，其先进的手术室都闲置着。卫生服务管理者面临的现实是：绝大多数卫生服务机构存在的理由是为患者提供卫生服务。这一过程需要复杂的人员互动，远比制造业要复杂。特别是，卫生服务组织依赖大量不同的人群（有薪水的和没有薪水的，专业的和非专业的）去完成各自的工作。在基层，专业人员和非专业人员之间的区分可以用其是否直接为患者服务（意味着他们对患者负有直接责任）来界定。因此卫生服务的工作设计对专业人员、非专业人员和患者都有影响。本章稍后将讨论工作设计的重要性。

分析卫生行业工作设计方法时需要进一步考虑三个因素：

- 在大多数国家，专业卫生人员以女性居多。例如，在澳大利亚，女性卫生专业人员占卫生人力总数的74.2%，女性护士占护士人数的92%（AIHW 2004，pp 267，260）。

- 患者和卫生服务人员之间有不同的文化和语言背景（Johnson et al 1998，Klinken & Noble 2000）。
- 没有薪水的卫生服务提供者，例如家庭或其他服务者，扮演着重要的角色。免费的卫生服务提供者不在本章讨论范围内。

谁在卫生行业中工作？

在澳大利亚，卫生行业就业人数占总就业人数的 9.4%，其中 1/3 是专业人员（其他人员包括保洁员、秘书、管理者、商业界人员等）。随着时间推移，专业卫生人员的构成会发生变化。1961 年的调查显示，卫生专业人员共有 72 598 名，其中 56% 是护士，16% 是开业医生，28% 是其他卫生专业人员。到 1996 年，专业卫生人力是 1961 年的 3 倍，为 27 0296 人，其中 59% 是护士，17% 是开业医生，24% 是其他专业人员（Duckett 2000，p 49）。不仅专业人员数量增长了，卫生专业科目也增长了。在对澳大利亚医院的效率和管理调查中，Jamison 描述了这种专业人力分工、专业种类增加及两者之间的关系（1981）。在 1950 年至 1980 年之间的 30 年里，专业种类的数量从 12 个增加到了 105 个。1982 年以来，自从澳大利亚卫生部召开会议决定限制非必要的辅助性医疗专业的注册后，这种专业增加的势头明显趋缓（Grant & Lapsley 1993，pp 171–174）。

在卫生服务领域谁该做什么时常引起争论，而这一问题通常被了解自己职责的个体或专业组织戒备地保护着（Esland 1980，Freidson 1998，1994，Willis 1983）。在澳大利亚，通常由一个注册管理机构负责管理卫生专业人员，例如州/地方注册委员会。在职业并不是通过注册来管理的情况下，管制可能来自其他机构，例如职业协会或是教育部门。这些主管部门负责批准认证教育项目，例如医学院校提供的项目。他们是通过这种方式确保：

> 只有达到一定教育水平和其他标准的人可以获得合法的行医资格。在这种情况下，能力的特定标准得到了明确，然而也规定了玩忽职守的责任范围。
>
> (*Grant & Lapsley* 1993，p 170)

与卫生服务行业密切相关的主要专业组织具有高度的自主权和控制权来

定义他们自己内部成员的专业工作。这种情形对工作再设计者具有重大意义，而这种情形在首先出现工作设计概念的制造业不常见到。

传统观念认为，医生的主要任务是治疗，而护士的主要责任是看护。经过300多年的演变，卫生服务已经逐步演变为一个有着复杂专业分工的系统，而且这种分工不是一成不变的。一个叫Charles Babbage的早期工作设计者，在1835年写到，某项工作只要能够被分析和分解成一个个小的步骤，那么一个低水平和低收入的员工就能够通过培训完成一些需要高薪员工完成的工作任务。案例研究11.4阐述了"Babbage理论"是如何应用于卫生服务领域的。

案例研究11.4 将"Babbage理论"应用于卫生服务领域

医生的六项主要任务——询问病史、体格检查、开检查单、诊断、治疗和预测预后——被认为可以由水平比医生低的员工来完成（McKinlay & Archer 1985, p 178），甚至可以由计算机来完成。"Babbage理论"同样可以应用于护理，那些以前应该由注册护士完成的工作可以由包括实习护士、患者护工甚或没有薪水的看护者来完成。在特定的劳动力短缺或过剩时期，一些已被认可的专业团体的角色和任务可能会发生改变。例如，中国的"赤脚医生"，他们只得到了很少的培训，但是他们的工作任务很清楚，就是在没有医院或没有专职医生工作的农村和边远地区行医。在卫生服务领域中，对于应该具有哪些技能，以及在此基础上确定什么是低技能，什么是高技能，一直存在较大争议。在成本控制政策下，卫生服务专业人员的工作范围更容易受到资金提供方和预算控制部门的质疑和挑战。

卫生服务系统的工作设计和员工动机——不同结果

● 医生和护士的工作再设计

近来阐述卫生行业工作再设计的文献主要是针对护理的。关于医生的工作再设计则趋于用其他术语去描述这个概念。例如在澳大利亚和英国，"临床治理"一词被用来描述近年来刚刚开始的一些涉及医生的医院改革。这些改革要求医生和护士接受并建立支持提供多学科服务的结构和工作流程，并且参与到这种将临床工作引入工作过程控制的活动中（Degeling et al 2001, p

36)。有关临床治理的更多信息参见第17章。

在美国，护理专业似乎已被纳入"工作再设计"这个术语及其相关战略中。事实上，Crabtree Tonges（1992，p 28）对此有进一步的阐述："护理工作可以被视为一个生产过程，工作再设计的方法在护理工作中可能可以适当地应用。"她描述了护理服务的变化过程，从单个的患者护理到团队护理再到责任护理，护理服务组织发生了根本变化。近年来，美国注册护士（RN）严重短缺，她认为是进一步积极转变的机会。

类似地，Newberry和Ceppetelli（1995）在其有关实施工作丰富化的报告中介绍了美国一家小乡村医院对注册护士的工作的再设计——作为手术的第一助理。Kinnear和Beck（1995）描述了另一个工作丰富化策略，涉及对医院管理结构重组，以便能够创新护理职责——即患者护理协调者。由Davidson等人（1995）提供的另一个工作丰富化的例子，报告了对注册护士和执业许可护士——在一个病房内为所有用呼吸机的患者服务的——需求的改变。这是医院管理者所做的一项战略性决策，用来解决患者数量下降和相应的护士过剩问题。其他工作设计项目还有多学科委员参与再设计物质环境和员工工作（Biberdorf et al 1995）。有关卫生行业中工作再设计的更多详细资料请参看Hanson和Sayers（1995）及McDonagh（1993）。

从经验中学习

在这一部分，我们通过几个重要的评估研究来说明卫生行业中工作再设计的缺陷和机会。

Hanlon和Gladstein（1987）对一个为期3年半的、试图提高卫生服务人员工作生活质量的研究进行了论证。他们得出结论是：这个项目是失败的，其主要原因是：

- 缺少工会参与；
- 缺少管理所有权；
- 缺少医生支持；
- 反馈过程执行较差；
- 项目过大；
- 项目执行缺少员工支持。

Krugman 和 Preheim（1999）报告了一项历时 5 年的工作再设计项目的结果，这个项目的目的是提高患者的满意度、护士的工作满足感和工作自主性。这个项目在美国的一家大型教学医院实施，涉及改进护士工作，使其更具自主性、更有责任感并更以患者为导向，其最终目的在于通过改进工作环境留住医院的专业员工。该项目采用了准实验研究设计方法，用以比较实验前后的情况。其结果并不理想。结果发现：对照组的护理病例书写情况较好；在工作满意度方面，对照组和干预组没有显著区别，尽管事实上实行新制度后护士的工作自主性提高了。2 年后，二期实验结果显示：在护士工作满意度评分上，对照组与干预组并没有区别；在自主性和患者满意度得分方面，两组均有下降。但是，值得注意的是，在试验进行过程中，其他组织条件发生了变化，包括护士招聘政策发生了变化（即要求护士要获得学士学位），护士的福利下降了，临时工作人员的比例增加了。随着这些措施的实施，出现了大量的护理人员离职和护士工作满意度下降的情况。而后者与内部工作环境控制（例如时间进度安排）和外部奖励（即工资和奖金）有关。

Pillar 和 Jarjoura（1999）用了 1 年时间对一家大型社区医院的护理组织重组工作的效果进行了评估。他们将组织重组定义为：对业务流程进行根本的、激进的重新思考和再造，以期在成本、质量、服务和进度等关键的工作绩效方面上取得进步（p 57）。他们发现，与对照组相比，干预组实施团队自我管理、承诺新的服务理念（以患者为中心）以及提高能力以增加满意度等干预措施后，新的流程对护士工作的授权和自主性并没有影响。

卫生行业的再设计项目通常都是为了应对组织外部环境的变化而发起的。这种变化的结果是，高层管理者希望组织能够做出迅速反应以抓住成长或生存的机会。很显然，卫生行业组织再设计例子中出现的负面结果同样也是其他行业的真实写照。例如，在一项有关工作再设计的含有 200 个案例的回顾性研究中，Kelly（1980）发现如下结果：

- 失业，常在组织的其他部门出现，也常有员工被免职；
- 至少在 1/3 的案例中，工资并未增加；
- 管理控制和员工职责加大；
- 工作强度加大。这被 Kelly（1980）定义为"在工作日中有效劳动增加或工作速度加快（p 27）。"

下面一段话是一位在化工厂经历了工作丰富化组织设计的员工说的，它

生动地描述了对工作再设计的众多影响的担忧:

> 你从一个乏味、肮脏、单调的工作转换到另一个乏味、肮脏、单调的工作。然后再转向另一个乏味、肮脏、单调的工作。而且不知何故(经历了这一过程以后),你就已经被认为是"丰富"了。但是我从来没有感受到"丰富",我只是感到被折磨得筋疲力尽。
>
> (*Nichols* 1980, p 295)

卫生行业的工作设计在激励员工方面取得了不同程度的成功,主要是因为激励的概念几乎没有被明确过,更多的时候是假设的。正如 Birchall (1975, p 3) 所说:"理解人类的动机对于一个工作设计者来说十分重要"。由 Fox (1980) 所做的有关工作意义的经典研究表明了这个领域的研究有多么复杂。工作动机和承诺会随生活阶段、社会阶层、性别、文化、性格、家庭背景及教育经历发生变化。一般我们认为,一个员工对其工作的控制能力越高,他对工作的满足感也就越高。

组织的高级管理者希望提高产量、降低成本,同时他们又希望增强员工的自主性和建立人性化的工作环境,这是一对不可调和的矛盾。但这并不是说所有的工作再设计都注定要失败。更重要的是我们要明确,工作再设计是一个政治经济学过程,会受到组织内部和外部多方面因素的影响。一些最初试图提高工作生活质量的做法都失败了,其主要原因是:组织在刚启动工作再设计的同时需要降低人员支出,导致员工和管理者之间的信任关系恶化。一些美国的公司通过"雇员承诺模式"避免了这一问题。后者实施的基本原则是鼓励员工做出进一步承诺,有创新和提高产量的意愿。这些公司通常使用"雇主选择"的方式,通过拥有高级技术的、培训过的员工的竞争来选择他们所需的员工。这些公司的组织层级较少,员工能得到较多的授权(Kossek & Block 2000)。与制造业相同,卫生服务组织也需要较高的技术水平和经过培训的员工,但是与制造业相比,它要求更低的人员离职水平。卫生服务行业在工作设计和其他形式的组织重构时需要认识到这一点。一个成功的工作再设计要比简单地提高工人的工作积极性复杂得多。

在一定程度上说,工作再设计与增加专业人员同样重要。例如在澳大利亚,在非都市地区,开业医生的数量大量不足导致护理人员的作用扩展。20世纪 90 年代中期,自新南威尔士州开始,护理人员的职责扩大,承担起临床工作(Percival & Hamilton 1996)。承担这种扩大职责的护士主要是广大边远地区的护士，那些地区的医疗服务极其匮乏。当护士为当地居民提供本该由全科医生提供的服务时，为了使其能够安全合法地执业，在结构、教育和立法方面需要进行一系列的改变。Offredy（2000）对此进行了概括：在新南威尔士，《1991年护士法》、《1966年毒药和治疗物品法》以及《1964年药品法》均需进行修订，才能使护士在法律允许的范围内执业。在新南威尔士州成功引入这种扩大护士职责的做法后，其他州也开始实施这种做法。在加拿大也有类似的情况，护士角色的扩展引发了教育和实践（合法性）问题（Bryant-Lukosius et al 2004）。

在亚太地区，诸如在巴布亚新几内亚和越南这些经历过严重缺少合格的医疗执业者的国家，也有护士角色和功能转变情况，他们扩展护士的作用旨在应对这种卫生人力短缺情况。在斐济，为了应对长期缺乏为农村和边远地区的村民提供卫生服务的训练有素的卫生人力问题，执业护士的作用也扩展了。而且这个项目被认为是成本效果好的，增加了健康产出（Usher & Lindsay 2003/4）。

不难想象，在某些情况下，护理角色的再设计和扩大必然会导致专业内部的"摩擦"。例如，它可能会侵占传统医生的角色（Thompson 2003）。将来，当面对社区服务需求增长、费用控制的压力和合格的卫生人力短缺时，预计这种工作再设计对于政策制定者、教育者和管理者将变得非常重要（Australian Health Ministers' Conference 2004）。Mahnken（2001）认为，这些压力与对传统的护士角色进行工作再设计的趋势相结合，为管理者提供了一个加强卫生服务和拓展卫生服务模式的契机。

工作设计和患者服务质量

正式的工作设计、组织环境和卫生服务质量

在过去20年里，由于成本控制压力、临床实践中无法解释的变数、被高度宣扬的可预防的不良事件发生率、医疗纠纷赔偿及责任追究，卫生服务质量成为购买者、供应者和消费者关注的焦点（Blumenthal 1996）。传统的工作设计考虑的主要是影响员工动机、工作满意度、离职和缺勤因素。而现在则主要关注工作设计、绩效和质量之间的关系。

当从卫生服务质量的角度去考虑工作设计时，需要用系统的观点来看问题。不能将工作设计仅仅看作一个孤立的概念，正式的工作设计的定义必须考虑环境

因素对员工行为的影响。例如，美国医学会在最近的一份报告（2000）中指出：

> 要预防错误发生和提高医疗质量的安全性，就要求用系统的方法来改造可能导致错误发生的工作环境。在卫生服务行业工作的人是所有行业中受教育水平最高和最有献身精神的人。问题是这个系统需要变得更加安全，而非人不好。
>
> （*Kohn et al* 1999，p 225）

同样，Plsek 也将卫生服务组织视为复杂的、可变系统，从业人员具有潜在的不可预知性且有广泛的交互联系。因此正式的工作设计变得更有弹性，只有在对组织内外条件的影响进行充分分析以后，卫生服务质量才能得到改进。正如 Plsek（2000，p 323）所说：

> 在一个复杂的可变系统中，组织中的各个部门都有足够的自由和能力对很多不同的不可预知的事情做出反应。由于这个原因，非常有可能出现紧急的、令人惊讶的和创造性的行为。这些行为可能会使结果变得更好，也可能使结果变得更坏，也就是说，这种行为可以看做是创新也可以看做是错误。

今天，卫生服务管理者面临的一个重要难题是：如何在不损害卫生服务质量的前提下进行功能和角色的工作再设计？由于不同组织对卫生服务质量的理解和定义不同，这个本来就很复杂的问题变得更为复杂。在本章，我们将从以下几个方面来衡量卫生服务质量：

- 功效；Williamson（1978，p 10）定义为"在最优条件下卫生服务干预的有效程度"。
- 适当性；
- 可及性；
- 可接受性；
- 有效性；
- 效率；
- 持续性（Wilkinson 1990）；
- 安全性（Kohn et al 1990）。

尽管这些测量维度的信度和效度还在早期发展阶段，但是它们提供了分析既定工作设计方案、环境影响和卫生服务质量之间关系的框架。在本章后面的讨论中，我们将继续使用前面定义的质量框架。

人们为什么会犯错？

Reason（1997）主持的一项卫生部门以外的行业研究中确定了容易导致人们出错的原因。它们包括：

- 时间压力；
- 繁重的工作量；
- 难以实行的工作程序；
- 装备不适当；
- 工作环境差；
- 监管人员视而不见。

此外，Donaldson 和 Muir Gray（1998）认为在下列情况下卫生服务组织会出现服务质量问题：

- 缺乏领导和管理；
- 不重视教育和研究；
- "小团体"文化；
- 缺乏交流；
- 基础设施差；
- 不能容忍批评；
- 技术力量薄弱；
- 团队工作不力；
- 员工士气不高。

在此基础上，West（2000）增加入了下列内容：

- 在照顾同一患者的过程中，不同个人和部门之间的责任分散；
- 复杂的、技术复杂的工作任务；
- 缺少系统化和程式化的工作方案；
- 已形成划地为限的专业层级；
- 对个人在质量改善中的作用缺乏认识；

- 关注于目标而不是质量；
- 资金匮乏。

表 11.1 列出了已被证实的一些揭示了为什么人们会触犯那些旨在避免犯错的"好规则"的因素（Reason 1997）。以一个低年资医生重建患者静脉通道以防局部和（或）大范围感染为例来说明上面提及的因素是如何应用的。

表 11.1 触犯旨在避免质量下降的"好规则"的原因

触犯"好规矩"的原因	不重新建立静脉通道的原因
对控制的错觉："我能够处理这个。"	"我做完其他工作后马上就做。"
对不会受到处罚的错觉："我可以逃脱。"	"没有人会知道我是否重建了静脉通道。"
对能力的错觉："我的技术很高。"	"我的静脉管不会受到感染。"
感觉无能为力："我对此无能为力。"	"我不能在改变静脉通道的同时承担其他所有工作。"
感觉大家都一样："每个人都会这样做。"	"除非它们自己脱落，没有人会改变静脉通道。"
感觉能得到认同："他们不会在意的。"	"他们知道我很忙，会理解的。"

当我们考虑到卫生服务组织的一些特征时，我们会发现，导致错误和违反好规矩的因素在卫生服务领域体显得尤为显著。这些特征包括：

- 紧急情况经常出现且工作通常是不能拖延的（Shortell & Kaluzny 1994）。
- 在过去 10 年中，由于成本控制的压力，卫生服务组织的效率提高了，这样人员时常处于高度的时间压力之下。
- 许多工作都是复杂的（Shortell & Kalunny 1994），并且许多工作都要用到缺乏标准的、程序设计很差的设备。
- 卫生服务组织高度分工和专业化（Shortell & Kaluzny 1994）。专业群体，特别是医生，对工作自主性和独立决策具有重要影响，并且经常对被称为"食谱"医学的方案和指南持否定态度。
- 专业团体常常是以一种对不同学科之间的交流和理解构成障碍的方式组成。
- 学徒制教学模式占重要地位，并且医学院所学知识的正式评估常常是以对程序技术为代价的。例如，医学中传统的"看、做、教"低估了监管下进行程序实践的价值以及通过写病历获得足够的培训和能力的意义。
- 管理理念进入卫生服务领域速度缓慢，并且在卫生服务领域向来缺乏管理和领导力（Hunter 1996）。

由此可见，卫生服务环境已经有发生潜在严重不良事件——质量过失和差错的条件。有关这一问题的进一步讨论见第 16 章和第 17 章。案例研究 11.5 说明了这一点。

案例研究 11.5　两只左脚

　　Waratah Base 医院是一家有 250 张床位的医院，服务覆盖澳大利亚维多利亚州北部的农村人口。实行病例组合支付方式后，手术患者的住院时间减少了一半，而患者流量增长了一倍。尽管由于资金短缺，外科住院医生的上班时间不得不被缩减，但他们的人数并没有减少。在澳大利亚，护士普遍缺乏，这个医院的护士人数也同样不足。因此这家医院的住院医生和护士们努力地在有限的时间和资源下做更多的工作。最初这家医院非常为此而骄傲，但当当地一家报纸在头版报道了该医院存在患者出院过早、医疗管理中存在差错以及其他悲惨事件以后，当地社区开始注意到这个问题。医院内部人心惶惶，离职的情况增加。在出了一次截错肢的事故以后，医院管理委员会对医院做了一次独立调查。调查报告指出：

　　　医院一直缺乏领导力。有关卫生服务质量，员工没有得到任何指示、授权或责任。财务状况严重影响了质量改进的目标。

　　在还没有制定出适当的对员工有影响的管理办法之前，医院的资金安排和工作量调整就已经开始。在新的压力面前，对以前的工作方式也没有进行重新设计。例如在患者提早出院的同时，并没增加社区保健和医院随访服务。员工要用更少的资源做更多的事情，并且员工没有得到足够的有关收集和分析反映服务质量的数据的培训，更不用说没有时间投入到提高质量的活动中了。

　　员工表现出的是生存型心理——工作压力经常被用作触犯规则和违反标准操作规程的理由。旨在解决问题的创新没有得到鼓励，并且没有被视为是常规的、可以接受的和必要的程序的设计和执行。

　　医院文化不鼓励员工质疑另一个员工的工作。团队工作缺乏，学科之间的相互交流也受到限制，因为医生和护士的工作间是分离的，并且传统的功能性组织结构使员工只能向其直接上级主管报告。

　　信息技术和设备都是过时的。

　　员工感觉这些改变是在没有充分征求他们意见的情况下强加给他们的。许多员工不理解医院为什么会面临资金短缺的问题。他们认为如果医院聘用了较好的管理者，就可以筹集到更多的资金，那么卫生服务质量就不会成为问题。

我们如何提供可以改进质量的环境和工作设计?

在上文所列的改进质量的工作设计策略可以分为组织层面的策略和个人层面的策略。表11.2列出了这些策略及其在工作设计中的含义及与不同卫生服务质量维度之间的关系。

在为提高服务质量而加强领导力方面,Baker (1988) 建议考虑马斯洛的需求层次理论,如表11.3所列。除了表11.2所列的策略以外,表11.3还为卫生服务领导者提供了一些按照员工在组织中的位置及其需求来激发情感的措施。

表 11.2 质量改进的策略及其在工作设计的含义和保健维度

策略-组织层级	工作设计中的含义	保健维度	
提供适当的领导力,支持质量改进的价值观和愿景[1,2]	形成一种鼓励员工找到解决潜在的服务质量问题的创新方法的环境和文化。形成一种鼓励员工遵守"好规则"的环境和文化。	所有维度	
推崇新的循证知识,推进改革[2]	形成一种"学习型环境"文化;所有维度将员工发展融入工作设计中;使员工参与到变革中。	所有维度	
改进患者保健的协调,使患者在不同的卫生服务和不同的提供者之间的转运实现无缝	将职能型组织结构转变为生产线型组织结构。打破传统的专业分组,建立新的多学科组成的团队。	功效 适当性 可及性 有效性	持续性 安全性
提高团队绩效[2]	在工作选择标准上重视团队工作能力并确保团队工作技能的训练。	效率	
提高信息技术应用,以促进临床信息的获取和交流[2]	对过去缺少IT技术的人力开发信息技术。	功效 适当性 有效性	效率 持续性 安全性
保证员工的基础技术[2]	引入岗位证书制,并且正式指派具有资格的人承担特定岗位。	功效 有效性	安全性

表 11.2 质量改进的策略及其在工作设计的含义和保健维度（续）

策略-组织层级	工作设计中的含义	保健维度	
将薪酬方案与对服务质量促进的奖励联系起来[2]	提供充分的数据收集和分析方法的训练。 为收集和分析数据提供适当的时间和支持。 保证高质量的数据收集。 保证员工意识到他们的绩效会影响到筹资。	所有维度	
临床治理[2]	形成一种将提高服务质量作为最高责任和承诺的环境和文化。	所有维度	
创造安全工作的条件[1]	保证适当的上班时间。 保证适当的工作量。 保证职业健康和安全问题得到管理。 保证适当的基础设施及设备的提供。	功效 适当性 可接受性 有效性	效率 安全性
保证工作流程的简化和标准化[4]	制定正式的工作流程，方案及最优操作指南并保证员工的依从性。	所有维度	
建立与记忆关联较少的工作和系统[1]	将信息技术与生物工程的进展融入工作设计中，以推行全自动操作、决策支持和"傻瓜"设备	功效 适当性 有效性	持续性 安全性 效率
将过程和产出标准成为常规工作的一部分[2]	提供足够的数据收集和分析方法训练。 为数据收集和分析提供足够的时间和支持。 将质量评价纳入绩效管理体系和个人绩效合同中。	所有维度	

Derived from:
1. Kohn LT, Corrigan JM, Donaldson MS 1999 *To Err is Human. Building a Safer Health System*, National Academy Press, Washington, DC.
2. Institute of Medicine 2000 *Crossing the Quality Chasm: A New Health System for the 21st Century*. http://www.nap.edu/openbook/0309072808/html/R7.html _ The National Academy of Sciences.
3. Donaldson LJ, Muir Gray JA 1998 Clinical governance: a quality duty for health organizations, *Quality in Health Care*, vol 7 (suppl), pp S37-S44.
4. West E 2000 Organizational sources of safety and danger: sociological contributions to the study of adverse events, *Quality in Health Care*, vol 9, pp 120-126.

表 11.3　人类需求层次及其在质量动机的表现形式

马斯洛的人类需求层次	质量动机的表现形式
生理需求：即食物、住所、基本生存。在产业经济学中被称为最低的生存需要。	通过奖金的方式，为工作优秀者提供增加收入的机会。
安全需求：即一旦获得工作就希望保持稳定。	要求员工保证质量来保障工作安全，例如质量保证销售，销售保证工作。
社会需求：即属于或被某个团体接受。	要求员工作为一个团队成员，并不让团队失望。
自我需求：即自我尊重和被他人尊重。	以技术为荣，追求高分。通过奖励和公开表扬等方式获得认可。
自我实现需求：即创造性和自我表现。	提供提出创造性意见和参与创造性计划的机会。

Source：Baker EM 1988 Managing human performance, in Juran JM（ed.）, *Juran's Quality Control Handbook*, McGraw-Hill, New York, p 10.5

结论

本章阐释了经典管理理论和人际关系理论及其对工作设计方法的影响以及当今工作设计方法的不同理念。本章同时探讨了在卫生领域中"谁该做什么"的问题。从不同工作设计方式如何影响员工的角度，分析了工作设计和员工激励。探讨了工作设计和卫生服务质量问题。在结尾部分分析了各种工作设计在应用中的不同方法和面临的挑战，包括对工作设计的信息支持体系的描述。

为应对外界压力而产生的增加产量、改进卫生服务质量、降低成本与提供人性化的工作环境、提高员工自主性的愿望之间的不可调和的矛盾并没有得到解决。然而，如果对工作再设计过程的政治经济属性有足够的认识，工作再设计并非注定失败。

成功的工作设计比仅仅提高员工的工作积极性要复杂得多。尽管员工之间的工作积极性和承担的任务很不一样，但是通常情况下人们都会认为，一个员工拥有的控制权越多，其对工作的满意程度越高。

提高卫生服务质量要求用系统的观点看待卫生服务组织，系统的某一部分会通过潜在的不可预知的方式影响另一部分。所以，工作设计不能被视为一个固定的东西，而更应该被视为一个密切联系的过程，它受到组织环境的影响。因此，通过工作设计来改进卫生服务质量要求：在组织层面上提供一个可操作的环境，在个人层面上对工作设计进行修正。组织需要创造性地满足市场需求和员工需求并平衡两者之间的关系。由此组织才能有一支机动灵活的、受过良好教育的、积极主动的队伍来应对外部市场压力。

问题讨论

1. 如果你是案例研究 11.5 医院中的首席执行官，你的建议是什么？你的建议的优点和缺点有哪些？
2. 描述五种不同的工作设计方式，并用卫生服务组织的例子逐一举例。
3. Hanlon 和 Gladstein（1987）曾经花费 3 年半的时间对卫生服务组织的工作再设计的失败案例进行研究，他们发现导致这些工作再设计失败的主要原因是什么？
4. Pillar 和 Jarjoura（1999）用了 1 年时间对社区大型医院的护理工作再设计的影响进行了评价。他们的主要发现是什么？
5. Kelly（1980）对 200 个工作流程重组案例进行了回顾性研究。为什么大多数工作再设计疾患会启动？他们的主要发现是什么？
6. 根据参考案例研究 11.6：

- 你打算采取哪些步骤来完善你的报告？
- 在你的报告中你的建议什么？
- 在卫生服务组织中人们犯错的主要原因是什么？
- 卫生服务组织有哪些特征使人们更容易出错？
- 你认为你应该提供一种什么环境和工作设计来改进卫生服务组织的服务质量？

案例研究 11.6　新的代理首席执行官（CEO）

你刚刚被聘任为一家地处繁华大都市的拥有 200 张床位的新建私立医院的代理 CEO。同一地段还有一家有 600 床位的三级转诊公立医院。近来临床审计发现内科医生和护士的医疗差错有增高的趋势，手术室工作人员抱怨背疼而要求增加补偿。同时，一个老妇人的家人成功起诉了这家医院——他们的母亲在住院进行髋关节置换期间，医院没有提供足够的食物和水。这位老妇人取不到食物盘子，而负责护理她的护士每天换食物盘时从来没有检查过她是否动过里面的食物。你的 CEO 想对临床医生实行分权决策结构来提高医疗质量和降低成本，她要求你准备一个报告，提出不同的组织设计的建议并在下次董事会上报告。

（周海沙 译）

参考文献

Australian Health Ministers' Conference 2004 *National Health Workforce Strategic Framework*. Sydney

Australian Institute of Health and Welfare (AIHW) AIHW 2004 *Australia's Health 2004: The ninth biennial health report of the Australian Institute of Health and Welfare*. AIHW, Canberra, pp 260–7

Babbage C 1835 *On the Economy of Machinery and Manufactures*. Originally published by Charles Knight, London. Reprinted in: Davis L, Taylor J 1972 *Design of Jobs*. Penguin, Harmondsworth, Middlesex, pp 23–6

Baker EM 1988 Managing human performance. In: Juran JM (ed.) *Juran's Quality Control Handbook*. McGraw-Hill, New York, pp 10.1–10.61

Biberdorf A, Warne P, Kaiser D 1995 Redesigning oncology and orthopaedic work. In: Hanson R, Sayers B (eds) *Work and Role Redesign: Tools and Techniques for the Health Care Setting*. American Hospital Association, Chicago, pp 157–66

Birchall D 1975 *Job Design*. Gower Press, Sydney

Blumenthal D 1996 Quality in health care — part 4. The origins of the quality of care debate. *New England Journal of Medicine* 335:1146–9

Braverman H 1974 *Labour and Monopoly Capital: The Degradation of Work in the Twentieth Century*. Monthly Review Press, New York

Bryant-Lukosius D, DiCenso A, Browne G, Pinelli P 2004 Advanced practice nursing roles: development, implementation and evaluation. *Journal of Advanced Nursing* 48(5):519–29

Burbank K, Grant M 1985 *Quality of Work Life: Health Care Applications*. Catholic Health Association, St Louis

Cherry N, Smyth A, Boucher C 1993 Job design. In: Collins R (ed.) *Effective Management*. CCH, Auckland

Crabtree Tonges M 1992 Work redesigns: sociotechnical systems for patient care delivery. *Nursing Management* 23(1):27–32

Davidson B, Barnhart S, Johnk J 1995 Developing trust in work and role redesign. In: Hanson R, Sayers B (eds) *Work and Role Redesign: Tools and Techniques for the Health Care Setting*. American Hospital Association, Chicago

Davis L 1979 Job design: historical overview. In: Davis L, Taylor J (eds) *Design of Jobs*. Goodyear Publishing Company, Santa Monica, pp 30–5

Davis L, Canter R 1955 Job design. *Journal of Industrial Engineering* 6:3

Davis L, Cherns A 1975 *The Quality of Working Life*. The Free Press, New York

Degeling P, Kennedy J, Hill M 2001 Mediating the cultural boundaries between medicine, nursing and management — the central challenge in hospital reform. *Health Services Management Research* 14:36–48

Donaldson LJ, Muir Gray JA 1998 Clinical governance: a quality duty for health organisations. *Quality in Health Care* (vol 7, suppl), pp S37–S44

Duckett S 2000 *The Australian Health Care System*. Oxford University Press, Oxford

Dunphy DC 1981 *Organisational Change by Choice*. McGraw-Hill, Sydney

Esland G 1980 Professions and professionalism. In: Esland G, Salaman G (eds) *The Politics of Work and Occupations*. Open University Press, Milton Keynes, pp 213–50

Fox A 1980 The meaning of work. In: Esland G, Salaman G (eds) *The Politics of Work and Occupations*. Open University Press, Milton Keynes, pp 139–91

Freidson E 1988 *Profession of Medicine: A Study of the Sociology of Applied Knowledge*. Harper & Row, New York

Freidson E 1994 *Professionalism Reborn: Theory, Prophecy and Policy*. Polity Press, Cambridge

Fulop L, Mortimer D 1992 Job redesign strategies. In: Fulop L, Frith F, Hayward H (eds) *Management for Australian Business*. Macmillan, Melbourne

Gilbreth FB 1911 *Motion Study*. Originally published by Van Nostrand, New York

Grant C, Lapsley H 1993 The Australian Health Care System, 1992. *Australian Studies in Health Service Administration* (no 75). University of New South Wales, Sydney

Hanlon M, Gladstein D 1987 Improving the quality of work life in hospitals: a case study. In: Kovner A, Neuhauser D (eds) *Health Services Management* (3rd ed). Health Administration Press, Ann Arbor, Michigan, pp 449–64

Hanson R, Sayers B 1995 *Work and Role Redesign: Tools and Techniques for the Health Care Setting*. American Hospital Association, Chicago

Herzberg F, Mausner B, Snyderman B 1959 *The Motivation to Work*. Wiley, New York

Herzberg F 1966 *Work and the Nature of Man*. World Publishing, New York

Hunter DJ 1996 The changing roles of health care personnel in health and health care management. *Social Science Medicine* 43:799–808

Institute of Medicine 2000 *Crossing the Quality Chasm: A New Health System for the 21st Century*. The National Academy of Sciences. Online. Available: http://www.nap.edu/openbook/0309072808/html/R7.html [accessed 10 December 2004]

Jamison Commission of Inquiry into the Efficiency and Administration of Hospitals 1981 Final Report (vols 1–3). AGPS, Canberra

Johnson M, Noble C, Matthews C, Aguilar N 1998 Towards culturally competent health care: language use of bilingual staff *Australian Health Review* 21(3):49–66

Kelly J 1980 The cost of job redesign: a preliminary analysis. *Industrial Relations Journal* 11:22–34

Kinnear C, Beck S 1995 Overcoming barriers to providing interdisciplinary care across the continuum. In: Hanson R, Sayers B *Work and Role Redesign: Tools and Techniques for the Health Care Setting*. American Hospital Association, Chicago

Klinken A, Noble C 2000 Difference in health: is multicultural health still an issue? In: Collins J, Poynting S (eds) *The Other Sydney: Communities, Identities and Inequalities in Western Sydney*. Common Ground, Melbourne, pp 307–21

Kohn LT, Corrigan JM, Donaldson MS 1999 *To Err is Human: Building a Safer Health System*. National Academy Press, Washington DC

Kossek EE, Block RN 2000 *Managing Human Resources in the 21st Century: From Core Concepts to Strategic Choice*. South Western College Publishing, Melbourne

Krugman M, Preheim G 1999 Longitudinal evaluation of professional nursing practice redesign. *Journal of Nursing Administration* 29(5):10–20

Maslow A 1943 A theory of human motivation. *Psychological Review* 50(4):370–96

Mayo E 1933 *The Human Problems of an Industrial Civilization*. Macmillan, New York

Mahnken JE 2001 Rural nursing and health care reforms: building a social model of health. *Rural and Remote Health* (104). Online. Available: http://rrh.deakin.edu.au/articles/showarticlenew.asp?ArticleID=104 [accessed 10 December 2004]

McDonagh KJ (ed.) 1993 *Patient-centered Hospital Care: Reform From Within*. Health Administration Press, Ann Arbor, Michigan

McKinlay JB, Archer J 1985 Towards the proletarianisation of physicians. *International Journal of Health Services*. (15)2:161–95

Mills T 1985 The participative revolution. In: Burbank K, Grant M (eds) *Quality of Work Life: Health Care Applications*. Catholic Health Association, St Louis, pp 3–14

Newberry S, Ceppetelli E 1995 Creating a registered nurse first assistant role. In: Hanson R, Sayers B (eds) *Work and Role Redesign: Tools and Techniques for the Health Care Setting*. American Hospital Association, Chicago, pp 147–55

Nichols T 1980 Management, ideology and practice. In: Esland G, Salaman G (eds) *The Politics of Work and Occupations*. Open University Press, Milton Keynes, pp 279–302

Offredy M 2000 Advanced nursing practice: the case of nurse practitioners in three Australian states. *Journal of Advanced Nursing*. 31(2):274–81

Percival EC, Hamilton HM 1996 Nurses in Australia: Their role today and tomorrow. *Medical Journal of Australia* (164):520–1

Pillar B, Jarjoura D 1999 Assessing the impact of re-engineering on nursing. *Journal of Nursing Administration* 29(5):57–64

Plsek P 2000 Redesigning health care with insights from the science of complex adaptive systems. In: *US Institute of Medicine, Crossing the Quality Chasm: A New Health System for the 21st Century*. The National Academy of Sciences, Washington DC. Online. Available: http://www.nap.edu/openbook/0309072808/html/R7.html [accessed 10 December 2004]

Ramsay H 1980 Phantom participation: patterns of power and conflict. *Industrial Relations Journal* 11(3):46–59

—— 1985 What is participation for? A critical evaluation of 'labour process' analyses of job reform. In: Knights D, Willmott H, Collinson D (eds) *Job Redesign: Critical Perspectives on the Labour Process*. Gower Publishing, Aldershot, pp 52–80

Reason JT 1997 *Managing the Risks of Organisational Accidents*. Ashgate Publishing Limited, Hampshire

Shortell SM, Kaluzny AD 1994 Organisation Theory and Health Services Management. In: Shortell SM, Kaluzny AD (eds) *Health Care Management, Organisation Design and Behaviour* (3rd ed). Delmar, New York, pp 3–29

Smith A 1776 *An Inquiry into the Nature and Causes of the Wealth of Nations*. Published in 2001 by The Adam Smith Institute, London. Online. Available: http://www.adamsmith.org.uh/smith/ [accessed 10 December 2004]

Taylor FW 1911 *Scientific Management*. Reprinted 1971 by Harper & Row, New York

Thompson D 2003 Negotiating the future. The development of family health nurses and family nurse practitioners in remote and rural Australia. *Australian Family Physician* 32(9):753–4

Trist E, Bamforth K 1951 Some social and psychological consequences of the long wall method of coal getting. *Human Relations* 4(1):3–38

Usher K, Lindsay D 2003/4 The nurse-practitioner role in Fiji: Results of an impact study. *Contemporary Nurse*. 16:83–91

West E 2000 Organisational sources of safety and danger: sociological contributions to the study of adverse events. *Quality in Health Care* 9:120–6

Wilkinson R 1990 *Quality Assurance in Managed Care Organisations*. Joint Commission for the Accreditation of Health Care Organisations, Chicago

Williamson JW 1978 *Assessing and improving health care outcomes: the health accounting approach to quality assurance*. Ballinger Publishing, Cambridge

Willis E 1983 *Medical Dominance: The Division of Labour in Australian Health Care* (2nd ed). Allen & Unwin, Sydney

第 12 章

卫生服务领域中的战略和组织设计

JANNY MADDERN　MARY COURTNEY
JOSEPHINE MONTGOMERY　ROBYN NASH

学习目标
引言
战略规划和组织设计的最新理论和概念
影响组织战略和组织设计的因素
传统的和新的组织设计
未来组织战略和设计的途径和挑战
结论
问题讨论
参考文献

学习目标

完成本章内容的学习后，读者应该能够：
1. 描述有关战略规划和组织设计的最新理论和概念。
2. 讨论影响组织战略和设计的因素，尤其是有关组织环境、组织宗旨和目标以及组织文化的因素。
3. 分析传统的和最新的组织设计方式，特别要注意以下几种组织结构：职责型组织、事业型组织、网络型组织、矩阵型组织以及前三种结构的综合形式；注意分析这些组织设计的适用性、优点和缺点。
4. 讨论卫生服务管理者在不断变化的组织设计中所面临的战略规划和组织设计的挑战。

引言

本章的主要目的是提供一个用于卫生服务领域检验战略和组织设计的框架。卫生服务组织必须面临复杂多变的环境——不断增长的卫生服务需求，持续的成本控制要求，发展最新技术的呼声，各种专业团体之间的纷争，以及强调医疗质量的重要性——卫生服务管理者必须主动参与组织设计，以实现组织工作最优化并保持组织的高绩效。

在概述战略规划和组织设计的最新理论和观念之后，本章将会讨论影响战略规划和组织设计的具体因素（包括组织内外部环境因素、组织宗旨和组织目标以及组织文化）。然后分析传统卫生服务组织设计和最新组织设计及其优缺点并对其适用性进行考查。本章结尾部分分析了卫生服务管理者面临的挑战，并提出了应对指南。

战略规划和组织设计的最新理论和概念

从根本上说，工作应分解到不同部门、不同团体以及不同个人上，以使组织的目标能够以一种整合的、高效率的和有效的方式实现，并使组织能够灵活地应对不断变化的环境。不幸的是，没有任何一种组织结构是最优的，因为组织设计牵涉很多因素，如内外部环境因素、组织规模、宗旨和目标。在类似的环境中有不同的组织结构设计是很正常的，因为相同的设计并不一定就是最好的。在明确组织基本功能的基础上，要对各种组织设计方式的优缺点进行透彻的分析，只有这样才能评价组织设计是否符合组织的整体战略（McLaughlin 1996）。

组织的主要功能

组织设计的发展和运行受到不同组织类型和组织主要功能的影响。从这两个维度出发，Katz 和 Kahn（1978，p 145）将组织分为以下四种类型：

- 生产型组织：这种类型的组织主要提供生产产品和服务并以此来获得利润和积累财富，如金融机构和大型制造业。
- 维持型组织：这类组织致力于实现社会、健康和福利目标，例如宗教组织、非政府组织和健康与社区服务组织。
- 适应型组织：这种组织致力于知识创新和研究，如大学、研究机构、艺术和文化团体。
- 政治型组织：这种类型的组织更倾向于保持整个社会结构、秩序和规制的稳定性而不太关注个体。这种组织包括政府、政党以及利益/压力集团。

在现实中，一个组织可能综合了很多功能，所以并不容易将某个组织确定为某种类型的组织。尽管如此，任何一个组织还是有其主要功能，其他功能是从主要功能中派生出来的。

在不断变化的卫生服务环境下，原本属于维持型组织的卫生服务机构为了弥补资金缺口并维持自身的发展，正在被迫向生产型组织转化。例如，有的医院与私人卫生服务提供者建立了经济上的合作关系，开办私立医院以获得额外的经济收入。同样，其他组织为了适应竞争的需要，更加向政治型或适应型组织靠拢（Hosking & Gardner 1996）。例如，新南威尔士州浸信会教友社区服务组织通过设立一个老年护理临床岗位和一个研究小组进行了一项有关老年人和社区卫生服务的研究，以便使他们能够开展促进临床效果的。这不属于该组织原有的主要职能，而这不仅仅是一个临时的决定，添加这一新职能需在考虑整个组织的战略的前提下进行。

组织战略

组织战略规定了组织目标以及如何实现目标。一个正式的组织规划可以指导整个组织的发展方向,而战略发展是一个持续的过程,可使组织能够适应不断变化的环境。

1966年,一位美国管理领域的学者Chandler(cited in McLaughlin 1996,p 726)指出,"组织结构要服从组织战略"。他的意思是:组织结构受到组织宗旨、具体目的和目标的很大影响。战略影响管理的层级、各层次的权力、交流以及决策程序。

组织结构要服从组织战略这一观点已经引起了一些争议(Viljoen & Dann 2003,p 334)。Mintzberg(1994)认为,战略构成可能起因于组织结构,组织结构反过来会影响组织战略。与传统的自上而下的组织结构相比,这种管理方式更注重员工参与过程。关于战略,Mintzberg(1994,p 108)认为:

……无论何时何地,都应该对员工公开,特别是当深陷各种问题的各个层次的人无论通过什么非正式渠道都要了解情况时更应如此。

这就是说,有时组织结构服从组织战略,有时组织结构先于组织战略变动(Heracleous 2003,p 17;Viljoen & Dann 2003),并且组织战略和组织结构之间相互依赖的程度很高(Mintzberg et al 2003)。

组织结构并不是影响组织战略成败的唯一因素。事实上,很多学者认为它是最不重要的影响因素(Hubbard 2004,p 253)。有关成功改革组织流程和实施组织战略的其他派别的相关讨论见第8章。

影响组织战略和组织设计的因素

为了取得成功,卫生服务组织必须有效并创造性地处理其所面临的不断增加的运营上的不确定性。组织战略和组织设计是使组织具有适应能力的关键因素,也是组织在激烈的竞争环境下能够生存的关键因素。具有准确预测和应对行业环境重大变化的能力是成功实现组织目标的关键。

影响组织战略发展的不同因素可以通过图12.1简略地说明(也可见于第4章,特别是该章有关"驱动澳大利亚卫生服务变化的力量"的部分)。

第12章 卫生服务领域中的战略和组织设计

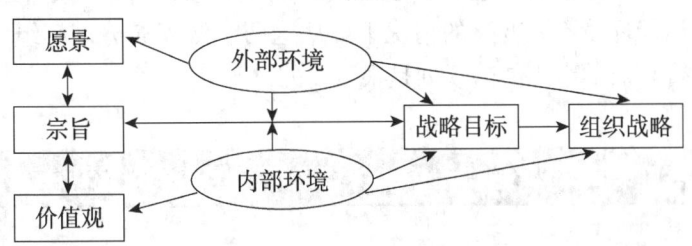

图 12.1 影响组织战略设计的因素

环境因素

组织战略的一个关键环节是对组织所面临的环境进行透彻的分析。在环境分析中要包含影响组织战略的主要外部环境因素和内部环境因素。这样才能建立适当的假设来制定战略规划。本部分简要概述了支撑组织环境评价的主要概念。由于卫生服务组织的多样性，我们必须清楚下面谈到的因素并不是对所有组织都同等重要，并且毫无疑问的是，有一些在特定时间内对特定组织来说至关重要的因素本章并没有提及。然而，我们依然希望下面的讨论提出的概念和原则能有效地提高不同组织的战略规划和组织设计的进程。

外部环境

外部因素能直接或间接影响组织战略、组织本身以及组织目标的实现。而进行外部环境分析的目的就是理解和区分这些外部因素。这种分析通常着眼于组织面临的机遇和威胁。

要理解一个卫生服务组织外部环境的改变，至少要求考虑以下两个关键领域：

1. 社会大环境；
2. 卫生服务环境（Ginter et al 2002）。

对卫生服务组织有影响或有潜在影响的因素可以概念化地归结在上述两个领域中。社会大环境因素包括在社会上发生的总体趋向，其对卫生服务组织的影响更间接——虽然它们相当重要。另一方面，卫生服务环境对卫生服务有更特殊的影响，因此对卫生服务组织的影响更直接。可以确定的是，在卫生服务组织的运行环境不断变化的情况下，从这两个维度充分理解组织运行的外部环境对进行有效的组织战略规划是很重要的。

表 12.1　影响组织的关键的环境因素的 STEP 模型分析

社会因素
- 人口统计学趋势，包括人口年龄结构变动情况（如 85 岁以上老年人口数量的变动）、种族构成、教育水平、丧偶者和退休人员的数量、年轻家庭的数量；
- 人口在不同地区的变动情况；
- 人口出生率、期望寿命、发病率和死亡率的变动情况；
- 生活方式的变化趋势；
- 消费者偏好、习惯和态度的变化情况；
- 社区对卫生和卫生服务的价值观和期望的变动情况。

技术因素
- 社会群体和消费者对使用最新技术的期望的变动情况；
- 社区对技术的使用倾向；
- 对治疗、预防和早期检测健康问题的技术发展趋势。

经济因素
- 财政政策；
- 对基础设施的支出情况；
- 个人收入、就业、住房费用和生活费用的变动情况；
- 社区卫生服务费用的变动情况；
- 购买健康保险的变动情况。

政治因素
- 联邦政府和州政府的优先发展趋势；
- 卫生政策的变动及其对卫生服务的影响；
- 国家健康保险和私人健康保险计划的变化；
- 立法和行业管理制度的变化；
- 各种游说或压力团体的力量对比。

Source：Adapted from Piggott CS 2000 Business planning for Health Care Management，(2nd ed)．Buckingham Press，Philadelphia

整个社会大环境和卫生服务环境都是复杂和多维的。为了更方便地分析外部环境，有必要将这些因素分为几个关键领域。STEP（社会、技术、经济和政治）模型是用来分析关键的环境因素对组织影响的模型，由 Piggot 于 2000 年提出。这是一个实用的模型，可以用来很好地分析内外部环境而无须考虑组织规模或组织地点的影响。表 12.1 列出了用 STEP 模型做分析时要考虑的因素。

案例研究 12.1 举例说明了开发一项新的临床服务的环境分析。

案例研究 12.1　开发一项新的临床服务的环境分析

X 医院是一家中等规模的、营利性私人医院。该院正在考虑要不要开展一项新的整形外科手术项目。医院高层最近对开展这一项目提出了一份项目建议书。一些他们已经注意到的重要环境因素如下所示：

外部分析：

- 人口统计学调查表明，本院服务区内老年人口的比重将增加；
- 国家和州一级数据表明，有关肌肉和骨骼的手术需求随年龄的增加而增加；
- 在医院服务区内，私人健康保险的水平稳定上升；
- 在医院服务区内，社区高度看重"个性化服务"；
- 尽管一些竞争对手也在开展整形外科手术，但市场并没有饱和，本院还有机会开发或瓜分市场份额。

内部分析：

- 医院员工的积极性很高，医生和护士之间的关系融洽；
- 需要请更多的整形外科手术专家；
- 需要进一步增强与服务网内其他相关方面的关系，例如要增强与全科医生的联系；
- 医院有一个熟练的整形外科核心护士团队；
- 目前医院的设备是仅仅够用，需要引进更多的设备，例如核磁共振机。

内部环境

关注外部环境是要强调组织适应外部变化的重要性，使组织能够更好地适应外部环境和顺应由外部因素决定的"成功因素"（Ginter et al 2002， p 139）。然而，这些因素只是一个有效的战略规划过程中的一部分。需要理解的还有组织内部因素的作用，如组织能量、资源、能力以及这些因素如何形成组织的优势和（或）劣势。

内部环境包括组织内部所有影响组织运行效率、有效性和（或）组织竞争优势的因素。组织具有的优势能够提高自身的能力、完成组织的任务。反之，组织具有的劣势会限制组织能力的发挥。因此，透彻分析组织的内部环境是保证组织战略和组织结构的有效性的根本前提。同组织外部环境类似，组织内部环境也是复杂和多维的。SSIFT（协同合作、人员、信息、财务、技术/物质）模型是由 Piggot（2000）和 Ginter 等（1998）提出的，可以使组织内部环境因素分析变得更容易。表 12.2 列出了 SSIFT 模型分析环境因素时要考虑的因素。

利益相关者分析

作为环境分析（内部环境和外部环境）的一部分，用一些方法来分析组织的不同利益相关者对组织的影响非常有用。利益相关者是指与组织利益相关的个体和群体，他们与组织的产出、成功有关，或会受到组织行为的影响。这些个人或群体拥有不同的力量，可影响组织的行为和整体目标（更详细的信息参见第 4 章卫生服务领域中的组织变革和适应）。

2002 年 Ginter 等也强调了分析组织的竞争者和通过为患者和其他利益相关者创造价值来提高组织竞争力的重要性。他们运用了 Porter 价值链分析（Porter's Value Chain）（Ginter et al 2002，p 141）。这种分析结合了对通常的支持性活动（文化、结构和资源）和服务提供活动（包括营销方面）的评价。在私有-营利性卫生组织工作的人可能也会考虑一些战略分析框架，如Porter价值链模型、Porter 竞争五力模型、Porter 钻石模型或在国际层次分析竞争力的一个框架（Porter 1998）等。这些著名的模型在当前战略管理教科书中都有所介绍，如 Hubbard（2004）、Viljoen 和 Dann（2003）、Hitt 等（2005）和 Ginter 等（2002）主编的书中都有所提及。在 Hubbard（2004）主编的书中，传统的 Porter 五力模型甚至发展为八力模型。

表 12.2　组织的内部环境分析

协同合作

- 组织最终目标和组织部门目标之间的一致性；
- 组织中不同部门之间人员的凝聚力；
- 提供的服务、服务提供的质量与组织理念、价值观和目标之间的一致性。

人员配备

- 组织中的人员类型、数量、资格和人口统计学因素；
- 人员的技术和态度；
- 个人的职业经历和连续的职业规划；
- 领导能力；
- 人员的离职和招聘情况；
- 人员发展计划。

信息

- 用于获取组织外部的信息/知识的系统；
- 组织内部的信息流；
- 支持信息流和分析的系统；
- 用于决策的关键信息的整合；
- 决策的适时性。

财务

- 资本和基础设施支出；
- 人力成本；
- 运行成本；
- 健康保险计划；
- 现金流、平衡表、各种比率，如资产负债率；
- 成本中心报告。

技术/物质

- 满足现在和将来发展的设备和空间的充足性；
- 维持现有设备的条件和资金。

Source：Derived from Ginter PM，Swayne LM，Duncan WJ 1998 *Strategic management of health care organizations*（3rd ed）. Blackwell Business，Malden，MA；and Piggott CS 2000 *Business planning for health care management*（2nd ed）. Buckingham Press，Philadelphia

在普通战略管理书中对战略绩效评价的介绍比原来更全面、更新颖。这些绩效评价措施超出了传统的经济和财务领域，包括了社会/社区和环境因素，其他利益相关者，如消费者和员工，以及组织学习的水平和创新能力。例如三重基线法和平衡记分卡法（Kaplan & Norton 1996）（see Hubbard 2004）。

有关卫生服务组织绩效评价的详细介绍见本书第五篇"改善组织绩效"。

组织宗旨和目标

> 如果没有愿景，人类就会灭亡了。
> （*Solomon*，Proverbs 29：18）

组织战略的另一个关键要素是要回顾、发展和（或）重新定义组织的愿景、宗旨和战略目标。组织宗旨是对组织特定目标或存在的理由以及如何实现这一目标的明确表述。尽管组织宗旨是比较稳定的，但是它仍可更改以反映组织环境的显著变化。

组织宗旨通常与组织愿景和组织目标相关。组织宗旨比愿景更广泛、更详细地描述当组织目标实现时组织需要变成什么样，能达到什么程度；即我们的前进方向是什么？我们想要做什么？愿景的陈述一般很简练，对每个组织来说都是独一无二的。愿景能够为员工描绘组织发展的蓝图，从而对员工起到激励作用（Hitt et al 2005，p 386，Hubbard 2004，p 69）。组织愿景和组织宗旨通常紧密结合。它们之间的不同在于：组织宗旨更注重描述组织愿景如何去实现，也就是说，使愿景变得可操作化（Hubbard 2004 p 69）。

很多组织也有一个对支撑组织决策的核心价值观的陈述，如团队合作、持续进步和提供个性化患者服务等。最后，战略目标是组织愿景或组织宗旨的具体化，即组织最终的确切产出。本节将对组织宗旨和组织目标的一些核心概念做一简要概述。

组织宗旨的目的

对现代卫生服务组织来说，组织宗旨的作用愈发重要，主要是由于现代卫生服务组织面临着复杂多变的环境。委托权的不断变动、预算的持续降低以及责任的不断加大给营利性和非营利性卫生组织都带来了持续的挑战。而有效地应对这些挑战的方法是重新审视组织战略。建立一个有意义的组织宗旨是改变组织战略的一种尝试，学术界和卫生服务管理者都认为这是卫生服务组织成功应对挑战的关键（Bart 2000）。

一个有效的组织宗旨要达到以下三个主要目的：

- 指导并关注组织决策过程（Ireland & Hitt 1992）；
- 为员工提出一个方向和共同目标（Wilson 1992，Campbell 1993）；
- 在各利益相关者之间建立一种平衡，如社区、消费者和医院员工之间的平衡（Klemm et al 1991）。

目前尽管对组织宗旨的"实际"价值或其对组织程序的影响仍有争议，一个学术支持网络已经形成，并且很多研究表明，组织宗旨和组织绩效相关（Ginter et al 2002）。例如，1997年Bart发现，相对于没有组织宗旨的组织，有组织宗旨的组织对员工的行为有更大的影响。例如，组织宗旨中所强调的"目标"、"一般的公司目标""自我观念"、"期望的公众形象"、"价值观"、"关注顾客"和"关注员工"对组织员工有较大的影响。

对于战略价值而言，组织宗旨必须明确阐述并通过有效的方式将组织价值观和组织行为与远期目标联系起来。

组织宗旨的核心内容

尽管组织宗旨各有不同，但是有一些核心内容对每一个组织都是通用的（Ginter et al 2002）。当然，组织的组织宗旨并不一定要包括所有这些核心内容。组织宗旨的核心内容如表12.3所述。

Box 12.1列出了一些组织的组织宗旨，这些组织宗旨中所包含的内容或多于或少于表12.3包括的要点。Box 12.1中的组织宗旨力图表现该组织与其他组织的不同之处，这也是组织存在的基本理由。这些组织宗旨将告诉他们组织的目标和行为，给组织员工和顾客指明了方向。

组织宗旨和战略目标

从定义上来看，组织宗旨是对组织的本质和组织目标的一种宽泛的描述。就组织宗旨本身而言，它不提供、也不应该提供组织具体活动的内容。因此，组织的组织宗旨一旦被确定并通过，则需要关注如何确定对完成宗旨具有指导作用的事情。战略目标是一种集中体现"组织应该干什么"的特定目标

表 12.3　组织宗旨的核心内容

顾客和市场
面对的患者或客户的类型；例如对所有年龄阶段的儿童提供服务。

提供的主要服务
组织提供的专门服务；如为成人提供综合诊断和治疗服务，为虚弱的老年人提供高质量的支持性服务。

服务的地域范围
组织提供服务的特定范围；例如在农村地区提供服务。

组织哲学/价值观
组织的观念及核心价值观；例如对患者承诺实行整体护理，提高患者的生活质量。

组织目标
组织要达到的核心目标；例如提供优质的服务，提高患者及其家庭的生活质量。

组织的自我观念
组织的自我观念，即组织如何看待自我；如一个私人非营利性综合卫生服务提供者，一个社区/家庭护理机构，一个高质量的卫生服务提供方的合作伙伴等。

组织的公众形象
组织希望得到的所服务社区对它的评价；例如高质量，成本效果好的服务以及尊重患者的个性化服务。

Source：Derived from Ginter PM, Swayne LM, Duncan WJ 2002 *Strategic management of health care organization* (4th ed). Blackwell Business, Malden, MA, p 183-184.

Box 12.1　组织宗旨举例

一个居民区卫生服务机构的组织宗旨

我们的目标是为本社区居民提供安全的整体护理服务。我们承诺将通过与其他机构协作帮助本社区的居民、他们的家庭以及其他人。

Source：Fleming M 2001 *Annual Report. Nunyara Nursing Home*, Fleming Group, Brisbane. Reproduced with permission

一个儿童卫生服务组织的组织宗旨

通过服务、教育和研究方面的表率作用帮助儿童和年轻人获得社区卫生服务和医院服务，从而提高他们的健康水平。

(或叫指路人)。也就是说，战略目标是对组织期望获得的成果的书面描述。Drucker（1992，p 162）认为，清晰的目标能够指导员工的行为以实现组织宗旨。2000 年，Piggot 创立了一个分析组织战略目标发展的 SMART 模型（specific，measurable，agreed and actionable，realistic，timebound）。表 12.4 简略地介绍了 SMART 模型。

表 12.4 战略目标的发展（SMART 模型）

具体
战略目标必须具体明确，要清晰说明谁做、做什么和如何做。
可测量的
应该能够测量目标是否被达成。
赞同和可实施
目标应该被所有参与人员接受或在成果中得到体现。
有现实意义
目标应该是具有挑战性的，并且根据可利用的资源是能够实现的。可利用的资源包括技能、金钱、人员、时间以及应付其他可能发生的一切事件的精力。
有时间限制
目标应该在规定的时间内完成

Source：Adapted from Piggot CS 2000 *Business planning for health care management*（2nd ed）. Buckingham Press，Philadelphia

组织战略目标是组织工作计划的基础。工作计划包括完成各个目标所需的一系列的行动或策略以及相关的责任、职责以及完成任务的时间表。同时，工作计划里还可以包括完成各项行动所需的费用。将各项费用汇总起来，就是组织要达到战略目标所需要的预算（Piggott 2000）。组织战略目标必须和组织宗旨和策略的优先次序结合起来。关于策略的优先次序问题在组织环境和相关利益者分析中已经说明。

SMART 战略目标的一些具体实例见 Box 12.2。

> **Box 12.2　SMART 战略目标的一些实例**
>
> - 在随后的 12 个月里，采用成本效果综合卫生服务模式，为居住在 Brisban 及其周边地区的肿瘤患者提供有关诊断、住院和以社区为基础的服务。
> - 在接下来的 6 个月里，招聘和留住特定数量的高质量的医疗和护理人员，高效地工作以实现组织目标。
> - 在接下来的 5 年里，医院要维持一个资金水平，以保证组织能够达到计划的增长水平并实现组织的宗旨和战略计划。

组织文化

组织文化评估及其影响对组织目标达成有重要作用，这一点已取得了广泛的共识。因此，在对组织进行重新设计以前，为了能识别将来可能影响新方案执行的有利和不利因素，对其准备工作和组织文化进行评估是十分重要的。组织文化评估能够帮助我们决定：如果要使新的战略能够成功运行，是否需要对组织文化进行变革。

自 Peter 和 Waterman 的《追求卓越》（1982）一书出版以后，有关组织文化的讨论日渐增多。相关研究总结了组织文化的重要性，如"毫无疑问，优秀的和一致的组织文化是运行良好的组织的一种必要品质"（p 75）。他们讨论了"强势文化"的作用，将"强势文化"定义为"一些具有指导作用的价值观"（p 76），是组织必要的优质资产。他们研究发现：长期财务状况良好的组织有一些共同特点，包括：可以盈利的多个目标，执著于持续的自我改进（Collins & Porras 2002, p xix），充分认识到试验和错误的重要性及从失败中吸取教训，将权力下放给员工，以及言行一致（Kotter & Heskett 1992, Collins & Porras 2002）。

组织文化研究方面的有影响力的注者之一 Schein（2004, p 17）对组织文化的定义如下：

> ……一个群体共同认同的基本假设模式，因为它可以解决其组织内部整合和外部适应问题，这一模式在工作实践中被证明是有效的，并且能够教育新来者如何认知和思考问题。

Huber（2000，p 439）在这一定义的基础上进行了扩展，他认为，组织文化是"主观的和可认知的"，这一定义使人们对组织文化的理解更加困难。由于各自的背景、经历和知识水平不一样，不同的人对同一文化现象有不同的理解。组织文化是一个很复杂的现象，需要用专业技能和一系列的文化分析工具来分析它。

Ginter 等（2002，p 361）认为，文化由三个部分组成："共同的设想、共同的价值观和行为准则"。这些假设是约定俗成的，极少受到挑战。事实上，挑战组织文化的设想是很困难的，因为人们是下意识地接受这些假设的。指导行为的价值观常常是通过观察行为、文件或访谈推断的。除了价值观和信仰外，Hubbard（2004）讨论了其他要素，包括路径、仪式、规则、符号、故事、神话、系统和结构这些文化的标志物。这些可以用作分析组织文化的框架。

有关组织文化分析的另一种实用观点是将组织文化分为内部文化和外部文化。外部文化包括正式的形成书面文件的政策、生产规章以及期望。另一方面，组织内部文化是指非正式的、没有书面记载的知识或期望（Huber 2000，pp 441－2）。这些知识或期望是特定群体的行为准则或传统习惯，例如非正式的着装规则。这些非正式的规则具有很强的力量，如果新来的成员不遵守它们，由此带来的压力可能迫使其离开（Huber 2000，p 442）。

改变组织文化并非一件易事（Daft 1999）。组织发展过程（Daft 1999，Stacey 2000）和全面质量管理（Daft 1999）是改变组织文化的两条有效途径。此外，建立积极的组织文化的一个关键因素是：组织领导者能够对下属进行鼓励、授权，促进团队力量形成（Nixon 1992）。管理者创造了组织文化。他们处在关键位置上，他们决定组织的价值取向和奖励制度，而这些奖励制度让员工认为他们是有价值的，并且能够获得成长的机会。要想使员工全身心地投入到工作中，就必须让他们感觉到自己是有价值和可堪重任的。面对持续增长的工作压力，可能没有一个比建立支持组织战略的强有力的组织文化更重要的事情了。其他有关文化、文化变革、组织发展和变革的内容参见第 4 章、第 8 章和第 13 章。

组织政治和权力

权力是"权力所有者影响组织内其他人实现组织目标的一种潜力"（Daft

1999，p 470）。而政治是运用权力的方式或行为。政治行动是使用权力的示范。

外部政治因素对组织适应和发展的影响在第 4 章已讨论过。外部政治决策因素，如分权、集权、整合、外包、私有化、区域化或非区域化（非区域化实际上很少，但存在这样一个名称）都会影响到组织结构。结果是不可避免地导致组织决策权力的重新分配，且有可能导致资金和资源从一个地方流向另一个地方。例如，为了实现加强初级卫生保健、提高弱势地区的卫生服务水平以及提供更好的持续性服务的目标，卫生资源可能需要从大型医学中心或三级医院转移到基层。而区域化可作为完成这个过程的一种方式。

在组织层面上，战略决策同样受到来自组织内部和组织外部的各种不同群体的力量和影响的制约。Heracleous（2003，p 23）描述了战略的组织行为观点，描述了强势的个体或群体、组织内部和组织环境之间复杂的交互作用、组织目前的文化和组织绩效对战略决策的影响。Heracleous 还进一步论证了缺少雇员、中层管理人员的参与和理解是造成组织战略决策失败的原因之一（Heracleous 2003，p 79）。有关政治对决策的影响的综合分析参见第 9 章。

不难理解，组织结构的某些改变表达了对组织有强势影响的个体或群体的意愿。变更既定组织权力分配方式或缩小当权者的权限都可能引发组织的新任首席执行官更换组织结构、改变原有岗位的职责和原有的上下级关系，或干脆辞退某些员工。通俗地说，这意味着组织经历了一次新的清洗过程，现有的权力结构被颠覆，以实行新的战略或政策扫清障碍。（有关权力在卫生服务体系设计过程中的影响的进一步讨论见第 13 章。）

当战略的和结构的变革存在很大争议且还在讨论解决方案时，考虑权力结构以及不同利益相关者（包括内部的和外部的）对组织决策的影响是必要的和有价值的。这样可以预测不同的方案所能获得的支持程度以及不同群体或个体受影响的程度。例如，将如何行使权力？在新的环境下哪些个体或群体能够获得权力？谁是游说者，会游说什么内容？他们为什么会游说？新方案谁会受益？谁会受损？

传统的和新兴的组织设计

对组织结构和组织绩效的影响

有关组织的选择理论在第 4 章已经深入讨论。在这里我们主要从组织结构与组织绩效的关系着手讨论。组织结构关心的是组织中群体的关系。而组织结构设计是指设计或形成一种组织结构——有助于交流、整合和共享资源以及对组织内看重的价值观的全面认可。Daft（1992，cited in Griffiths 1995，p 127）认为，"组织结构受文化和价值观以及人际关系和领导力的影响"。组织结构是组织文化和组织目标的反映。

20 世纪早期以来，有关组织结构和组织绩效的研究逐渐增多并越来越重视。这方面的理论家如 Frederick W Taylor 和 Max Web 开始定义组织设计，他们认为组织设计可以使生产力最优化（Bolman & Deal 2003，p 45）。随后人们的关注转向组织设计的管理实践上，描述了明确的劳动分工、统属关系、规则和管制、决策过程、薪酬、工作设计和专业分工与合作等管理活动会从根本上使生产或服务以最佳成本效果和效率的方式提供。

Weber 绘制的理想科层制成为很多组织结构的蓝图（Robbins et al 2003，p 412）。Weber 的层级制结构有以下一些主要特点（Hosking & Gardner 1996，p 20）：

- 由上级领导明确定义工作内容和人员分工；
- 根据规则和管理规定实现对组织的控制；
- 层级化的组织结构；
- 按照专家的意见录用或培训人员；
- 界限清楚和公平的管理流程；
- 通过忠诚度实现工作保障。

近年来，人们开始尝试着改革他们的科层制管理框架。政府政策、限定的财政预算和产业重组变化使卫生服务组织清楚地认识到：必须改变目前集权式的管理决策方式，减少层级，使决策权更靠近顾客。这样已部分组织能够真正地摆脱层级式的管理模式，而其他的组织则仅仅使管理层增加了一层或数层（Giffith 1995，p 219）。

应用最广的组织结构类型源于 Mintzberg 的分类，他提出组织要有六个主要职能部分（Mintzberg 2003a，p209），包括：

1. 经营核心：是为了实现组织的主要作用；
2. 战略制高点：统率和管理整个组织职能；
3. 中线：联系战略制高点和组织核心经营行为；
4. 技术结构：保证技术标准贯穿整个组织；
5. 辅助人员：为处于主要岗位的人员提供支持性服务；
6. 意识形态：与组织文化有关。

Mintzberg（2003a，pp 220-6）也提出大多数的组织结构是从七个基本结构演化而来的，演化的程度与上文所述的权力结构以及不同集团的压力和影响有关。这七个基本结构如下所示：

1. 最简单的组织结构包括两个层次：集权中心（或战略制高点）和经营核心。
2. 制造型组织结构十分复杂，它要求有一个巨大的技术结构框架，这种组织结构通常基于功能。在战略制高点和经营核心之间有许多个层级。
3. 专业型组织结构有一个很大的经营核心。这种组织结构很复杂且很正式，但是有一个扁平的、分权的组织结构。这种组织根据各自的功能对专业进行分群（例如护理、内科）并实行自主管理。
4. 事业部型组织结构：这种组织结构实行分散决策且实行半自主管理。
5. 灵活型组织机构：正如名字所提示的，这种组织属于临时性机构，极少有正式的组织结构、规则和程序。它们主要是为了使组织快速适应不断变化的环境而设立的。组织决策主要委托给专家而非由中央机构来决定。
6. 宗旨型组织结构：主要是基于意识形态，极少具有形式主义的结构。
7. 政治型组织结构：这种结构内部各部分之间彼此冲突，这种状态可以是永久的也可以是临时的。

传统组织设计类型综述——各自的优缺点

在卫生服务领域中，最常见的组织结构类型包括职能型、事业部型、生产/市场型和矩阵型以及上述类型的不同组合。这些类型的结构见于各类不同组织，小到 X 光室，大到区域卫生服务组织。

职能型组织设计

职能型结构是将组织中任务或职能相同的员工聚集在一起形成一个部门。通过这样的组合，服务可以在质量和经济上以效率最优的方式提供。卫生服务组织中这种组织结构见于传统的部门分配方法，如医疗、护理、药学、后勤以及管理等部门。职能部门的数量由组织的规模决定。

历史上，很多医院都是按照这样的方式形成组织结构。图 12.2 是一个职能型组织设计的示意图。例子中指挥系统为垂直式的，而决策由中央最高一级机构做出。

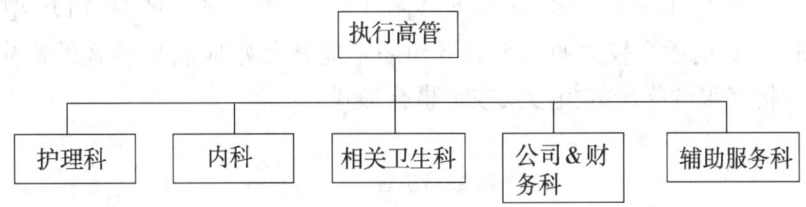

图 12.2　职能式组织设计

Source：Adapted from *Introductory health care management：a distance education module*. This is also part of the Graduate Certificate in Health Care Management offered by the New South Wales College of Nursing

我们总结了这方面大量研究者（Braithwaite 1993，pp 387 – 388，Eager & Hindle 1994，p 111；Robbins et al 2003，pp 286 – 287）的研究成果，以此来分析这种职能型组织设计的优点和不足。

这类组织的优点在相对小一些的组织以及可能会得益于资源和技术分享的组织中表现最好。其优点主要表现为以下几点：

- 由于部门由专业相近的人员组成，具有规模经济；
- 由职能部门控制绩效管理；
- 通过不断重复和不断精炼的作业流程来提高服务效率；
- 有清晰的职业发展路径。

但是反对者认为，这种组织结构的不足可能给组织带来潜在的严重危害，这些不足包括：

- 各个职能部门之间缺乏交流和合作；
- 缺乏对完成整个组织的目标的责任感；
- 由于组织成本控制通常由最高层完成，对各组织部门很少有控制成本的激励措施；
- 当管理者和临床工作者的目标不一致（例如管理者想控制成本而临床工作者想提高患者服务质量和提高产出）时，会进一步缺乏成本控制的激励措施。

事业部型和生产/市场型组织设计

随着组织的扩大和部门多样化，按照职能型组织结构建立起来的科层制组织显得过于笨重。事业部型（图 12.3）和（或）产品/市场型组织结构（图 12.4）更适合较大的卫生服务组织，能够更好地满足顾客的需求。这类组织结构多采取临床分类形式或董事会形式。

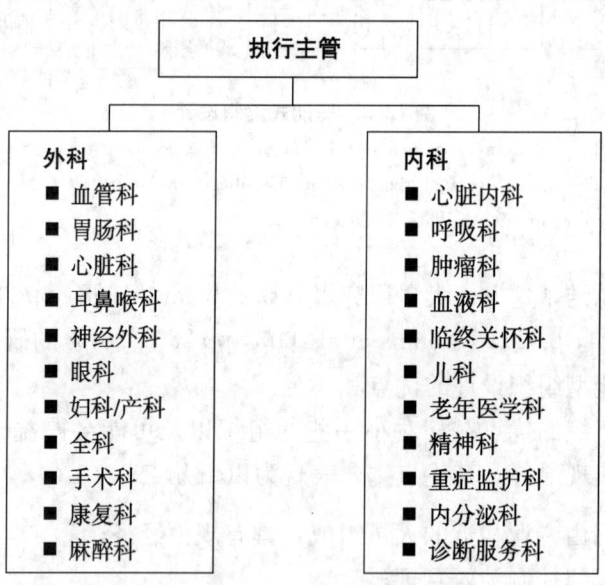

图 12.3 事业部型组织设计举例

Source: Adapted from *Introductory health care management: a distance education module*. This is also part of the Graduate Certificate in Health Care Management offered by the New South Wales College of Nursing

第12章 卫生服务领域中的战略和组织设计

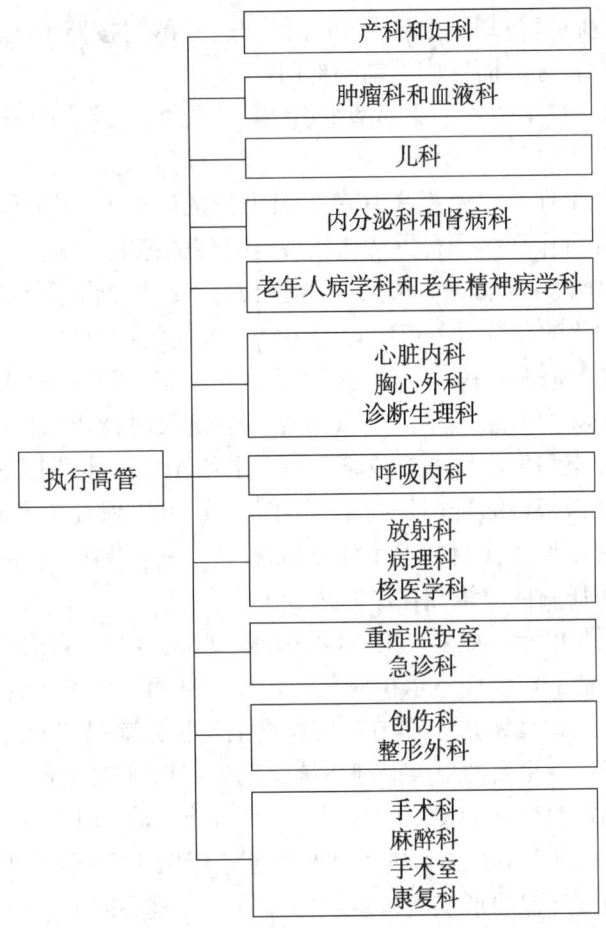

图 12.4　生产/市场线型组织设计

Source: Adapted from *Introductory health care management: a distance education module*. This is also part of the Graduate Certificate in Health Care Management offered by the New South Wales College of Nursing

　　在事业部制度下,每一个分部门均有自己的战略制高点(Mintzberg 2003a)。各部门均需制定部门战略、分配本部门的资源和管理本部门所有其他行政事务。领导层要做的主要的工作就是监管和控制各部门的绩效。Mintzberg (2003b)对此做了以下描述,"(领导层)要给(各部门)制定完成任务的定量标准……然后监管(各部门的)完成情况"(p 434)。在这类组织中,部门是按照专业领域设计的(Leatt et al 2000,p 287)。例如,在卫生服务组织中,你可以发现科室被划分为内科和外科。这些部门按照卫生服务提供过程中需要的不同学科分科而形成不同的部门。

在最近 10 年中,事业部型组织结构中增加了综合的卫生相关部门,由卫生相关专业人员担任部门主任。卫生相关部门服务于提高卫生相关专业的专业和管理自主性,以及提高其对组织决策的影响和获得更多资源。因此,他们长时间的协作和多学科方法已拓展至管理的范畴(Boyce 2004)。

自 80 年代中期以来,决策和管理已按照专业和临床分支(生产线)进一步细分到更细化的专科服务组中。这些分支可能包括内分泌科、急救服务科或产科保健科。类似地,在一个特定病例组合中会有一些多学科梯队团队提供服务。

在中央集权的组织中,组织的规模会使及时做出决策变得更加困难,因此在每个分支和生产线上的战略制高点上给予了一定程度的自治。对与市场/顾客联系最为密切的部门进行恰当的定位,可以保证最及时和最有效地提供服务。然而在高度管制的卫生保健领域中,中央集权部门将保留一些管理功能,以保证强制性政策和程序的执行。

从传统角度看,如果决策权没有分配到部门以及部门内部,临床医生就会由于没有相应的权利而不承担应负的责任,从而不对资源管理负有责任。一条生产线/一个事业部的结构能在一定程度上解释先前提到的缺点。临床管理下移的目的在于:让主要的卫生保健系统驱动者(医疗执业者)和保健提供者(护士)参与到资源分配和使用中(McCaughan & Picone 1994,p S20)。理论上讲,医院由一系列相互独立的功能实体和主管临床医生管理者(医疗和护理)组成,这些人员通过外包的形式支持组织内部单位的核心服务,例如给养、病理学和放射诊断。这些支持单位是作为独立的经济实体发挥作用。

在卫生保健组织中推行事业部和生产线结构的支持者认为,该类组织结构框架的优势在于它们能使组织更好地适应不断变化的卫生保健环境,并且能为顾客提供更贴近的交互平台。理想情况下,这种结构可能可以促成通过多学科的合作途径提供卫生服务并促进卫生服务体系的持续改进。而且人们期望这种结构能够形成一种更看重团队目标的文化,以减少传统的学科之间的竞争。

事业部型组织设计的其他优势:

- 高层管理人员拥有更多时间进行计划、绩效控制和战略规划;
- 更好地适应变化的环境;
- 更为贴近顾客的平台;

- 更为快速的决策过程；
- 临床医生负有更多的资源利用的责任；
- 在持续成本削减中实现生产力和效率的提高；
- 在管理角色中拓展护理和相关卫生专业的范围；
- 拥有能够及时提供有效数据的信息管理系统，从而加速决策进程。

事业部型组织设计的缺点：

- 部门之间的资源竞争；
- 将事业部/生产线的目标置于整体组织目标之上；
- 每个事业部门的分散管理结构会增加成本。

在 20 年里，有些研究显示的仅是有限的成果，这些研究在组织结构改革方面获利最多。近期由 Braithwaite 和 Westbrook（2005，pp 10 - 17）所做的研究质疑这些结构模式——他们称为临床董事会——是否达到了预期的产出。他们的结论表明，实施生产线结构可能会提供一种基于多学科以团队的卫生服务提供模式，但为了满足更大规模的组织利益需要，在微观层面上需要进行广泛的改革。对于专业组织职能（如护理和医疗）的更详尽的描述还没完成。虽然在组织内部制定决策时消除了双重权力系统导致的矛盾（如在矩阵结构中所讨论的），但它可能会导致一些专业人员感觉其在组织决策中变得不太重要。Braithwaite 和 Westbrook（2005，p 16）指出，护士团体和卫生相关专业人员有其会感觉医生还是拥有太多的权力。

矩阵设计

矩阵或混合模式将职能型组织和生产线/事业部型组织设计的特点结合起来。这种设计最早起源于航空公司，后者的行业特性决定了其需要这样一种结构，这种结构能有助于对复杂技术的掌控并满足顾客的特殊需求。通过一些纵向的和横向的指挥链，这种结构在双重权力体系中得以实现（Stoner et al 1994，pp 198 - 199）。职能单元依然需要向其直接上级机构报告工作，但不同的是在这些职能单元之间，有一个横跨这些职能单元的工作组进行协调。理想状态下，这种设计克服了先前提到的一些模式的不足，可以克服无论是职能型结构还是事业部型结构都会造成的将部门子目标置于组织总目标之上的缺点。

这种结构设计最受卫生服务组织推崇，例如医院和地区卫生服务站。在有"产品和功能之间的连续交换"的组织中采用这种组织结构被视为是非常必要的（Griffiths 1995，p 222）。卫生服务组织中部门之间的依赖和协作是很普遍的。这种结构较为理想地解决了部门之间的交流和合作问题，并可使每一个部门为实现组织的目标做出重要贡献。

在医院，职能单位可包括医疗、护理、卫生相关专业及管理单位。临床服务则形成了产品（或项目）分支，例如心脏科、重症监护、老年人保健、内分泌、呼吸科等。在这一结构中，员工既要向职能科室的管理者（例如老年人保健）汇报情况，又要向其专业管理者（例如护理）汇报情况。

在卫生服务领域，职能单元可能包括临床服务分支，后者可延伸到组织之外，例如康复、老年人保健、心理健康、哮喘、糖尿病和公共卫生服务。这些功能实体内部的职责可以是纵向的，项目分支可能会与这些职能部门横向交叉，例如质量改善、临床信息系统、业务系统和人力资源管理。职能单元领导和项目分支的领导可能有相同的权力，员工要同时对两者负责。图 12.5 列举了一个地区/区域卫生服务的矩阵设计。

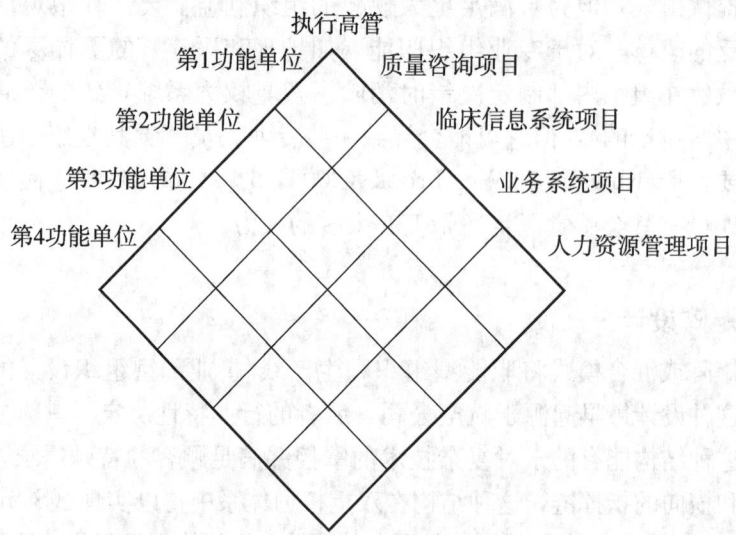

图 12.5　一个地区/区域的卫生服务的矩阵组织设计

注：功能单位的协作贯穿于整个服务。

Source：Adapted from *Introductory health care management：a distance education module*. This is also part of the Graduate Certificate in Health Care Management offered by the New South Wales College of Nursing

矩阵式组织结构的领导体系为纵横双重型，一个管理者负责患者保健的功能运作过程，而另一个管理者负责管理整个运行，或协调各可能横跨多个部门或功能之间的关系，因为完成一个项目可能需要多个部门的合作。在这种体系下，不难发现存在着员工间潜在的冲突和不确定因素。在这种双重领导的体制下，雇员面对两个领导，可能会无所适从，不知应该对谁负责。同样采用这种结构可能会造成管理成本上升（Leatt et al 2000，p 289）。

Robinson 和 Compton（1996，pp 317-20）记录了 Newcastle John Hunter 医院的物理治疗部门的实践过程，这家医院采用了矩阵组织结构。他们找出了一些积极特性，例如更加及时地进行患者管理和作为一个整体更好地对患者进行会诊。这些提高了工作满意度，改善了患者治疗效果；然而，他们同时经历了严重的挫折。在双重权力体系下，人员安排会滞后，并可能导致人力资源管理的混乱。

在澳大利亚卫生保健组织中，这种设计的应用表明：虽然双重权力系统在理论上得到支持，向职能单元领导汇报在实践中却占主导地位。这种情况的发生是因为员工发现双重汇报体系过于复杂而难以理解，并且他们仍然与各自的专业组关系密切。为了使矩阵设计运行最佳而过分强调良好的交流技巧与领导力的重要性是不必要的。

我们通过大量研究者的成果（Leatt et al 2000，p 289；Robinson & Compton 1996，pp 317-318）发现并确定了矩阵设计的优缺点。矩阵设计的优点是：

- 增强了多学科之间的合作；
- 对环境改变的反应性增强；
- 决策的制定更加贴近顾客。
- 临床医生对资源利用负有更大的责任。

矩阵设计的缺点：

- 由于管理成本增加可能会使维持成本提高；
- 要求具有极高的组织内部交流技能，以克服双重报告系统和优先权冲突带来的困难；
- 需要好的技术信息系统；
- 权力斗争。

案例研究 12.2 提供了一个可使我们仔细思考该类组织设计优缺点的机会。

案例研究 12.2　组织再设计

Shangri-La 医院是一家位于首都西郊的三级转诊医院。其人口统计学数据分析表明，该地区人口中社会经济状况处于边缘的年轻家庭占很大比例。该地区多种族聚居区，土著人口的数量在这一地区中城市人口中的比例最高。Shangri-La 医院有 650 张床位，可提供多种专科服务，包括儿科、肿瘤科、心脏科、内分泌科、老年人保健科、神经科、妇产科、精神病、地方病和其他公共卫生服务。

医院目前以职能型方式构建。它面临着部门之间交流不畅问题，并且卫生经费预算越加紧张。因此，医院委托一组管理顾问对医院的组织结构和绩效进行一次全面的评估。

遵照咨询专家对医院及其环境的分析，该院将以生产/市场线方式重建组织结构，以提高效率并增强资源利用的责任。组织目标被重新定义，以便得到可测量的更好的质量控制体系，提高顾客服务的连贯性以及资源利用成本效果。

需要反思的问题：

- 这种新的设计能给组织带来什么好处？
- 这种新的结构如何促进绩效目标的实现？
- 回顾本章前面部分讨论的环境因素及其对组织战略和设计的影响。这些因素怎样影响新的组织结构的实施？
- 思考评估组织文化的战略，设计一个用于实施组织重构所需的变量和框架。

新兴设计

卫生保健领域中结构改革背后的主导力量是有限的卫生保健资金、对质量改进的高度强调和以患者为中心的需要。最后讨论的组织设计类型主要是针对本章前面列举的组织设计方法的内在缺陷而提出的新的解决问题的方法。组织似乎更倾向于采用扁平的、更具弹性的结构、外包一些活动（如食堂、保洁）和雇用一些临时员工。第 13 章将进一步阐述组织结构与整合服务提供之间的关系（即网络和联盟），第 14 章将阐述组织之间的合约安排。

病例组合和组织设计

病例组合是一种得到有关卫生服务的质量信息的方法和工具。它的目标在于建立相关的患者疾病的分类，然后利用收集的信息改进卫生服务管理和资源利用（Eager & Hindle 1994，p 1）。尽管结构改革在病例组合环境中不是强制性的，但结构与信息系统相互匹配是有益的。这将极大地增强临床管理者在分权决策结构（例如生产线和矩阵设计）中的能力（McCaughan & Picone 1994，p S21）。

临床医生一般会被要求负更多的责任，并且他们的临床工作有更具有可评价性。对卫生服务者的持续挑战是基于数据做出判断，以使每一元钱都能得到最好的利用。病例组合信息支持此类决策，也成为改进绩效的工具（Hindle 1997，pp 167-168；McTurk 1994，p 22）。

平行设计

在过去十年中，患者安全和持续的质量改善一直是国际卫生政策的议程。哈佛医疗实践研究（Brennan e al 1991）、澳大利亚卫生保健质量研究（Wilson et al 1995）、医学会报告（1999）和其他一些研究明确地指出了卫生保健机构存在大量的不良事件。全世界的卫生服务部门和政府部门都一直在寻求解决这个问题的建设性方法。从这一点来说，一个有助于广泛表达提高服务质量意愿的组织结构变得越来越重要。Leatt 等人（2000 pp 89，291）描述了平行组织设计——强调卫生服务组织安全和质量的重要性。职能单元是同质量管理委员会平行运作。这样的委员会由来自职能单元和项目团队的人员组成，形成调查和执行的主导力量，可改善服务质量和操作绩效。

平行设计方法的优点在于：给员工授权以在组织范围的活动过程中作贡献，有利于员工的个人成长和发展，在更大范围内给予员工发挥作用的机会。这有利于提高整体服务质量和组织绩效。

当工作人员离开他们的职能领域参加质量项目活动时也会暴露出一些缺点。整体的组织成本可能会增加。此外，当职能部门和质量管理委员会之间出现矛盾以及争夺资源时可能会发生冲突。参看上文与组织文化改变的题为"组织文化"的评论，这种变化隐藏在这些质量和组织设计活动中。

未来组织战略和设计的途径和挑战

影响组织战略和设计的因素已经在本章前面部分进行了讨论,包括内部和外部环境、组织任务和目标以及组织文化。与这些因素相关的一些问题可能会影响卫生服务管理者制定的设计决策,下面将对这些问题加以阐述。

未来的内部和外部环境

卫生服务组织面临的压力将会日益增加。这将影响未来卫生服务管理者的设计决策。这些压力包括:

- 政府部门对卫生服务的进一步管制;
- 顾客卫生服务知识增长以及对服务提供种类和质量的期望提高;
- 全球化对结构、员工留任及成本等的影响;
- 人口老龄化及人口统计学方面变化的影响;卫生服务和疾病预防中资源重新分配的要求;
- 向基于人群健康的资金支持方式的转移;
- 家庭医院服务、社区卫生服务包、门诊手术、保健项目的扩展等导致住院人数下降;
- 对私人医院的关注增加,如私人医院和公立医院并存、外包服务的发展等;
- 劳动力的"灵活性"或弹性增加;
- 高技术服务的持续发展;
- 对控制成本和保证质量的复杂的信息系统的更多要求;
- 对知识管理的关注日益增加;
- 信息和交流技术的快速发展和虚拟组织的可能形成;
- 一些研究和创新功能的商业化。

组织宗旨和目标

在展示责任、改进质量和降低成本的同时,卫生服务组织需要回顾宗旨和目标,以解决下列问题:

- 为满足特定卫生需求而锁定目标人群和具体产出；
- 地区服务合理化；
- 确定为了得到具体卫生产出的具体投入；
- 确定完成的具体时间。

组织文化

如前所述，在准备组织重新设计时对组织进行评估的重要性得到了广泛认同。在组织内实施新的设计会受到一系列积极因素和消极因素的影响(Leatt et al 2000)。这些包括组织上的和人力资源上的问题，如表12.5所示。

表 12.5　卫生服务领域中影响新兴组织设计的组织和人力资源问题

组织问题
- 综合信息系统的复杂性和成本不断增加；
- 强调多学科和交叉学科方式；
- 筹资模式的进一步变化；
- 私人化和外包的影响；
- 更专业化的服务需求增加；
- 对风险管理的关注增加；
- 对包括患者安全性在内的服务质量改善的期望。

人力资源问题
- 主要专业人员短缺，例如注册护士、医生、公共卫生专家等，这一情况在农村地区尤为严重；
- 医疗技术的快速发展要求专业团体、临床医生和管理人员更加专业化；
- 对多技能及发展更全能的卫生服务人员的关注；
- 对交叉职能和（或）交叉部门团队以及合作组织的不断应用；
- 女性和男性管理者寻求更为有弹性的工作安排和儿童保健服务；
- 劳动力多样化加大；
- 期望雇佣接受过专业培训的卫生服务管理者；
- 单位的重新构建和规模缩小；
- 有适当的候选人规划和管理教育和培训来支持的战略规划。

Source: Adapted from Leatt P, Shortell SM, Kimberly JR 2000 Organisation design. In: Shortell S, Kaluzny A (eds) *Health care management: organization design and behavior* (4th ed). Delmar, New York, pp 294-5

结论

过去十年里涌现出大量关于战略规划和管理的书籍和文章，它们叙述了一些用于环境分析和战略评估的系统性综合方法的框架和模式。人们很容易被误导，以为运用这些模式能够使绝大部分组织找到合适的组织结构。然而我们必须记住，这并不是精确的科学，没有方法或模式可以准确地预知将来。系统理论强调要着眼于大局，不断反思系统内部门之间、个体之间和团队之间的内部联系及相互关系。在这一个无秩序的世界里，不可预见的自然、经济和社会事件会不断发生。因此不可能有一种简单的方法能够完全解决组织决策或设计的问题。然而，虽然并不能保证一定会成功，战略规划和组织设计可以增加组织成功的几率。这提醒我们，决策和策划过程很少是线性的，而是一种复杂的过程。

本章对现有的战略规划和组织设计实践理论和概念进行了全面的回顾，讨论了影响组织战略和设计的因素，包括内部和外部环境、组织宗旨和目标、组织文化，分析了卫生服务组织内部一系列传统的和新兴的组织设计的适宜性和优缺点。本章最后分析了卫生服务组织设计将来面临的挑战。结论是：卫生行业中的组织设计会在内部和外部环境的不断变化中不断发展，以实现它们的战略目标。接下来的章节将阐述更为综合的卫生服务提供系统，以促进社会中个人和团体保健的连续性、效率和有效性。

问题讨论

1. 找出三种不同的卫生组织的愿景和宗旨，以"组织宗旨和目标"为主题比较组织宗旨的特点，并进行讨论。如果你是组织员工，这样的组织宗旨会激励你吗？阐明你的理由。需要的话，试着重新制定组织宗旨。
2. 想一想曾经工作过的组织，回顾一下你的工作经历，回答下列问题：
   - 至少描述组织设计中的一个问题。
   - 是什么导致了这个问题？
   - 你如何解决这个问题？
3. 准备一个你熟悉的卫生组织的内外部环境分析。它们是如何影响你的组织战略方向的？描述对组织结构有潜在影响的因素并给出你这样分析的理由。
4. 本章集中讨论了正式结构。此外，组织也会采取非正式结构，这些结构对组织功能和效率具有重要的影响。研究非正式结构的定义以及它们对组织的影响。联系卫生部门分析其中的含义。
5. 我们显著强调了文化和权力对战略及组织设计的影响。选择一个卫生服务或组织，分析在以下情况下战略或结构的具体变化：
- 你所感觉到的整体文化；
- 可能存在的亚文化以及它们对组织决策产生的影响；
- 这种情况下的主要利益相关者；
- 不同利益相关者如何在组织变革中行使他们的权力；
- 这种变化对实现谁的目标有利；
- 哪些利益相关方得到利益或受到损失；
- 对患者和服务供给的影响。

（周海沙 译）

参考文献

Bart CK 1997 Sex, lies and mission statements. *Business Horizons* Nov–Dec, pp 9–18
—— 2000 Mission statements in Canadian not-for-profit hospitals: does process matter? *Health Care Management Review* 25(2):45–63
Bolman LG, Deal TE 2003 *Reframing organisations: artistry, choice and leadership* (3rd ed). Jossey-Bass, San Francisco
Boyce R 2004 The allied health professions in transition. In: Clinton M (ed.) *Management in the Australian health care industry* (3rd ed). Prentice-Hall, Sydney
Braithwaite J 1993 Strategic management and organisational structure: transformational processes at work in hospitals. *Australian Health Review* 16(4):383–404
Braithwaite J, Westbrook M 2005 Rethinking clinical organisational structures: an attitude survey of doctors, nurses and allied health staff in clinical directorates. *Journal of Health Service Research and Policy* 10(1):10–17
Brennan T, Leape LL, Laird NM 1991 Incidence of adverse events in hospitalised patients. *New England Journal of Medicine* 324:370–6
Campbell A 1993 The power of mission: aligning strategy and culture. *Planning Review* (special issue)
Clinton M (ed.) 2004 *Management in the Australian health care industry* (3rd ed). Prentice-Hall,

Sydney

Clinton M, Scheiwe D (eds) 1995 *Management in the Australian health care industry*. Harper Educational, Sydney

Collins JC, Porras JI 2002 *Built to last: successful habits of visionary companies*. Harper Collins, New York

Collins R, McLaughlin Y (eds) 1996 *Effective management* (2nd ed). CCH Australia, Sydney

Courtney M (ed.) 1997 *Financial management in health services*. MacLennan & Petty, Sydney

Daft RL 1999 *Leadership: theory and practice*. Harcourt Brace, Fort Worth

Drucker PF 1992 *Managing for the future*. Butterworth-Heinemann, Oxford

Eager K, Hindle D 1994 Casemix in Australia: an overview. *The National Casemix Education Series* (no 2). Department of Human Services and Health, Canberra

Fleming M 2001 *Annual Report. Nunyara Nursing Home*. Fleming Group, Brisbane

Ginter PM, Swayne LM, Duncan WJ 1998 *Strategic management of health care organisations* (3rd ed). Blackwell Business, Malden, MA
MA

Griffiths J 1995 Organisational influences on management. In: Clinton M, Scheiwe D (eds) *Management in the Australian health care industry*. Harper Educational, Sydney

Heracleous L 2003 *Strategy and organisation: realising strategic management*. Cambridge University Press, UK

Hindle D 1997 Casemix and financial management. In: Courtney M (ed.) *Financial management in health services*. MacLennan & Petty, Sydney, pp 133–76

Hitt MA, Ireland RD, Hoskisson RE 2005 *Strategic management: competitiveness and globalization* (6th ed). Thomson, Ohio, US

Hosking B, Gardner I 1996 Organisations, management, managers and society. In: Collins R, McLaughlin Y (eds) 1996 *Effective management* (2nd ed). CCH Australia, Sydney

Hubbard GH 2004 *Strategic management: thinking, analysis and action* (2nd ed). Pearson Education Australia, Sydney

Huber D 2000 *Leadership and nursing care management* (2nd ed). Saunders, Philadelphia

Institute of Medicine Report 1999 *To err is human*. National Academy Press, Washington DC

Ireland RD, Hitt MA 1992 Mission statements: importance, challenge and recommendations for improvement. *Business Horizons* 35(3):34–42

Kaplan RS, Norton DP 1996 *The balanced scorecard: translating strategy in action*. Harvard Business School Press, Boston

Katz D, Kahn R 1978 *The social psychology of organisations* (2nd ed). John Wiley, New York

Klemm M, Sanderson S, Luffman G 1991 Mission statements: selling corporate values to employees. *Long Range Planning* 24(3):73–8

Kotter J, Heskett J 1992 *Corporate culture and performance*. Macmillan, New York

Leatt P, Shortell SM, Kimberly JR 2000 Organisation design. In: Shortell S, Kaluzny A (eds) *Health care management: organisation design and behavior* (4th ed). Delmar, New York

McCaughan B, Picone D 1994 Devolved clinical management and casemix. *Medical Journal of Australia* 161 (suppl):20–23

McLaughlin Y 1996 Organisational design: formal. In: Collins R, McLaughlin Y (eds) *Effective management* (2nd ed). CCH Australia, Sydney

McTurk L 1994 Using QALYs to allocate resources: a critique of some objections. *Monash Bioethics Review* 13(1):22–32

Mintzberg H 1994 The fall and rise of strategic planning. *Harvard Business Review* 72(1):107–14

—— 2003a Reading 8.1: The structuring of organisations. In: Mintzberg H, Lampel J, Quinn, JB et al *The strategy process: concepts, contexts, cases* (4th ed). Pearson Education, UK

—— 2003b Reading 17.1: The diversified organisation. In: Mintzberg H, Lampel J, Quinn J B et al *The strategy process: concepts, contexts, cases* (4th ed). Pearson Education, UK

Mintzberg H, Lampel J, Quinn JB et al 2003 *The strategy process: concepts, contexts, cases* (4th ed). Pearson Education, UK

Nixon B 1992 Developing a new culture for organisations in the '90s. *Management Education and Development* 23(1):33–44

Peters TJ, Waterman RH 1982 *In search of excellence: lessons from America's best run companies.* Harper & Row, New York

Piggot CS 2000 *Business planning for health care management* (2nd ed). Buckingham Press, Philadelphia

Porter ME 1998 *The competitive advantage of nations.* Macmillan, London

Robbins SR, Bergman R, Stagg I et al 2003 *Management* (3rd ed). Prentice-Hall, Sydney

Robinson M, Compton J 1996 Decentralised management structures — the physiotherapy experience at John Hunter Hospital. *Australian Physiotherapy* 42(4):317–20

Schein EH 2004 *Organisational culture and leadership* (3rd ed). Jossey-Bass, San Francisco

Shortell S, Kaluzny A (eds) 2000 *Health care management: organisation design and behavior* (4th ed). Delmar, New York

Stacey RD 2000 *Strategic management and organisational dynamics: the challenge of complexity* (3rd ed). Prentice-Hall, Harlow, England

Stoner JAF, Yetton PW, Craig JF et al 1994 *Management* (2nd ed). Prentice-Hall, Sydney

Viljoen J, Dann S 2003 *Strategic management* (4th ed). Prentice-Hall, Sydney

Wilson I 1992 Realising the power of strategic vision. *Long Range Planning* 25(5):18–28

Wilson R, Runciman WB, Gibberd RW 1995 The quality in Australian health care study. *Medical Journal of Australia* 163:458–71

整合服务供给系统的发展

JOHANNES U STOELWINDER　JOHN BLANDFORD
DAVID PERKINS

学习目标
引言
背景
近代服务分割的形成
服务整合程序
调整组织结构以整合服务供给系统
结论
问题讨论
参考文献

学习目标

完成本章内容的学习后，读者应该能够：
1. 描述导致卫生服务系统条块分割以及抑制其整合的历史性因素。
2. 描述为需要综合性服务的人群提供整体服务应采取的措施。
3. 讨论卫生服务组织之间和卫生服务组织内部能够用来提供整体服务的组织结构。

引言

现在，已有越来越多的因素促使卫生服务组织建立整体服务供给系统。这个系统既要满足患有多种疾病的、需要长期整体服务的患者的需求，又要满足有复杂的健康和社会需要的其他人群的需求。而目前卫生系统的设计着重于全科医师"守门人"的作用以及向专科医师和医院的转诊制度，这种设计实际上强调了急诊服务优先的理念。美国卫生服务质量委员会医学分会近期发表的一份报告称：目前大多数卫生服务是提供给慢性病患者的，其中40%的患者患有一种以上的疾病（Institute of Medicine, 2001）。然而当前的卫生服务提供组织的结构是按专科服务分割的，无法为这些人提供相应的卫生服务。因此公众越来越希望包括卫生部门在内的服务行业能够提供"一站式"（one stop）或"使用者友好"（user friendly）的服务。与此同时，费用昂贵的高科技技术运用的增加需要更大的、更综合的机构来提供服务，以增加其规模效益。因而越来越多的投资者希望将风险转移给服务提供者，并通过促进机构联合和整合来控制这种风险。为了在卫生服务提供中获得更重要的地位，很多国家的私立机构也在通过联合的方式促进发展，以期在公平的市场上获得回报（Robinson 1999）。最后，由于联合和整合所需要的信息可以通过现代信息技术获得，机构联合和整合的可能性也越来越大。

尽管表现形式各不相同，但是所有西方国家的卫生服务系统都面临着这种整合的压力，并且压力主要是因资金安排、中央政府在卫生服务提供中的角色和卫生改革政策的不同而不同。下面是一个美国卫生系统设计和改革的"偶然逻辑"（accidental logic）的例子（Tuohy 1999）。在美国，在"有管理的保健"（managed care）的框架下，很大程度上整体服务体系已经形成，从最初的"健康维持组织"（HMO）的雇员模式，到按人头支付费用的各种私立营利性卫生服务组织，包含了各式各样的组织结构。在英国，英国国民健康保险组织（NHS）已推动了一系列机构整合的改革，这是这个欧洲最大的政府机构应该做的。这些改革包括：促进购买者和提供者分离，全科医师持有资金，以及政府履行初级卫生保健职责。

我们当然不可能对所有措施都面面俱到。本章我们将探讨在公立和私立卫生服务系统犹如一盘散沙的澳大利亚，整合性服务供给系统是如何发展的。第一部分，我们将追述导致卫生服务系统分割并仍在阻碍卫生服务整合的历史性因素。随后，我们将探讨推动医疗服务整合的一些积极因素，包括澳大利亚的服务协调试验、精神卫生服务整合以及临床治疗规范和协议的应用。最后，我们将简要介绍支持建立整合性服务供给系统这种组织结构所依据的理论。在卫生系统改革中，组织结构改革常常是优先考虑的问题。在某一层面，如果机构联合有利于它们之间的工作协调，那么服务整合就是重点。但在很多时候，策略的重点是管理方面的问题，比如控制、增长和市场份额；另外，推动组织内部服务过程的整合会涉及组织方式，这也是我们将探讨的内容。

背景

设计整体供给系统是相当困难的，因为在长期的发展过程中，卫生服务系统已形成了众多界限分明的服务领域。这些对于我们现在寻求建立的综合性整体服务而言确实是难题。近几年来，所有支持进行系统重组的尝试都是基于一个假设，即确实存在一种最佳的组织卫生服务方式。如果我们知道它是一种什么方式该多好啊！

现有的各个服务领域是新旧政治、专业和管理方式的产物。由于各种各样的原因，在不同的筹资项目之间、州政府和联邦政府之间、机构和社区之间、公立机构和私立机构之间都存在着分界线。事实上不同领域的复杂性和不可渗透性隐含着一个简单的基本事实：这些界限之所以存在是为了保护它们之间相互冲突的利益（Sax 1984）。这一部分我们将解释为什么即使每个人都明白这些分界线阻碍了卫生系统的有效运行，但它依然存在。

所谓的西方工业化国家的诸多困难始于19世纪的混乱。当时工业化和都市化发展速度很快，各国政府不得不进行干预以确保城市的稳定和秩序，即制定了各种公共卫生、精神卫生组织和为患病穷人提供医疗服务的组织计划。澳大利亚则形成了一个基于地方政府管理的提供公共卫生、精神卫生看护服务和患病穷人医疗服务的由诊所或医院组成的公共卫生系统，一个基于公众购买愿望的为中产阶级提供医疗服务的"自愿"医院系统，以及私立机构。后来，为了满足一些特殊的需求，如区域护理及在社区或在教会医院和机构为老年人、慢性病患者和残疾人提供服务，许多自愿组织进行了重组。这些组织过去没有，现在也没有整体规划：唯一一个共同的愿望就是找到一个愿意支付这种账单的第三方。

近代服务分割的形成

以分割的方式为公众和个体消费者提供临床、社区和公共卫生服务是殖民统治的产物，这种方式至今仍在延续。在过去的50年里，有些方面甚至变得更加严重。

国家卫生服务面临的阻力

在第二次世界大战结束后的最初几年里，卫生系统的主要目标是让每一个需要的人都能得到最新的医疗技术。然而医学进步使卫生服务发生了巨大变化，在能够为公众和个人提供更好的卫生服务的同时，也不可避免地导致费用增长、服务复杂性提高以及卫生投入增加。

20世纪和两次世界大战中的社会的剧烈变迁，使政府对卫生服务筹资和组织进行了越来越多的干预。第二次世界大战期间，澳大利亚的改革节奏明显加快，这主要是由于社会期望发生了改变以及议会社会保障联合委员会的努力，后者的建议被当时的Chifley和Curtin政府采纳。

医学"社会化"这个主题有不同形式的发展，并且主要是可及性、公平性及现代化方面的发展。而一个国家卫生服务和社会保障系统不可避免地会导致更多的政府干预和控制。对责任、普及性和遵从政策的要求导致由政治/行政体系向现有的卫生和医疗机构的转变。越来越明显，现有的卫生服务机构过于强大，已经不太可能被吸收到某种基于理想的有组织的卫生服务的组织方式中来了。

澳大利亚建立国家卫生服务的种种尝试

在澳大利亚,医学界和政府之间有过几次较量。1944 年的《药品福利法案》遭到英国医学会的反对,并被澳大利亚高等法院宣布无效;1946 年,通过全民公决,澳大利亚联邦政府被赋予在宪法的框架下对卫生服务和社会服务拥有立法权。然而这种立法权却是《1900 年澳大利亚联邦宪法》第 51 条 (xxiiiA) "但不授权任何形式的公务征召(civil conscription)" 的强烈约束对象。这一条款在最后时刻被写入全民公决案,以响应医生游说者的要求——目的是预防被"国有化";随后宣布(1947 年)《药品福利法案》违背了这一条款,并且《国家卫生法 1948》从来没有实施过(Sax 1984)。

1953 年,自愿健康保险计划(Earle Page Plan)实施了,这一计划随后 20 年成为澳大利亚的卫生服务模式(Palmer & Short 2000)。这一计划符合医学专业领袖们的观点,后者与公立教学医院系统是密不可分的。在建立以需求为导向的保险计划中,即在按服务项目补偿的计划中,一些固有的组织问题都被小心翼翼地回避着。一方面这种方式一直是与医学专业人员和平共处的代价,另一方面这种方式产生了许多组织负效应(organisational side effects)。其中不仅包括全科医师这个群体处于逐渐从专科医师群体分离出来的状况,而且其他群体,通常是拿薪水的卫生服务人员,也处于这种状况。这是整合卫生服务的一个真正障碍。按服务项目付费的医疗服务不可避免地成为设计 Medibank 的基本原则,而 Medibank 也成为州/地区-联邦分界线的另一个新起点;将来所有按服务项目付费的医疗服务由联邦政府支付,而州/地区政府只支付公立医院和卫生服务机构付工资的医疗服务(salaried medical services)。

专业人士和政治家

在卫生系统的演进中,无论哪个阶段,卫生系统的行为都在很大程度上取决于医学专业人员的态度。政治家和医师之间的关系一直是而且可能永远是非常难以调和的。医学文化假定个人的保健服务是人们自己的责任。而政治家要为选民负责。社会不得不解决这样一个冲突,即希望支持自由的文化与希望照顾需要帮助的人的个人责任之间的冲突。而医师就处在这个冲突的中心。

卫生系统是以合作行动为前提建立的。从本质上讲，组织需要有明确的目标，并且这些目标要有统一的标准去实现。在组织内部，主管人员是基于行政权限或职位而不是基于个人专业水平去行使权力的。当政府不得不支付一大部分公共服务费用时，为确保公共支出的效果，他们自然会寻求组织和活动绩效计划。他们也会要求提高工作效率、增加产出以及从质量标准到任职资格等广泛问题上符合政策。

与同其他人一起为共同的目标而工作的愿望相比，个人和组织可能更看重他们的独立性。因此，他们只有在满足自己的要求基础上才会合作。这个冲突是近代历史上各国政府努力建立一个可以公正平等地满足所有市民的需要的核心部分。

意识形态的冲突

意识形态的冲突不仅只在政治舞台上起决定作用。现代医学取得的成果越多，就越需要对其进行定位并有效地利用有限的资源。医学进步的成果必须分享，而这就意味着要进行规划。在这方面，组织已有很多应对策略。Bernard Shaw 曾经描述了人们对现代医学成果的一些怀疑论调，McKeown（1976）、Illich（1977）和其他人也做了进一步的描述。他们已使医疗服务并不等于卫生服务这种观点为大家所接受。因为基因、环境、教育和社会状况在维护健康中都起着各自的作用。Cochrane（1972）则提出这样一种提案：某种医学成果是否可以得到支付，必须通过随机对照试验证明其有效性和效率才行。直到现在，人们仍在进行着激烈的争论：一些人支持现有的侧重急诊医疗的资源配置方式，而另一些人认为，应该把更多的资源用于通过社会干预、健康促进和改变公共政策以促进公共卫生。当然，争论双方都有代表各自价值观的有力证据。

毫无疑问，现在正处于慢性病的时代——可能是生活水平提高、医学发展以及生活方式改变的结果。随着社会促进与医学之间的全面社会干预，心血管疾病和各类癌症已成为人类的最大杀手，在慢性病中排在前列。而同时社区也承担着慢性精神性疾病和各种形式的残疾带来的沉重负担。由于这些疾病多数只能缓解而无法治愈，因而在这一点上首要的任务是建立一个组织完好的卫生系统。整体而言，卫生系统仍然没有跟上慢性疾病流行的要求。在卫生系统仍然固守急性疾病模式时，它究竟能否对"真正的社会需要"做出反应是非常值得怀疑的。

现代

20世纪60年代后期，英国卫生部发布了一系列"绿皮书"，以改革国民卫生服务（NHS）组织。整合是其一贯的主题，因为人们已经认识到：急诊服务、通科医疗、精神卫生、长期护理和社会支持服务的提供方式是相互分割的，不能使卫生资源得到有效的利用，或不能给患者和消费者带来好的结果。"绿皮书"提出，由NHS提供的卫生服务和由地方行政部门提供的社会服务应该更紧密地结合起来，并且应基于地理区划规划综合性服务。在随后的25年中，这些观念得到了发展和实施，进入了一个组织重组的定期循环。地段、行政区和教区被建立起来，又被取消。人们认为在组织理论和实践中可以找到整合服务的正确途径。然而竞争和外包服务的引入使基层决策责任发生了重大转变。现在，在一个由消费者和提供者构成的有管理的市场中，初级卫生服务托拉斯（trust）和医院托拉斯（trust）是各自决定是否签订服务提供合同。这一变化包含着中央政府和部长负责方式的改革。然而，有一件事很清楚——中央控制的形式可能发生了改变，但其控制强度却从未被弱化。

在澳大利亚，卫生系统的各个组成部分都在以它们独立的方式演进。到1969年，由Earle Page建立的保险计划逐渐无法运行。Nimmo报告解释了其原因和性质（联邦健康保险咨询委员会1969，Commonwealth Committee of Enquiry into Health Insurance 1969）。Scotton和Deeble（1968）发起了一场辩论。他们提出应建立一个强制性和普及性的健康保险系统，这个建议后来被劳动部门采纳，并于1975年演变成Medibank（Scotton & Macdonald 1993）。Medibank是一个通过税收来筹资的系统，部分服务通过保险机制管理，部分服务由州政府承担。由于联邦政府只控制资金而不控制提供者，所以除非通过有条件的拨款，这个系统对服务供给系统的改造能力非常有限。Whitlam政府曾经试图通过地方性社区卫生中心系统——由合作的GP（全科医师）运作，其成员由社区卫生护士和相关卫生专业人员组成——促进初级卫生保健服务的整合。结果表明，服务整合的费用是昂贵的，因而 Fraser 政府 1976 年削减了资金投入。尽管如此，为满足整合服务组织和供给的需要，澳大利亚的社区卫生运动仍在继续发展并已经成为合作服务试验的起点。

卫生系统和权力追求

20 世纪 70 年代，公共卫生支出成为最大的公共支出，因而不可避免地成为权力操纵者关注的焦点。正如 Von Otter 和 Saltman（1990，p17）指出的那样：

> 公共机构并不是顺利贯彻政令的理想机构。组织理论家指出，在公共机构，正式的目标对组织行为的约束力最小。公共机构的组织行为与其正式目标的背离不仅是由于其缺乏动力、沟通方式是自上而下的或管理不善，而且是由于政出多门且不统一。

在澳大利亚，在国家一级 Medibank 改革完成之前，大部分州和地区政府已着手制定组织改革计划。其中关键问题是寻找一个中立载体，以使下列各方能够成为协调一致的整体：

- 公立组织、私立组织和个人；
- 机构组织和社区组织；
- 精神卫生和急性疾病、残疾和长期护理；
- 医师、牙科医师与其他卫生从业人员；
- 联邦、州、地区和当地政府的筹资计划。

举例来说，Bright 委员会的报告（1973）中有一个有关南澳大利亚卫生系统的详尽研究，阐述了改变健康观念的必要性以及在把现代健康观念引入一个整合的卫生系统的设计中时应该如何解读。这个报告同时也是一个模型分析，其提出的解决方案是：要使人们认识到将服务供给者从政治行政机构中分离出去的必要性。医师、志愿组织和其他非州/地方政府团体需要在无需改变其自身文化/组织方式的基础上开展合作。没有把提供者"国家化"的尝试。一个关键提议是：成立一个与公共服务和日常行政管理分离的卫生机构——卫生委员会（Health Commission）。虽然卫生委员会通过了立法并依法成立了，但是很明显，政治家和中央政府部门对这种将一个如此之大的服务系统从中央控制中分离出去的想法是不欢迎的。正如他们在 Medibank 这种大的筹资计划从联邦政府转移至州和地区政府时所持的态度一样。在随后的几年里，权力发生了转移，即使名称不是卫生委员会。同一时期，委员会这种方式在其他州/地区也进行了试点，并且结果也是相同的：全部被取消，它们的权力已转移到传统的公共服务行政机构。

将公立组织、私立组织和志愿者组织整合到协同工作的计划中——既有公立医院医师又有私立医院医师及全科卫生专业人员——的机会已经失去了。人们对公共卫生和精神卫生服务寄予的更高期望还没有实现。他们仍然处在大量耗费急性卫生服务的阴影中。

在过去的 20 年，卫生系统进行了许多改革，现在公共部门的卫生机构已得到了配置；伴随而来的是公共行政管理程序的广泛改变。在 20 世纪 80 年代和 90 年代，改革的目的是使中央政府能够更直接地控制卫生支出或使其支出与其政策更一致。这些改革的结果是：权力在不同层次的公共卫生系统之间转移。自相矛盾的是：一方面经常描述的管理改革是下放管理权力以促进服务整合并确保地方需要和服务重点之间更好地匹配的改革；而另一方面改革的实施却是向确保中央的更强控制发展。这些改革对减轻当前由于老龄化带来的长期财政负担以及由于慢性疾病带来的负担无所作为。由于环境改变，组织结构界线对系统绩效产生的不利影响越来越严重。整合的主题是源自期望系统更协调一致——以确保公共卫生、精神卫生、慢性疾病和急性疾病服务功能之间的协调管理。新南威尔士地区的卫生机构已经能通过资源分配在公共部门达到这一目的。整个这个地区的资金都是基于人口基数分配到行政管理部门的。这一机制一直稳定运行直到 2005 年的改革：行政区划由 17 个减少到了 8 个。

政府治理改革通常发生在政府换届时，继任政府往往希望在不受先前改革效果的任何正式评估的困扰下做事情。改革通常是基于对症的解决方案，而症状通常有更深层的原因。解决这一困境的方法之一是扩大纵向和横向整合模式的应用（讨论见下文）。如果能将多年演进的组织和功能界线在严格对比中进行审视，也许可以更清楚地理解。

组织间的界线包括诸如资源获得和分配方式、服务机构体制、公立机构和私立机构的分离以及政治系统和提供者之间的接口。当然在联邦政府和州政府之间以及在卫生服务提供者与各种政治和行政系统之间，这种界线和接口是以最显著的方式存在着。功能上的界线是急性疾病服务与精神卫生和公共卫生服务、社区卫生服务与机构卫生服务以及全科医师服务和专科医师服务相互分割。

考虑到当前慢性病疾病带来的负担和当前卫生系统支付能力（affordability of the health system），人们认为卫生系统内的结构性界线应该改变。在这个纵向和横向层面明显不匹配的系统中，对慢性病的有组织的保健（organized care）的设计是一个经典例证。一个对慢性病患者的保健计划只有在一个资金控制系统和服务责任能够协调一致的系统中进行管理时，才有可能实施。只有消除系统界线的限制，从医师和家庭护理的不同机构的服务提供者才有可能在不同纵向层面上协同工作。如果资金的筹集和控制组织按照其重要性排列在纵轴上，患者需要的服务排列在横轴上，那么有可能清楚地看到必须参与的服务机构范围。如果忽视这些限制，那么即便运用基于最新管理模式的解决方案，可能也不会有效。

私立卫生服务机构一直处于整合过程中，原因见上文；通过筹资控制和所有权，他们已被纳入横向联合组织集团（horizontally linked groups），有时他们也与纵向层面联合（讨论见下文）。这种趋势的部分驱动力是由于营利性投资向非营利性投资的转变。许多先前的社区医院现在已被纳入大的州际集团中。

已有大量文献描述这些问题，近期的文献也对此做了很好的解释（Dwyer 2004，Marchildon 2005，Menadue 2004）。这些文献与医学会的报告（2001）对比阅读可能会更有帮助，后者可能只会呼吁制定提高服务质量的行动计划。作为一个负责设立目标并协调不同机构的合法的权力机构，医学会的建议是在行政机构不出面的情况下做出的。与英国的 NHS 制定全国的或通过不同的政府机构制订计划不同，促进卫生服务供给的具体计划是通过在实施层面制定多种干预措施来制定。如 NHS 促进计划：把大众置于公共服务的中心和 NHS 计划（见 http：//www.dh.gov.uk/home/fs/en）。

● 近期的管理趋势

20 世纪 80 年代兴起的管理至上主义方兴未艾。这直接导致了在组织和管理方面卫生服务发生了引人注目的变化。澳大利亚这一时期的文献主要反映了市场化主张与作为对立的公共部门规划和服务供给之间的冲突。这种情况下改革是循着以下逻辑进行的：

> 中央计划的根本缺点——与较典型的市场运行机构的适应性计划相比——在于其假设：社会现实是建立在一个坚实的知识基础上，即通过合理的方式可以实现，并且在一个稳定的和可控的应用领域中，可以与清楚的连贯的目标结合。
>
> (Van Gusteran 1976 quoted in Hunter 1991, p 17)

促进质量的商业模式、立法、组织改革、缩小规模、外包服务、财务会计和控制等措施都已融入当前的公共服务和私立控制系统。目的是使卫生专业人员都参与进来，但这样做的结果也动摇了卫生系统。卫生专业人士对这些意欲为患者带来更多好处的管理激发出的创新产生了怀疑。这些措施在更大的国际背景中也可以看到，整个世界也都受到技术、全球化、消费主义和人口统计学变化及疾病模式变化的影响，所有这些趋势都使整合服务更困难，但同时也更必要。

服务整合程序

澳大利亚的急性疾病协调服务试验

1995年，澳大利亚政府委员会（the Council of Australian Governments，COAG）选择了一组需要协调服务的患者进行协调服务试验。这些患者都是需要给予长期综合性服务的患者，在这个试验中后者将得到由服务经理进行协调的服务（COAG 1995）。1995年9月，联邦政府牵头邀请有兴趣参与试验的机构开展试验，共有9个试验在4个州和1个地区开展〔卫生和老年保健联邦福利部（CDHAC），1999〕。试验的目的是为了引发人们对主流服务的一些方面进行反思，如表13.1。

表 13.1　对主流卫生服务机构的一些共同反思

服务是以提供者为中心而不是以患者为中心的
简单地讲，就是服务提供者的效率需求优先于患者对无缝服务的需求。

服务不能满足患者的复杂的多样需要
这些患者不只有一种疾病，他们既需要一级服务，也需要二级医疗服务，他们的需求跨越了医学服务和社会服务之间的界线，并且不是一个服务提供者即可对他们的保健有全面的清楚认识。

全科医师没有很好地定位为服务协调者
医疗报销目录（the Medical Benefits Schedule，MBS）的局限性限制了全科医师的作为，这个目录鼓励短期就诊，没有提供更复杂的服务计划。

患者不能自己转换服务
服务有不同的资助方、进入口、定位和规定，并且不同地区各不相同。系统的各组成部分其责任是有限的，出院决定由医院做出，当医院决定患者出院时，患者的服务就不再是医院的责任了。

一些客户不能支付他们所需全部服务的费用

由不同代理者提供服务导致了相当大资金的浪费从而导致效率低下，这种观点非常值得怀疑
一般认为，患者是由不同机构进行连续评估的；每个机构都有各自的记录，而目前还没有促进数据共享或其他促进效率的激励措施。

服务系统内还没有为患者提供更好的整合服务的激励措施
事实上，组织激励机制倾向于达成特定组织的目标，而不是改善患者的治疗结局。

Source: Derived from Perkins DA 1999 *Australian coordinated care trials: a new species of health services in the Australian coordinated care trials: local experience and technical observations.* CHSD Discussion Paper No 1

这些协调服务试验有以下几个主要方面：
- 服务对象是单个患者，而不是人群；
- 对患者逐个进行了评估，如果需要，会向患者提供套餐式服务；
- 把不同服务机构的资金集中在一起为患者购买服务；
- 在缜密思考的基础上，制订了一个协调一致的套餐服务计划，用成本效果更好的服务方式取代现有的服务方式；
- 通过持续测量患者的状况及与对照组进行比较，评估协调服务是否对患者结局的改善有帮助，这些试验得到了认真评估。

从本质上讲，这些试验试图回答：通过运用一系列精心设计的、用以提高机构之间和机构内部服务整合的机制，是否能够以一种更有效率的方式为患者提供更高效的服务。这些机制包括单个协调者、服务计划、应用诊疗规范，资金集中和购买（表13.2）。

表 13.2 促进医疗服务整合的机制

单个协调者
服务协调者的责任是要确保：多学科评估、准备实施计划、购买为实施计划所需的服务、尽可能购买成本效果更好的替代服务。

服务计划
使用单一的计划，用合理的方式取代现行的缺乏衔接的方式，后者是由不同的代理人制订计划，很少参照他人计划。

诊疗规范的应用
尽量使用最实用的服务和诊疗规范，以便服务计划及实施的服务是建立在最可靠的证据之上。

资金的集中和购买
使用同一个来源的资金，使为参与试验的患者购买所需的替代服务更容易，而那些主流服务中常见的不正当的资金激励方式（和各个参与机构的费用支付方式）在整个试验期间都应尽量避免。

通过评估第一轮协调服务试验，得出原来的假设是不成立的结论（CDHA 2001）。在实施的各种协调服务试验中，没有一种能证明：在正常情况下，消耗同样的资源，协调服务给患者带来的结局能比当前主流服务更好。但这并不意味着一些患者不能从协调服务中获益，也不能表明这些协调服务不比当前主流服务更加有效。事实上，澳大利亚联邦政府正在着手进行第二轮试验，参加第二轮试验的患者会比第一轮试验的更多，设计也会更为完善。

从第一轮协调服务试验可以观察到以下几点。第一，试验组的患者很高兴，因为他们得到了服务协调者给予的个性化关注，他们感觉受到了尊重，并且他们感到如果将来他们的病情恶化时，这种公共服务能够做出迅速有效的反应，这让他们感到放心。其次，试验只纳入了一小群相关患者，且试验后大多数患者仍由主流机构提供像以前一样的服务。第三，从一小群人的集约干预试验得到的经验很难推广到范围更大的人群，因为它直接对现有机构的运作模式、融资方式和权责关系构成了挑战。

从技术角度看,这些试验的设计同许多临床试验一样,也是按照需要进行的,其改进与实施之间尚有很大空间(Perkins & Owen 2000)。这些试验的时间长度必须适应政治投资者的需要,尽管在开始时有些延迟,但在实际实施阶段,许多试验仍在完善信息系统和其他相关系统。尽管这是典型的行为学习研究(action learning studies),但要检验假设却并不容易。

人们希望第二轮试验能够在认真汲取第一轮试验计划和经验的基础上进行,能够得出有关不同服务协调模式的效果和相对效率的结论。

澳大利亚的精神卫生服务整合计划

服务整合问题并不仅仅局限于为虚弱老年人提供的卫生服务。在由个人及其家庭和社会承担的疾病负担中,精神疾病占了相当大的一部分(AIHW 1999)。在主流服务中,精神疾病服务由包括精神病医师、全科医师、心理学家、护士和志愿者在内的多种专业人士提供,这些提供者有不同的培训背景且其资金来源不同。这些服务的提供地点是在医院、诊所、咨询机构或患者的家中。精神疾病常常以慢性疾病的形式表现,患者需要多年的持续性护理,其特征为:先是一段时间的急性期,随后是一段症状最小化或被很好控制的时期(Andrews 2001)。

目前的状况是职业专科化和服务责任分离,这就意味着患者经常不能在最需要的时候得到他们需要的服务,患者经常会在服务的夹缝中不知所措;而且一些费用最高和专业要求最复杂的服务,即精神病医师的会诊,也不能及时提供。因此,患者在精神疾病急性发作时,本应得到精神病医师提供的服务时,却可能只能得到由护士组成的社区急救小组的服务。或者,当他们本应从社区精神卫生团队得到多学科服务时,却只能得到专家在诊疗室里提供的服务。澳大利亚的很多地方非常缺乏精神病专科医师,后者主要在私立部门工作,且主要是在诊室里提供服务(澳洲医学人力顾问委员会 1999)。

澳大利亚精神卫生服务整合计划中的项目是以有利于私立部门精神病医师和其他相关人员整合为一体而设计的,目的是使其专业技能与患者的需求更好地匹配。这些项目是在国家精神卫生策略的框架下开展的,目的是提高人群的精神卫生服务水平,这些项目同时要求对结果进行明确测量,以便可以评价取得的进展。计划的主要目标是增强私立部门精神病医师对公众精神卫生服务的作用（澳大利亚卫生部 1998）。

这些项目采取了多种方式的整合。专科精神病医师和全科医师之间的整合是为了促成二级会诊服务，通过这一方式，全科医师可以从精神病医师那里寻求对其正在处理的患者的治疗建议。这样的建议能使全科医师可以继续治疗患者，而不是将患者转诊给专科医师或医院（Perkins & Lyle 2003）。这些项目建立专家评估和转诊机制，目的是改善转诊程序，使患者能够被转诊给最合适的人或得到他们所需的服务（Pirkis et al 2001, 2004）。建立这种机制是为了克服由于资金的多重安排而导致的机构分割，也是为了帮助那些因为服务的复杂性或特殊情况而很难找到合适服务的患者，这种设计也是为了促进服务提供过程中有着不同能力、培训背景和经验的专业人员之间的合作。

同澳大利亚的协调服务试验一样，使用单一的资金库建立一个实体机构非常重要。因为这样可以从不同的提供者处购买服务并实行同一种病例管理或服务协调方式，以确保服务的连续性和质量（Fine & Fisher 1999）。

临床指南和诊疗规范的使用

更进一步的整合方式是使用临床指南，有时称为临床诊疗规范。临床指南是基于最可靠的证据，通过把服务程序标准化来整合服务的一种尝试。20世纪，卫生服务的发展使服务程序产生了相当大的变化。一直以来，临床医师在诊疗上都享有自主决定权，而且其个人的临床判断优先于科学评估。在随机对照试验出现前，临床评价一直没有金标准。随着随机对照试验的发展，临床评价有了金标准且在其试行过程中产生了许多伦理问题，而且其试行的结果并不总是确定的。尽管如此，自从 Archie Cochrane（循证医学的奠基人，译者注）的著作《效果和效率：在卫生服务上的随机反应》（1972）出版以后，在这方面还是取得了相当大的进步。虽然 Cochrane 只是着眼于评价英国的国民健康服务，但他的工作已经产生了更为广泛的影响，直接导致了国际 Cochrane 合作组织（the International Cochrane Collaboration）的建立，后者的目标是将大量有关卫生服务效果的研究程序化并进行评估，为执业医师和有兴趣的外行提供相应的证据（参见 http：//www.cochrane.org.au）。

作为结果的临床指南为清楚地界定疾病提供了明确的方法和治疗模式；

在实施这些指南时，医师若有"不遵守诊疗规范"（off protocol）的行为，必须有非常好的理由。这些指南具有以下特征：

- 建立在明确的科学证据基础之上，而且这些证据是可以清楚地描述的，可以为读者提供参考；
- 研究依据简单、直接且不冲突；
- 推荐措施显示了对临床实践的理解，也就是说，它们包括在服务机构有效果的证据，并不是简单地"建立在实验室研究的基础上而不能为临床医师所用的"；
- 有利于临床医师处理日常服务；
- 是针对不同患者群体的、适当的处理措施；
- 普遍得到一些特定临床领域的专家委员会的采纳。

在某些情况下，由于缺乏好的随机对照试验或试验的荟萃分析，有些临床指南是仅仅建立在专家判断的基础上的。如果与建立在强大的科学证据基础上的判断相比，这种建议或基于专家判断的指南，其可信度是有限的（更多临床指南的相关信息，请参见 Grol et al 1998）。

如果临床指南能够被所有处理特定患者或患者群的相关人员接受并执行，那么临床指南就可以成为整合服务的一种好方法。这样不同的从业者，如全科医师、护士或专科医师，对应采取的治疗模式就会有一个明确的概念，尤其是对症状会在长期病程中不断发生变化的慢性病患者，适当的处理方式可能会阻止或延缓患者病情显著恶化的速度。

下面是有关Ⅱ型糖尿病的这种治疗指南的一个例子（图 13.1）。它是由全科医疗顾问委员会制定的，后者是向昆士兰州政府提供有关全科医疗相关问题建议的首席委员会，其信息可参见 http：//www.uq.edu.au/cgpmh/gp-paths/gp-22diabpath.htm。

图 13.1 概述的指南是为全科医师制定的，它是建立在多学科知识的投入以及多方面研究结果的基础上的。它能使全科医师在处理复杂疾病的情况下行动一致，且不同专家可提供及时的服务从而防止患者发生严重问题，例如没有定期检查视力可能导致失明，足部治疗错误可能导致截肢。临床指南的使用对提高卫生资源的成本效果也有意义，因为它会确保及时干预从而预防或延迟晚期使用的更加昂贵的干预措施。

指南由下列要素构成：

1. Ⅱ型糖尿病筛检对象？
   - 群体1——年龄超过50岁且具有下列危险因素之一者
   - 肥胖
   - 与Ⅱ型糖尿病一级相关
   - 高血压

   群体2——具有下列危险因素之一者
   - 年龄超过65岁
   - 有妊娠期糖尿病史的妇女
   - 低葡萄糖耐受
   - 心血管疾病
   - 有多囊卵巢综合征的肥胖妇女

   群体3——高危群体
   - 土著居民和托雷斯海峡年龄超过35岁的居民
   - 年龄超过35岁的非英语语种高危人群（包括太平洋岛民、印度的次大陆人和中国人）

2. Ⅱ型糖尿病的诊断标准
   - 随机静脉血糖＞11.1 mmol/L
   - 随机空腹血糖＞7.0 mmol/L

2.1 已诊断为Ⅱ型糖尿病的患者遵循下列指南：
糖尿病稳定
每3个月复查1次
每6个月复查1次
每年复查1次
眼底检查/复查

2.2 某些情况下，患者需要转诊给一个或多个临床医师：
转诊给糖尿病教育者的标准
转诊给营养学家的标准
转诊给脚病医师的标准
转诊给经过糖尿病管理处理训练的内分泌学家或内科医师的标准
转诊给心理学家/精神病专家的标准

2.3 指南可能包括的其他情况：
妊娠/妊娠期的糖尿病
医院/急性服务包括：医院住院患者的临床指南
　　医院途径
　　出院小结

图13.1　Ⅱ型糖尿病的治疗指南

Source：This guideline is available on the Royal Australian College of General Practitioner's website and thus made available nationally to GPs and other interested parties. The guideline is best read from the vebsite since its format allows the reader to follow links in respect of particular patient groups or conditions. See http：//www. uq. edu. au/cgpmh/gp-paths/gp-22diabpath. htm [accessed 21 December 2004]

然而，大量的证据显示，临床诊疗规范或指南的制定本身并不足以改变专业实践或整合卫生服务提供者的工作。人们普遍认为，促进变化需要包括应用指南在内的积极策略，这些在研究文献中有详细论述（参见 Grill & Lomas 1993、Grimshaw & Russel 1993 和 Lomas 1991）。对这些文献的详细分析不在本书范畴内。

调整组织结构以整合服务供给系统

这一部分探讨用于发展整合的服务供给系统的组织结构，包括多个组织间的安排或单一组织内的安排。组织结构调整方式包括多个机构的垂直整合和水平整合。这些可以通过所有权安排、法律合同进行正式的整合，也可以通过诸如形成网络和同盟进行非正式的整合。组织内部服务整合的组织结构调整包括服务流程（product line）或服务结构。这些内容都将一一论述。

组织结构的功能

当提到组织结构时，人们往往首先想到的是组织结构图，但这只是说明组织中谁负责什么、谁向谁汇报的组织正式结构的概略图。实际上，组织结构远比这复杂得多。它被定义为"……组织工作按任务划分及其之间相互合作的方式总和"（Mintzberg et al 1995，p 352）。

在这一部分，组织结构通常是指相互依赖的组织之间和组织内部相互依赖的各部分之间的正式联系。组织之间和组织内各部分之间的相互依赖性，是促使组织产生交换信息从而协调行动的原因。组织结构可以推进也可以阻碍信息交换，但其本身并不执行信息交换的功能。组织结构可通过人员分组促进信息交换，这样组织结构具有：

1. 统一的监督结构；
2. 标准化的操作程序；
3. 正式化的信息系统；
4. 面对面的联系。

除这些有限的功能外，组织结构具有重要的象征意义，因为它反映了组织的权力。可能正是因为这个原因，组织结构在组织设计和重新设计中具有非常重要的作用。

为整合组织之间的卫生服务而进行的结构调整

当前的卫生服务组织结构反映了卫生服务系统发展的历史积淀。医院的角色几经转变,从早期基督时代的庇护所和救济院,到疾病流行猖獗时期的禁闭和隔离处所,到随着麻醉和消毒技术的发展而出现的外科手术室,到今天成为技术的殿堂(Risse 1999)。在同一时期,卫生系统的其他组成部分的结构也在独立地演化。在过去的150年里,医疗实践,随着独立的全科医师和私立专科医师的发展,随着州政府自治,形成其现有的结构。当前的精神卫生服务系统结构反映了现代治疗学所引发的医学革命,把服务进入社区,使传统的精神病院监管人的角色成为历史。社区卫生服务在20世纪70年代作为一项改革运动独立发展起来。尽管老年保健继续把注意力集中在社区服务上,但它通过近期的长期服务及专科化的老年病科发展,已部分与卫生服务系统的其他部分进行了整合。结果我们有了一个既复杂和分割、又相互高度依赖的卫生服务系统。

卫生服务组织处于一个有许多其他组织构成的复杂网络中,其中一些是竞争者,另一些是投入供给者或服务或产品的购买者。这个行业中,有所有者、出资者或筹资者、管理者和其他利益相关者,后者如协会和产业组织、本地社区、政客和特殊利益团体。这些关系产生了互相依赖性和不确定性,必须进行管理。管理的成功或失败将取决于高层管理者的管理能力。管理这种相互依赖性的一个关键策略是发展横向或纵向的整合组织。

横向整合

横向整合包含同行中互补机构的合并(图13.2)。20世纪80年代,通过购买各种私立医院形成的私立医院连锁机构就是一个极好的例子。澳洲的所有主要私立医院集团都经过了横向整合,他们中有澳大利亚最大的私立医院集团 Affinity Health (http://www.affinityhealth.com.au/)、Ramsay Health Care Limited (http://www.ramsayhealth.com.au/rhc/) 和 Healthscope Limited (http://www.healthscope.com.au/)。非营利性私立医院,像圣文森的慈善机构(St Vincent's Mercy Group, http://www.stvincentmercy.com.au/default.htm)和阿德莱德社区卫生服务集团(Adelaide Community Alliance, http://www.acha.org.au),也是采取了这种形式(后者现在由Healthscope

管理)。公立机构,如维多利亚的城市卫生保健网和新南威尔士的地区卫生当局,也是横向机构整合的例子。

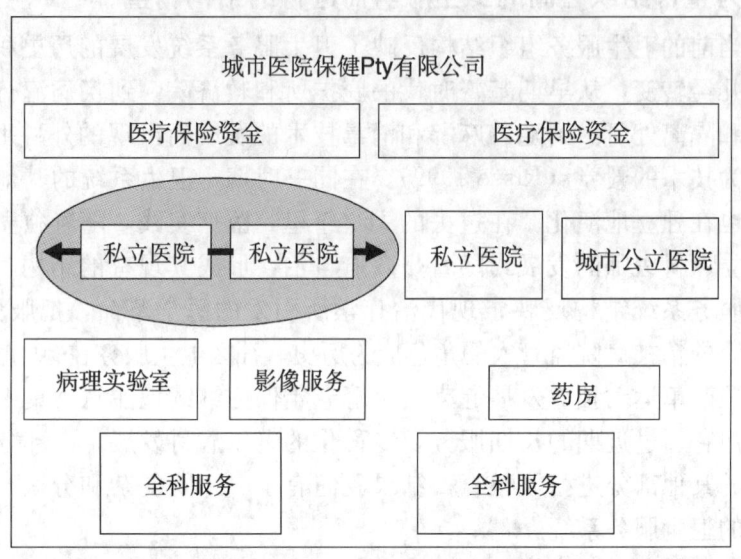

图 13.2　横向整合:城市私立医院有限公司

纵向整合

纵向整合包含供应链中相互依赖的机构的合并。在供应链中,一个机构的产出是另一个机构的投入(图 13.3)。20 世纪 90 年代后半段,许多私立卫生服务组织寻求纵向整合,他们中有 Sonic Health Care Limited (http://www.sonichealthcate.com.au) 和 Mayne Health,他们已经完成了全科医疗、病理服务和影像服务的整合,但他们的几个私立医院被 Affinity Health 得去了。纵向整合的卫生服务机构寻求通过供应链整合来获得收益,即通过得到全科医师为其患者开出的检查项目来获益。这是一个矛盾的策略,因为一方面医师会抵制对其临床决策的限制,另一方面公众反对,因为这种策略似乎会鼓励医师进行不必要的检查。

传统的全面整合的健康维持组织(HMO)包括卫生服务支付者(健康保险基金或公共支付者)和卫生服务提供者(全科医师、专科医师和医院)之间的纵向整合。临床支持部门,如药房、实验室和影像室,可以整合成一体,

第 13 章 整合服务供给系统的发展

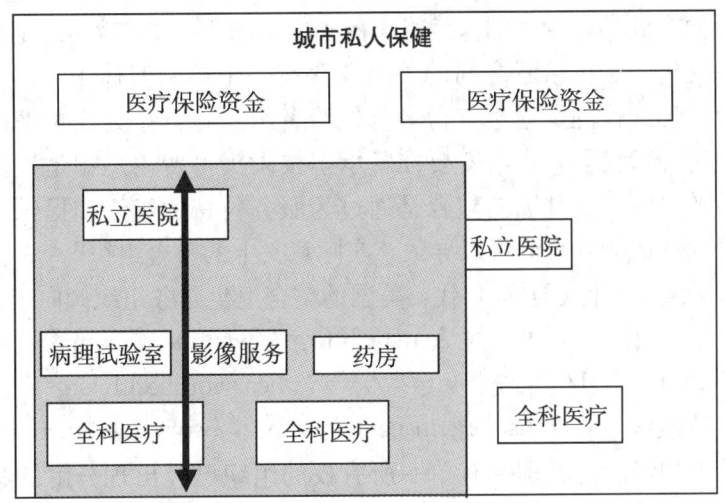

图 13.3　纵向整合：城市私立机构

但并不是核心要素。"有管理的保健（managed care）组织"包括健康维持组织，也包括各种可供选择的结构，这些结构没有纵向整合支付者和提供者组织，虽然提供者组织通常整合医师和医院。这种情况下，支付者和提供者组织之间的关系通过合同来协调，合同涉及支付者为使提供者提供全面服务而采取的按人头付费方式（capitated payment）。

混合形式

在许多情况下，较大的集团（aggregations）中既有纵向整合也有横向整合。举例来说，Mayne 健康（Mayne Health）横向整合了病理服务，而这又被引入到包括全科诊疗的纵向整合机构中。

整合的方法

在前面部分，纵向和横向整合是在同一个组织机构中实现的，这样的组织机构拥有自己的所有权、处置权和统一的管理。这种形式的整合可以通过合并或收购独立实体而达到。在图 13.2 中，私立医院可以通过购买了另一个私立医院，或两个私立医院合并来形成新的"城市医院私人有限公司"。创造一个所有权独有的组织实体并不是达成整合的唯一方法，其他可选的方法包括合同、组织联盟和网络。

上面提到的有管理的保健组织例子中（图13.3），就传统的健康维持组织而言，支付者和供给者之间的关系包含在一个单一实体中。然而，很多情况下，有管理的保健是通过支付者与供给者组织签订按人头付费的合同而实行的。在这种情况下，供给者要准备承担按人头付费用总额是提供综合性服务而产生的风险。这种纵向整合是通过为服务付费的组织和提供服务的组织之间的合同达成的，合同可以导致"实际意义上的整合组织"。

20世纪80年代至90年代，美国的整合卫生服务组织倾向于成为单一的所有者，通常由保险公司（如Aetna：http：//www.aetna.com/）、一家大型医院（如Henry Ford卫生系统：http：//www.henryfordhealth.org/）或一个既定的健康维持组织（如Kaiser Permanente：http：//www.kaiserpermanente.org）发起。最近的经验是美国拥有单一所有权的组织已经出现分解的趋势，正向通过合同连接在一起的小型组织发展（Robinson 1999）。

在澳大利亚，组织间整合方式也经历了相似的从单一的所有权向合同安排的转变。20世纪90年代，一些私立保险公司通过收购私立医院集团建立纵向整合的组织。HBA和MBF都收购了小型医院集团，然而他们收购的目的仅仅是为了在几年之内再把它们转让出去。与这种趋势相反的是，澳大利亚联盟（Australian Unity：http：//www.australianunity.com.au/au/default.asp?source=topmenu2）收购了零售药房和Benchmark私立医院集团的一部分作为投资策略，而不是寻求服务提供和保险支付间的纵向整合。医疗保险公司近来用于处理他们与服务提供者之间关系的办法则是把重点放在合同安排上。举例来说，大多数私立保险公司已经通过合同与他们市场内有限数量的私立医院做出了这样的安排。为了给客户提供"无缝"（no gap）的医院服务，保险公司也与专科医师签订了合同（当私人专科医师收取患者的费用超过住院报销目录规定的住院服务费用时就会产生支付差距）。

所有权或合同方式同样适用于单一的组织机构内。支持性服务的外购是使用合同安排而不是所有权方式来整合相互联系的工作的一个例子。外购主要用于非临床领域中（如旅馆服务、信息技术、项目管理和财务服务），但也用于临床领域，包括病理学、影像学和输液服务等。更多关于合同安排的信息参见第14章。

单一所有权或合同方式之外还有另一选择，即成立所有权由两个或更多机构分享的第三方合资机构。建立第三方合资机构的目的通常是为了分担投资机构的风险。虽然合资机构在澳大利亚卫生领域并不常见，但也确实存在。例如，一些小型私立保险组织开办了一个提供特殊的保险软件的合投机构，叫做 HAMBS（医院和医疗保险目录，Hospital and Medical Benefits Scheme）。这种软件也卖给机构外的合伙人。

不太正式的结构，包括联盟和网络组织，用来处理不太重要的组织间的相互依赖。网络组织是由多个组织组成的非正式网络，网络内基于自愿的基础可以共享信息和资源。这种网络常常出现在政治游说中。联盟则包含不同组织间为特定目的而合作的承诺。联盟比网络更正式，却常常有同样的目的。例如包括工业组织和诸如农村卫生联盟（http：//www.ruralhealth.org.au/index.htm）这样的特别利益团体。实施协调服务试验的临时组合是另外一个例子（图 13.4）。

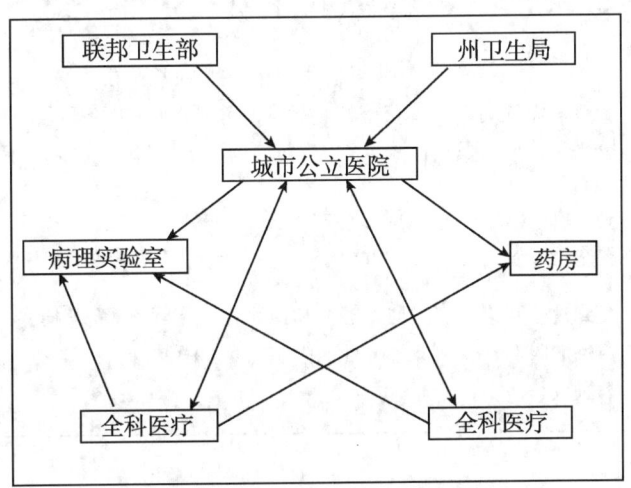

图 13.4　联盟：城市的协调服务

什么样的整合方法是正确的？

单一所有权、合同、网络组织或联盟各有其优缺点，与各种特定的政策环境相适应是高层管理者和所有权拥有者面临的主要挑战,这些简要列于表13.3。每当一些特定的选择做出时,常常要带来高额的成本,并且它们可能会长时间地起作用,而在此期间,政策环境可能会发生变化。

表 13.3　各种整合模式的优缺点

	所有权	合同	合资机构	网络组织/联盟
控制	高。管理者熟知控制方法。	合同制订时间合理。有适当的合同限制;管理者常不熟悉控制合同的方法。	中等;受到合资基金的制约。需要不断与合伙人分享利益持续性。	非常有限。依自愿协约。因为成员众多和利益不同可能非常耗时。
风险转移	无。	分担,转移的程度依合同的条件及管理能力和执行能力。	减少,与合资者分担。	高,每个成员风险少。
资本的获得性	好。随规模而提高。公平和债务可及。	资本不是由卖主获得。	通常良好。公平和债务可及。	很少几乎为零。
交易成本	高。要求持续管理。	从低到高,依合同条款而定。	中等。有合同和管理责任。	一直在改变,但是通常很低。
规模经济及知识	受到规模和组织多样性的限制。鼓励成长。	受到规模和供给者多样性的限制。	受到合资规模的限制。	受到分享专业知识和资源意愿的限制。

因此,管理者常常选择一种与组织核心活动关系最密切的、任务最匹配的整合方式。医院内病房外包服务对于患者服务这个核心活动来说并不是很关键的,因此,常常被首选为通过合同进行外购。环境改变和政治游说对于组织来讲是非常重要的,但对于所有的竞争者都是如此,因此,通过联盟或网络结构来应对会更有效率且效果更好。

直接为患者服务的活动是医院功能的核心,管理者们通常把它们放在组织里。医院更倾向于直接地雇佣护士、相关卫生人员和医师，而不是与他们签订服务协合同。但是，这种方式受到了专业市场的政治限制。医师一直拥有私人执业的权力，因此，可以与医院以合同或合资的关系为患者提供服务。医院经常不能招聘到足够数量的护理人员，并且他们认为很难有效地招聘和管理兼职护士。因此他们常常与诸如 Origin Healthcare 这样的私立护理中心签订合同（http://www.healthstra.conl.au），以得到兼职人员。

组织整合的程度

在前面的例子中，我们可以明显地看到，组织的整合程度存在很大差异。美国 Shortell 等学者（2000）近期对整合卫生服务组织的这种差异进行了一项研究，他们建议把整合程度划分为下列几种类型：

- 功能整合，其中组织的支持性服务如财务、信息技术、病房外包服务和战略管理被统合在一起。这种统合是更重要的整合的基础。尽管这种统合可以带来规模经济，但它的重点不在核心依赖性方面。
- 医师系统的整合，其中医师，包括初级保健和医院医师，都被整合在单一组织实体内。
- 临床整合，即通过跨越特定群体提供服务的整合。

一篇关于墨尔本城市卫生服务网络组织的评估报告注意到，在组织整合3年间，其整合程度会发生变化（政府卫生服务网络评估2000）。一些网络组织仅仅完成了诸如高层管理、计划和财务的功能整合；另一些网络组织则完成了多种支持功能的整合，包括病房外包服务和病理学。只有一个网络组织，即南方卫生服务网络（http://www.southernhealth.org.au/），通过整合医院而将临床服务集合到项目结构中，将住院服务与社区服务整合起来，并且通过充分整合组织的支持系统，实现组织的全面临床整合。但在这次评估之后，这个组织又通过领导任期的变化等退回到更松散的运行结构。

总的来说，澳大利亚私立医院连锁机构一直在限制他们的功能整合，这主要是因为私立医院规模小且分布不均。由于缺乏按人头付费支付方式的安排，在激励机制不够的情况下，临床整合不太可能发展。

卫生服务组织中整合服务的结构

在前一部分，我们主要讨论了由于相互依存而进行整合的不同组织间的结构安排。组织内由于有不同的部门分工，需要交换信息以协调活动。选择结构的目的就是为了促进这种协调或整合。卫生服务组织把很多的注意力都放在结构变化上，目的就是为了促进患者服务的整合（Charns 和 Tewksbury 1993）。

传统的功能结构

正如卫生服务系统的整体结构反映了其发展历史一样，医院和其他大型卫生服务组织的内部结构也反映了其发展历史。医院通常都拥有大量在传统层级管理结构中的护理人员。医师除培训外，与医院保持独立，他们视医院为车间。现在医疗服务技术的发展已经改变了这种情形，护士专科化发展，相关的卫生专业人员和技师发展过剩，医院雇用了更多的全职及兼职医师。这种演变导致了医院和其他大型卫生服务组织内部结构和相关专业人员——护理、医疗和相关卫生人员的重组（图13.5）。这被叫做功能结构，组织中的组成人员是依照其功能进行的。

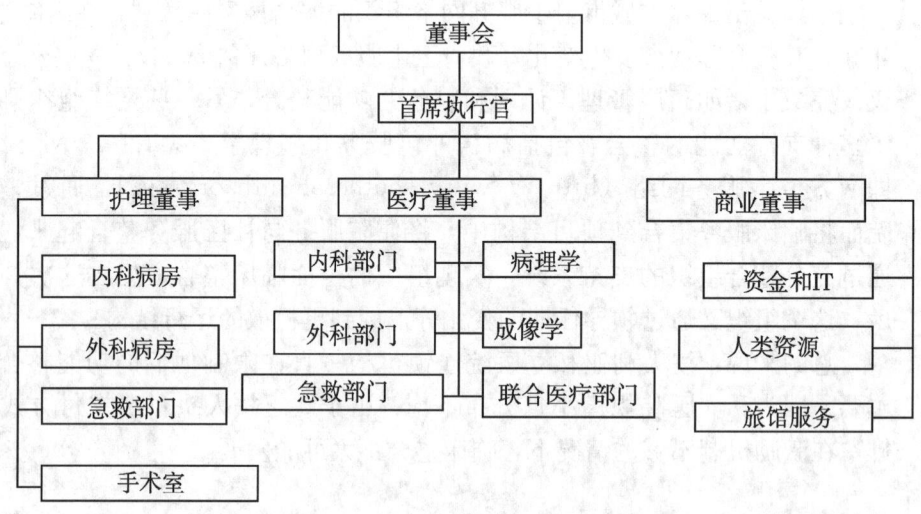

图13.5　功能划分的医院组织结构

整合患者服务的临床结构发展

传统的医院结构不利于患者服务的协调。举例来说，一位胃肠疾病患者的服务可能涉及内科医师、外科医师、护士、营养学家、造瘘治疗师、理疗医师和职业治疗师。在传统的功能结构中，这些临床医师是分布在不同的部门内，这就给协调服务造成了很大的障碍，临床管理也大打折扣。临床诊疗规范的制定包括了其中每个部门的决策制定，而不仅仅是临床医师团队提供的保健服务。在传统的过程中，因为每个部门或单位的预算都受到其他部门成员决策的影响，尤其是医师决定，预算不可能得到控制。

这些问题导致医院改变结构，就是将涉及同类患者的临床医师分配到同一个组织单位（图13.6）。这些单位曾经有过许多名字，包括"服务线"和"临床计划"。运作可能仅仅包括医师和护士或一些/全部相关卫生人员和技术人员。在有关组织设计的文献中，这种结构被称为产品结构，因为它们是依照产出（产品或服务）来划分人群的。

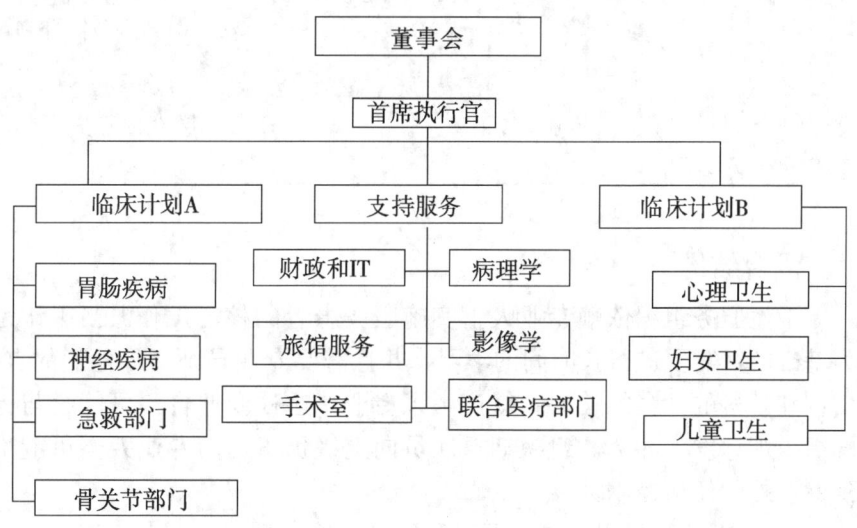

图13.6 依据产品划分的医院组织结构

医院功能和产品结构的优缺点

如前面所提到的，结构有利于一个组合组织内部成员之间的信息交换和控制，却抑制不同组织成员之间的信息交换。每个结构形式，通过把不同结构的临床医师组合起来，会有不同的优缺点组合。表 13.4 对目前已描述的两种结构形式进行了比较。

表 13.4 功能和产品结构的比较

	传统的功能结构	产品结构（临床计划）
以患者接受服务的成本和质量为重点	通过将临床医师分配到不同的单位和科室而折中	加强
以专业培训、发展和标准为重点	加强	由于专业人员分散至多种临床计划中而折中
专业监督	因为同一专业的监督者而加强	折中，因为计划领导者来自一个包含多种专业的计划中的一个专业
作为一个整体的组织之上的亚单位地方主义	专业地方主义	计划产生的地方主义

混合结构

卫生服务组织依赖专业人士实施服务患者的核心工作。当工作是以知识为基础的，需要进行长时间的学习，并且需要专业导师指导他们的自我教育、培训和学科的社会结构时，就产生了专业。这种专业自治可能会与行政管理的组织观念发生冲突。组织期望雇员向上级负责，而专业人士可能不愿意受到专业外的任何控制。

从表 13.4 中可以看到，医院和许多其他大型卫生服务组织的传统功能结构与专业自治和自我控制需要结合得非常好。产品结构与专业人士的自我控制是相互冲突的，因为多种不同卫生专业的成员要接受其中一种专业监督者的管理，而监督者仍是其中一员，这种情况在开业医师是非常普遍的，因为他们在临床机构中通常更强有力。

这些问题使卫生组织结构的设计者陷入困境。产品结构把重点放在对患者服务的质量和成本上，但同时在专业标准上要打一些折扣，这种结构还常常要付出专业人员反感的代价。功能结构可以提高专业标准，但对患者服务却要打折扣。

这种困境导致了许多混合结构的产生，如组织的矩阵结构。在古典的矩阵结构中，通过航天制造工业得到普及，工作人员是根据预算、监督和绩效平等地隶属于产品部门和功能部门。比如说，一位护士可能是胃肠项目的成员，同时又属于外科护理小组。一个真正的矩阵结构很少能在卫生服务中应用，因为协调的成本太大，包括要提交两份报告以及处理由双重责任产生的混乱。在产品和功能混合形式的设计中产生了各种各样的结构形式。有关描述可参见 Charns 和 Smith Tewksbury（1993）。

结论

卫生服务系统条块分割的局面是历史因素造成的，并且这些因素仍在阻碍着卫生服务系统的整合。但是，包括顾客需求和态度、筹资和运行资金需要、医疗技术和信息系统等各个方面的压力，不断呼吁卫生服务系统进行整合。

似乎除非所有的卫生保健资金都能集中在一只手中——或者是在消费者手中或某个组织结构手中，如保险基金（如在许多欧洲国家那样），或者是在政府机构（或者是中央集权化，如英国的 NHS，或者是分权化，如加拿大的各省）的手中——否则将不会有大的进步。

与此同时，整合服务的尝试需要关注程序创新，澳大利亚在协调服务试验中的首创性结合具有一定的借鉴意义，例如病例管理和疾病管理，或者卫生服务提供者纵向或横向整合的结构模式。

问题讨论

在思考服务供给系统整合这个问题时，我们建议你考虑以下问题。
1. 如果能克服整合卫生系统的政治障碍，解决专业壁垒的最好策略是什么？
2. 服务整合能否通过对提供者的集中控制或通过提供像 IT 系统或付费协调者这样的协调机制来更好地实现？

3. 如果你有权力控制卫生服务资金，你认为理想的卫生系统是什么样的？
4. 协调服务试验中应用了什么方法来协调服务？每种方法计划解决什么样的分割或整合不好的问题？你认为它们在当前主流服务中会起作用吗？
5. 临床诊疗规范在慢性疾病的多学科管理中是如何发挥作用的？它们是如何影响医疗结局和服务效率的？
6. 将多个卫生服务组织集合成单一的较大实体的优缺点有哪些？
7. 在卫生服务组织内部加强服务整合有哪些可选择的结构？

（王志锋 译）

参考文献

Andrews G 2001 Should depression be managed as a chronic disease? *British Medical Journal* 322:419–21

Australian Health Ministers 1998 *Second National Mental Health Plan*. Commonwealth Department of Health and Family Services, Canberra

Australian Institute of Health and Welfare (AIHW) 1999 *The burden of disease and injury in Australia*. AIHW, Canberra

Australian Medical Workforce Advisory Committee (AMWAC) 1999 *The specialist psychiatry workforce in Australia*. AMWAC Report 1999.7, Sydney

Bright Report 1973 *Report of the Committee of Enquiry into health services in South Australia*. Government of South Australia, Adelaide

Centre for Health Service Development CHSD 1999 *Discussion Papers 1–6 for the National Mental Health Integration Projects*. University of Wollongong, Wollongong

Charns MP, Smith Tewksbury LJ 1993 *Collaborative management in health care: implementing the integrative organization*. Jossey-Bass, San Francisco

Cochrane A 1972 *Effectiveness and efficiency: Random reflections on Health Services*. The Nuffield Provincial Hospitals Trust, London

Commonwealth Committee of Enquiry into Health Insurance 1969 Report. AGPS, Canberra

Commonwealth Department of Health and Aged Care (CDHAC) 1999 *The Australian Coordinated Care Trials: background and trial descriptions*. CDHAC, Canberra

—— 2001 *The Australian Coordinated Care Trials: final technical evaluation report on the first trials*. Commonwealth of Australia, Canberra

Council of Australian Governments (COAG) Task Force on Health and Community Services 1995 Health and Community Services: meeting people's needs better: a discussion paper. In: Fine M,

Fisher K (eds) 1999 *The theory and practice of case management in coordinated care in the Australian coordinated care trials: local experience and technical observations*. CHSD Discussion Paper No 1, Centre for Health Services Development, University of Wollongong, Wollongong

Dwyer J 2004 Australian health system restructuring — what problem is being solved? *Australia and New Zealand Health Policy*, pp 1–6. Online. Available: http://www.anzhealthpolicy.com/content/1/1/6 [accessed 15 February 2005]

Fine M, Fisher K 1999 The theory and practice of case management in coordinated care in the Australian Coordinated Care Trials: local experience and technical observations. *CHSD Discussion Paper No 1*. Centre for Health Services Development, University of Wollongong, Wollongong

Fine M, Pancharatnam K, Thomson C 2000 *Coordinated and integrated human services delivery models: a report prepared for the New South Wales Cabinet Office and Premier's Department*. Social Policy Research Centre, University of New South Wales, Sydney

Grilli R, Lomas J 1994 Evaluating the message: the relationship between compliance rate and the subject of a practice guideline. *Medical Care* 32:202–13

Grimshaw JM, Russell IT 1993 Effect of clinical guidelines on medical practice: a systematic review of rigorous evaluations. *Lancet* 342:1317–22

Grol R, Dalhuijsen J, Thomas S et al 1998 Attributes of clinical guidelines that influence use of guidelines in general practice: observational study. *British Medical Journal* 317:858–61

Hunter DJ (ed.) 1991 *Paradoxes of competition for health*. Nuffield Institute for Health Services Studies, Leeds, p 17

Illich I 1977 *Limits to medicine: medical nemesis: the expropriation of health*. Penguin, New York

Institute of Medicine 2001 *Crossing the quality chasm: a new health system for the 21st Century*. National Academy Press, Washington DC

Lomas J 1991 Words without action? The production, dissemination and impact of consensus recommendations. *Annual Review of Public Health* 12:41–65

Marchildon G 2005 Canadian health system reform: lessons for Australia. *Australian Health Review* 29(1):105–19

McKeown T 1976 *The modern rise of population*. Edward Arnold, London

Menadue J 2004 Building blocks for a national health policy. *Health Manager* Summer. Online. Available: www.newmatilda.com/policytoolkit/policydetail.asp?policyID=20&categoryID=7 [accessed 22 February 2005]

Ministerial Review of Health Care Networks 2000 Final Report. Victorian Government Department of Human Services, Melbourne

Mintzberg H, Quinn JB, Ghoshal S 1995 *The strategy process*. Prentice-Hall, Hemel Hempstead, UK

Palmer G, Short S 2000 *Health care and public policy: an Australian analysis* (3rd ed). Macmillan, Melbourne

Perkins DA 1999 *Australian coordinated care trials: a new species of health services in the Australian coordinated care trials: local experience and technical observations*. CHSD Discussion Paper No 1. Centre for Health Services Development, University of Wollongong, Wollongong

Perkins DA, Lyle D 2003 *Far West Mental Health Integration Project Evaluation Report*. Australian Government Department of Health and Ageing, Canberra

Perkins DA, Owen A 2000 Controlled trials of service systems — what can be controlled and what variation can we measure? *Conference Proceedings, Health outcomes for the nation: best bets and best buys*. Australian Health Outcomes Conference, CDHAC, Canberra

Perkins DA, Owen A, Eagar K et al 2001 The Illawarra Co-ordinated Care Trial: better outcomes with existing resources? *Australian Health Review* 24(2):161–71

Perrow C 1970 *Organisational analysis: a sociological view*. Tavistock, London

Pirkis J, Herrman H, Schweitzer I et al 2001 Evaluating complex, collaborative programs: the Partnership Project as a case study. *Australian and New Zealand Journal of Psychiatry* 35:639–46

Pirkis J, Livingston J, Herrman H et al 2004 Improving collaboration between the public mental health sector and private psychiatrists: evaluation of the Partnership Project. *Australian and New Zealand Journal of Psychiatry* 38:125–34

Risse GB 1999 *Mending bodies, saving souls: a history of hospitals*. Oxford University Press, New York

Robinson JC 1999 *The corporate practice of medicine: competition and innovation in health care*. The University of California Press, Berkeley

Sax S 1984 *A strife of interests: politics and policies in Australian health services*. Allen & Unwin, Sydney

Scotton RB, Deeble J 1968 Compulsory health insurance for Australia. *Australian Economic Review* 4th Quarter: pp 9–16

Scotton RB, Macdonald CR 1993 *The making of Medibank*. School of Health Services Management, University of New South Wales, Sydney

Shortell SM, Gillies RR, Anderson DA et al 2000 *Remaking health care in America: the evolution of organized delivery systems* (2nd ed). Jossey-Bass, San Francisco

Tuohy CH 1999 *Accidental logics*. Oxford University Press, New York

von Otter C, Saltman RB 1990 Towards a Swedish health policy for the 1990s: planned markets and public firms. In: Hunter DJ (ed.) 1991 *Paradoxes of competition for health*. Nuffield Institute for Health Services Studies, Leeds, p 17

第14章

组织间合同安排的管理

MARY G HARRIS　RAE WALKER

- 学习目标
- 引言
- 战略合同
- 组织间的三种相互依赖关系
- 社会交易合同
- 组织间信任关系的规范和发展
- 合同分类——经济学交易成本理论
- 合同选择的影响因素
- 组织内合同的管理
- 结论
- 问题讨论
- 参考文献

学习目标

完成本章内容的学习后，读者应该能够：
1. 描述与组织间合同安排有关的外部和内部压力。
2. 讨论经典合同和关系合同的差异及影响管理者合同选择的因素。
3. 列举长期的、高风险的组织间合同的管理方式。
4. 讨论影响组织间合同高效管理的关键因素。

引言

随着市场导向的经济全球化，在所有行业组织间合同管理正在受到越来越多的关注。在卫生行业，以往是通过分级管理系统和标准化的工作流程来对提供直接服务的庞大政府机构实施管理，而现在已转变为市场化管理（Alford & O'Neill 1994，Domberger & Hall 1996，Mandell & Steelman 2003）。例如，合同已经成为连接组织内成员间（雇佣合同）及组织间（服务协议和伙伴关系）关系的一种机制。对卫生服务管理者来说，政策由"层级向市场"定位的转变，已经改变了影响他们工作的组织约束。例如，合同的竞争和管理已变得更加重要。

本章的重点是对自愿签订的组织间合同的各方管理进行讨论。通过这份合同，订立合同的每一方都知道其他方要提供什么以及它们之间的交易是如何管理的。Starkweather（1981）将这种合同定义为"将来执行交易所依据的协议"，而 Domberger 等（1997）指出，这种合作性安排是伙伴关系（p 777）。Starkweather 则认为："这些协议的履行要么依靠各方为了维护各自的声誉而表现出来的诚信，要么依靠合同中一些具有法律效应的特殊文件，即第三方可依据此文件评估失误并予以处罚"（p 60）。例如，一家医院和一个医用产品供应商，为了他们各自的商业利益，可以签订一个买方-供方协议；或者一家私立医院和一家公立医院，为了共享他们的某些设施、设备和人员，也可以签订一项协议。一家小型初级医疗服务机构和一家小型医学专业服务机构可以就如何对病情复杂的患者进行"共同服务"签订一份协议。协议的一方对另一方将持有一些特定的期望。就医院的买方-供方协议来讲，医院期望的结果是获得质优价廉的产品，而供方的预期收益是购买者的忠诚度和稳定性增加，用于维持现有合作关系及产品市场份额的资源减少。组织间合同各方的关系是本章的重点讨论内容。

在通常情况下，合同的各方都是组织，可以从两个层次对合同的条款和实施的管理进行分析：一是从组织层次，即组织是一个具有规则、程序、标准和共同价值观的社会机构；二是从个体需要、抱负和期望的层次。这些个体包括负责提议、谈判和管理合同的人。

许多学科的理论家和学者，如组织心理学家、经济学家、社会学家和管理理论家，已经开始进行组织内合同安排的研究。管理理论家倾向于赞同本章所采用的一种折中方法。这种方法涉及资源依存理论、社会交换理论、交易成本理论和组织间交易管理"标准"。

本章首先探讨权力的概念以及权力对小型全科医疗服务组织和小型专科医疗服务组织中的合同开发和管理的影响。这些合同可能是口头协议，不一定要进行书面确认。社会交换理论用于阐述合同各方之间的关系问题、互信的观念以及与建立相互信任相关的一些标准。交易成本经济学的概念为探索合同的有效管理提供了基础。最后，本章提供了一些对组织间合同安排进行有效管理的指导。本章自始至终都通过与卫生服务管理者进行的访谈来论证一些有关组织间合同管理的观点。

战略合同

资源依存理论

资源依存理论认为，组织是一个大的资源系统组成部分，在这个大的资源系统中，各个组织为了竞相获得和保护他们所需要的资源，进而实现他们的目的，一直存在着相互作用和斗争（Pfeffer & Salancik 1978, Cook & Emerson 1978）。对有限资源的争夺、资金安排的改变及服务需求的增加，都会导致卫生行业的组织不确定性增加。这种不确定性促使组织采取行动，以保持和扩展他们对服务领域和资源的控制。卫生服务组织在空间、资源和功能方面都有很强的区域性。这些方面包括提供的服务和服务的人群（Provan & Milward 1995）。为保持和扩展控制力可以采取多种形式，包括竞争（"商场如战场"）或合作，可能会涉及一些合同安排（Limerick et al 1998, Mandell & Steelman 2003）。

组织间合同安排的起点是一个强有力的组织驱动力，如需要分担财政风险或获得专业经验以及希望合作和追求共同目标的愿望。合作蕴含着分享权力的概念（Gray 1989）以及不会导致自主权或影响力丧失的信念。"合作中的利益相关者主要是分享定义问题和采取行动解决问题的权力"（Gray 1989，p 112）。他们合作不是出于利他主义，而是由于他们相信，通过运用他们各自拥有的资源，他们可以得到更大的收获。所有相关各方都有一些权力，但是种类和数量是不够的。权力方面的巨大不公平是合作的障碍，会妨碍合同中的合作。合同包含的条款包括谁将在什么时候、何种条件下做什么，如果条款没有被遵守，将会有什么惩罚。由于通过法律体系强化合同执行的代价高昂，合同各方会加强合作以避免增加成本。

资源缺乏的加剧强化了彼此的依赖性

在资源日益缺乏、行业间的专业化或差异增大的情况下，组织之间的依赖性增加，这点已被大家认同（Pfeffer & Salancik 1978）。在这种情况下，组织会限制其活动范围，即将活动集中在核心业务上。因此，组织会更加依赖其他组织来提供他们自身不经营的产品和服务（Kanter 1994）。比如，一个小的、非营利性的、从事老年关怀和姑息治疗的医院，可能会将临床服务作为核心业务，而将其他的服务，如检验和清洁服务作为非核心业务，它可能认为如果从其他组织购买这些服务会产生更大的成本效益。因此它需要同提供这些服务的组织签订合同，以给医院带来效益。例如，可以减少职工雇佣费用和进行设备或装备的安全和质量维护方面的支出以及潜在的管理方面的争执。许多卫生服务管理者的报告显示，管理一组合同比管理多种内部服务更省时省力。

组织间的权力

任何一个组织的权力的相对增加或减少取决于其他组织要求它提供服务的多少（Marsden 1983）。资源的专业化或唯一化程度越高，控制这些资源的组织拥有的权力就越大（Alexander & Morlock 1994）。同时，如果一个组织控制的资源在本行业越普通和容易获得，其他组织越会认为它的价值较小，也就是它所拥有的权力就越小。对一个组织而言，若欲增加权力，就必须增加其他组织对它的依赖程度或减少它对其他组织的依赖程度（Emerson 1972）。

这种出现在局部行业中的现象是许多组织间交易的一部分，每一种交易都持续影响着组织为强化其对其生存和未来目标的实现至关重要的资源的控制能力而采取的策略和措施（Silverman 1987，p 196）。合同是为了保证组织间交易正式化而增加的控制因素。这是澳大利亚小型全科医疗和专科医疗组织之间"合作服务"的协议。在澳大利亚，医生大部分是按服务项目收费计酬的（见案例研究 14.1）。如前所述，这些合同可能是建立在口头协议的基础上，而不一定是经过书面确认的。

案例研究 14.1　资源依存理论在区域卫生服务网络合同安排中的应用

在一座拥有大约 40 万人口的澳大利亚大城市的外围，医院和社区的卫生服务主要是由政府资助的组织提供的，组织内的大多数员工是工薪制。而医疗服务（全科医疗和专科医疗）主要由小型从业者提供，后者的收入依据服务项目付费。在复杂的转诊约定网络中有一种"分享照顾"的合同，例如为精神病患者提供的服务中涉及全科医生和专家之间的一种协议，其中包括精神科医生、心理学家和精神卫生护士等。

这些小型从业者的经济状况主要取决于其可以承担的患者数量。在患者中间树立良好的声誉对维持患者量是很重要的。一个全科医生，如果他与医疗和非医疗专科医生建立了良好的工作联系，他就容易吸引更多的患者。可是全科医生也面临着进退两难的局面。若将患者转诊给专科医生，则有助于其形成"优秀医生"的声誉；但除非特殊情况，全科医生不希望把他的患者转给专科医生（医疗的和非医疗的）。

同样，医疗专科医生也需要在患者和全科医生中树立良好的声誉，以维持可行的工作量，进而得到更多的业务。专科医生的两难处境是通过获得尽可能多的转诊患者增加经济收入，同时尽量避免与很少转诊、名誉不好的及不善交往的全科医生接触，以免浪费时间。在转诊服务网络中，随着与同一名专科医生联系的全科医生数量增加，专科医生对患者量的需求就会减少，每个全科医生的权力也相应下降。因此对专科医生而言，同全科医生维持和发展合同关系，在很大程度上依赖于他们对协议的价值以及终止该协议给他们造成的声誉

> 损害和经济损失的评估。如果专科医生觉察到全科医生与他/她的同事合作得很好，并且很受尊敬，那么该专科医生破坏协议的可能性就很小。换句话说，这种每一方拥有对等权力的交易关系可以被认为是"平衡状态"。相反，如果全科医生在他/她的同事间的影响力很小，专科医生可能不会关注双方的协议，这种关系被认为是不平衡的，最终合作很可能会失败。
>
> 上述情形有可能导致整个地区网络中最有影响力的全科医生和专科医生之间形成分享服务合同，而实力较弱的全科医生将得到较少的合同，或者寻求与影响力较弱的专科医生建立类似的非正式合同关系，如与处于网络之外的专科医生。

组织间的三种相互依赖关系

组织间的相互依赖形式随着他们各自的目标和业务交易的特性而变化（Longest & Klingensmith 1994，p 184）。反过来，相互依赖的程度和类型又会影响管理者达成有效联系的方法，包括合同安排的管理（或协调）(Thompson 1967，Bolman & Deal 1984）。Thompson (1967) 将这三种相互依赖类型命名为"共同型、后续型和互惠型"(p 64)。

共同型相互依赖关系

一些关系不是非常密切的组织在共享他们的某些任务和资源来达成各自的目标时，就会形成共同型相互依赖关系（Alexander 1995，p 3）。在卫生行业公共领域或其他资源缺乏领域，如资源缺乏的农村地区，共同型相互依赖关系是最明显的。在这种情况下，组织会把某些任务和资源集中起来（比如计划和评估）为患者提供更加经济有效的服务。另一方面，在私立部门，资源的竞争可能会使通常相互竞争的组织为了共同的利益，将他们的技术集中在一起。比如，他们会共享资源以增强对患者或消费者的吸引力或同大型组织谈判的能力（如制药公司和政府资助的组织）。

后续型相互依赖关系

后续型相互依赖关系在一个组织或单位的产品是另一个组织或单位的投

入时形成（Alexander 1995）。例如，在一个大的纵向综合服务传送系统中是由联合卫生中心向患者提供支持服务，患者可以从诊断评价中心转到住院治疗中心进行治疗，之后到康复单位，最后康复回家。换句话说，每一个单位的投入和产出实质上是照顾患者的整个过程中的一个环节。同时，这也是一个联营组织，因为每个医疗单位的投入和产出都是为整个患者医疗系统中的整体目标服务的。

互惠型相互依赖关系

互惠型相互依赖关系更复杂一些，因其涉及组织间投入和产出的双向交换（Alexander 1995，p 32）。例如，一个急诊医院必须在照顾患者方面同康复服务部门达成一致意见，这样他们之间交换的患者数量（患者的转诊、联系等）才会增加。更为重要的是，这种交换是双向的，急诊医院常规性地将患者转向康复服务部门，同时康复部门也通常将急性期的患者转诊给急诊医院。互惠型相互依赖关系隐含的意思是：合同双方承认这种关系会令他们都受益。比如，在一项"分享照顾"的合同中，对每一个私人医疗从业者来说，他们期望的是通过控制他们之间的交换来减少未来的不确定性。因此，这种相互依赖是互惠的，如果这种关系遭到破坏，关系双方都会付出代价。

社会交易合同

合同谈判和社会交易

社会交换理论的基本前提假设是：一种特定行为被保留是因为个体接受了另一些个体的支付（Blau 1964，Homans 1958，1974）。在交易过程中，各方要求的行为的互惠性越高且成本越低，则结果越理想，组织间交易维持的可能性就越大。合同先要符合经济规律，也就是说，在人们的交易中，他们要使自身行为所能获得的长期收益实现物质利益最大化（Turner 1991，p 311）。Homans（1974）认为，人们并不是总想得到最大的利润，而只是想得到一些利润，交易的不仅是金钱，还包括社会产品，如人们的承认、尊重、依从和友谊。这在卫生行业组织间的合同谈判和管理中确实如此。

社会交换理论认为，与低阶层成员相比，高阶层成员更有能力给予奖赏和惩罚。在卫生行业，尽管对平等和参与决策制定的观念极强，社会阶层的差别仍是很明显的。因为存在显著的社会阶层差别，卫生服务组织被描述为高度分层的社会系统，系统内的个体为了实现共同的目的在一起工作。分层与社会阶级、职业地位、财富和组织的权力或代表的权威不同有关（Bullough 1988）。在卫生服务组织中，职业地位最高的是医生，其次是牙医、药剂师、卫生管理者、技师、治疗师、注册护士、营养师、实习护士、健康助理和护理助理及清洁工（美国调查局 1984）。职业内部的层次化也是很明显的。如专科医生通常比全科医生地位高一些，这往往反映在薪酬水平上。卫生服务组织内社会地位的不同影响着个体、群体及组织间的交流和相互作用。在组织间协议的谈判中，社会地位的差别起着尤为重要的作用。案例研究 14.2 表明了这样一个观点：如果我们能够考虑到一个群体的层级，组织间合同就能更顺利地获得成功。

案例研究 14.2　组织间合同必须尊重每一组织层级——社区精神卫生服务

一个公立医院的社区精神卫生护士和一个私立非营利性机构的社区保健工作人员，都参与了社区卫生服务，为患有精神疾病的人们提供帮助。他们为相同的客户提供服务而没有管理他们活动的指南。两个组织间存在着文化冲突。社区精神卫生护士主动提出，两个组织的成员应一起就他们的低效率工作方式进行商讨。社区精神卫生护士和社区保健工作者们共同起草了一项草案，提议（从两个组织的一个中）为每位客户推荐一名主管人员，并且提出了一种组织间共享客户信息及其保密管理方法。另外，他们设计了一项专业性的教育项目，以便两个组织可以共享护理精神病患者方面的有关知识。当每一团队向他们各自的管理者呈递计划时，管理者均表现不悦。似乎没有一个社区团队事先通知他们各自的管理者！两个组织的社区工作人员必须努力工作以向他们的管理者证明：他们的计划对他们的工作是有利的。社区团队间彼此进行交流，这样他们又有了新的不满，即对其管理者的不满。几个月之后，随着部分社区团队失误的增多，他们各自的社区服务管理者最终同意服务提供方式的改变。只有当两个组织的总经理（CEO）考虑提议的改变、会面及签订有关合同时，各种社区卫生服务方案才能实施，否则，什么也不会改变。

社会交易和合同的维持

合同的维持应被视作动态的、运行中的、循环的过程，而不是直线的过程。在此过程中，每一部门都会对合同的成本和效益进行监控和评估，并根据对方过去的行为决定是否继续签订合同。对于涉入合同管理的个体，社会成本或惩罚包括压力、冲突、麻烦和耗时的交流，而收益包括获得社会承认和体现自身价值。对组织而言，可能的成本包括不满意的患者，即由于其他部门提供的是劣质产品或超出了交付期限。这对组织的声誉和业务都是不利的。对组织而言，应强化长期生存力，节约成本，必要的专门技能可及（比如信息提供服务），提高管理效率，提高患者/客户的满意度。这些最终对组织是有利的。通过组织间合同安排，"合同能增加组织自我完善以及同其他专业机构比较绩效的机会"（Young 2001）。

组织间信任关系的规范和发展

人们通过遵守规则和规范实现组织和社会的秩序。要人们遵守规则有多种方法，即可以通过自觉遵守，也可以通过采取鼓励或强制的手段，若有人违反规则，还可以通过制裁或强制的方法（Etzioni 1964）。规范化控制是与教育和社会化联系在一起形成"按某一准则行事"的方式。换句话说，规范与特定社会情形相联系的一系列众人期望的行为相关，意味着活动的稳定性和可靠性（Conway 1988，p 121）。

文献提供的证据表明，与组织间合同管理有关的一些行为规范的目的是为了改善合作（kaluzny et al 1995；Kanter 1994）和维持信任（Domberger et al 1997，Gulati 1995 Huxham & vangen 2004）。文献指出，共享成本效益时的公平是维持合同所必需的。公平是一个组织基于对方按合同要求做出的一系列期望行为或规范得到的感觉或判断。如果期望行为没有发生，则这个组织将断定行为规范已经被破坏。行为规范被破坏后，合同双方彼此间可能会不再信任，并认为他们受到了不公平的对待。规范由双方达成共识后，可以公开写在协议中，但并不是必须的。可以认为，"规范化"要伴随或先于对合同的信任。信任在此可以定义为：

一个人或系统对另一个人或系统可靠性的信赖，就一系列特定的结果或事件而言，信任表现为对正直……或抽象理论（如技术知识）的正确性的信赖。

(*Giddens* 1990，p34)

该定义包含两个重要的观点：第一，信任不仅仅是应用于私人关系的一般化友善。在一个组织环境中，信任被相关的目的所限制，并且受限于合同的另一方是否按期望进行交易的实践中所得到的证据（Huxham & Vangen 2004）。随着时间的推移，信任要么增强，要么减弱，这是由协作组织的实践证明的。当合作者之间的信任程度增加时，他们倾向于以更具有强制性的正式方式替代信任，管理双方的关系（Gulati 1995）。第二，人与人之间和组织与组织之间信任的依据是不同的。我们相信他人是因为我们认为他们正直、诚实、有能力，比如他们言行一致。我们相信某一组织是因为我们相信他们所依据的规则是正确的，并且组织中的人们真诚地遵守规则，比如质量规则（Giddens 1990）。

合同分类——经济学交易成本理论

经济学交易成本理论的定义

经济学交易成本理论认为：合同的关键是交易（Alford & O'Neill 1994）。交易成本理论最早是由 Williamson 提出（1975，1985，1992）。Williamson 认为，在简单的买卖（市场）交易中，当交易成本太高以至于不能交易时，组织将转向更强大（或层级式）的管理控制方式。这里的成本包括在获得有关货物或服务的价格、质量的信息以及商谈交易时所花费的时间和资源。Maher (1997) 对 Williamson (1985) 和 McNeil (1980) 的工作进行了总结并提出了三种合同分类，即经典合同、新经典合同和关系合同，有时是指伙伴关系（Domberger & 1997）。

经典合同

澳大利亚行业委员会（1996，p 322）所做的关于公众服务招标和合同的报告是经典合同的范例。这种合同被认为是两个组织（即购买方和提供方）交易货物或服务时的正式文件。它是一份合法的文件，关键的关系方必须在合同里明确阐述。它设想了一份合同的简易的签订方式，其中重点强调了服务的规范，合同双方的执行情况，提供的价格，以及风险的分担。磋商可为服务规范化提供信息，理顺服务过程中的沟通渠道可维持一个信息畅通的市场环境。通常认为购买者和提供者之间的关系较远。这些是政府为卫生服务提供资金常用的合同类型。有关卫生行业购买者-供应者间合同规范化条款的详细信息，请参见 Australian Industry Commission（1996）和 Ovretveit（1995）。

理论上可以认为，"经典合同"的各方都以一种利己的方式采取行动，从而保证自身利益最大化。合同为他们交易提供了一个管理框架，在这个框架内他们都遵循利己原则。而且，经典合同假定"交易是不连续的，不是相关的和长期的"（Brownswood 1996，p 14）。信任在经典合同中的作用是较小的。下面将对合同分类与信任间的关系进行充分论述。

以 McNeil（1980）为代表的法律学者已经向经典合同的观点提出了挑战，交易成本经济学家和组织理论家也发起了进一步的挑战（Deakin & Michie 1997a）。挑战主要集中在经典合同与长期合同或实质上的再续合同的共同使用问题。下面两种类型的合同（即新经典合同和关系合同）已经突破了经典合同的局限。

新经典合同或再续合同

如上文所述，并不是所有的组织间合同完全适合经典合同模式，因为后者不可能说明将来发生的所有情况，这就要求对最初的协议进行修改。因此要求合同具有一定的灵活性，不至于因为合同改变而引起法律诉讼。这一类合同被交易成本理论家称为新经典合同，它在再续合同中尤为重要。一般情况下，仲裁程序是用于解决不易磋商的、涉及合同的连续性和完整性的争端（Maher 1997，p 149）。在大型项目和（或）长期服务供应的合同安排中，政府越来越多地采用新经典合同。

新经典合同的管理实践是经典合同和关系合同的折中形式。两个组织可能是在经典合同的约束下开始他们的合作。随着进一步的熟悉和信任，合同会融入一系列支持合作行为的社会关系（Collins 1996）。例如，管理者可以加入联合委员会，发展可持续的交流系统去识别和解决问题，或就某些影响合同执行的争议进行广泛的组织磋商。其结果是在两个组织之间建立起一种有价值的关系。当两者的关系和合同的实质履行被重视时，合同式关系继续下去的可能性就很大。这种现象是由 Ring 和 Van de Ven 报道的（1992，p 491）：

> 如果可能，为与他们的合作者建立高度信任关系，合同双方会在市场管理结构内再续这种低风险交易的合同。随着时间的推移，双方还会在评估风险后，在有保护条款和更大信任基础上允许进行风险更大的试验。

关系合同或"伙伴关系"

第三种合同是关系合同，随着资源的特殊性、复杂性以及契约持续时间的增加，关系合同有取代新经典合同的趋势。在这种情况下，起草一份满意的经典合同是很困难的，至少在事业的初期是这样。关系合同通常用于下列情形：

- 联合型的服务；
- 事先不能完全界定的责任；
- 开展工作所必需的资源高度专业化；
- 需要不断的信息交流（Flynn et al 1996，p 139）。

在初期，关系合同往往较简要并相对开放而有待完善，随着合同各方收集的信息和合同工作增多，合同将更加明确（Borch 1994）。管理长期合同的行政程序将趋于完善，并且对共同承担的工作和部门的针对性更强。一段时间之后，合同各方会基于更高水平的信任而达成一些保护条款。这些保护条款会描述各方的权利和责任、他们共同承担的相关活动、决策程序、评价机制及请求和冲突解决程序（Ring & Van de Ven 1992）。关系合同在卫生行业常常运用于项目起始，这种合同需要随着时间逐渐完善。

需要特别指出的是，出于风险分担、避免机会主义行为、强调信任而不是诉讼、假定关系会持续到未来等多方面的考虑，关系合同是复杂而有弹性的。不难理解，组织内管理合同的个人之间的关系对这一类合同的成败起着关键作用（Borch 1994，Domberger et al 1997）。

尤其是在建筑行业，一种被大家称为"联盟合同"的合同形式正在兴起（Thomson & Gallagher 2000）。这些联盟包含关系合同的许多原则。联盟的目的是统一各方的利益，以便获得一个好的项目结果，同时每一方都可得到良好的结果。这个模型的核心特征是：

- 共同的文化，这包括一套共同承诺的行为准则和"一切以项目为重"的理念；
- 一个具有联合决策权的单一管理队伍；
- 一套统一的目标——当目标实现时会给所有各方带来事业上的成功；
- 公平、公正地分担风险和分享回报；
- 对职责的一种开放的、无秘密的方式（Bovis Lend Lease 2000, p 1）。

合同选择的影响因素

上述的每一种合同对管理者而言都有各自的问题，管理者管理合同需要特殊的技能。经典合同要求制定交易和执行合同条款；新经典合同在此基础上还增加了制定建立彼此重视的长期关系的内容；而关系合同——所有合同中最复杂的一种——则强调创新、信任和复杂关系的构造。这些合同模式会随着时间的推移而发生变化。例如，经典合同可以出现在复杂的社会关系中，而当合同需要多次签署时，可合并入新经典合同模式，或者新经典模式合同可以演化成关系模式合同。Ovretveit（1995）指出，在卫生服务的购买环境中，关系是不断变化的。在某些情况下，存在多方供给者竞争趋势，此时最适合使用经典合同。在另一些情况下，供方选择机会很少，买方需要"与现有的供方建立关系"，此时可以使用新经典合同或关系合同形式（Ovretveit 1995, p 139）。

在这一部分，我们介绍了一些相关的理论和概念，以便管理者构建最适宜的合同形式框架，以适应特定形式下市场决策的需要。

相互依赖和协调的方法

关于组织内工作单元，Thompson（1967）主张："在合理规范下"（pp 54-55），组织总是通过选择适当的相互依赖性与工作复杂性机制，寻求工作单元间协调交易成本的最小化（Mintzbers 1983）。具有共同相互依赖性的工作单元之间几乎不需要协调，因为每一单元的行动几乎不涉及其他群体。然而，具有序贯相互依赖性的各个工作单元如有不恰当行为，则会沿关系链影响到其他所有单元。具有互惠相互依赖性的工作单元要求成员单元不断地进行调整，因为每一单元要对其他单元的行为做出反应。这就需要实质性的协调，必须对社会结构和技术系统给予关注，以支持相关各方在发生非常规事件时能够及时交流。

依据协调方法对合同进行分类

表 14.1 列举了由交易成本经济学（Maher 1997；Williamson 1992）引申出来的三种合同，同时还列出了每种合同的"任务"属性、相互依赖类型和不同条件下最有效的协调方法（Mintzberg et al 2002；Thompson 1967）。此表提示：正式的、合法的经典合同最适用于两个组织间相对简单的常规交易。这最有可能在具有共同依赖的情况下发生，但并非必须如此。澳大利亚政府倾向采用这种合同形式为卫生服务提供资金，并且已为这种合同制定了详细的规则和程序（Hancock 1999）。

表 14.1 还提示新经典合同最适合以下两种情况：一是合同组织之间的交易具有一定程度的不可预知性；二是有序贯的或可能有共同相互依赖性存在。另一方面，当合同组织之间的交易非常复杂且存在高度不可预知性时，关系合同是最适合的。这些合同无需诉诸诉讼，即可进行相互调整，并且可能也需要构建适当的协调机制。

表14.1 按任务属性、相互依赖类型和协调方法对合同分类

合同分类	任务属性	相互依赖类型	协调方法
经典合同 ■ 正式合法的协议 ■ 预先规定违反合同时的补偿 ■ 预期的短期合作关系	■ 特定交易 ■ 相对简单和常规 ■ 有的较复杂 ■ 有的结果具有可预知性	■ 共同型	■ 标准化 ■ 规则和程序 ■ 互相调节
新经典合同 ■ 适于可能需要修改的协议 ■ 通过仲裁解决大的争执 ■ 预期的合同再续和潜在的长期关系	■ 并非总是专项交易 ■ 一些是常规的,一些是非常规的 ■ 一些是复杂的 ■ 一些是不可预知的结果	■ 序贯型和共同型	■ 产出的标准化(目标与结果) ■ 互相调节
关系合同 ■ 为适应预期的特定关系而完善的协议 ■ 预期的长期合作关系	■ 常常不是专项交易 ■ 复杂,非常规的交易 ■ 不可预知的结果	■ 互惠型	■ 相互调节 ■ 联络人 ■ 组织间委员会 ■ 依赖协调者 ■ 结果的标准化 ■ 产出(目标和产出)

Source: Derived from: Maher ME 1997 Transaction cost economics and contractual relationships, Cambridge Journal of Economics 21: 147-70; Mintzberg, H, Lampel JB, Quinn, JB et al 2002 *The strategy process: concepts, contexts, cases*, (4nd ed). Prentice-Hall International Editions, London; Thompson JD 1967 *Organisations in action*. McGraw-Hill, New York

●托拉斯和合同分类

如上所述,合同各方的关系非常重要,对高风险的长期合同更是如此。Ring(1997)认为托拉斯可以实现两个目标:首先,托拉斯可以替代正式控制体系,是正式控制体系的替代品;其次,托拉斯是加速现有关系形成的有

利条件。通过以组织合作为基础的合同可以获得高效率，而不是以诉讼或仲裁来平息争端（Deakin & Michie 1997）。Kramer 和 Tyler（1996，p 4）认为，随着托拉斯的下降，承担风险的意愿也会下降，而更多的针对可能违约的保护以及保护利益的成本增加。

在那些组织间多种事务和合同极有可能破裂的情形下，上述结论尤其可能发生（Ring & Van de Ven 1992）。通过这些合同关系，相关各方的合作前景从短期转向长期（当应用于单一交易时）。因此，在这种条件下，托拉斯的建立和维持就越重要。

研究者区分了不同的托拉斯形式。Ring（1997）论述了两种对组织间关系很重要的托拉斯类型。"脆性托拉斯"相信交易结果的可预知性，可以解释为，相信人们说到做到，或者组织将遵守它们的合同。"弹性托拉斯"相信别人的善意，即相信他们不会做出对合作者有损害的事。Ring（1997）认为，两种托拉斯形式在支持组织间关系中发挥的作用不同。脆性托拉斯对发展稳定的社会和经济关系起着基础性作用，并且只要合作者提供所期望的服务，合作就可以终止了。另一方面，弹性托拉斯更灵活更持久，能使合作者致力于维持长期稳定的关系（Ring 1997，p 122）。根据 Ring 的脆性托拉斯模型，Sako（1992，p 37）提出了第三种托拉斯类型，即胜任托拉斯：期望合作者能在技术水平和管理水平两个方面充分发挥他们的作用。当组织间托拉斯已遭到破坏时，如果组织必须决定如何应对，则合作各方设定的托拉斯类型对组织可能是重要的。

Ring 和 Van de Ven（1992）运用一个四维矩阵来描述不同风险和信任条件下的相关合同模型。这个模型认为：在分散的、短期的低风险交易条件下，经典合同是合适的。在这种条件下，托拉斯的发展并不重要。另一方面，在高风险条件下，即在各方间建立托拉斯希望不大的情况下，应该采用正式的、官方的合同管理方法，比如新经典合同。在组织间高度信任的低风险状态下，组织不需要太正式的管理方法。

如前所述，在组织间有多种交易及期望一份长期合同的高风险条件下，托拉斯的作用变得愈加重要。因此，此时最适合的合同是关系合同。

根据上述的内容，表 14.2 提供了一些信息，用来确认在给定条件下，卫生服务管理者在决定最适合的合同类型时需要考虑的因素。

表 14.2 决定合同类型时需要考虑的因素

因素	范围	
期望交易的数目	少	多
期望合同持续的时间	短期	长期
共同承担任务的复杂性	低	高
相互依赖的特性	共同-序贯-互惠	
组织间现有的信任水平	低	高
合同失败的风险水平	低	高

Source：Derived from Ring PS 1997 Processes facilitating reliance on trust in interorganizational networks. In：Ebers M（ed.）*The formation of interorganisational networks*. Oxford University Press，Oxford；Ring PS，Van de Ven AH 1992 Structuring cooperative relationships between organizations. *Strategic Management Journal* 13：483-98

组织内合同的管理

如前所述，两种主要的组织内合同类型（即经典合同和关系合同）需要管理者对关系的不同方面给予更多的考虑。理论上这两种合同关系应分别考虑，然而实际上需要一同考虑，因为对管理而言，任何一种合同可能都会包含许多适用于大多数合同情形的共性内容。

合同的法律特性

组织间的合同是正式的、强制性的具有法律效应的文件。在法律专业人员对文件进行评估并确保文件的责任和风险可接受之前，大多数组织都会避免签订合同。大的组织，如当地的理事会，可能会拥有内部的法律专业人员，会对所有的合同进行评估，然后确定最终方案。小的组织则可能请外部的法律事务所来实现这一目的。

负责确定合同条款和履行条件的管理者不大可能拥有法律专业背景，但是在起草合同时仍期望他们要遵循以下基本原则。Boyce（1992，p 53）主张有效书面合同应该是：

- 清晰，比如，谁将做什么、何时、何地、如何做、达到什么标准、以什么价格、谁将承担风险；
- 简练；
- 精确，避免含糊；
- 准确；
- 完整；
- 适当的时候，应避免冲突以及潜在的法律诉讼。

管理

合同管理与项目管理类似，高效的管理需要系统的监控和信息管理（Shaughnessy 1994，Rosenau 1998）。有两种管理方式值得推荐（即清单和登记）（Boyce 1992）。构建的清单应包括需要考虑的观点或者采取的行动顺序，从而提供一种监控决策或行为完整性的方法。登记是一种追踪合同特定方面相关信息的策略。Boyce（1992）认为，坚持登记有利于追踪合同修订、与合同有关的文件及签订时间、贸易事务、付款时间表和报价单等方面的信息。如果代理机构有一定数量的合同，应该保持登记，内容包括所有合同的详细资料，如终止日期或政府采购。

风险控制

在合同条件下有三个风险来源。它们是：

1. 运作风险，如合同者无法满足既定时间表、质量标准或成本限制；
2. 由于管理环境的改变带来的调整风险；
3. 由于相关技术的变化带来的技术风险，如技术老化或特殊货物或服务供给的创新导致的风险（Australian Industry Commission 1996，p 333）。

澳大利亚工业委员会（1996）推荐，合同各方应该能够识别相关风险的来源并将风险分配给"最有能力控制风险"（p 335）的一方。运作风险是最容易通过合同管理者的行为来控制的。在这里，合同管理者的任务是管理产品和服务的供给，以保证内在的风险不会对他们的组织不利。质量保证程序是管理组织运作风险的中心环节。一个合格的服务就是"以最低的成本为人们

第14章 组织间合同安排的管理

提供他们需要的和期望的服务"（Ovretveit 1992，p 1）。组织内部的质量保证的执行过程是控制运作风险的重要策略，主要是要监控和改善与各个利益集团相关的服务的各个方面（更详细的资料请参见第14、15、16章）。

支持性管理结构和管理程序的建立

跨组织的管理需要建立支持性组织和程序，以监视和关注出现的问题。在此描述三种形式：联合指导委员会、合同支持者和跨组织团队。

组织间联合指导委员会

组织间联合指导委员会的作用是：评估合同的进展，讨论高层次政策观点，以及为联合工作直接涉及的全体员工提供支持。它可以直接参加对联合工作的全体员工的管理并对这些员工提供支持（Lewis 1990）。

拥护者的识别与支持

发展与其他组织的联合工作关系经常需要改变组织的工作方式，处理组织内部的阻力。识别和支持拥护者，即识别那些擅长从事跨组织工作、认同并投入联合活动的个人或支持者，这是建立关系的重要一步。一个成功的拥护者会促使并支持组织中一起工作的其他人投入联合工作（Lewis 1990，Curall & Judge 1995）。

跨组织团队

在合同安排下，组织成员需要与其他组织中的相应人员共同工作。内部团队在各自的组织中应该控制联合工作的执行，要对合作组织应承担的责任负责。团队成员应根据工作对专业技术和资源控制能力的要求来选择。队员可以从组织内不同水平的人员中选拔。团队成员可以直接和其他组织中的相应人员一起工作，而没有必要间接通过项目管理者中介。因为成员之间需要协调彼此的行动，所以他们之间的直接联系对于良好的交流、解决问题和增进彼此的信任是很重要的（Lewis 1990）。

合同关系的管理

Lewis（1990）认为，"稳定的关系对于各种分担风险的合同都是至关重要的"（p 108）。本章自始至终都在强调这种管理的重要性。正是通过这种关系，才使得项目交付、资金筹集或责任方面的问题得以解决（Bernstein 1991）。在长期合同中，随着时间的推移，双方关系可以逐渐发展和完善，在合作的整个阶段，各方能够逐步做到相互理解并彼此认同对方的工作方式（Gray 1989）。

加强承诺

个人的承诺需要人们信赖组织关系的价值并有为实现双方预期利益而工作的意愿。在一起工作的人们之间建立承诺可以使他们之间的关系富有成效。高层管理不能强求承诺，因为如果在需要一起工作的人们之间缺乏建设性沟通时，承诺是不会有的。同时，在缺乏高层管理明确表态的情况下，对组织关系的承诺也不可能有。从管理的角度来看，关于承诺有四个重要问题：第一是为合同各方理解他方组织理念所制定的策略，同时要明确说明每一方的责任界限；第二是鼓励全体职工与合作组织发展关系；第三是支持员工从事需要建立富有成效的关系的工作；第四是建立沟通和决策结构，使员工能够发展和保持这种富有成效的关系（Lewis 1990）。

沟通管理和争议管理

每个组织的项目协调者之间必须进行经常的有效沟通，以便其他组织对合作者的行动保持知情。风险越高，相互理解、信任的程度越低，越需要进行经常和系统的沟通。联合工作能"加强理解和减少意外发生"（Lewis 1990, p 106）。

经常有效的沟通和共同制订行动计划有利于及早识别现有的和潜在的问题。这需要相关人员之间对问题进行公开辨别和讨论。必须清楚地区分运作问题和政策问题。运作问题应该由联合工作成员负责解决，而后者应由跨组织团队和组织管理者进行更广泛的考虑，而共同的问题需要组织联合起来及时解决（Lewis 1990）。

第14章 组织间合同安排的管理

如果争议不能解决，并且合同的一方认为争议不可调解，那么可以启动合同终止条款。大多数合同争议可应用下列方法来处理。

- 谈判协商以达成一致；
- 请求第三方调停或进行仲裁；
- 进行法律诉讼以解决争议的问题。

有效会晤

组织间的大量沟通工作是在会议上完成的，联合工作的人们普遍会抱怨会议太冗长且没有效果。在会议上共享的信息和达成的决定对保证组织间联合行动的成功是非常必要的。基于这个原因，会议必须是有效的，而且参与者也应十分重视这个问题。会议起两方面的作用：一方面是建立人们之间的关系；另一方面是完成特定的任务，比如对合同的优缺点做出决定，并且决定如何改善关系（Mosvik & Nelson 1996，Walsh 1995）。建立关系和完成任务之间的平衡需要通过会议来维持。应确保主持会议的人具有适当的技巧，这是管理者重要的责任。

关系维护

在合同有效期内，或者当联合行动继续以满足所有参与组织的需要且他们仍然保持组织间关系时，组织间的联合行动是富有成效的。关系持续的标准并不互相排斥。联合工作往往随着合同的完成而终止。然而，再续合同为组织间关系提供了一个基本原理：可以将这种联合工作关系扩展到将来合同中。而且特定合同的终止日期是对组织间协议的重新设计进行评估或对联合工作是否继续作出决定的最佳时机。如果联合工作在合同到期时终止，那么在就"退出联合工作"这个问题进行协商的过程中必须小心谨慎，以便保护将来再次联合工作的机会（Lewis 1990）。

成功管理组织间合同的重要因素

在准备这一章时，我们采访了在合同管理方面有丰富经验的高级管理人员，向他们就有关发展和维持一份成功的组织间合同的最重要因素做了咨询。

表 14.3 描述了一些对合同的成功管理而言很重要的因素。

表 14.3　组织间合同成功管理清单

合同开发和管理

- 明确共同的目的是必要的，尤其是共同的目标、价值观和利益。
- 明确的目标和产品是合同开发的基础。在不可能十分详细说明组织间关系以及人与人之间关系的情况下，具有良好的关系和共同的目标是尤其重要的。
- 一项合同因绩效不佳而被终止常常是因为运作上有重大问题需要解决。比如，如果食品服务的供应方需要变化，而食品供应不间断。换句话说，所有的变化必须是无痕迹的。
- 当一项合同到了终止日期不再续签时，各方应体面地结束合同。如果合同在提供的产品或服务以及相关人员方面均获得成功，可以再续合同。再续合同时关键的问题是价格的测评。价格测评可以通过和其他合同进行比较来实现。例如，采用诸如清洁每平方米的成本之类的测量方式，而不是用投标方式。只有当把获得最低价格作为主要目标时，才使用投标方式。
- 对执行过程进行监控和审核是及早发现问题的关键。

成功和失败的关键因素

- 对于工作中的主要合同关系，两个组织高层管理者需要达到一定程度的和谐关系。这意味着他们对价值认识相同和能达成共同的目的。
- 合同双方都应该能够从这种关系中获益，并应接受合同必须对双方都有益。
- 在合同日常管理中必须及时发现和处理争端，防止变成重大问题或影响组织关系。
- 在合同中必须明确说明所交换的货物和服务。按照要求交付是关系的主旨。如果存在没有按要求交付的问题，则这些问题将成为下一步谈判的主题。
- 避免拼命讨价还价的合同。如果合同利益不平衡，得不到充分回报的一方不太可能按期望水平履行合同义务。
- 合同双方要保持良好的工作关系。知晓他方的利益是很重要的。如果人们意识到双方明白彼此的利益，并采取双赢的方式解决遇到的问题，那么他们的关系更具有柔韧性。
- 就依据合同处理某些问题而言，双方的信任是很重要的。

合同管理者应具备的技能

- 合同所涉及的这一领域的知识。
- 与人们处理好关系的才能。
- 谈判技巧。
- 理解彼此利益的技巧和满足双方需要的谈判技巧。

结论

卫生产业正在经历从大政府组织直接提供卫生服务向类似市场化管理的转变。部分地由于这一转变，对卫生服务管理者而言，组织间合同管理已经成为一项重要技能。对于理解合同管理的有用概念包括：资源依赖理论和组织间权力的使用、社会交换理论和合同管理的关系论点、交易成本经济学以及信任的建立和维持。通过对上述内容的关注可以减少合作组织间的误解、昂贵的法律冲突和终止合同发生的组织风险。表 14.3 给出了组织间合同成功管理的清单，这些是基于卫生服务管理者的经验总结出来的。

问题讨论

案例研究 14.3 提供了一个复杂合同的案例。从这个案例研究中能学习到许多成功管理组织内合同的知识。在对这一章和案例研究 14.3 进行通读的过程中，我们建议你考虑以下几个问题：

1. 究竟是哪些主要的环境及组织内部压力导致了 XYZ 医院和 Jane 旅馆服务公司就医院旅馆服务的管理签订了合同？
2. XYZ 医院和 Jane 旅馆服务公司之间的合同是以何种方式显示了经典合同和关系合同的特征？这对合同管理者意味着什么？
3. 对 XYZ 医院和 Jane 旅馆服务公司合同中各方关系的管理促成这项合同的长期成功，你是如何考虑的？
4. XYZ 医院和 Jane 旅馆服务公司之间的合同特征与组织间合同的特征类似，那么组织间合同的管理者应具备哪些技巧？

案例研究 14.3　有关 XYZ 医院旅馆服务合同的管理

旅馆服务包括饮食、清洁、行李、安全和场所服务。这些服务是重要的服务，但不是一个综合性公立医院的核心业务。而且旅馆服务要求管理者具备服务领域的专业技能。下面将对 XYZ 医院和 Jane 旅馆服务公司之间就如何改善医院旅馆服务的管理签订的一份协议进行描述。

合同

通过与 Jane 旅馆服务公司——一家医院外的专业旅馆服务公司——签署一项合同，可以获得专业管理经验。管理者仍是 Jane 旅馆服务公司的员工，但由医院的员工提供相关服务。

在日常监督管理和协调事务中，XYZ 医院对待 Jane 旅馆医院服务的管理者就如同对待本院的正式职工一样。比如，他们出席相关的会议，得到相关的通知，代表医院发表言论。提供旅馆服务的医院员工直接向他们的管理者报告他们的工作，同时管理者向 Jane 旅馆服务公司的监督者汇报工作。另外，外部公司为管理者提供专业技术支持，比如新的清洁标准、饮食服务的政策和安全培训。

合同管理

XYZ 医院聘用了一个具有医院旅馆服务方面知识的合同管理者，他的作用是与旅馆服务管理者建立对口关系，以完成日常基本工作。他的职责包括保证两个组织间的沟通顺畅，监控服务供给是否符合具体要求，并且在适当的时候商谈执行过程中的改进措施。

像提供咖啡和小食品这类可以获得收入的行为，XYZ 医院和 Jane 旅馆服务分享所得的利润。这要求外部的公司能够确保医院得到这些业务的详细的财务纪录。由此而形成的透明度对合同双方建立并维持良好关系具有非常重要的作用。

从 XYZ 医院管理的角度而言，这一合同安排是非常成功的。一个容易出现问题的地方是行业关系的管理，在此合同每一方的管理者都倾向于要求另一方扮演更积极的角色。最后，为确保公立机构的行业关系的正确方面得到正确的处理，医院还需要参与这种的管理。

（王志锋 译）

参考文献

Alexander ER 1995 *How organisations act together: interorganisational coordination in theory and practice*. Overseas Publishers Association, Amsterdam

Alexander JA, Morlock LL 1994 Power and politics in health services organisations. In: Shortell SM, Kaluzny AD (eds) *Health care management organization design and behaviour* (3rd ed). Delmar

Publishers, New York

Alford J, O'Neill D (eds) 1994 *The contract state: public management and the Kennett Government*. Centre for Applied Social Research, Deakin University, Geelong

Australian Industry Commission 1996 *Competitive tendering and contracting by public sector agencies*. AGPS, Melbourne

Bernstein SR 1991 *Managing contracted services in the nonprofit agency: administrative, ethical and political issues*. Temple University Press, Philadelphia

Blau PM 1964 *Exchange and power in social life*. John Wiley, New York

Bolman LG, Deal TE 1984 *Modern approaches to understanding and managing organisations*. Jossey-Bass, San Francisco

Borch OJ 1994 The process of relational contracting: developing trust-based strategic alliances among small business enterprises. *Advances in Strategic Management* 10B:113–35

Bovis Lend Lease 2000 *An overview of alliance contracting for the Victorian Government*. Paper presented to government on 15 December 2000, Melbourne

Boyce T 1992 *Successful contract administration*. Hawksmere, London

Brownswood R 1996 From cooperative contracting to a contract of cooperation. In: Campbell D, Vincent-Jones P (eds) *Contract and economic organisations: socio-legal initiative*. Dartmouth Publishing Company, Aldsershot

Bullough B 1988 Stratification. In: Hardy ME, Conway ME (eds) *Role theory: perspectives for health professionals* (2nd ed). Prentice-Hall, Sydney

Collins H 1996 Competing norms of contractual behaviour. In: Campbell D, Vincent-Jones P (eds) *Contract and economic organisation: socio-legal initiatives*. Dartmouth, Aldershot

Conway ME 1988 Organisations, professional autonomy, and roles. In: Hardy ME, Conway ME (eds) *Role theory: Perspectives for health professionals* (2nd ed). Prentice-Hall, Sydney

Cook KS, Emerson R 1978 Power, equity and commitment in exchange networks. *American Sociological Review* 43:712–39

Currall SC, Judge TA 1995 Measuring trust between organisational boundary role persons. *Organizational Behavior and Human Decision Processes* 64(2):151–70

Deakin S, Michie J 1997 Contracts and competition: an introduction. *Cambridge Journal of Economics* 21:121–5

Domberger S, Farago S, Patrick F 1997 Public and private sector partnering: a re-appraisal. *Public administration* 75(Winter):777–87

Domberger S, Hall C 1996 Contracting for public services: a review of antipodean experience. *Public Administration* 74(Spring):129–47

Emerson R 1972 Exchange relations and network structures. In: Berger J, Zelditch M, Anderson B (eds) *Sociological theories in progress*. Houghton Mifflin, New York

Etzioni A 1964 *Modern organizations*. Prentice-Hall, New Jersey

Flynn R, Williams G, Pickard S 1996 *Markets and networks: contracting in community health services*. Open University Press, Buckingham

Giddens A 1990 *The consequences of modernity*. Stanford University Press, Stanford

Gray B 1989 *Collaborating: finding common ground for multi-party problems*. Jossey-Bass, San Francisco, p 112

Gulati R 1995 Does familiarity breed trust? The implications of repeated ties for contractual choice in alliances. *The Academy of Management Journal* 38(1):85–112

Hancock L 1999 Health, public sector restructuring and the market state. In: Hancock L (ed.) *Health policy in the market state*. Allen & Unwin, Sydney

Homans GC 1958 Social behavior as exchange. *American Journal of Sociology* 63:597–606

—— 1974 *Social behavior: its elementary forms*. Harcourt Brace Jovanovich, New York

Huxham C, Vangen S 2004 Doing things collaboratively: realising the advantage or succumbing to inertia? *Organisational Dynamics* 33(2):190–201

Kaluzny AD, Zuckerman HS, Ricketts TG 1995 *Partners for the dance: forming strategic alliances in health care*. Health Administration Press, Ann Arbor, Michigan

Kanter RM 1994 Collaborative advantage: the art of alliances. *Harvard Business Review*, July–August

Kramer RM, Tyler TR (eds) 1996 *Trust in organizations: frontiers of theory and research*. Sage, Thousand Oaks

Lewis JD 1990 *Partnerships for profit: structuring and managing strategic alliances*. The Free Press, New York

Limerick D, Cunnington B, Crowther F 1998 *Managing the new organisation* (2nd ed). Business and Professional Publishing, Sydney

Longest BB, Klingensmith JM 1994 Coordination and communication. In: Shortell SM, Kaluzny AD (eds) *Health care management organization design and behavior* (3rd ed). Delmar Publishers, New York

Maher ME 1997 Transaction cost economics and contractual relationships. *Cambridge Journal of Economics* 21:147–70

Mandell MP, Steelman TA 2003 Understanding what can be accomplished through interorganisational innovations. *Public Management Review* 5(2):197–224

Marsden PV 1983 Modernisation and the logic of interorganisational networks: knowledge and policy. *International Journal of Knowledge Transfer and Utilisation* 6(1):3–16

McNeil IR 1980 *The new social contract: an inquiry into modern contractual relations*. Yale University Press, New Haven

Mintzberg H 1983 *Structure in fives: designing effective organizations*. Prentice-Hall, New Jersey

Mintzberg H, Lampel JB, Quinn JB et al 2002 *The strategy process: concepts, contexts, cases* (4th ed). Prentice-Hall International Editions, London

Mosvik RK, Nelson RB 1996 *We've got to start meeting like this* (2nd ed). Park Avenue, Indianapolis

Ovretveit J 1992 *Health service quality: an introduction to quality methods for health services*. Blackwell Science, Oxford

—— 1995 *Purchasing for health*. Open University Press, Buckingham

Pfeffer J, Salancik GR 1978 *The external control of organizations: a resource dependence perspective*. Harper & Row, New York

Provan KG, Milward HB 1995 A preliminary theory of interorganisational network effectiveness: a comparative study of four community mental health systems. *Administrative Science Quarterly* 40(1):3–14

Ring PS 1997 Processes facilitating reliance on trust in interorganisational networks. In: Ebers M (ed.) *The formation of interorganisational networks*. Oxford University Press, Oxford

Ring PS, Van de Ven AH 1992 Structuring cooperative relationships between organisations. *Strategic Management Journal* 13:483–98

Rosenau MD 1998 *Successful project management: a step-by-step approach with practical examples* (3rd ed). John Wiley, New York

Sako M 1992 *Prices, quality and trust: inter-firm relations in Britain and Japan*. Cambridge University Press, Cambridge

Shaughnessy H (ed.) 1994 *Collaboration management: new project partnering techniques*. John Wiley, Chichester

Silverman D 1987 *The theory of organisations* (10th ed). Gower Publishing, London, p 196

Starkweather DB 1981 *Hospital mergers*. Health Administration Press, Ann Arbor, Michigan

Thompson G, Gallagher J 2000 *An alliance for your project? The practical and legal considerations*. Paper presented at alliancing in construction: the opposite to adversarial project execution? International Bar Association International Conference, Netherlands

Thompson JD 1967 *Organisations in action*. McGraw-Hill, New York

Turner JH 1991 *The structure of sociological theory*. Wadsworth, Belmont, California

United States Bureau of the Census 1984 *Statistical abstract of the United States* (105th ed). Washington, DC

Walsh F 1995 *The meeting manual*. AGPS, Canberra

Williamson OE 1975 *Markets and hierarchies: analysis and antitrust implications*. Free Press, New York

—— 1985 *The economic institutions of capitalism*. Free Press, New York

—— 1992 Markets, hierarchies, and the modern corporation. *Journal of Economic Behavior and Organization* 4(1):163–80

Young R 2001 Chief Executive Officer, Australian Nursing Homes and Extended Care Association. Personal comment, Sydney

第 V 单元

提高组织绩效

第 15 章　改善卫生服务组织绩效
第 16 章　质量管理
第 17 章　从风险管理到临床治理
第 18 章　卫生服务管理中的研究和评价

第15章

改善卫生服务组织绩效

GODFREY ISOUARD　DIANA MESSUM　DAVID BRIGGS
SUE MCALPIN　SUSAN HANSON

学习目标
引言
组织绩效改善和管理理论与实践
改善组织绩效的方法
一个回顾组织绩效的流程
卫生服务系统中组织绩效测量的背景
当前改善卫生系统绩效的框架
制定绩效指标过程中面临的挑战和机遇
结论
问题讨论
参考文献

学习目标

完成本章内容的学习后，读者应该能够：
1. 明确卫生服务组织绩效改善的理论和概念。
2. 分析改善组织绩效的国际及地区框架。
3. 阐述改善组织绩效过程中需要的步骤。
4. 描述组织绩效评价过程中标准化测量方法的优点和局限性。
5. 评估改善组织绩效面临的挑战和机遇。

引言

绩效改善活动可以发生在各层次，包括地方组织、特定的地理或行政区域（例如区域或州卫生服务）以及国家与国际层次。据此绩效评价的目的和重点会有所差别。

无论在何层次，绩效评价都是一种基于特定标准的衡量。它包括根据特定的目的和目标等多方面指标对组织或系统的绩效进行衡量。评价指标很多，会由于组织的规模、复杂程度、提供的服务类型、利益相关者以及组织其他特点的差异而有所不同。例如，一个教学医院会从诸如效果、适宜度、效率、安全性、能力、可及性和公平等方面评价其绩效。而另一个组织可能会根据是否改善了患者的卫生服务、提供的信息是否及时准确以及对大众期望的响应情况进行绩效评价。

组织绩效改善是一种管理控制功能，包括制定确保组织在现有的资源内完成其使命和目的的策略，因此组织绩效与组织的战略计划密切相关。这种管理功能的实施将对组织文化产生巨大的影响。例如，一种惩罚性的、明智的方式与一种通过及时收集、报告适宜的信息来促进所有员工改善组织学习和绩效的方式会对组织文化产生不同的影响。

在卫生领域中，若要改善组织绩效，首先需要识别支撑服务提供的关键价值。由于历史、政治、地理和经济上的原因，每一个国家和社区都有自己特定的卫生服务提供方式。世界卫生组织（WHO）和经济合作与发展组织（OECD）正在合作识别不同国家的卫生服务获得状况，并试图解释环境相似的国家之间的绩效差异，以提高所有系统的卫生绩效（WHO 2000a）。需要特别指出的是，

WHO在其2000年的年度报告中承认了卫生服务供给之外的因素对系统绩效也有影响。由此导致了有关绩效测量及进一步改进评价方法的争论。

本章首先考察了组织绩效改善在管理理论与实践中的地位，然后概述了绩效改善活动需要关注的四个层次。接下来本章还考察了改善组织绩效的方法，其中强调了标杆管理（benchmarking）。然后描述了一个绩效改善循环，接下来对改善卫生保健系统绩效的一些国际框架进行了探讨，包括一个推荐的澳大利亚框架。

组织绩效改善和管理理论与实践

如第1章和第2章所述，卫生服务管理者的任务就是提高组织绩效。这适用于管理的所有层次和所有方面。同其他行业组织一样，所有的卫生保健组织都包含一系列"责任中心"，其称谓有所不同，通常是部门、团队、单位等（Anthony & Herzlinger 1980，p 2）。相应的管理者要对责任中心的绩效及其利用的资源负责。如第11章和第12章所述，尽管每个中心的结构不同（例如功能性的、部门的、生产线的、矩阵的），它们的共同目的都是对其所属组织的绩效作出贡献并最终对整个卫生系统的绩效作出贡献。

美国医学会（1997，p 1）将组织绩效改善定义为：

> ……一个持续（和发展）的过程——基于促进卫生服务的共同责任和义务——用于：（1）选择和使用一些能够跟踪不同阶段和不同负责人的关键过程和结果的指标；（2）收集和分析与这些指标有关的数据；（3）使结果能够用于评价干预的效果和责任团体的贡献。

图15.1概述了组织绩效的系统方法。该图指出了背景（或环境）对于组织绩效分析的重要性。如第4章所述，背景包括社会、组织运行的经济和技术环境，以及政策、行政和文化环境，包括全球和国家卫生保健系统的绩效测量趋势。本章还将对后者进行探讨。

图15.1还指出组织绩效可以根据投入、过程、产出和结果来测量。对这些方面的强调可能会随时间而变化，并在很大程度上依赖于分析的层次、主管部门现行的价值观和优先事项、可靠和适当数据的可及性以及管理者使用这些数据的能力（见第10章和第18章）。例如，一个私有卫生保健机构可能主要强调股东的价值，并且可能会使用不同于非营利的志愿卫生保健机构或

公立卫生服务部门的财务绩效方法。关于财务绩效方面，非营利卫生保健机构和公立卫生服务部门可能更强调预算控制方法。

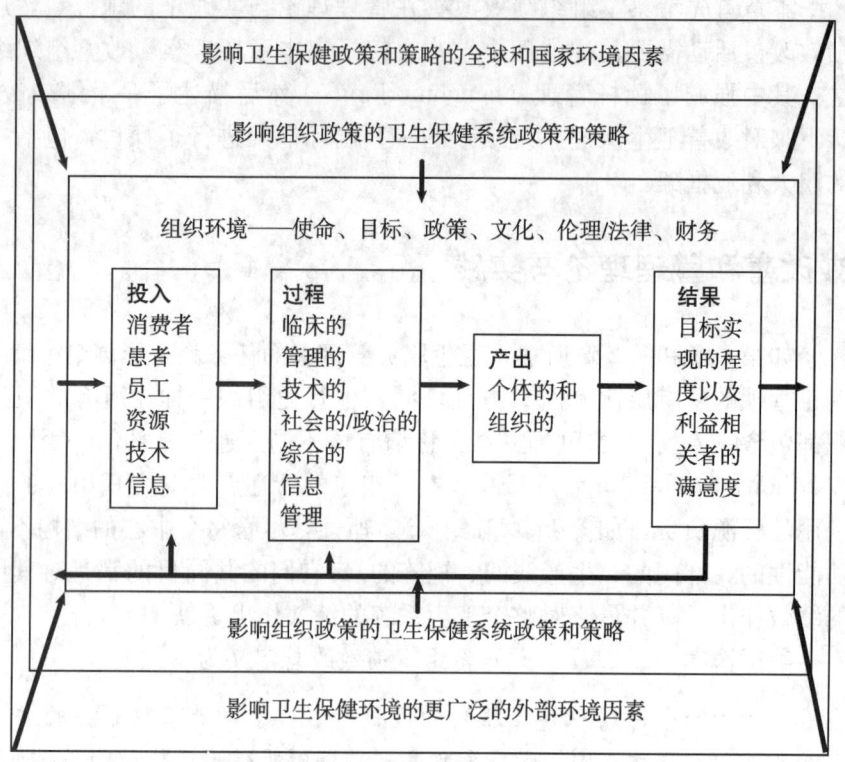

图 15.1　组织绩效分析和改善的系统途径

绩效测量的四个层次

改善卫生保健组织的绩效需要考虑定义、内容和测量的问题。图 15.2 显示了对组织绩效的测量如何随着分析层次的不同而不同。例如，全球性的活动主要关注于各国卫生系统的比较，后者是基于人口健康状况和费用，以及各国绩效因素的解释。WHO（2000a）在其年度报告中公布了一个卫生保健绩效的全球框架。这个框架寻求的是度量主要目标的实现情况，以及可以用于解释这些目标完成情况的卫生系统的设计和核心功能。WHO（2000a, p xi）在世界卫生报告中提出的主要目标如下：

- 良好的健康；
- 对人群期望作出反应；
- 财务分担的公平性。

实现这些目标的绩效依赖于卫生系统中四个主要功能的运行状况——服务提供、资源生产、筹资和财务管理。财务管理人是受他人委托管理其财产的人，财务管理可能是决定其他三个功能的结果和绩效满意度的一个因素。

国家层面的测量与该国家的政策和规划中特定目的和目标的实现有关。国家卫生目的和目标受这个国家的经济发展阶段、历史、社区、供方以及政治价值观的影响（见图 15.2）。国家间的差异主要存在于以下方面：是公立部门还是私人提供服务、预防与治疗服务之间的平衡、公平和效率问题、提供的服务、服务筹资情况、资源分配和组织。根据 George 和 Davies 的观点（1999，p 98），组织会影响可及性、系统的成本、成本来源和结果。本章下一部分将会讨论有关服务性组织的一些例子。

在澳大利亚的公共卫生保健系统（地方、州、地域、地区或服务提供网络）中，绩效测量是政策要求的。例如在新南威尔士州，有绩效协议确保州政策与地区（或区域卫生服务）的绩效相联系。在私立部门，较小的组织（例如私立医院）的绩效虽然受到政府政策的限制，但会优先考虑公司的利益。如图 15.2 所示，绩效测量的明确性与服务提供的近似性是直接成比例的。服务绩效的测量既反映政策，又与特定的卫生问题、疾病群及服务提供价值相关。

患者保健绩效测量确定了为患者提供的服务中以下几方面的实现程度：

- 有效性；
- 适宜性；
- 及时性；
- 效果；
- 良好的协调；
- 安全性；
- 效率；
- 关心和尊重。

此外，为了获得可接受的患者保健绩效，组织还要同时达到商业和其他财务上的目标。

全球的角度

测量可用于国际比较,并解释支出和人口相近的国家中实现情况的差异:
- 人群的健康水平(健康产出);
- 绩效,即现有资源所能达到的最好产出(卫生保健产出);
- 用于解释绩效差异的功能的实施情况。

国家的角度

这个层次反映了一个国家及社区、服务提供者和政治价值观的发展阶段,这些因素都反映在政策决定中,例如要考虑以下几方面的平衡:
- 治疗和预防服务/公共卫生;
- 私立和(或)公立部门供给;
- 公平和效率,可及性和承受力;
- 社区参与或专家投入;
- 组织事务,例如购买或提供服务。

州政府的角度

对于公立部门,测量是由政策驱动的,例如由州卫生部门制定的政策驱动。而一些私立机构专业组织可能会制定有关政策,例如全科医生资格指南。新南威尔士州提出了以下几点作为优先考虑因素:
- 更健康的人群;
- 更公平的可及性;
- 卫生保健质量;
- 更高的价值。

地方组织服务提供的角度

在成本核算的单位层次,例如私立病理学服务、公立医院的肿瘤科、生育中心、全科医生社区卫生中心,测量是用来反映以下价值的:
- 利润驱动或效率;
- 人群普及程度;
- 健康产出;
- 干预的适宜性;
- 消费者参与;
- 安全性;
- 成本效益分析。

在这个层次上,测量是非常具体的,例如诊断相关治疗组(DRG)中的平均住院时间、心脏手术的停搏率、不可预知的重症监护病房的入院情况。

图 15.2 从全球到地方的卫生服务绩效

改善组织绩效的方法

同管理的所有领域一样，改善卫生行业组织绩效的方法是不断发展的。这个发展的过程反映在诸如"质量认证"、"全面质量管理"、"最优实践"、"标杆管理"、"股东价值"、"平衡记分卡"、'风险管理'、"循证决策"、"医疗监督"和"学习型组织"这些概念中。第16章论述了这些概念中的前两个，而"风险管理"和"医疗监督"将在第17章讨论。本章关注的是最优实践、标杆管理和实现组织绩效测量的一个平衡方法。

最优实践

国家卫生绩效委员会（2000，p 59）将最优实践定义为：

组织及其雇员在开展业务活动中在所有关键环节上的合作以及可带来持续的世界一流的好的结果的标杆管理的应用。

本文所强调的是管理者与雇员之间以及相互关联的组织之间的合作伙伴关系。

标杆管理

国家卫生绩效委员会（2000，p 59）将标杆管理定义为：

一个寻求并为组织引进最好实践的不断进步的系统性过程。通常它可用于将一个组织与类似组织或服务进行比较，以便为改善绩效提供一剂催化剂。

当标杆管理处于一个不断进步的过程，融入了一个组织的管理信息系统，以便数据俘获过程不需要特殊的程序或特殊编码时，因为成本可以分担或扩展到不同的部门或组织，并且医院的标杆管理可以根据当前的情况进行调整，其有效性将不断提高（Weller & Sayegh 1998，p 41）。

Dervitsiotis（2000，p S641）建议：

- 内部标杆管理比外部标杆管理更有价值，因为在同一个组织内，关键的绩效指标在最优绩效与平均绩效之间的差距可以达到20%～30%；

- 过程标杆管理是标杆管理最适当形式，因为它必须利用一个公司运行中最容易测量的方面；
- 标杆管理最适合高绩效的公司，因为这些公司已经适应最优实践的要求；
- 中等或低等绩效的组织可能更适合采用更简单、更快速和低成本的绩效改善措施，例如增进与消费者和雇员相关的知识；
- 标杆管理适用于当前商业运行方式时效果最好；
- 标杆管理指出了绩效不断改善的道路，即使组织仍处于同样的策略运行范式中其改善的效果会少一些；
- 对于已经获得成功的组织，标杆管理对进一步的改善是很有用的。

新南威尔士独立定价与监管机构（IPART）（1998，p 106）在考虑新南威尔士卫生系统的组织绩效时，建议标杆管理可以在以下几方面发挥作用：

- 监控绩效发展趋势；
- 为提高绩效而实施标杆管理的项目确定标杆管理的角色模型；
- 定义有效运行的区域卫生服务的特征；
- 确定在提供特定的服务中最有效率的区域卫生服务和（或）卫生保健机构；
- 分析提供给患者的服务量如何影响组织效率；
- 分析最优实践临床路径在多大程度可以克服规模小带来的不经济；
- 在分析评价绩效时，运行环境的差异多大程度上可以解释绩效差异。

该报告（IPART 1998，p 107）认为，好的管理者不需要大量的绩效信息。他们需要的是及时和准确反映异常情况的报告，后者足以使他们优化管理。异常情况报告包括异常事件或绩效（即与可接受的实践或绩效的偏离）。这些异常情况可以是好的也可以是不好的。该报告还认为，好的测量选择（即关键的绩效指标）可以使管理关注迫切需要改善和保持绩效的方面。IPART报告还认为，一个成功的绩效测量的主要绩效指标必须：

- 以一种可以理解的、有形的和可以测度的术语描述绩效的目标层次；
- 包含一小部分补充性的测量，用来反映实际的绩效而不是实体的原始目标；
- 在组织水平展开，即得到授权采取必要行动；
- 平衡以适当地反映三方面的内容：(1) 财务和预算；(2) 质量和可及性；(3) 生产率。

批评者认为，当组织的最优实践表现已经超过"最好公司"的平均实践水平时，管理者关注外部标杆管理是浪费时间和金钱，因为对于他们来说通过内部操作可以获得更大的利益。而且，内部标杆管理更容易实现（Puckett & Siegel 1997，p 12）。但是很多卫生保健组织的标杆管理已经外部化。对于绩效的某些方面，他们与卫生行业内部的其他组织进行参比，而对于绩效的另一些方面，他们则与其他行业的服务组织进行参比。

Curley（2000）认为，在卫生服务组织中，科学质询和标杆管理将成为改革的动力。他认为：

> 科学质询可提供一个有利于不断开展质询和实践评价的论坛，提供基于现有数据的实践信息，以及通过研究和体验式学习创造新的实践。循证决策正在成为卫生保健研究的一个驱动力。标杆管理是收集和监控主要指标的一种方法，这些指标反映了一个组织的临床和运行绩效。
>
> (Curley 2000，p 185)

为了使最优实践和标杆管理项目应用于它们所处的任何环境，需要将它们放在适当的组织文化中实施。此外，所有将受到它们影响的人都要理解这些方法的优点和局限性。如果绩效改善项目是在一个水准鉴定和（或）质量管理的框架中启动的，并且重点是放在结果上，那么它们在员工授权、发展团队工作和组织承诺持续学习和进步方面通常是有效的。表 15.1 概括了为支持一个有效的绩效管理系统，组织文化可能需要的一些改变。

表 15.1 发展适当的文化以支持有效的绩效管理和最优实践系统

起自	到达
技术前景	消费者前景
短期运行	长期的策略规划
内部焦点	外部焦点
尝试做每一件事	关注什么你做得最好
局部的观点	全局的观点
缺乏竞争激励	外部的竞争
程序性的	创新的和灵活的
公共服务的条件和奖励限制的报酬水平	基于绩效、承担的任务和贡献支付报酬

Source: Adapted from Glass P 1998 A benchmarking intervention into executive team (government agencies). *Total Quality Management* 9(6): 519

新南威尔士卫生服务修正组织（Corrections Health Service）（2000，p 3，4），之后改名为公正卫生（Justice Health），为标杆管理提供了一个有用的例子（图15.3）。这个组织为州监狱的居住者提供卫生服务。它着手进行标杆管理项目，因为后者被看做是"……一种持续改善的方法，包括持续的系统评估和服务整合、代表最优实践的过程和结果"。通过同澳大利亚和新西兰的一组包括卫生、精神病、法医和矫正服务进行参照，该卫生服务组织寻求：

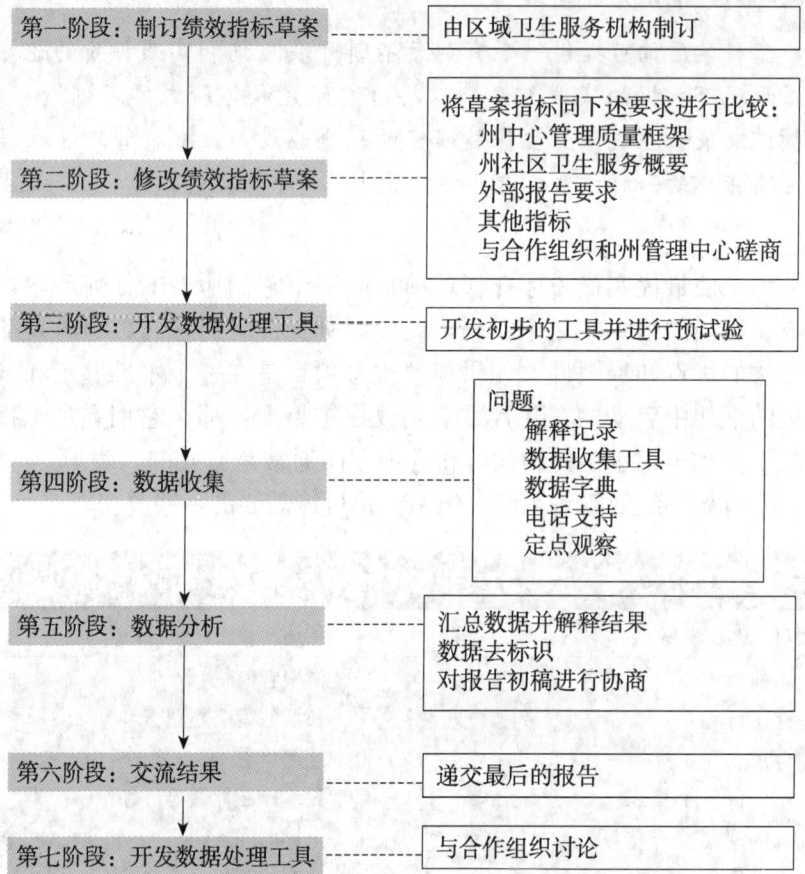

图 15.3　一个区域卫生服务标杆管理方法的例子

Source：Adapted from New South Wales Corrections Health Service 2000 *Benchmarking Study*. New South Wales Corrections Health Service (KPMG Study)，Sydney

- 同标杆管理合伙人组织进行具体的和可测量的比较;
- 评价当前的绩效,并概括绩效的优缺点;
- 确定异常点,并作为一种将注意力集中于先前未怀疑的差别的手段;
- 确定并向最优实践领导者学习;
- 确定和识别表现优秀的中心和创新领域;
- 在环境范围内,认识卫生服务提供者面临的困难和挑战;
- 在组织间及其员工间建立伙伴关系以改善服务的质量;
- 为网络化和分享经验和观点建立相应的机制。

绩效指标使用中的平衡

绩效测量涉及理解效率——"事情做得正确"——与效果——"正确的事"——之间的不同。更为重要的是,在效率指标和效果指标之间必须建立一个适当的平衡,无论是在资源管理或质量和安全管理上。

一般来说好的组织绩效测量方法比传统的管理审计系统更能满足需要。在卫生行业中,在资源不断减少,标准和期望不断增高,并且工作环境越来越混乱的情况下,管理者的视线很难从对"底线"的关注上移开。

平衡积分卡方法考虑了一系列利益相关者之间的不同利益,提供了适用于从不同角度进行测量的方法,因此为绩效的度量提供了一种"平衡的"方法。绩效指标包括消费者的观点、财务指标、内部业务指标和组织创新和学习测量指标(Hubbard 2000,p 102)。

Gearhart(1999,p 13)支持在公共部门使用平衡方法进行绩效监督和改善。他认为,对绩效测量应该提供战略信息和运行信息(见表15.2),从而使组织能够同其他高绩效组织进行参比。一个平衡的绩效系统是一个能够反映组织当前的表现,并可支持下列决定:

- 预算;
- 绩效目标;
- 雇员配备;
- 消费者服务;
- 工作流程再造。

表 15.2　一个绩效测量框架

绩效评估测量	绩效测量的收益	未来行动的框架
财务	战略信息	资源应如何分配？
消费者	准确的信息	为哪一类消费者提供服务？
内部	运行基准	哪种提供机制有效？
创新和学习	支出和收入分析	下次我们如何能做更好？

Source: Adapted from: Weller AO, Sayegh, AWL 1998 Benchmarking tools for public risk management programs. *Government Finance Preview* 14(5): 41

　　Gearhart（1999）认为，这种方法能够使资源分配到最具战略意义的业务上，并能够通过对最没效率而最有潜力再造工作流程的活动、部门或工作流程的控制，或通过结构再设计提供成本降低和（或）改善的服务来促进运行控制。

　　同许多其他组织一样，教会联合会老年保健网（Uniting Care）认识到平衡绩效测量的重要性。其网站指出其已建立了一个高质量的财务标杆管理系统，提供了一个网络内部的标准化财务管理办法。这个组织认为：

> 尽管财务责任是保健网络生存的中心问题，但是其在对财务责任的关注与对所提供的服务质量的关注之间保持平衡是非常重要的。
>
> 我们的组织声称要为我们的居民和客户提供高质量的保健服务，但这一点很难以一种量化的方式证明。因此关键在于我们能够清楚地显示，我们对保健质量进行了评估，并已应用标杆管理方式来对持续的改善进行监控。
>
> *(Uniting Care* 2004)

　　这个组织（Uniting Care）已经认识到，为在绩效评估和绩效改善方法中获得平衡，只使用临床指标是不充分的。因此，该组织和其他组织一起对生命质量指标及其与保健质量指标的关系进行了研究。在卫生行业，要获得一个平衡的组织绩效评估办法决非易事。与效率测量相关的单一维度的财务绩效指标经常被采用，管理者已认识到它们的价值。而另一方面，与患者和社区的临床服务相关的效果测量一般被视为临床员工的领域。因此这两个方面很少被并列提及就不足为怪了。从一个相对简单的角度来看，案例研究15.1试图说明为获得一个评价和改善组织绩效的平衡方法时遇到的挑战。

案例研究 15.1　建立一个组织绩效测量的平衡办法

一个旅馆被设计为：有三个小休息室，有餐厅和厨房设施，以便客人可以像家庭聚会一样在这里活动。这个旅馆附近有一个带有独立厨房的护理之家，都与一个大的公立医院很接近，后者也有厨房设施。这个旅馆在合作组织的劳动成本参比方面表现不好，其在如何使其厨房和餐厅设施合理化以达到标杆方面有压力。

与该旅馆进行参比的这个组织的其他护理之家和旅馆都拥有中心厨房和餐厅，并且主要的绩效指标是基于这些设施的效率，还没有很好的质量和效果指标，这个方面唯一的指导原则与老年保健鉴定标准中包含的有关居民的生活质量（居住的和个人生活方式）的内容有关。这些测量是在一个公共政策框架背景下进行的，该框架重视老年保健并尊重老年人的尊严、选择和权利这个背景中来。

这些设施的非营利性运营者正在面对越来越紧缩的政府筹资，需要筹措设施维护的资金，以及发展资本股份来满足这些设施必须满足的日益增多的标准。

Source：Adapted from Healey T 2000 Observation and experience as to how residential aged care can and cannot work. How to develop and maintain facilities. Second International Aged Care Housing Summit 2000，Melbourne；Briggs DS 2001 Using financial and non-financial performance measures to determine the true performance of your aged care facility. Performance Measures for Retirement Villages and Aged Care Facilities Conference-International Quality and Productivity Centre，Sydney

行动 15.1　确定绩效

1. 明确这个组织当前应用的绩效测量方法所关注的问题。
2. 明确一系列可用于测量有关居民的尊严和权利的质量和效果指标，以便他们尽可能采取一种正常的整合生活方式。
3. 思考如何利用这些指标来测量绩效，使这个旅馆的绩效能够与这个组织中其他类似的机构相当。

Gearhart（1999，p 13）认为："……如果管理者希望满足这个讲究效果的时代的需求，他们需要转变行为方式、使用财务基准、实行策略规划并设计财务系统。"但是，虽然有观点认为，将标杆管理或绩效指标应用于改善感染控制结果会提高保健质量（效果），也有观点认为，较差的感染控制反过来会影响运行成本（效率），所以一些测量可以同时考虑这两个方面（Day et al in Courtney & Briggs 2004，pp 187-8）。同样新南威尔士州卫生系统绩效指标报告（2003）中既有关注保健和服务提供的指标，也有关注效率的指标。例如，一个建议用于"儿童和成人免疫"的指标可以获得"在儿童和老年人使用可预防疾病的疫苗可降低患病率/死亡率"的期望结果（p 7）。在上述方法中还可以加入医生的配置情况、病例调整数据的比较、风险管理以及临床、教学和研究结果的使用。这些方法中的很多会在本书其他部分描述，因为它们在自己的适用范围内常被视为重要的组织和管理实践。具体内容参见第10、17和18章。

对如何管理一个组织的组织绩效测量的关注有可能转移对组织生存、变化和发展等长期需要的关注。因此管理者需要确认他们是否正确地平衡了绩效测量、战略和结果。卫生服务管理包括对组织、服务和机构的管理——它不仅仅是基于已有的测量标杆去管理一部分。在一个组织中应用绩效管理系统时，需要考虑以下几点：

- 标杆管理中效率和效果之间的相互作用；
- 重新定义规则的趋势和改变定义以达到标准；
- 在质量和结果测量的重要性以及达到所需的最低成本之间获得平衡。

绩效测量和策略

Nattermann（2000，p 22）告诫道，在营利性的私人部门，"标杆管理是一个提高运行效率的重要手段，但它不是战略决策的工具。当竞争者试图玩完全相同的游戏时，就会出现边际收益下降"。而且他认为，如果表现不好的公司与表现最好的公司参比并努力向他们学习，尝试通过实行与最成功的竞争者相同的策略来获得更高的利润，虽然这样做可提高效率，但也增加与成功公司竞争其已获取的较高利润的程度，实际上会损害价值，最终会导致策略差异缩小，公司不得不寻求新的方式与其他竞争者区别开来。

虽然公立部门卫生保健提供者并不关心利润，但他们要去竞争资源和市场份额，因此经常会模仿类似公立服务部门提供的服务。Nattermann（2000，p 22）提出了一个很重要的观点：

最优实践并不总是等于最优策略。最优实践标杆管理可被视为改善运行效率的一个重要工具，但它是一把双刃剑。管理者必须警惕从一个纯技术相关的过程向凌驾于战略决策的目标的转变。

卫生保健中对绩效测量的依赖超过策略的一个例子可以在 IPART 对新南威尔士卫生状况的回顾报告（1998）中找到。这个大型卫生行政机构将一个系列广泛的绩效测量系统运用于地方区域卫生机构和中央行政机构。IPART 的报告（1998，p 5）指出：

……似乎区域卫生机构倾向于过分强调平衡预算、满足候诊人群目标和避免造成负面影响公共注目的事件。这种对金钱、候诊人群和避免上报纸"头条"的过分关注是以减少对效率、质量和绩效的关注为代价的。

这份报告继续指出：

虽然这些（绩效）协议中已明确新南威尔士卫生机构和区域卫生机构各自的角色……并且显示了在绩效监督方面的显著进步，但它们通常被认为是过分关注每个区域卫生机构的各个微观责任的行为。

Briggs（2001，p 10）认为，在实施绩效管理系统时，一个组织应该：

- 明确对于卫生系统的一个特定领域，政府都制定了哪些政策标准；
- 考虑要从广泛的社区和服务行业部门学习经验；
- 确保组织的使命、价值、目的和战略方向与建议的方法相适应；
- 考虑鉴定标准、结果和准则，作为测量框架；
- 评估当前的数据收集和信息系统，考虑目前组织收集的信息是否是相关的，是否正在用于产生效果；
- 在非财务方面，考虑工作流程和结构指标的首要方面而不是难度更大的结果处理；
- 更好地收集格式化数据，由此可向评价性数据和结果标准转变；
- 开始时采用一个简单的信息系统，随后将其发展成一个正式的管理报告系统，最终将财务绩效、质量、风险和结果都引入其中；
- 同业内各组织和行业组织合作以建立绩效测量的共同标准和定义。

一个回顾组织绩效的流程

组织回顾和测量绩效的方法各不相同。如果一个组织准备开始并持续地进行改善，很重要的是要有清楚的策略指导、领导和规划，尤其是有其他目标竞争有限资源时。这点对于将现有的和新的促进活动统一为一个系统、组织全体的方式尤为重要（Griffith & Alexander 2002）。

强有力的领导可促进绩效的改善。领导者应确保必要的绩效改善活动流程和结构及有服务部门的共同实施。有效的领导能够识别改善并予以表彰，也能够通过授权和指派员工占用一些时间和资源——是组织必然发生的成本——来领导改善流程的工作。

组织的使命、价值和目的决定了使用的方法和绩效测量的指标。监控和高层管理的承诺程度以及组织战略的成熟程度也会影响方法学和测量方法的决策。例如，一个处于全面实施组织绩效管理系统早期试验阶段的组织，可能需要制订一个正式的绩效改善计划。另一方面，一个有很好的绩效管理系统的组织可能需要整合其策略和运行计划。

图15.4概括了组织绩效回顾和改善的实施过程。这个循环过程包含七个阶段，指出了需要进一步改善和维持绩效改善的领域。这个过程开始是回顾组织的战略计划，即回顾目标，特别是需要改善的领域和策略。接着是测量和分析组织的绩效数据，以制定改善绩效的策略。然后是制订绩效计划，包含改善服务和系统的战略。接着是组织对当前绩效的全面回顾。

这个过程包括七个基本要素，包括将绩效改善过程与组织战略计划联系起来、全面回顾组织绩效、准备绩效改善计划、实施计划、绩效监督、确定进一步改善的领域以及维持绩效改善的策略。

将绩效改善策略与组织战略规划联系起来

为了保持和促进服务供给，卫生服务组织需要不断回顾它们的绩效。战略规划通常设定绩效的七个关键成分，包括患者/消费者相关的需要、卫生保健结果以及运行目标和财务目标。绩效监督包括比较结果与个人、团体及组织的目标是否一致。战略规划和绩效回顾要与基于战略方向的组织工作流程

第15章 改善卫生服务组织绩效

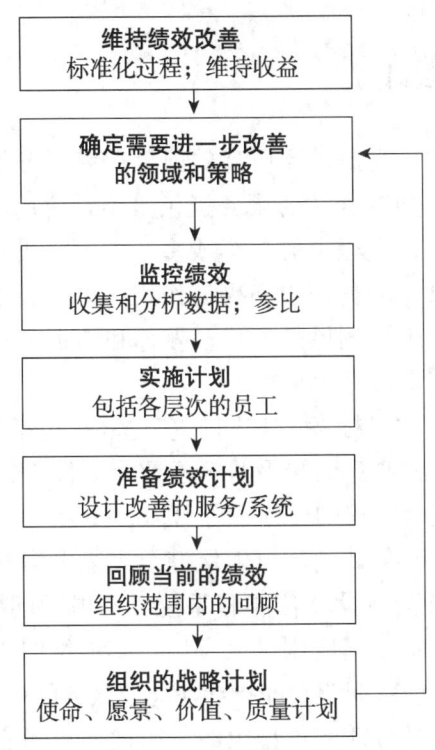

图 15.4　改善组织绩效的过程

联系起来,以确保改善和学习及组织的卫生保健优先项目。

在公立部门,绩效测量是在明确定义的国家的和地区的或州的卫生优先项目、结构化规划的质量框架、鉴定要求和政府卫生行政部门规定的绩效报告系统指导下进行的。在私立部门,较小的组织则将它们的绩效测量与它们的战略规划联系起来,包括它们的年度业务计划,这些计划又会与一个较大的公司的计划联系起来。

● 回顾当前的绩效

战略规划和绩效回顾过程考察组织实现其主要目标的情况。回顾过程也评估资源的利用,在部门和个人工作层次上考察实施发展战略的效果和效率。回顾过程在组织内全面进行,使用"自下而上"的管理办法是最理想的。

准备一个绩效改善计划

绩效改善计划可为提供高质量的卫生保健服务提供了一个蓝图。这个计划一般会包含一系列综合性的服务提供策略，使用"自下而上"的方法。每一个策略是针对改善过程中的一个或多个方面。改善策略的例子包括：重新设计工作以增强员工的责任心和决策作用，以促进不同卫生保健部门的更好的合作；改善临床服务效果的项目；教育和培训项目；引入以患者为中心的系统；以及整合的门诊患者服务。

不同组织的绩效目标各不相同。它们常常包括诸如减少患者结果差异、提高患者满意度、提高患者可及性和公平性、降低患者每次治疗成本以及将绩效改善整合到整个组织的过程中等目标。

为了制订绩效改善计划，卫生保健组织需要考虑设立新的服务、运用新的设施以及设计或重新设计功能和系统。考虑的问题包括关注主要消费者，调查所有可行的技术及其应用，以及调查其他组织中类似过程。这个过程可为组织提供一系列绩效期望，即指导功能或服务的设计、测量和评价。

卫生服务组织是劳动密集型组织，因此雇员是它们最有价值的资源。绩效改善计划应该包括针对个体、工作组和团队能力的评价绩效和有利于改善的系统，以提高组织的效能。

实施计划

为了确保效果，实施阶段应该是有计划和系统性的，并在组织内全面进行，即所有适当的人和卫生保健人员应共同参与。建立各部门间的相互协作并为完成长期任务提供必要的激励。实施过程中相互协作有助于组织创建一个重视绩效改善的文化。

管理者选择进行预试验的策略并准备实施改变的计划。整体描述要实施的改革，包括参与的员工、他们的责任、用什么样的绩效方法评价成功与否、需要收集什么数据、谁收集和分析这些数据以及将会持续采用什么样的改善策略。

数据分析包括与改变前得到的基准数据进行比较，这对确定改革是否带来了预期的改善是很重要的。对于不成功的改革尝试，要分析以确定新的程序是否没有起作用，或改革是否被实施，或是否是其他因素的影响。

监控绩效

在实施程序改革之后，通过收集数据来监控绩效成为进一步绩效改善的所有活动的中心。收集绩效数据能够使组织做出更明智的决策，包括有关工作流程的效果、发现改善流程的机会、识别需要重新设计的流程以及确定改善达到目标的程度。

一旦监控和数据收集的范围确定以后，负责的员工决定如何组织活动、数据收集的频率和密度、需要监控绩效的相关方面以及如何将数据收集活动融入日常工作。监控绩效需要收集各种数据，包括与鉴定和其他要求、风险管理、效用管理、质量控制、员工需求、患者和消费者的人口统计学特征、财务数据、感染控制监测和报告以及研究数据有关的绩效测量。一些有关数据检查的例子包括：组织提供的服务与主要的患者/消费者的诸如满意度、保持力和市场份额指标之间的相关性；患者/消费者相关问题及其得到解决需要支付的成本和获得的收益；特定干预的风险；持续提供服务的能力；以及主要运行绩效指标的改善趋势，例如生产率、住院天数、周转次数和手术等待天数。

与其他提供类似卫生保健服务的组织、竞争者和主要标杆在特定参数上进行绩效比较是很有价值的。无论是内部还是外部的，比较都能够促使组织理解动态的绩效影响因素。这种比较可以帮助组织考虑相对于其他组织其改善和变化的比例。此外，相对于本组织过去的改善和其他组织的改善，计划的绩效还应包括新项目、卫生市场动向、创新或其他策略带来的变化。

确定进一步改善的领域和策略

组织利用从数据分析获得的信息来确定需要注重绩效改善或需要降低特殊事件风险的服务领域。大多数组织所确定的改善机会都多于他们实际能做到的，因此必须设定优先项目。制定相应的标准有助于设定优先项目，而这些标准来自战略规划中定义的目的和目标。

维持改善的绩效

一旦有了绩效改善的证据，一个组织应该利用适当的资源，并使与这个过程、功能或服务最密切的个人、学科和部门参与维持这个成果。应将有效的变化融入标准的运行程序中。

一个组织可以通过对关键员工进行有关重新设计的流程或实施的其他创新的教育来维持改善。这样当他们发现其他改善机会时就会主动投入进去。绩效测量可用于确定改善是否可以持续。数据收集是绩效监控的一部分，应有规律地反馈给员工。

卫生服务系统中组织绩效测量的背景

本部分探讨在全球和国家层次改善绩效的当前框架。然后讨论澳大利亚卫生绩效测量的框架（National Health Performance Committee 2000）。

改善卫生系统的绩效是管理者的责任。但是卫生系统的改善有很多的受益者——消费者、临床医生、商品和服务的私人提供者、政府和纳税人。公立医院系统开展的活动是为了维护卫生保健消费者的利益，比直接的消费者服务更广泛，包括教育和研究。这些应如何测量？

困难之处在于：卫生领域中很多利益相关者对于应该进行什么改善和应该如何测量有不同的看法。增加的改善对主要系统的转变更可取吗？对卫生系统不断增长的需求总是必须满足吗？如何决定提供得起的卫生保健和分配？

虽然经济学家能够测量卫生保健系统的一些成本，但是很难测量其收益。对于个人或一个国家或一个特定的人群，什么是好的健康水平？什么是客观的测量？

澳大利亚的框架包括对卫生系统改革进行测量的八个方面，即效果、适宜性、安全性、能力、持续性、可及性和公平性、可接受性以及效率（见表15.3，见下文）。一些更复杂的方面反映了从投入测量到产出测量的转变。

公平性

反映成本效率的卫生服务可能并不满足社区对公平获得服务的期望。长期存在的排队等候和必须到专科治疗中心的问题就是很好的例子。卫生保健的公平性强调所有人群都能公平地获得卫生服务并测量公平的结果，无论他的年龄、性别或地理位置如何。

在澳大利亚，城市和农村的消费者都已经习惯去距离最近的医院就医。

将来，医院有可能会变少、变小，由急诊机构在社区提供更广泛的非住院服务。

由于距离或活动能力造成的可及性问题对消费者来说是个难题。门诊外科手术治疗、流动保健以及将服务扩展到社区都会改变目前的卫生服务提供模式——从"医院保健"变为"家庭保健"。

目前，由于技术改变了诊断和治疗方式，对于"急诊医院"、"护理院"和"诊所"的描述都变得模糊了，而诸如"老龄化"、"一体化或无缝化"的概念成了时髦。但是目前争论的中心论题不是未来卫生服务的形态或方向，而是服务的所有权和控制（Fennell & Flood 1998，Hindle 2000）。

技术和分配效率

组织绩效的其他指标包括技术和分配效率。技术上有效率的服务是以最低可达到的成本提供的服务。当技术效率是最主要的评价指标时，它会使专科服务提供者或诊断设备集中起来。分配效率是指人们最重视的服务在他们期望的水平或标准上提供（Samuel 2000，p 3）。

这两种测量方式之间是有矛盾的，例如是将服务提供给病情严重的婴儿还是提供给需要心脏移植的老年人？人们在这种争论中的立场反映了人们在社区或在医疗专业中扮演的不同角色。有时尽管资源稀缺，但是面对社区需求或政治需求，部分技术效率会为分配效率和重新分配资源让路。

预防和治疗技术在一定程度上能提高健康水平，但是它们会对组织和筹资产生一些不可预料的影响。技术进步可见于一些在不久之前还不能治疗的疾病的治疗上，这种趋势会随着诊断和治疗技术的提高而持续。但是这些过程常常是非常昂贵的，需要复杂的设备和高技能的操作者。社区和组织的成本也会随之增高，因为治疗虽然使一些患者存活时间更长了，但却往往会伴有严重的残疾。

低成本的治疗可能会有很高的开发成本，而且由于简单以及对开发者的回报太低，往往不被推广或看重。有时消费者会要求采用最先进的治疗方法、诊断工具或筛选方法，而不是过去使用多年的治疗方式，即使这种方式是有效的，并且可以预期有较好的结果。这种压力可能对一个组织的预算有明显的影响。

保健的持续性

澳大利亚卫生保健系统很复杂,在联邦政府和州政府之间有很多责任和融资层次。卫生服务消费者并不总是了解或认同伴随卫生服务供给而来的复杂性、职业划分及政治议题。

消费者需要的是一个持续的保健过程,以便他们不用多次重复接受治疗,不用不得不记住就诊的所有细节,也不用一次又一次地排队等待服务。

服务提供方之间的协调以及他们之间信息的整合及分享是重大系统改革的一个领域,受到技术、私有化问题、投资以及消费者和提供者的教育程度的影响。虽然面临着很多挑战,但保健的持续性仍将是所有层次上改善组织效率的主要动机(Consumers' Health Forum 1999, pp 1-3)。

健康结果

历史上,卫生服务提供者都是基于专业知识和经验进行决策的。然而循证医学正在逐步替代对技术的依赖。治疗干预和结果会随着地区、医院、疾病组和专科的不同而不同。而差异会随着使用一致的循证决策而有所降低(更多的循证决策信息请参见第9、10和第18章)。

在卫生系统中,协调的服务供给和信息收集受到许多由公共和私立部门资助的研究项目的支持。通过这种方式建立和传播的信息对于循证决策和临床干预至关重要(见第13章)。

新的WHO框架已经将这一方法扩展到临床之外的范围,包括卫生服务的不平等、系统反应性、财政投入的公平性、国家卫生费用、卫生系统业绩和效率以及结果的质量。事实上,在WHO建立的卫生系统绩效(HSP)网站上,有一部分内容专门强调了对结果的关注(参见 http://www.Int/health_systems_performance/docs)。

健康的社会决定因素

社会决定因素可在个体或群体水平上对健康产生积极或消极影响。WHO

在其框架中主要关注环境、社会经济状况、社区容量、健康行为和个人相关因素，分别考察了贫穷和非贫穷人群的健康状况，同时也考察了性别和种族的不平等性。这样做是因为有很多证据表明：社会公正性比生物学和生活方式因素能够更好地解释健康状况。Wilkinson（1997）发现：贫穷或社会经济状况是疾病或缺乏资源可及性的最佳预测指标。而且这种关联的强度随人们所处不同社会经济状况的收入差距的不同而不同；也就是说，收入平等性越高，健康状况越相同。收入差距越大，健康状况也就越差，这在富裕国家和贫穷国家都适用。Wilkinson（1997，p 94）证明，在更平等的国家，死亡率较低。人们还发现，主观意识而不是绝对的社区间差异更能预测健康状况，这反映了人们感觉他们能够控制自己生命的程度（Marmot 1999）。在积极的方面，就业、工作保障和社会支持能改善健康。促进良好生活开端的行动也能够保护身体。

当前改善卫生系统绩效的框架

一种卫生服务的绩效常在更广泛的卫生系统背景中测量。WHO已经发现国家卫生政策有从规划转向框架的趋势（WHO 2000a，p 121）。一般来说，国家卫生规划是由中央政府制定的，其关注的焦点在投资需求上。一些计划忽略了私立部门，并且没有充分考虑财政的现实情况和人们的偏好。实施的问题是很普遍的。如果不代表当权政府的议程，任何计划的寿命都是有限的。另一方面，政策框架指明了方向但不包含实施细节。一个框架的作用是帮助组织测量他们的绩效、理解对其有意义的因素并促进他们采取改善行动。

卫生保健系统绩效的测量

根据Murray和Frenk（2000，pp 717-31），卫生系统绩效测量时有两个常见的陷阱：

1. 考虑的因素过多，在卫生系统的重要特性上常常发生重叠；
2. 使用的是现有的指标，即只能复制概念上和技术上都不完备的现有的可获得的测量。

为了克服这些缺陷，WHO（2000b）制定了一系列绩效指标以补充它的综合框架。在各个国家内部,关注点集中在制定自下而上的指标上而不是制定一个综合框架。在澳大利亚,这个过程已经通过联邦和州之间的协议给予了推动。

WHO(2000b)的模型强调了测量的关键目标及卫生系统的核心功能的战略设计、结构安排和实施的完成情况。关键目标是:

- 促进人群的健康状况——测量平均水平,例如已经改名为健康调整期望寿命(HALE)的伤残调整期望寿命(DALE)和卫生服务的分配或不公平性;
- 提高系统对人们的合理期望的反应(即尊重他人,例如尊严、自主权和个人隐私;以及代理人导向的,例如迅速关注、环境舒适、社会支持网络以及保健的选择);
- 通过卫生费用测量筹资分配的公平性和筹资风险保护。

此外,WHO在测量国家卫生系统中的各种目标时做了一个有用的区分,即人群健康的进步和有限资源所能达到的最好情况,这被定义为卫生保健系统绩效的测量。但是有关卫生系统绩效的决定因素的认识,与理解什么是人口健康状况的决定因素不同,仍然是有限的(WHO 2000a, p 44)。

对卫生系统进行比较意味着要看一看:一个系统实现了什么目标以及它做了什么,或它如何实施基本功能。后者有助于解释不同时间以及不同国家的健康状况的差异,也有助于理解做什么事情能促进健康。有必要测量投入和产出以考察系统改革如何影响健康结果。这种区别也说明了健康不只是卫生费用的函数。但是,应该注意到国家健康状况的排名在方法论上和哲学上都存在很大争议。

WHO模型中有卫生系统的四个核心功能,有助于解释与资源有关的成果上的差异。这四个核心功能被认为系统的基本目标:

1. 筹资——总收入的获得、共担风险和购买,例如医生、床位;
2. 服务提供安排——结构、治理、供方的整合和公共卫生服务的提供;
3. 投资——或资源生产(人力、物质和知识),例如培训、开发劳动力、研究和获得技术;
4. 经营或仔细和负责的管理——策略政策、规划、部门间支持、监控和评价,例如规章和消费者保护(Murray & Frenk 2000, pp 723-6)。

对WHO的框架专家已进行了广泛的讨论。正如McKee(2001)概述的,实际上卫生保健系统的投入比产出更容易受到社区更广泛的影响。这种健康受多方面因素影响的观点很有启迪作用。例如，很多观察表明，健康状况最好的国家具有地中海式的饮食特征，并且生命中发生的各种事件的影响，尤其是儿童时期的事件，不在大多数卫生保健系统控制范围内；例如，教育可及性、未受到污染的食物和安全的环境。在数据可及性和可比性方面也存在问题；例如卫生费用、基于意识形态价值观的批评、绩效排序的内在限制。在积极的一面，该框架因将重点放在卫生系统的绩效上以及倡导政府参与健康已得到很多支持。

作为对这个框架的评论进行的回应，WHO已经认同，对概念和测量需要进一步改进，并且建立了报告这些问题的卫生系统绩效科学同业评审组。同时WHO还建立了一个称为HSP（Health System Performance）的网站，阐述卫生系统绩效改善目标、促进讨论和网络，并且提供了一系列信息。这些内容可参见http：//www.Int/health_systems_performance/docs。

一些国家的框架

上文提到的澳大利亚国家卫生系统绩效评价框架是由澳大利亚国家卫生绩效委员会（2000，pp 4354）制定的，描述了卫生系统绩效测量的国际方法。这里我们引用那个报告的附录部分，简要概括这些方法的一部分。

英国的国家卫生服务方式

英国的国家卫生服务（NHS）已经制定了一个战略模式来设定改善的优先项目，通过设立明确的标准驱动绩效改善，应用国家绩效框架并对普遍的健康问题定义服务模式，然后用国家绩效框架监控服务的提供。绩效的六个方面是：

1. 健康促进，即全面的健康，反映了社会和环境因素以及个人保健情况，以及NHS提供的保健；
2. 公平的获得，即相对于不同方面的需求服务提供的公平性，例如地理、社会经济、人口和保健团体；
3. 有效地提供适当的卫生保健，例如临床效果、及时性、符合需求、符合协议的标准、根据最优实践以及由接受过适当培训和教育的人员提供；

4. 效率，例如每单位服务/产出的成本、固定资产的生产率以及劳动生产率；
5. 患者/保健者的经历，这是针对系统对个体需要、技能、服务及其持续性、等待时间和可及性、物质环境、组织以及管理安排的情况所做出的反应的测量；
6. NHS保健的健康结果，例如成功使用资源以减少风险因素和降低疾病程度，提高患者和保健者的生命质量和减少未成年死亡。

进一步的信息可参见：www.doh.gov.uk/nhsperf。

美国方式

美国没有一个统一的国家绩效框架。美国使用的一些模式有：

总统咨询委员会

总统咨询委员会（PAC）推荐了一个框架，后者包含质量的多个方面，包括技术质量（使用判断、技能和可用技术促进健康）、可及性（当存在筹资、地理、文化和感情障碍时获得卫生保健的容易程度）、可接受性（患者对保健的满意程度）。

卫生保健组织鉴定联合委员会

卫生保健组织鉴定联合委员会（JCAHO）将绩效指标和鉴定实践整合成四个指标：临床绩效、健康状况、消费者满意度和管理/财务测量。这些指标同普遍的绩效指标同时报告，后者包含可获得性、持续性、有效性、效率、功效、预防和早期发现、尊重和护理、安全和及时性。此外该委员会还制定了特殊服务指标，如临床实验室以及特殊的设施，如家庭保健、长期护理和急诊医院。进一步的信息参见 www.jcaho.org。

2010年人人健康

2010年人人健康有两个主要目的：提高预期寿命和生活质量，消除不同人口之间的健康差异。这个模型包括28个主要方面和467个特定目标。这些目标包含了一系列特殊疾病、风险因素、环境健康以及可及性和基础设施问题。有19个主要指标。进一步的信息参见 www.healthypeople.gov。

卫生保健研究和质量机构

卫生保健研究和质量机构（AHRQ）已根据医院发病率数据设立了两套指标，提供了有关预防保健服务和医院急诊保健效果的信息。

国家质量认证委员会

国家质量认证委员会（NCQA）的指标追踪在其管理下的保健组织提供的

服务。一些指标对于政府对老年人实施的医疗保险（Medicare）及对贫困和残疾人实施医疗保险（Medicaid）是强制使用的。更多的信息参见 www.ncqa.org。

加拿大模式

加拿大一直在建立一个全国性的卫生监控和绩效管理模式方面寻求合作。这个模式有一个用于地区层次的核心指标：

> ……监控人口健康维持和促进以及卫生系统功能的进展……并协助有关方面向政府机构、公共和职业团体报告。
>
> （*National Health Performance Committee 2000*，Appendix B, p 51）

这是一个用于核对与以下方面相关的卫生指标的四级模型：

1. 人口的总体健康水平——在不同时间及与特殊地区如何比较，就死亡、健康状况、人体功能以及良好状态进行测量；
2. 健康中主要的非医学决定因素：例如健康行为、生活和工作条件、个人资源和环境因素；
3. 卫生服务的获得：例如可接受性、可及性、适宜性、资格、持续性、有效性、效率和安全性；
4. 社区和卫生系统的特征：例如基础设施、劳动力、支出以及标准的程序费用。

目前有 65 个指标可以使用，加拿大 Roadmap Initiative 进一步制定了追踪策略的指标，例如整合的保健、循证决策以及患者授权。国家健康绩效委员会的报告（2000，Appendix B）发现，这个模式可能过去偏向人口健康和健康结果的测量，而卫生系统绩效的测量需要进一步发展。进一步的信息请参见 www.cihi.ca。

新西兰模式

基于公平性、质量、可支付能力、可持续性和协作（卫生系统内）的原则，新西兰对 15 个卫生系统绩效指标和初级保健服务给予了报告，详细内容可以从相关网址获得（参见 www.moh.govt.nz/phi）。最近（2004 年 4 月）公布了一个有关转诊服务管理（药品和实验室检验）的框架草案和一个社区项目指标框架以征询意见。

澳大利亚模式

表 15.3 概括了澳大利亚模式。澳大利亚模式实际上采用了加拿大的四级模式，但是其中一些方面重新进行了命名，并且将社区和卫生系统的特点分成卫生系统基础设施和健康相关的社区特点和能力。这个模式阐述了四个关键问题并在其四级结构中有所反映，其中用到的数据被归类为水平、设施、感兴趣的领域、目标组和干预策略。这四个问题是：

1. 作为一个国家我们的健康状况如何？这个问题需要测量健康结果来回答，例如卫生条件、健康状况和死亡。
2. 我们是接近还是远离健康？这个问题通过健康的决定因素来测量，例如健康行为、生活和工作方式。
3. 我们的急诊、初级保健和人口健康干预是否用最低的成本达到了最高的质量？这个问题通过"胜任程度"来测量，代替了加拿大模式中的"能力"，但是其他标准与加拿大模式类似。
4. 我们系统的基础设施在未来能否持续？测量的标准包括卫生人力的结构和分布、资本和技术可及性、研究基金和结构、公共卫生监测机制。健康相关的社区特点和能力比在加拿大模式中更多，包括对人口、人口学特征、人均卫生费用、健康文化、健康素养、教育、住房和交通的测量。

澳大利亚模式的优点是包含了健康状况、结果、健康决定因素以及卫生系统的报告多个方面。后者建立在已收集的资料基础上，还可以有关注新指标制定的策略。澳大利亚模式的目标还在于：识别对系统绩效有贡献的重要基础设施，包括信息技术和人力规划。重要的是，其为指标的制定建立了严格的标准，在很大程度上是针对以前模式的一些缺点。

关于建立指标的严格标准的决定反映在国家绩效管理的要求中。例如，新南威尔士卫生系统绩效指标（2003）采纳了 WHO 推荐的所谓"控制板"（dashboard）指标（WHO 2001, p vii），这些指标现已应用于 IPART 和新西兰的相应部门。新南威尔士的响应反映了新南威尔士卫生系统的目的和优先项目：更健康的人群、更公平的可及性、高质量的卫生保健和更高的价值，这些只用了 20 个指标测量，其中一些是澳大利亚国家框架包含的。例如，可能可避免的死亡、出生前妊娠 20 周内的就诊、自己报告的精神健康、冠状血管再造、主要的关节替换和可能可避免的住院。报告指出,选择这些指标是为了当它们是可获得的、有代表性并对公共责任有用时,提供战略信息。基于这些指标的信息在新南威尔士卫生年报中发布,并且这种信息被用于区卫生服务机构与新南威尔士财政厅之间的服务资源分配协议,以及高级管理人员的绩效协议。

如 Owen 和 Jorm(2002)记录的,国家公共卫生联合会(National Public Health Partnership)为公共卫生提出了六个特殊的绩效指标,与表 15.3 概括的四级国家卫生绩效框架相适应。

表 15.3 国家卫生绩效框架

健康结果			
作为一个国家我们的健康如何?			
健康状况	**人体功能**	**良好状态**	**健康寿命年**
各种健康状况,可能是疾病、功能失调;受伤或损伤或反映其他健康相关的状态	机体的功能结构(损害)、活动(活动限制)和参与(参与受限)	广泛地衡量个体在生理/心理/社会的良好状态	年龄条件、特定死亡率和其他派生指标
健康的决定因素			
我们是朝向还是远离健康?			
健康行为	**生活和工作条件**	**个人资源**	**环境因素**
个人行为方面和影响健康状况的危险因素,包括行为和知识	健康相关的社会经济特征和工作条件	测量流行因素,例如健康相关的社会支持和生活压力	环境因素、家庭因素、影响健康的态度和健康行为、基因因素、家族史
卫生系统改革			
我们的干预是不是有效果、有效率及比较合适?			
效果	**效率**	**可及性和公平**	**适宜性**
保健(或服务)干预或行动获得的期望结果	在最具成本-效果地利用资源情况下达到预期结果	基于需要(或患者)在正确的地点、正确的时间获得保健(或服务)的能力,并且是公平的	基于建立的标准,保健服务的提供符合患者的需要

能力	安全性	可持续性	可接受性
个体和知识技术适合保健（或服务）提供	随着时间的推移，在项目、医生、组织和不同层次的服务机构间提供不间断的协调服务的能力	随着时间的推移，在项目、医生、组织和不同层次的服务机构间提供不间断的协调的保健（或服务）的能力	保健服务满足消费者的期望，社区提供一个支付的组织
卫生系统的基础设施			
我们的卫生系统在未来是否能够持续？ 例如，研究基金结构、监督机制和其他影响卫生人力培训需求分布的部门层次。 健康相关的社区特征和能力：例如教育、住房、交通、社会经济特征。卫生系统的这些外部因素如何影响卫生绩效？			

Source：Australian Health Ministers' Conference 2001 *National Health Performance framework report*. National Health Performance Committee (NHPC)，Queensland Health，Brisbane

制定绩效指标过程中面临的挑战和机遇

这个部分引用了 WHO 的观察和澳大利亚的研究，包括国家卫生绩效委员会的报告（2000，pp 43-54）以及 Amies 和 Palmer（1997）的研究。

基于目标的评价是目前模式的一个成果。绩效报告系统与策略目标及其监控被联系在一起。如果目标不明确，就无法制定好的绩效指标。

WHO（2000a）建议把人口健康状况包含及健康的非医疗决定因素放在一个综合框架中。主要的批评是现有的指标缺乏一个：

> 全卫生系统的视角。关注过多的是"疾病"而不是健康，它们将关注点局限在有选择的设置的投入（成本）和产出（活动）上，而不是在更广泛的卫生系统的功能和影响上。
>
> (National Health Performance Committee 2000，p 22)

需要为所有的设置和目标组织确定可以管理的指标，并且不能过于繁杂，收集和报告成本不能过高。建议的绩效指标数量是相当大的：例如，美国 2010 人人享有健康保健模式有 220 个指标；加拿大模式有 65 个绩效指标。

WHO已经同意在选择指标时需要更具策略性。

要将有效数据、绩效测量及服务管理更紧密地联系起来，以降低成本及保障承诺。

对于消费者来说，指标应该是可以理解的和公开的。为了激励行动，方向和指标应该容易被所有人理解。必须寻求消费者定义的测量，并将其纳入在绩效框架中。需要在识别能够预测绩效结果的有效、严格指标方面开展研究。

要有一个连续及时的结果评价报告周期，且其要长于选举周期，以便判断绩效是否已经改进。要更好地协调指标的制定。根据Amies和Palmer（1997，pp 25–7）的研究，绩效指标需要有专门的解释和背景信息。根据定义，不能期望指标能反映所有的事情，它们也不能测量因果关系。还要对公共报告过程的政治背景比较敏感。

一个较差的指标选择可能导致目的偏移或得到不希望的'负效应'（不正当的激励）。有些人不愿意成为被监控的目标，这并不少见，这可能反映了管理者的态度而不是成绩。

绩效监控不是一个"独一无二"的绩效改善策略。一些指标的设计是由于内部消耗，而另一些指标可能为了在更大领域的比较，可使数据质量和记录系统更严格。总之，绩效指标必须：

- 值得测量；
- 测量可靠，且对于不同的人群具有相关性和意义；
- 负担得起收集信息所需费用；
- 参与人员能够理解；
- 覆盖健康的范围（平衡积分卡）；
- 及时产生；
- 对已知的促进改善的行动比较敏感；
- 能够跨时期反映行动的结果（可以归因的）；
- 与全国的方向一致。

采用的核心部分应该反映卫生服务的范围，并最终能对什么对健康促进有效什么无效提供反馈意见。

结论

组织改善系统的目标是确保工作流程和策略能够很好地设计,及在现有的资源条件下全面进行监控、分析和改善人口和个体的健康。卫生保健的价值是在优秀的保健和服务、好的结果与费用之间保持适当的平衡。如果要增加保健和服务提供的价值,组织要理清很多因素的关系,例如保健的认知、结果和成本,以及组织工作流程如何影响这些因素。组织绩效明显影响组织服务的质量和价值。绩效改善确立于卫生保健专业人员的实际工作及使患者和其他人获益的真实改善中。绩效改善的价值需要在现存的组织或服务运行范例的背景下来理解,而不是将其作为管理、组织策略以及改革的替代物。

问题讨论

1. 绩效可以在全球、国家和地方层次测量。
   a. 确定什么测量与你的卫生服务最相关。
   b. 解释为什么你认为最相关。
   c. 确定应该如何和何时报告它们。
   d. 从报告的最后两项测量中你可以看到什么趋势?
   e. 将这些结果与这种服务在国家或全球的绩效测量相比较能得出什么结论?
2. 一般建议绩效测量最好用于操作管理的背景下。
   a. 绩效测量中存在什么缺陷和矛盾?
   b. 对于一个组织,绩效测量和战略有什么联系?
3. 参考你工作中的卫生服务单位,讨论健康结果和卫生保健服务结果的差异。你可以借助一种特殊的服务或一个特殊的疾病组进行讨论。

(黄成礼 译)

参考文献

Amies M, Palmer B 1997 National leadership through performance assessment. *Occasional Paper Series*, Department of Family and Community Services, Canberra

Anthony RN, Herzlinger RE 1980 Management control in nonprofit organisations (revised ed). Richard D Irwin, Illinois

Australian Health Ministers' Conference 2001 National health performance framework report. National Health Performance Committee (NHPC), Queensland Health, Brisbane

Baum F 1999 Social capital and health: implications for health in rural Australia. 5th National Rural Health Conference, Adelaide. Online. Available: http://www.ruralhealth.org.au/fifthconf/baumpaper.htm [accessed 14 December 2004]

Briggs DS 2001 Using financial and non-financial performance measures to determine the true performance of your aged care facility. Performance Measures for Retirement Villages and Aged Care Facilities Conference, International Quality and Productivity Centre, Sydney

Consumers' Health Forum 1999 Senate Community Affairs Reference Committee Inquiry into Public Hospital Funding. Online. Available: www.chf.org.au/chf.submission/PublicHospital.Funding.htm [accessed 14 December 2004]

Curley MM 2000 Benchmarking: what's in it for nurses? *Journal of the Society of Paediatric Nurses* 5(4):185

Day GE, Visawasm G, Briggs DS 2004 The budget and financial control. In: Courtney M, Briggs DS (eds) 2004 *Health care financial management*. Elsevier Mosby, Sydney

Dervitsiotis KN 2000 Benchmarking and business paradigms shift. *Total Quality Management* July, S64

Fennell MI, Flood AB 1998 Key challenges in studying organizational issues in the delivery of health care to older Americans. *Health Services Research* 33(2):424

Gearhart J 1999 Activity based management and performance measurement systems. *Government Finance Review* 15(1):13

George J, Davies A 1998 *States of health: health and illness in Australia*. Longman, South Melbourne

Glass P 1998 A benchmarking intervention into executive teams (government agencies). *Total Quality Management* 9(6):519

Griffith JR, Alexander JA 2002 Measuring competitive hospital performance. *Journal of Health Care Management* 47(1):40–52

Healey T 2000 Observations and experience as to how residential aged care can and cannot work. How to develop and maintain facilities. Second International Aged Care Housing Summit, Melbourne

Hindle D 2000 Welfare states for sale: neighbouring countries and the public–private mix. *Australian Health Review* 23(1):3–8

Hubbard G 2000 *Strategic management: thinking, analysis and action*. Prentice-Hall, Sydney

Independent Pricing and Regulatory Tribunal of New South Wales (IPART) 1998 A review of New South Wales Health: from the Independent Pricing and Regulatory Tribunal of New South Wales. IPART, Sydney

Marmot M 1999 The solid facts: social determinants of health. *Health Promotion Journal of Australia* 9(2):133–9

McKee M 2001 Editorial: Measuring the efficiency of health systems. *British Medical Journal* 323(7308):295–6

Murray CJL, Frenk J 2000 A framework for assessing the performance of health systems. *Bulletin of the World Health Organization* 78(6):717–31

National Health Performance Committee 2000 Measuring performance in the Australian health system: towards a National Performance Framework. Commonwealth Department of Health and Aged Care, Canberra, pp 43–54

Nattermann PM 2000 Best practice, best strategy. *The McKinsey Quarterly* (Spring): 22

New South Wales Corrections Health Service 2000 Benchmarking study. New South Wales Corrections Health Service (KPMG Study), Sydney

New South Wales Health System Performance Indicators 2003. Online. Available: http://www.health.nsw.gov.au/pubs/2003/pdf/indicators.pdf [accessed 14 December 2004]

Owen T, Jorm L 2002 *Public health performance project: report to the National Health Partnership Group.* Commonwealth Department of Health and Ageing, Canberra

Puckett JP, Siegel PS 1997 Looking in the mirror. *Journal of Business Strategy* 18(3):12

Samuel G 2000 Introducing competition in the public delivery of health care services. Presentation to the World Bank Human Development Week. Online. Available: http://www.ncc.gov.au/nationalcompet/Speeches [accessed 14 December 2004]

United States Institute of Medicine 1997. In: Improving the nation's health with performance measurement. *Prevention Report — Focus 1* (Winter):1–6. Online. Available: http://odhp.osophs.dhhs.gov/pubs/prevrpt/97winfoc.htm [accessed 14 December 2004]

Uniting Care 2004 *Uniting Care, quality care and benchmarking.* Online. Available: http://ageing.nsw.uca.org.au/projects/benchmarking.htm [accessed 14 December 2004]

Weller AO, Sayegh AWL 1998 Benchmarking tools for public risk management programs. *Government Finance Review* 14(5):41

Wilkinson LG 1997 Socio-economic determinants of health: health inequity: relative or absolute standards. *British Journal of Medicine* 314:591–8

World Health Organization 2000a *The World Health Report 2000: health systems — improving performance.* WHO, Geneva. Online. Available: www.who.int/whr [accessed 14 December 2004]

—— 2000b *Issues new healthy life expectancy rankings, 2000.* Press Release, WHO, Washington and Geneva

—— 2001 *Report of the Scientific Peer Review Group on health system performance assessment 2001.* Online. Available: http://www.who.int/health_system_performance/sprg/hspa [accessed 6 June 2005]

推荐读物

Australian Institute of Health and Welfare (AIHW) 2004 *Australia's Health 2004.* AIHW, Canberra

Canadian Institute for Health Information 1999 National Consensus Conference on population health indicators. Final Report, Ontario

Commonwealth Department of Health and Aged Care 1999 An overview of health status, health care and public health in Australia. *Occasional Papers Series no 5.* Canberra. Online. Available: http://www.health.gov.au www.health.gov.au

Commonwealth Department of Health and Family Services (CDHFS) 1997 National leadership through performance assessment. *Occasional Papers Series 1997* CDHFS, Canberra

Fett M 2000 Technology, health and health care. *Occasional Papers 5: Health Financing Service* (vol 5). Commonwealth Department of Health and Aged Care, Canberra

Marcus D 2000 Prospects for managed health care in Australia. *Research Paper 25 1999–2000.* Department of the Parliamentary Library, Canberra

New South Wales Health 1999 Community consultation and participation resource kit for Area Health Service managers and project leaders. New South Wales Health Department, Health Improvement Branch, Sydney

New South Wales Health Council 2000 *Report of the New South Wales Health Council — A better health system for New South Wales.* New South Wales Government, Sydney. Online. Available: www.health.nsw.gov.au

Saltman RB, Feroussier-Davis O 2000 On the concept of stewardship in health policy. *Bulletin of World Health Organization* 7(86):732–9

Weiss KB, Wagner R 2000 Performance measurement through audit, feedback and profiling as tools for improving clinical care. *Chest* 118(2):S53

第 16 章

质量管理

MARY CRUICKSHANK　GODFREY ISOUARD　LYN IRWIN
JEANNE MADISON　MICHELE CHANDLER

学习目标
引言
质量保证
全面质量管理
持续质量改善
老年护理质量
结论
问题讨论
参考文献

学习目标

完成本章内容的学习后，读者应该能够：

1. 明确在卫生保健组织中使传统的质量保证方法向更为现代的综合质量改善管理方法范式转变的原因。
2. 理解全面质量管理和持续质量改善依据的概念。
3. 明确全面质量管理的关键原则。
4. 讨论持续质量改善的基本内容。
5. 理解老年保健部门出现的质量问题。

引言

目前，有关如何改善卫生保健组织提供的保健质量的争论仍在进行，原因在于人们对质量这一概念的理解多样且复杂。例如，对于在患者病床边的家庭成员、在患者房间外拖地的雇员或手里拿着病理结果匆匆下楼的医务人员来说，质量具有非常不同的含义。Ennis 和 Harrington（2001，p 149）认为，不同的质量概念对于在卫生保健范围内如何最好地定义质量是一个主要问题，因为不同的利益相关者对质量有不同的理解。利益相关者一般包括政府部门、医生、护士、护理人员、患者、家庭成员和看护人员。

本章的主要目的是探讨各种与卫生保健质量相关的必须考虑的问题。在为工作质量提供记录和承诺方面，任何其他学科或管理者面临的任务都不可能比卫生专业人员面对的更复杂。质量控制是卫生服务管理者的任务的一个重要组成部分。如果在质量上缺乏管理上和组织上的承诺，那么无论对患者还是对组织都会产生严重的后果。患者是将他们的健康和生命托付给卫生服务组织和人员。因此，卫生服务管理者有责任确保组织员工遵守尽可能高的标准、患者可得到现有的最合格的临床医生的治疗以及有为患者、代理人和社区提供的即时的预防性监控服务。

在过去的二十年中，卫生系统的重点已经慢慢从生物医学疾病模式转变到预防和健康促进模式。与此同时，管理理念已从强调管理设施转变到垂直一体化卫生保健系统管理（见第13章）。在世界范围内，大多数研究表明，卫生保健资金最有效率和最有效果的使用在于预防疾病和健康促进，而不是治疗疾病。同时，对卫生保健的质量保证已经从单方面的检查模式转变到一个参与式、预防性和质量促进的模式。这两个变化是同时发生的，原因在于：卫生保健质量的责任已经更为合理地分配到所有的卫生专业人员，而不仅仅是医疗从业人员，并且政府对卫生服务提供的筹资与控制都增加了。

在质量理念和程序高度发达的组织中，正式立项的项目对员工的工作质量都有考虑周到的明文要求，所有新卫生保健雇员都可以得到这种文件。这些要求常常是由首席执行官（CEO）甚至董事会主席准备的，新雇员一般不会错过这么重要的文件，即确保高质量的卫生保健的文件。新雇员可能是初级工程师、部门领导、护理助理或专科医生。本章的目的是要确保所有卫生保健组织的雇员都能在保健质量上起重要作用。

很多年前，第一个对卫生保健组织提供保健质量记录的正式管理要求是"审计"，主要包括审查或检查医院档案或医疗记录。这些调查通常与医疗与护理实践密切相关。在过去的 20 年中，以制造业及商业部门中很多大规模行业为范例，卫生保健系统已经建立了更复杂的确保服务质量的策略。本章对当前卫生保健领域中质量改善的方法进行了综合的回顾。很明显的变化是关注重点已从"疾病"或问题导向方法转变到通过积极的预防策略来促进质量。

相应的本章有两个主题。首先描述和讨论澳大利亚卫生保健领域中全面质量管理（TQM）的相关问题。接下来讨论与澳大利亚当前卫生保健相关的持续质量改善（CQI）。虽然全面质量管理与持续质量改善这两个名词经常被同义使用，但是它们之间是有区别的。全面质量管理是一个包含了整个组织的管理理念，而持续质量改善则特指组织的一个要素。这一区别将在本章后面的部分进一步讨论。这两个内容是澳大利亚以及世界其他国家卫生保健行业中建立质量项目的基础。它们是卫生专业人员在他们的组织中确保消费者得到的是高质量的卫生保健服务的基础。

质量保证

质量保证综述

在制造业和卫生保健行业，最流行的监测标准和生产率的方法通常是质量保证（QA）。QA 是"传统的质量管理方法，即将重点放在对个人绩效、标准的偏离的监督和评价和问题的解决上"（DeLaune & Ladner 1998，p 194）。

1974年，澳大利亚医学会（AMA）和澳大利亚医院协会（AHA）建立了澳大利亚医院标准委员会。这个组织的主要目的是通过设立标准和绩效评估体系来改善澳大利亚医院顾客保健的质量。但是1983年，当南澳大利亚医院服务调查委员会被要求报告保健质量时，调查委员会声称，因为"一些相关数据不能获得"，还不能全面报告（Renwick & Harvey 1989，p 1）。这个报告后来被称为Sax报告，其重要性体现在以下两个方面：

> 这是官方首次承认，在澳大利亚医院并不一定能获得高质量的保健，而且正式承认，澳大利亚没有可以描述保健质量的常规信息体系。
>
> （*Renwick & Harvey* 1989，p 1）

1987年，QA标准成为强制性的标准，由澳大利亚医院标准委员会颁布。1988年，由于决定要包括其他一些卫生保健机构，这个委员会改名为澳大利亚卫生服务标准委员会（ACHS）。因此ACHS的作用是不仅可对医院进行肯定和否定，也负责认证其他类型的卫生保健机构，例如社区卫生机构、护理院和日间护理（day procedure）机构。

Eastman（1992，p 219）在讨论QA和澳大利亚卫生保健系统时提到：

> ……传统的临床质量保证方法和项目已经高度发展，并通过政府立法、鉴定机构（例如澳大利亚医院标准协会）和专业组织（例如皇家学院和专家协会）在澳大利亚卫生保健系统的各个层面都得到了实施，在医院这个层次是通过临床部门和单位得以实施的。

在过去20年，在美国和英国，组织内改善质量的管理系统和方法已经迅速发展，最近在澳大利亚也是如此，伴随着对卫生保健机构采用传统的QA方法的批评。QA项目的一个主要局限是它们仅仅促使员工去引导、检查和修复，而不是预防、创新和个人发展（Schroeder 1998）。Schmele（1996，p 142）认为，QA中的努力"反映了专业价值，关注检查和识别缺陷，而不是持续地改善和预防问题"。尽管可测量的标准的制定已被视为QA项目的重要组成部分，Ellis和Whittington（1993，p 61）指出：

> 可测量的标准的制定和清晰的记录程序越来越被视为确保质量的必要条件而决不是充分条件。为了保持甚至超过预定的优秀标准，更重要的是与组织相关的每个人的态度和意识。

对传统的 QA 方法的批评伴随经济、政治和社会力量的变化，使 20 世纪 90 年代的卫生保健领导者重新评估了他们对医院参与高质量的保健相关质量的概念。这使 QA 方法"从对缺陷做出反应转变为积极的预防问题的发生，同时消费者投入为新方法的发展提供了驱动力"（Schmele 1996，p 142）。从检测到预防的转变要求在管理风格上和思维方式上也进行转变。

但是，尽管从质量保证到改善是一个重大的转变，也不应该认为保证就不再重要，或像 Batalden（1993，p 70）引用 Roberts 和 Schyve 的假设所描述的那样，认为"质量改善（QI）在某种程度上就是 QA 真正关注的所有内容；但它们是不同的"。Batalden 根据 Berwich 的研究区分了 QA 和 QI 的区别，见表 16.1。

表 16.1 质量保证和质量改善的区别

质量保证（QA）	质量改善（QI）
■ 专业化员工的工作	■ 每个管理者的主要工作
■ 检查提供卫生保健的专业人员	■ 研究生产过程
■ 询问这里谁做了什么	■ 询问医院工作是如何完成的
■ 寻找对标准的偏离来纠正不可接受的变化	■ 寻找偏离，但更关注提高平均水平
■ 询问这种差异的原因	■ 询问如何能实现持续的改善
■ 记录临床指标并将其同国家或标准比率进行比较，报告未检测到显著的问题	■ 设立目标，在一个预定的时期内降低或改善某个特定的指标
■ 使用绩效标准并预期行动计划以对没有达到标准的部分作出反应	■ 试图持续改善行动计划的功能以更好地满足所有利益相关者的要求
■ 活动涉及专业	■ 基于假设的前提，分析问题和构建解决办法时必须包括所有内容
■ 使用更多判断性的语言，例如"优秀需要改善"	■ 很少判断，更多分析，使用流程图和控制表
■ 报告由员工准备	■ 报告由跨部门的团队成员撰写
■ 报告寻求特殊的行动	■ 报告提供改善质量的信息

Source：Adapted from Batalden P 1993 Organisation-wide quality improvement in health care. In：Al-Assaf AF, Schmele JA（eds），*Textbook of total quality in health care*. St Lucie Press，Delray Beach，Florida，pp 70-1

全面质量管理

全面质量管理综述

全面质量管理（total quality management，TQM）和持续质量改善（continuous quality improvement，CQI）是世界范围内越来越多受到重视的管理词汇。在此本部分阐述和讨论它们定义。

全面质量管理被定义为：

> 用来实现CQI的管理和系统运行方法。TQM可促进致力于满足消费者需求、授权员工加入团队工作、强调自我发展的组织文化，并要求一种新的领导模式，即雇员被视为资源。
>
> (*DeLaune & Ladner* 1998，p 194)

持续质量改善被定义为：

> 质量管理的途径，其中将科学的数据支持的方法运用于研究工作流程，以促成长期的系统改善。这个概念已经包含在过程改善或绩效改善的系统中。
>
> (*DeLaune & Ladner* 1998，p 194)

本章要探讨的第一个主题是不断寻求为所有消费者提供高质量服务的更好的方法的TQM的理念。

TQM是一个管理词汇，源于工业质量控制理论，最先在美国使用。它在日本得到了进一步细化和发展，在那里，TQM是过去四十多年来支持其工业发展的关键管理策略。众所周知，Edwards Deming博士——一个工作流程和质量控制专家——通过运用他的质量管理原则，对战后初期日本工业的发展产生了深远的影响。Deming提出的质量理念在他现在著名的十四点管理方法中有清晰的阐述（Omachonu & Ross 1994，Wilkinson et al 1998）。最近，西方企业已采纳了TQM，作为提高国际竞争力的一种工具。

一项文献综述揭示了众多TQM资源，包括教科书、应用和理论期刊及出版物，这些资源阐述了TQM的发展、实施和监督阶段。一项文献综述也揭示了TQM的几个定义，所有这些定义都具有相似的主题和原则。有文献证据表明，TQM的含义是流动的，并且似乎TQM的概念经常是为了适应一个组织的策略和实践而定义。正如本章引言中提到的那样，质量的含义对于不同个体是不同的。因此与"质量"这个术语相关的定义问题经常出现并不奇怪。这些定义问题也波及"全面质量管理"这个术语。但是，也有些管理者将质量定义的这些诸多不同看作优势，因为这可为组织采纳 TQM 管理方法提供一个机会，可以通过对 TQM 管理方法进行"改造"来适应组织的特定愿景和目标。

此外，全面质量管理和持续质量改善这两个词汇经常会交替使用，本章对此将会进一步讨论。为了阐述清楚，我们使用了 DeLaune 和 Ladner（1998）为 TQM 下的定义（见上文）。

TQM 有几个主要原则，这些原则受关注的程度不同。例如，Deming（1982）认为，TQM 的基本管理原则是寻求一个组织的所有工作流程、产品和服务质量的持续改善。TQM 的其他一些支持者则认为，重要的原则是：以消费者为中心、评价组织文化以及更加重视领导能力、雇员参与、雇员授权和团队工作。这些原则代表了一种从传统的质量保证模型的转变。

TQM 理念更加强调"满足消费者的需要"。识别"消费者"（包括内部的和外部的）是向持续改善迈出的第一步。一些作者已给出了消费者这一概念的定义，所有这些定义都有一个相似的主题，并且都包括对内部和外部消费者的识别。例如，Schmele（1996，p 319）将消费者定义是任何他人工作的接受者，并认为"消费者——患者、提供者、支付者——是质量管理的核心"。内部消费者可以是保健的提供者，而外部消费者可以被视为患者和支付者；但是，内部消费者和外部消费者这些分类并不是严格固定的。在许多卫生保健组织中，这些分类经常由不同卫生保健机构在做 TQM 规划时决定。

虽然许多卫生专业人员和卫生服务机构不愿意使用"消费者"这个词，但是它对卫生保健是一个重要概念，不仅因为卫生保健从根本上来说是一个服务行业，而且因为它影响一个组织对其质量管理过程的认知和重视。Sower等人（2001，p 47）认为，"虽然患者已被视为主要利益相关者之一，但是管理一般关注的是满足患者的临床需要，而对患者作为消费者在整个卫生保健过程的需要却关注不够"。他们同时认为，"行政管理者应该将他们的关注扩展到满足他们的患者消费者的需要和愿望，不仅仅是为了一个正面的临床结果，也为了一个正面的卫生保健过程"。他们进一步指出，"患者"这个词意味着一个"耐心地"等待医疗专家服务的消极的人，而且"以前对改善保健质量的努力是关注提供方的定位需求而非患者的需求"。

但是总的来说，TQM是一个综合改善质量的方法，它可使所有雇员在质量改善的过程中努力满足内部和外部消费者的需求。

除了存在很多解释和原则以外，TQM还包括两方面，即"硬"的方面和"软"的方面。"硬"的方面反映TQM的生产导向的方面，包括系统、数据收集和测量；而"软"的方面反映的是组织中的人力资源因素，包括监督和领导风格、雇员参与和团队工作以及组织文化。

近期，其他改善卫生保健质量的技术已经在美国出现，例如快速—循环改善、精益生产系统（lean manufacturing system）、六个希格玛管理理论（SixSigma）和Baldrige标准（Baldrige Criteria）。Potthoff（2004，p 37）认为，这些都是"实现质量结果的重要工具。"但是，尽管近期这些方法在美国取得了一定进展，但是McGlynn等（2003b，p 2639）认为，当前卫生信息系统需要进行重大检查，"重点是自动化登录和提取那些临床决策、质量测量以及质量报告所需要的关键数据"。在英国，质量改善活动已经被引入卫生保健系统，包括欧洲质量管理基金会（EFQM）的优秀模式、人力资本投资者（Investors in People）、ISO 9000、临床监管、控制保证、资源管理、临床审计、循证医学、以患者为中心的保健以及NHS规划和工作生涯（Working Lives）（Stahr 2001）。

澳大利亚组织的TQM

在过去15年中，澳大利亚制造业和服务组织的领导者已经意识到，如果澳大利亚的商品和服务要想在商业富有生机，就要在质量管理方法上进行重大改革。一些制造业公司认识到，TQM对公司的生存具有重要的战略意义。而且，TQM是提升澳大利亚在全球市场上的竞争力的主要工具。

在澳大利亚，质量管理是由两个有影响力的组织塑造的，即澳大利亚质量控制组织（AOQC）和澳大利亚企业（EA）。20世纪80年代中期，澳大利亚全面质量管理研究所（TQMI）成立了，1990年，又建立了大洋洲质量协会（QSA）。这四个组织后来又归1993年建立的澳大利亚质量协会（AQC）统领。后者的主要作用是通过质量管理原则和实践的应用，主要是通过澳大利亚质量奖，鼓励和帮助所有类型的澳大利亚企业获得国际竞争力和世界最优实践（Dawson & Palmer 1995）。

虽然TQM经常被描述成为一个成功的管理实践，但是在20世纪90年代早期向澳大利亚商业企业出售质量方面的信息也存在一些问题。此外，对于许多澳大利亚制造业组织而言，TQM的实施仍是困难的，很多已发表的研究强调：四个主要的因素可能成为成功实施TQM的障碍。这四个确定的因素是：

1. 对消费者满意度需求的增加；
2. 减少成本结构；
3. 改善过程设计；
4. 改善人力资源的利用。

在20世纪90年代，引入TQM的澳大利亚和新西兰组织包括：澳大利亚电缆有限公司、南澳大利亚国家银行、Vicbank、Accom工业、美铝公司、Henderson汽车有限公司以及国家公路和汽车协会（NRMA）。

澳大利亚卫生保健行业的TQM

上文描述了TQM在澳大利亚制造业领域中的发展。下面两个部分将讨论TQM和CQI在卫生保健领域的发展和应用。

近几年，卫生保健组织面临一些持续改善卫生保健质量的外部压力。在改善质量和安全性、减少失误以及测量和报告绩效、结果和患者满意度方面增加的压力的同时，还要通过管理利用、保健协作以及绩效改善来控制成本，这意味着在卫生保健中要重新审视质量实践（KirkmanLiff 2004，p 264）。结果在许多国家，卫生保健行业的质量管理实践都发生了改变，如在美国、英国、加拿大和澳大利亚，发展到卫生专业人员审视和采纳工业领域的质量管理实践。Kanji和Moura（2003，p 269）人为，在过去十几年中，TQM已经"成为改善卫生保健供给效率和效果并最终成就健康的社区的一个可能解决办法"。因此，QA活动已被替代或整合到TQM或CQI项目，一些大的教学医院采纳了这些质量管理实践原则。

历史上，作为政府立法和鉴定机构的成果，QA项目已经在整个澳大利亚卫生保健系统及医院临床部门和单位层次上得到发展和实施。例如，澳大利亚卫生保健标准委员会是澳大利亚顶级卫生保鉴定机构，每年奖励在卫生保健领域中质量表现突出的组织。另一个主要国家机构是澳大利亚卫生保健安全性和质量委员会,成立于2000年。其总任务是制定和维持一个改善卫生保健安全性和质量的国家战略和标准。QA的广泛应用通常被看做卫生保健系统的整体的和关键的组成部分,因为它提供了维持和保护标准的方法。但是,传统的QA方法缺乏消费者的视角,并且现在的卫生保健领导者已将对消费者的关注融入他们对质量管理的实践。

在过去十年中,管制和鉴定越来越关注质量,正如Ovretveit(2004,p 375)所指出的:"一个高质量的卫生服务对于人们来说不是奢侈品,而是必需品"。卫生管理机构已经开始制定需要行为改变的标准,后者包含体现TQM的核心原则。澳大利亚卫生服务标准协会(ACHS)在其《鉴定指南》(1993,p 19a)中指明:

> 虽然ACHS制定的鉴定项目可有效地证明其持续寻求改善卫生保健标准的目标,但是ACHS已经意识到其需要大范围地向工业企业学习。全面质量管理(TQM)和持续质量改善(CQI)的概念在卫生保健中占有一席之地,尤其是在成本控制、资源缩减和消费者期望增高的环境下。

在20世纪90年代的澳大利亚,TQM在卫生保健提供中的应用还处于初级阶段,尤其是在公立医院。在这一段时间,卫生保健组织对发展TQM/CQI项目表现出了越来越多的兴趣。例如,Gale(1994)记录了在一所新南威尔士医院实施的一个TQM项目。根据Gale的分析,这个项目在实施过程中获得了一些重要经验,包括:

- 根据组织文化成熟程度调整TQM活动;
- 选择那些被认为对员工重要的TQM策略,以利于变革;
- 确保从高级管理者那里获得承诺;
- 提供充分的TQM教育,促使员工适应改革。

尽管20世纪90年代澳大利亚一些卫生保健机构追求TQM,但是在2005年很少有证据表明人们对TQM理念的热情仍在流行。Cruickshank(2003)认为,在过去十几年,护理开始从QA范式转变为TQM范式。但是,Badrick和Preston(2001,p 166)认为:"还没有有说服力的观点表明澳大利亚的卫生保健部门自20世纪90年代早期以来在态度上发生了转变"。这表明并不是所有卫生保健专业人员都发生了思想上的转变。相反,Van der Wiele和Brown

（2002，p 522）认为：“质量管理理念已经经历了一个变化的过程”，而且目前组织正在将质量管理融合到其管理系统中。这些作者认为：“质量成熟程度水平较高的组织已经能够将质量管理系统融入其日常业务管理结构中，并且这么做以后，围绕这个管理理念的魅力和热情已经消失，尽管已经采用了其中许多核心原则”。在一个类似的分析框架下，Prajogo 和 Brown（2004，p 41）认为：“对组织而言，在一系列实践中严格实施 TQM 原则比简单地建立 TQM 项目更重要”。因此作为过去十年中对质量的要求，卫生保健组织需要决定如何将 TQM 的核心原则有效地运用到各自的业务运作中。

Kanji 和 Moura（2003，p 269）也认为，尽管开始对 TQM 感兴趣，但是很多质量项目并不成功，原因在于 TQM 原则还没有获得支持。例如，一些作者已经报道了缺乏领导承诺、员工参与有限以及缺少医生参与等。这表明在卫生保健部门组织内部，反映人力资源因素的"软"质量方面在某种程度上被忽视了。Cruickshank（2003，p 184）认为，TQM 的成功实施依靠所有员工对质量的真诚承诺，建立公开的责任机制，重视内部和外部消费者的投入，以及启动系统范围的质量项目。虽然成功的 TQM 项目很大程度上依赖上述"软"方面，但是澳大利亚的最大私立卫生保健供方中的一个在探究质量管理在其运行中的作用时也发现其具有战略利益，诸如"一个企业第一个、5 年期的鉴定、与政府、医疗专业和执业医生、健康保险公司和研究机构保持高层次的接触"（Perrott 2002，p 158）。

总之，卫生保健专业人员已经意识到，卫生保健机构的传统 QA 方法对监控患者的保健质量不是一个充分的方法。自从 20 世纪 90 年代以来，作为对提高服务水平、患者满意度和企业生存能力需求的回应，人们对采取更广泛的、更综合的质量管理理念的兴趣不断提高。本章下一部分将探讨持续质量改善的概念及其在卫生保健领域的推广和实施，还将描述卫生保健管理中成功应用质量项目的例子。

持续质量改善

质量和持续质量改善

对质量的传统关注是寻找负面因素,例如错误、不胜任或有害的结果,然后引入纠正错误的行动。其重点在检查和发现错误,并满足特定的规范或标准。但是现在卫生保健管理中的质量有了更广的关注点,包括诸如组织愿景、价值、态度、政策规划、领导力以及通过持续改善追求更好的质量等方面。CQI的主要目的是要持续满足或超过消费者的需要,后者包括患者、家庭、员工、卫生专业人员和社区。

正如前面提到的那样,虽然TQM和CQI这两个词经常交替使用,TQM本质上是指管理组织质量的所有方面的总体方法,而CQI是指与过程持续改善相关的整个系统的某一个特定组成部分。在卫生保健中,CQI将管理、员工和卫生专业人员整合到工作过程的持续改善中,以获得更好的患者保健结果。它包含跨学科的团队,应用统计方法和小组过程工具以减少工作系统中的无效率、浪费和不必要的复杂性。

持续质量改善的基本组成部分

简而言之,CQI的基本组成部分包括:

- 卫生保健和卫生保健提供的过程;
- 接受服务的消费者;
- 持续的质量监督;
- 全心全意服务的领导层;
- 授权;以及
- 长期的承诺。

建立一个CQI环境是基于如下信念:一个组织必须将其注意力从个人绩效改善转向组织过程和系统改善。目前卫生机构中由于过程的复杂性存在一定程度的浪费和重复工作。

CQI 关注接受特定过程服务的消费者以及如何改善这个过程。最初，CQI 方法包括识别包含于这个过程的每一位消费者。从外部看，消费者可能包括提供保健服务的医院和社区的员工、患者的照顾者或亲属以及其他代理人。从内部看，所有的员工相互之间既是消费者又是服务提供者。在 CQI 中，满足和超过消费者需要的能力对于服务改善来说至关重要。目前新南威尔士州卫生部的卫生服务质量管理框架明确提出：消费者有权以一种动态的和应答式的方式在所有层次上参与卫生服务规划、提供、监督和评价（New South Wales Department of Health 1999）。管理者促进消费者参与的实践方法见第 5 章。

建立 CQI 不能缺少高层管理者的承诺和领导。要使 CQI 有进展，很关键的一点是发展一种有利于保健和服务质量的组织文化。必须有对不断改善和配置足够的资源的承诺。

即使所有这些组成部分都已到位，引入 CQI 依然是一个复杂的过程，并且收益和改善并不会立刻体现出来。通常需要 2~5 年的时间。然而，时间长短依赖于很多因素，包括组织的优先级、资源的可及性和使用有效的教育策略来引入改善。

CQI 要求每位雇员都能在特殊的过程和（或）系统的改善上得到授权。

在卫生保健中引入 CQI

在澳大利亚和全世界其他国家，在卫生保健机构中引入 CQI 尚处初级阶段。作为一种减少生产过程中的浪费和无效率的有力工具，CQI 已经在制造部门获得了巨大成功。CQI 在卫生领域的应用也已经得到认可，但传播比较缓慢。

历史上，澳大利亚的卫生机构为维持标准广泛实施了 QA 项目。但是在最近几年，人们已经意识到，如果将重点放在质量改善和结果上而不仅仅是维持标准，那么系统和过程改善可能更容易实现。

正如其他地方提到的，澳大利亚卫生服务标准委员会（ACHS）已经将他们的重点从依从标准的方法转变到整合了组织和临床标准的 CQI 框架。ACHS 评估和质量改善项目（EQuIP）仍然是卫生保健标准中监督质量改善的最主要的国家框架（ACHS 1998）。通过参与 EQuIP 达到 ACHS 标准的组织可获得 ACHS 的认证，表明其对 CQI 的承诺。从全国来看，已有 900 多家医院和卫生保健组织已得到 ACHS 标准的认证。

EQuIP 标准分为两个主要部分：持续的保健标准和基础设施标准。持续保健标准覆盖为消费者提供服务的质量过程的每个方面，包括可及、登记、评估、保健规划、保健实施、评价、分开和社区管理。

基础设施标准覆盖组织内需要支持保健质量的主要功能。这些标准包括：

- 领导能力和管理；
- 人力资源管理；
- 信息管理；
- 安全实践和环境；
- 绩效改善；以及
- 保健的连续性。

EQuIP 标准需要一个综合的组织方法来改善质量，通过支持卫生保健组织以改善整体绩效、发展强有力的领导、拥有持续质量改善的文化、为消费者提供明确的利益并关注结果。

EQuIP 为患者和其他服务消费者提供了各种特定的利益，包括：

- 确保服务遵循行业标准；
- 让每个卫生保健人员明白自己对所提供的保健负有责任；
- 确保系统的设置可以发现和消除问题；以及
- 确保他们对其健康规划知情。

在澳大利亚，几年前，新南威尔士卫生部就带头在州内制定了一个管理卫生机构质量的框架（New South Wales Department of Health 1999）。这一框架描述了在机构、服务和区域卫生服务层次促进卫生保健质量的协调、监督、评价、报告和反馈所需要的结构。

新南威尔士最开始确定了六个方面的质量的问题作为该框架的基础。这六个问题是：

1. 卫生保健的安全性；
2. 卫生保健的有效性；
3. 保健的适宜性；
4. 消费者参与卫生保健；

5. 服务的可及性；以及
6. 服务供给效率。

　　这些主要质量方面的问题由五个跨度的问题来支持，它们是：

1. 卫生保健供方的能力；
2. 保健的连续性；
3. 支持有效决策的信息管理；
4. 有关质量的教育和培训；以及
5. 卫生机构的认证。

　　最近，在新南威尔士卫生部的模型基础上又制定了 Victorian 安全与质量改善框架（Victorian Department of Human Services 2003）。后者是作为改善患者保健的安全与质量的五个领域中的一个制定的，即：

1. 制订一个安全与质量框架；
2. 提供更好数据的可及性；
3. 改善安全与质量时包含消费者；
4. 安全和质量方面的教育；以及
5. 对已知问题和风险作出反应。

　　其他几个西方国家，包括加拿大和美国，也已经在多方面开展了 CQI 以改善卫生服务实践。在加拿大，CQI 已被引入卫生服务领域，用于有计划地减少服务提供的低效率（Harrigan 2000）。在过去几年中，很多加拿大医院已经实施了 CQI，且这给其自身带来了一些挑战，包括与变革型领导、文化变革以及有关卫生保健人员相关的调整（Le Brasseur et al 2002）。

　　在美国，国家卫生保健质量圆桌会议报告指出，目前的质量改善方法并不适当（Chassin & Galvin 1998）。报告指出，医生很少能获得有助于质量改善过程的数据。此外，在系统性地避免可预防的并发症方面，医院很少能利用已有的数据优势去改善患者保健效率。

　　Chassin 和 Galvin 发现，质量改善的主要约束在于：几乎在卫生保健提供的各个方面都缺乏信息基础设施去支持它，也缺少建立这样一个基础设施所需要的基本投资（Chassin & Galvin 1998）。任何倡导临床医生尝试参与质量改善的努力都会需要及时的和详细的临床信息去评价保健质量。最近，美国卫生保健行业消费者保护和质量委员会建议：应制定一套全国通用的质量改善测量指标（McGlynn et al 2003b，McGlynn 2003）。整体目标是通过采纳一套通用的质量框架令供方对责任负全责，以在卫生保健领域实现质量改善。

● 在工作场所实施 CQI

在工作场所引入 CQI 是一个相对较长的过程。对于卫生服务管理者，它代表了一种组织文化和管理理念的重大转变（Thornber 1992，Batalden 1993，Ryan 2004）。

CQI 实施的四个主要的阶段是建立共识、规划、展开和全面整合（Milakovic 1991，Vanvalkenburgh 2001）。

第一个阶段——建立意识——高级管理者和关键的临床员工探讨 CQI 方法，达到对此过程的理解，明确其优点并确定可能改善的领域。在这个阶段，让所有关键人员了解需要承诺的水平是至关重要的。由此可以确定一个质量远景和这个过程的关键消费者（Motwani et al 1999）。

第二阶段包括制订一个总的 CQI 计划，这个计划要对目标、成功的关键测量以及组织实现新的质量目标所需要的策略作出定义。规划阶段也需要建立结构，例如质量委员会和项目团队，以支持计划。也要任命团队领导和团队成员，并提供适当的 CQI 方面的培训（Sales et al 2000）。

有几个 CQI 模型可以引入卫生服务的过程改善。三种常用的技术是"鱼骨"或"因果"图表、FOCUS-PDCA 和 JOINER-PDCA 模型（Dianis & Cummings 1998，Redick 1999）。这些模型通常很相似，包含一些共同要素，例如确定过程或问题、确定消费者的需要和顾虑、制订改善计划以及收集数据。FOCUS-PDCA 和 JOINER-PDCA 模型都应用 PDCA（计划、执行、检查、行动）循环。有关这些模型的信息请参考 Al-Assaf 和 Schmele（1993）。

下一个阶段——展开——包括计划在组织内的进一步展开。在这个阶段，组织开始对它的改善结果进行交流和庆祝，并将其数据同那些最优实践的标杆组织进行参比。关键的过程得到界定和记录。消费者的反馈也被整合到系统的改善之中（Paz & Livingston 1996）。

最后的一个阶段——全面整合——包括全面实施系统改革、评价进展、保持 CQI 的势头与收益以及持续改善过程。

CQI 方法，同所有其他主要策略实践一样，需要准备一个综合的 CQI 计划。要有效实施，计划必须体现过程中主要消费者的所有权并与整个组织的策略计划直接联系起来。

CQI 计划有几个共同要素：

- 过去所完成工作的细节；
- CQI 应用的范围；
- 服务愿景；
- 活动的核心组织原则；
- 改善绩效的实施日程；
- 确定以改善为目的的过程；以及
- 每个成员工之间及其同质量委员会和项目团队之间建议的联系的细节 (Kinney & Gift 1997，Ovretveit 1999)。

为了阐明 CQI 的概念，我们在案例研究 16.1 中介绍了一个将这种方法应用于临床病理服务的案例研究。

案例研究 16.1 一个 CQI 的案例研究：医院病理服务

在悉尼主要城区的一所中等规模的公立医院，病理服务由该地区的卫生病理服务中心提供。要求在检验命令下达后 20～60 分钟内完成的病理化验结果通常在医院实验室当场检测。所有其他紧急的和常规的检查都要运送到中心实验室分析和报告。

由于医生需要快速的病理检查结果来支持时间上关键的患者的管理决策，检查结果在有效的运转时间内得到是很重要的。但是，在长达 12 个月多些的时间里，一些检查结果的周转时间令人无法接受，尽管医生们不断提出改进的要求。因此需要尽快采取行动改善这种现状，尤其是对冠心病监护室（CCU）和急诊部（ED）的检查要求。

CQI 计划

医院的高级管理者决定通过引入一个整合的 CQI 计划来解决这个问题。这个 CQI 计划提供了一个病理服务提供中涉及的持续改善系统和过程的框架。

这个 CQI 计划使用了一个 FOCUS - PDCA 方法。成立了一个多学科 CQI 团队，并授权其实施必要的变革以缩短检查结果的周转时间。CQI 团队包括来自所有临床领域参与检查使用和报告的代表，包括病理学、急诊和 CCU 部门。

第一步是使团队成员理解病理检查过程和结果报告机制。这个过程以目前如何实施及打算变成什么样的方式描述。

接下来要以发生时间和地点的方式确定在得到需要的检查结果的周转时间中存在的问题。通过系统方式调查和确定导致问题的可疑根源。接下来收集所有可疑原因的数据来证实或否决它们。

过程改善策略的制订、实施和维持要与 FOCUS-PDCA 模型中的 PDCA 循环部分一致。

随着"改善计划"的制订——描述为谁、什么、什么时间、什么地点、为什么以及如何进行改善，PDCA 循环开始进行。

改善策略重点在确定改善当前过程的手段，包括确定消费者对检查结果周转时间的需要、评价周转时间太长的检查的改善潜力、引入教育项目、建立反馈机制并通过收集和分析数据进行实时监控绩效。CQI 团队制定了几个改善策略，包括制定新的能够有效传送标本到病理实验室的政策，早晨收集血样的新安排，对一些紧急检查引入当场化验，以及实时监控病理化验的绩效。

下一步是真正实施这些策略，收集和分析这些变化带来的影响的有关数据。接下来检查这些变化能否获得期望的改善结果。在这段时间，医院开始交流和庆祝其改善结果。接下来研究团队如何努力获得进一步的改善。

最后阶段是全面整合改善策略并采取适当行动维持在周转时间方面已经获得的收益。这包括评估是否需要进一步的改变、程序的标准化、建立测量和监控程序以及对相关人员的培训。

在十个月的时间内，在病理化验周转时间方面，CQI 方法已经获得了统计上的显著改善。这种新方法提供了一个 CQI 计划，表明了病理服务的关键消费者的所有权。这个计划也包含了对持续改善和可持续性的测量。

Source：Isouard G 1999 Improved turnaround time of laboratory test results using a FOCUS PDCA approach. *Australian Journal of Medical Science* 20（1）：14-17

活动 16.1　在工作场所实施持续质量改善

参考有关"在工作场所实施 CQI"的部分。作为一个卫生服务管理者，你会怎样改进病理化验结果的周转时间来满足消费者和医生的要求？

老年护理质量

1997年，老年护理的质量问题成为澳大利亚老年住院服务护理部门改革的驱动力。疗养院建筑存量明显过低、预期的老龄化人口化、保健提供中疗养院和老年公寓的双层保健系统以及政府投入的不确定等方面导致老年住院护理体系的重要的全面改革，即1997年的结构性一揽子改革（Gray 2001）。

就质量管理而言，在1997年以前，老年住院护理受到一系列结果标准的监控。利益相关者和相关部门的重要人物认为，这些标准似乎不能充分地实施质量测量，因为它们"不能区分一次性事件和系统问题，不能适当地解决较差的护理案例，不能促进持续的改善"（Gray 2001, p 77）。质量测量在疗养院和老年公寓之间有所不同。这些改革的目标在于对持续质量改善的所有方面给予更广泛的关注并施加影响。

老年护理，尤其是老年住院护理，就质量而言存在与急诊部门类似的问题，但在某种更大程度上这是由这个行业、产品及消费者的特性决定的。老年护理市场由于供给院所短缺，存在典型的顾客低流动性。顾客一般不会由于质量原因拒绝进入这类院所，因为机构缺乏，所以顾客在可获得的情况下会接受提供这类机构提供的住院护理服务。"逛商店"式的寻求高质量设施或从一个住院保健设施转到另一个的并不常见，因为这会增加费用，并且顾客有其自身身体上的脆弱性。这种设施的可获得性和设施之间转移的缺乏被定义为顾客占据（client lock-in）。这种情况在农村和偏远地区更加严重，因为那里经常没有可以获得的替代性的服务（Department of Health and Ageing 2003）。另一个影响顾客对设施质量选择的因素是：护理提供者与寻求护理的顾客之间的信息不对称。换句话说，在长期住院保健中，顾客可能没有可利用服务的信息和知识来确定质量到底如何。随着顾客依赖性的增加，顾客的脆弱性增加了这种信息不对称性，也增加了顾客占据的可能性（Department of Health and Ageing 2003）。因此为了确保质量，政府管理干预是必需的。

经济合作与发展组织（OECD）确定了决定长期护理质量的六个方面(2001)：

1. 公正与平等地获得公共投资的设施；

2. 一般服务；
3. 公寓服务（友好的员工、食物质量等）；
4. 基本标准（防火、卫生等）；
5. 执照和认证；
6. 服务对接受者状态的影响（保健质量）。

在澳大利亚，质量是由上述六个因素整体决定的，而且是通过 CQI、QA、标杆管理以及绩效监控过程测量的（Department of Health and Ageing 2003）。服务的整体质量是由不同服务的交互影响决定，诸如在单个服务组名下的护理的/个人的/相关的服务、膳食以及住宿服务。无形的方面，诸如"对住院者的了解"也是整合进整体质量概念的因素。

在澳大利亚，对老年护理质量管理的监控是由联邦政府和一个独立的老年护理标准认证机构联合进行的。后者的角色是通过鉴定过程，来监控一系列最低标准以保证质量，鉴定的过程同澳大利亚卫生保健标准委员会（ACHS）对急诊部门的鉴定类似。质量是由一系列激励机制来驱动的，包括服务绩效信息的披露；"点名通报"（name and shame），即如果服务不符合基本的最低标准，则"点名通报"；罚款、惩罚和禁止经营业务（Department of Health and Ageing 2003）。

对老年护理设施进行认证是 1997 年澳大利亚老年护理改革的关键组成部分。通过这些改革，政府寻求通过三次年度鉴定过程确定和提高老年护理服务提供的质量。其主要目的是检查和鼓励 CQI 的使用，使其能够在每一轮的鉴定过程中利用之前的结果对机构的绩效进行评估。这些评估基于四个主要标准，每一个又包括 44 个次级标准。这四个主要标准包含以下方面：

1. 管理系统、人员和组织技能；
2. 健康与个人保健；
3. 居民生活方式；以及
4. 物理和安全系统。

标准 1——管理系统、人员和组织技能——的主要目的是持续的质量改善，虽然其余标准是对以前有关结果标准的改进（Gray 2001）。但是，在澳大利亚，住院老年护理的鉴定并不独立于质量结果的改善方面。其他活动包括投诉解决机制、健康与老龄部门在机构内实行"定点检查"的能力以及认证要求。所有这些都是设计用来保证质量。

2001年，澳大利亚使用的鉴定老年护理机构测量方法的信度与效度受到置疑。例如有人认为鉴定报告是不可靠的，由于报告是基于评价组的主观判断和推断。此外，因为从一个评估周期到另一个过渡时，评估团队会有变化，因此有一个潜在的问题：在时间以及评估者方面会存在不一致的情况。由于"护理报告"和"实际护理"之间的重要连接问题，有建议认为有必要在州和国家部门对评价组进行可信度研究。作为对这些批评的回应，老年护理改革两年回顾（Australian Government，2001 p 93）建议，制定CQI的客观测量方法及建立一个行业咨询委员会。

公共账户和审计联合委员会（JCPAA）也对2003年的鉴定审计过程进行了召开了一次公共听证会，并于2004年声明，一个"可接受的一致性水平"会在鉴定过程的第二回合决定（Aged Care Standards and Accreditation Agency 2004，p 7）。JCPAA进一步建议，代理机构应扩大其对生命信息质量的关注。为了支持这一建议，澳大利亚国家审计办公室（ANAO）建议，健康与老龄部门和独立的老年护理标准认证机构应一起对鉴定及其对行业的影响进行检查（Australian National Audit Office 2003）。2004年中期指派了一个小组去评估鉴定过程，期望这个评估能在2005—2006年期间完成（Aged Care Standards and Accreditation Agency 2004，p 7）。

总之，因为要在如此短的时间内进行彻底的改革，所以最初对老年护理向新的质量保证和质量改善过程转变的抵制并不意外。虽然有一些证据表明护理过程已大力改善（Gray 2001），但很难确定护理质量是否真的得到了改善。已经对以前僵化、有问题的护理模式进行了详细审查，最终形成了一个更为一致的居民老年护理系统。此外，在机构存量的质量方面有相当大的改善，这是资本开发大量投入的结果。随着时间的推移，由于系统已进一步发展，用于支持老年护理行业鉴定过程的资源量应该会减少。行业对CQI过程的真正承诺与投入将会体现出来，因为在鉴定过程的每一个回合中阻碍是持续增高的。但是，确保老年保健改革中质量测量的持续性要依靠政府和利益相关者的相应性以及继续的CQI，后者在鉴定和管理过程的改进中得到反映。

结论

有很多因素要求卫生保健管理者及所有卫生专业人员关注自己组织的质量问题。但其中有两个主要因素现在已经很明显，并且有助于将注意力集中在卫生保健管理者方面。第一个因素是明智且有充足信息的消费者，第二个因素是供方的资源问题，也就是卫生保健系统没有能力满足日益增长的消费者需求。

如本章所表明的那样，质量相关的问题是复杂而富有挑战性的。很明显现在已经不可能回到以前那种忽略卫生保健质量或认为卫生保健质量不重要或认为与消费者无关的情况中了。随着几乎所有的消费者都能获得综合的健康信息，卫生专业人员还继续忽略资金提供者和缴税的公众就很危险了。明智且有信息的消费者很容易"比较采购"卫生保健和卫生专业行医者。过去，卫生保健决策是口头决定的。这些决策是基于邻居、同事或朋友提出的建议做出的。今天，则可以基于记录在案的护理质量进行比较。有关信息越来越容易获得，消费者在使用这些信息做出卫生保健和服务的选择。

卫生保健消费者可以获得有关所有卫生问题的详细信息。这些信息转而成为对于卫生保健供方来说需要深思熟虑且富有挑战的问题。现在已经不可能希望一个患者会接受"相信我，我是你的医生"作为服务质量的保证。正如前面章节提到的那样，卫生信息系统发展非常迅速，质量和风险管理信息可以在各种计算机系统获得。同时，消费者组织希望并要求获得这些信息，或想知道为什么一些信息被当作秘密隐藏起来。

不久的将来，卫生保健资源的定量分配就会变成一个有意识的现实。当然在很长一段时间资源是以一种隐蔽的方式定量分配。一个有关卫生保健资源隐蔽定量分配的简单例子是对重病晚期患者停止输液。停止或减缓病理学或放射学检查来推迟干预措施是另一种常见的例子。有很多卫生保健的按经济因素定量分配的例子，穷人很少或不能获得高质量的卫生保健。当媒体讨论为同性恋关系中妇女的昂贵的体外受精程序时就体现了社会的定量分配。现在卫生保健研究者正在缓慢地探讨有意识的、商定的定量分配问题，因为显而易见经济和技术资源永远也无法跟上需求的步伐。

明智的消费者的顾虑和可利用资源无法满足我们社会当前的以及将来的

第16章　质量管理

卫生保健需求，是卫生保健管理者在卫生保健理念与系统发展高质量和风险管理的两个紧迫动力。卫生保健管理者必须向卫生保健组织及其雇员证明：对质量的关注是对每一个卫生保健雇员的要求。卫生服务管理者必须提出问题、拥有丰富的知识并激励员工提供高质量的服务。卫生服务管理者必须合理地期望和要求所有的卫生服务员工和提供者记录持续的卫生服务改善。

问题讨论

1. 在一个卫生保健组织中什么是潜在的阻碍 TQM/CQI 项目成功实施的障碍？
2. 可以采取哪些步骤来克服这些障碍？
3. 当考虑一个卫生保健机构的变革时评价组织文化有多重要？
4. 当进行 TQM/CQI 规划时，卫生保健专业人员是否应该考虑采纳卫生保健组织中已经存在的传统质量保证策略？
5. 最为对案例 16.1 的反思，你认为什么步骤是 CQI 方法获得统计上的显著改善的重要保证？

（黄成礼　译）

参考文献

Aged Care Standards and Accreditation Agency 2004 *Submission to the Senate Community Affairs References Committee: inquiry into aged care*. Aged Care Standards and Accreditation Agency, Canberra

Al-Assaf AF, Schmele JA (eds) 1993 *The textbook of total quality in health care*. St Lucie Press, Delray Beach, Florida

Argyris C 1993 *On organisational learning*. Blackwell Business, Oxford

Australian Council on Health Care Standards (ACHS) (1993) *The ACHS Accreditation Guide: Standards for Australian Health Care Facilities (12th ed)*. The Australian Council on Health Care Standards, Sydney

—— 1998 *The EQuIP Guide: Standards and Guidelines for the ACHS Evaluation and Quality Improvement Program (2nd ed)*. The Australian Council on Health Care Standards, Sydney

Australian Government 2001 *Two year review of aged care reforms: government response*. Department of Health and Aging, Canberra

Australian National Audit Office 2003 *Managing aged care accreditation, Audit Report No 42, 2002–2003*. Australian Government, Department of Health and Ageing, Canberra

Badrick T, Preston A 2001 Influences on the implementation of TQM in health care organisations: professional bureaucracies, ownership and complexity. *Australian Health Review* 24(1):166–75

Batalden PB 1993 Organisational-wide quality improvement in health care. In: Al-Assaf AF, Schmele JA (eds) *Textbook of total quality in health care*. St Lucie Press, Delray Beach, Florida, pp 60–74

Chassin MR, Galvin RW 1998 The urgent need to improve health care quality. *Journal of the American Medical Association* 280:1000–8

Cruickshank M 2003 A study of quality management practices in nursing in universities in Australia. *Australian Health Review* 26(1):180–6

Dawson P, Palmer G 1995 *Quality management: the theory and practice of implementing change*. Longman, Melbourne

DeLaune SC, Ladner PK 1998 *Fundamentals of nursing: standards and practice*. ITP, New York

Deming WE 1982 *Quality, productivity and competitive position*. Massachusetts Institute of Technology, Center for Advanced Engineering Study, Cambridge University Press, Massachusetts

Department of Health and Ageing 2003 Regulation of quality in service industries. *Final Report: Report to the Review of Pricing Arrangements in Residential Aged Care*. Allen Consulting Group, Sydney

Dianis NL, Cummings C 1998 An interdisciplinary approach to process performance improvement. *Journal of Nursing Care Quality* 12(4):49–59

Eastman CJ 1992 Total quality management: the challenge for hospitals in the 1990s. *Medical Journal of Australia* 157(August):219–20

Ellis R, Whittington D 1993 *Quality assurance in health care: a handbook*. Edward Arnold, London

Ennis K, Harrington D 2001 Quality management in Irish health care. *The Services Industry Journal* 21(1):149

Gale L 1994 Five years of total quality management: Campbelltown Hospital. *Australian Health Review* 17(3):102–15

Gray L 2001 Two year review of aged care reforms. Australian Government, Canberra

Harrigan M 2000 *Quest for quality in Canadian health care: continuous quality improvement (2nd ed)*. Minister of Public Works and Government Services Canada, Vancouver

Isouard G 1999 Improved turnaround time of laboratory test results using a FOCUS PDCA approach. *Australian Journal of Medical Science* 20(1):14–17

Joint Committee of Public Accounts and Audits 2004 *Audit Report 398: Accreditation*. Australian Government, Canberra

Kanji GK, Moura P 2003 Sustaining health care excellence through performance measurement. *Total Quality Management & Business Excellence* 14(3):269

Kinney CF, Gift RG 1997 Building a framework for multiple improvement initiatives. *Joint Commission Journal of Quality Improvement* 23(8):407–23

Kirkman-Liff B 2004 The structure, processes, and outcomes of Banner Health's corporate-wide strategy to improve health care quality. *Quality Management in Health Care* 13(4):264–78

Le Brasseur R, Whissell R, Ojha A 2002 Organisational learning, transformational leadership and implementation of continuous quality improvement in Canadian hospitals. *Australian Journal of Management* 27(2):141–62

McGlynn EA 2003 Selecting common measures of quality and system performance. *Medical Care* 41(1) (supplement):139–47

McGlynn EA, Asch SM, Adams J et al 2003a The quality of health care delivered to adults in the United States. *The New England Journal of Medicine* 348(26):2635–46

McGlynn EA, Cassel CK, Leatherman et al 2003b Establishing national goals for quality improvement. *Medical Care* 41(1) (supplement):116–29

Milakovic ME 1991 Creating a total quality health care environment. *Health Care Management Review* 16:9–20

Motwani J, Klein D, Navitskas S 1999 Striving toward continuous quality improvement: a case study of Saint Mary's Hospital. *Health Care Management* 18(2):33–40

National Expert Advisory Group on Safety and Quality in Australian Health Care 1998 Interim report. Commonwealth of Australia, Department of Health and Ageing, Canberra

New South Wales Department of Health 1999 A framework for managing the quality of health services in New South Wales. New South Wales Department of Health, Sydney

Omachonu VK, Ross JE 1994 *Principles of total quality.* St Lucie Press, Delray Beach, Florida

Organisation for Economic Co-operation and Development (OECD) 2001 Measuring up: improving health system performance in OECD countries. OECD, Ottawa

Ovretveit J 1999 A team quality improvement sequence for complex problems. *Quality Health Care* 8(4):239–46

—— 2004 Formulating a health quality improvement strategy for a developing country. *International Journal of Health Care Quality Assurance* 17(7):368–76

Paz HL, Livingston J 1996 Using a benchmarking system to improve patient care and assist in technology assessment. *Physician Executive* 22(3):10–12

Perrott B 2002 Strategies implications of quality management in health care. *Journal of Change Management* 3(2):158-166

Potthoff S 2004 Leadership, measurement, and change in improving quality in health care. *Frontiers of Health Services Management* 20(3):37–40

Prajogo DI, Brown A 2004 The relationship between TQM practices and quality performance and the role of formal TQM programs: an Australian empirical study. *The Quality Management Journal* 11(4):31–42

Redick EI 1999 Applying FOCUS-PDCA to solve clinical problems. *Dimensions in Critical Care Nursing* 18(6):30–34

Renwick M, Harvey R 1989 The organisation of quality assurance in Australian hospitals. *Australian Health Review* 12(1):16–27

Ryan MJ 2004 Achieving and sustaining quality in health care. *Frontiers of Health Services Management* 20(3):3–11

Sales A, Moscovice I, Lurie N 2000 Implementing CQI projects in hospital. *Joint Commission Journal of Quality Improvement* 26(8):476–87

Schmele JA 1996 *Quality management in nursing and health care.* Delmar, Albany

Schroeder P 1988 Directions and dilemmas in nursing quality assurance. *Nursing Clinics of North America* 23(3):657–64

Sower V, Duffy J, Kilbourne W et al 2001 The dimensions of service quality for hospitals: development and use of the KQCAH scale. *Health Care Management Review* 26(2):47

Stahr H 2001 Developing a culture of quality within the United Kingdom health care system. *International Journal of Health Care Quality Assurance* 14(4):174–80

Thornber M 1992 A model of continuous quality improvement for health service organisations. *Australian Health Review* 15(1):55–69

Van der Wiele T, Brown A 2002 Quality management over a decade, a longitudinal study. *The International Journal of Quality & Reliability Management* 19(5):508–23

Vanvalkenburgh DA 2001 Implementing continuous quality improvement at the facility level. *Advances in Renal Replacement Therapy* 8(2):104–13

Victorian Department of Human Services 2003 The Victorian safety and quality improvement framework. Metropolitan Health and Aged Care Services Division, Melbourne

Wilkinson A, Redman T, Snape E et al 1998 *Managing with total quality management, theory and practice*. Macmillan Business, London

第 17 章

从风险管理到临床治理

JOHN BLANDFORD   TIM SMYTH

学习目标
引言
风险的定义
风险管理的演变
风险管理的定义
风险管理在管理理论和管理实践中的地位
临床实践与风险管理
风险管理与临床治理
为什么临床治理成为一个概念?
临床治理的障碍是什么?
实施临床治理的策略
结论
问题讨论
参考文献

学习目标

完成本章内容的学习后，读者应该能够：
1. 阐述风险、风险管理及临床治理的概念；
2. 阐述卫生服务中风险管理及临床治理的障碍；
3. 明白推动临床治理演变的驱动力；
4. 描述临床治理的组成部分；
5. 概括实施临床治理的策略。

引言

卫生服务永远离不开风险。随着人们对疾病及其处理过程的认识加深，评估以降低风险的可能性也在增加。消毒和控制感染就是这方面的早期例子。

尽管卫生服务始终与风险并存，但卫生服务主要参与者对这些风险的态度发生了变化。卫生服务消费者、筹资者和逐渐壮大的卫生专业人员队伍已经不再毫不怀疑地接受卫生服务中产生的不良后果。

正如航空和化学工业等其他行业和部门的发展所揭示的，安全意识是十分重要的。来自美国、澳大利亚和英国的有关卫生服务不良事件的报道已经促使人们对卫生服务的风险及风险管理的态度和方法进行重新思考。

随着临床审核、标准和质量促进方法的发展，对其他行业实践的借鉴，以及筹资者和消费者期望的改变，人们对卫生服务领域中的风险特征、影响因素和风险管理的潜在收益已有了较好的理解。

尽管人们对风险的态度发生了改变，但是诸如不规范的临床操作、错误的临床用药等事件仍然时有发生。在过去的十年，许多证据表明，有效的系统能够显著降低风险和防止不良事件发生，推动了卫生服务中风险管理的发展。这是在内部支持与外部压力的共同作用下形成的。

尽管在最初阶段进行有效的风险管理被看做是对临床医生的保护，但是现在人们逐渐接受了这样的观点：有效的风险管理是临床医生、管理者、管理机构、筹资者、消费者和政府机构的共同责任。

在对风险和风险管理的特征的了解不断深入的基础上，人们还提出了临床治理的概念。本章将讨论风险的特征、风险管理的发展和临床治理的演变过程。本章将着重说明为什么这些概念对卫生管理者十分重要，并将讨论进行有效临床治理过程中的主要障碍和相应的策略。

风险的定义

一般来说，风险是指遭受伤害、损害或损失的可能性。通常我们仅在家庭保险和诉讼时提及风险。澳大利亚风险管理标准（Standards Australia 1999，p 3）和澳大利亚卫生服务安全与质量委员会（ACSQHC）（2001a，p 35）将风险定义为"某事物影响目标实现的可能性，通过结果和可能性来衡量"。

Kunreuther 和 Slovic（1996）指出：风险包括对价值的判断，而不仅仅是指某事件发生的可能性和结果。从风险的表现方式、风险为公众所识别的途径来看，风险管理决策中，机构的、程序的和社会的步骤对新的风险评估方法来说是必需的。他们更加关注的是专家和公众对风险的不同理解。

我们用牛海绵状脑病（BSE，疯牛病）爆发的早期风险评估来说明这个问题，疯牛病目前在英国已导致 80 多人死亡（Box 17.1）。

Box 17.1　英国疯牛病爆发的风险评估中的关键事件

- 1984 年 12 月：在英国萨里，母牛 133 死亡，这是第一例确诊的疯牛病。
- 1986 年 11 月：英国食品与渔业部将疯牛病正式认定为一种疾病。但那时英国首席卫生官员未被告知。
- 1987 年 6 月：英国首席兽医官员向其部长汇报了这种疾病。一年后，疯牛病成为必须报告的一种疾病，并禁止使用羊内脏作为牛饲料。
- 1988 年 8 月：英国政府命令屠宰全部感染的牛。
- 1989 年 11 月：禁止将牛内脏作为牛饲料。
- 1990 年 1 月：英国农业部长说"没有证据表明疯牛病已从动物传染到人"。
- 1990 年 5 月：农业部长在公众面前将一块牛肉汉堡给自己的小女儿吃。
- 1995 年 5 月：第一例感染疯牛病的患者死亡。人患疯牛病被命名为变异的克雅病（Creutzfeldt-Jakob 病，vCJD）
- 1995 年 12 月：新任农业部长称"疯牛病不会传染人类"。
- 1996 年 3 月：英国卫生大臣称，由于吃了疯牛病感染的食品，大约有 10 个人因患上了克雅病而死亡。
- 1997 年 12 月：英国首相接受公众质询。

关于这些事件的详细信息，可在以下网址查询：www.doh.gov.uk/cjd；www.cjd.ed.ac.uk/；www.maff.gov.ukl。

菲利普勋爵在 2000 年 10 月公布的 BSE 官方质询要点见 Box 17.2。

Box 17.2　菲利普勋爵在 2000 年 10 月公布的 BSE 官方质询要点

BSE 可使人类患上痛苦而致命的疾病。在报告公布时，即 2000 年末时，BSE 已使 80 多人死亡或濒临死亡。有 17 万多头牛已被屠宰。

BSE 事件的核心在于如何应对危害——对牛已知的危害，对人未知的危害⋯⋯

BSE 不仅与牛的生死有关，与人的生死也密切相关，政府已采取措施抵御 BSE 带来的风险；但是 BSE 对人类的可能风险并未公布于众，也没有告知那些执行 BSE 预防工作的人们⋯⋯

政府在 BSE 事情上并没有对公众撒谎。政府曾相信 BSE 还不足以对人类造成威胁。政府以前曾努力防止人们对 BSE 过度敏感，因为他们相信这种威胁还很遥远。然而，现在我们清楚地看到，政府的这种行为是错误的⋯⋯公众认为受到了欺骗。

Source：Assessment of risk in the outbreak of bovine spongiform encephalopathy（BSE）in the UK 2000. Online. Available：http：//www.bseinquiry.gov.uk/report/volume1/execsum.htm

人们对风险的不同认识及其后的反应，已在很多曝光的"卫生系统失败经验"中得到很好的说明。例如，麦克阿瑟（MacArthur）卫生服务调查报告（Health Care Complaints Commission December 2003，http：//www.archi.net.au/content/index.phtml/itemId/168475/fromItemId/117303）指出的质量和安全系统问题，包括：

- 员工报告不良事件可变性很大；
- 对员工报告的质量和安全问题，管理层缺乏向员工反馈；
- 管理层评估报告及采取弥补措施不及时；
- 管理层没有监控和评估各种弥补措施的实施和效果；
- 主要的质量和安全系统缺乏资源和人力。

不能识别风险并对风险做出及时的反应是麦克阿瑟卫生服务调查报告指出的最薄弱环节。爱德华国王纪念医院的类似调查（1990－2000，http：//www.slp.wa.gov.au/publications/publications.nsf/Inquiries＋and＋Commissions）发现，在领导、管理和临床绩效方面存在的主要问题包括：

- 高级员工的职责不明确；

- 没有"安全网"或系统以有效地监控绩效并对出现的问题做出反应;
- 不能够及时发现严重的管理和临床问题,结果发生严重的不良事件,使得妇女及其家庭遭受严重后果。

(澳大利亚卫生服务安全与质量委员会 2002)

风险管理的演变

在卫生部门,风险管理最初是作为一个专门技术活动出现的,与医疗诉讼中最大限度地降低医疗赔付有关。现在风险管理已是新的临床和公司治理框架中十分重要的管理策略之一。

1980年,美国卫生服务协会(1997)成立了一个全国性的风险管理小组,这主要是20世纪70年代医疗事故诉讼逐渐增加的结果。1993年10月,英国国家卫生服务部出版了《国民健康保险制度中的风险管理》,随后在1995年制定了《临床事故责任草案》,1996年成立了NHS诉讼管理机构。目前英国的工作重点是放在复杂的临床治理结构和报告的临床活动上,例如"为患者建立更加安全的国民健康保险制度,以备忘录的方式在组织中实施"(doh. gov. uk)。

在澳大利亚,澳大利亚卫生服务研究(Wilson et al 1995)结果公布后促进了风险管理的兴起。这个研究报告显示,有16.6%的住院患者出现过不良事件,其中51%是可以预防的。"用美国分类标准对其重新进行的分析显示,至少10%的急性入院患者的不良事件是有可能避免的"(澳大利亚卫生服务安全与质量委员会,ACSQHC 2004,p 69)。ACSQHC报告了一个在澳大利亚和美国(犹他州和科罗拉多州)开展的不良事件随访对照研究(2004,p 69),发现两个研究中不良事件的发生率几乎是一致的:有0.3%的入院患者为医源性致死,1.7%的患者为医源性残疾。

不难理解,1995年威尔逊(Wilson)等对不良事件发生率的报告所引起的极大关注,以及2000年1月,澳大利亚卫生部长成立了澳大利亚卫生服务安全与质量委员会(ACSQHC),以实施由Robert Porter教授任组长的全国专家咨询小组的研究结果。该委员会的目的是"在全国范围内提高卫生服务的安全和质量,重点是最大限度地减少医疗事故的发生以及造成的影响"(ACSQHC 2001b,p 31)。同年,澳大利亚卫生部长宣布成立全国临床研究院

(NICS)，由 Chris Silagy 教授任院长，现在的院长是 Chirs Baggoley 教授。

澳大利亚其他一些机构也进行了风险管理研究，包括新南威尔士州卫生局公布的"新南威尔士州卫生服务质量管理框架"（1999），它特别关注的是构建有组织的临床治理体系。更为重要的是澳大利亚标准委员会（2001）出版了《卫生服务风险管理指南（HB 228）》，以识别并解决某些特定问题从而改善卫生服务质量。

风险管理的定义

澳大利亚风险管理研究院（1997，p 3）将风险管理定义为"利用资源对可能有害的、消极的行为结果和局势采取措施"。类似地，澳大利亚卫生服务安全与质量委员会（2001a，p 35）将风险管理定义为"指向有效管理风险的文化、程序和结构。"

因此，澳大利亚标准委员会（Standard Australia 1999）引入风险管理的定义十分重要：

> 风险管理是良好的管理实践的一个组成部分。为了使其更有效，风险管理应该成为组织文化的一部分。它应融入组织的价值观、实践和商业计划，而不应该被看做是一个独立的部分。这样一来，风险管理就成为组织中每个人的职责……在决策时，风险管理的实施是一个反复的过程，包含多个步骤，如果能够按顺序实施，则能够使决策的制定不断改进。
>
> 在某种意义上，风险管理是指用逻辑和系统方法确定风险发生的环境，识别、分析、评价、处理、监控和沟通与各种组织活动、职能或程序有关的风险，以使组织的损失最小化和利益最大化。在风险管理中，确定风险可能性与避免或降低损失同等重要。

因此，这个风险管理的概念超出了早期风险的定义，早期风险的定义仅仅关注某事件发生的可能性、造成的损失和其内在的价值，而现在这个概念强调行为和环境，有助于我们对管理的作用和任务重新认识。

图 17.1 显示了风险管理各主要组成部分之间的联系（澳大利亚标准委员会 2001，p 20）。在这个图中，首先是建立环境，然后依次是识别、分析、评价及处理风险。这个过程可以描述为监控和审查过程，需要所有的利益相关者进行有效的协调和沟通。

第17章 从风险管理到临床治理

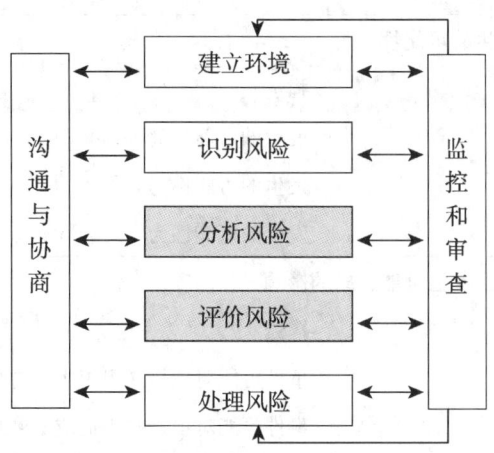

图 17.1 风险管理图示

Source: Standards Australia 1999 AS/NZS 4360: 1999 *Australian Standard Risk Management*. Standards Association of Australia, Strathfield, NSW, p 8.

首先要基于风险发生的可能性及其可能导致的后果确定优先行动方案,图17.2显示了如何以此为标准对已识别的风险进行分类。

以前面提到的疯牛病为例(Box 17.1和17.2),从相关的材料可以确定风险发生的环境。仔细研究这个案例(www.bseinquiry.gov.uk/report/volume1/execsum.htm)可以看出,每个参与者对环境的认识是不同的,这影响了他们对风险的分析和评估。毫无疑问,科学家、政府官员、政治家和咨询顾问是站在不同立场来考虑英国国内外牛肉行业、欧洲贸易以及动物健康及人类健康的风险。由于个人所处的地位和价值观不同,他们也不得不考虑到时间背景,不确定性,特别是科学证据,以及在各个环境中风险的不同表现形式。

我们在调查中也发现,处理风险时,有些官员并没有采取有效的措施保证屠宰场按照正规的程序进行操作,这是造成疾病传播的重要因素。

显而易见,事件及其后果的产生常常有不同的几率,很多想法会影响行为。正如当时的新闻评论提到,疯牛病事件的处理是根据当时的英国政治机构已建立的文化进行的。这也反映了在风险管理中,机构、程序和社会识别的重要性。

评估风险事件发生的可能性	
级别	描述
A	发生的可能性为 65%～100%
B	发生的可能性为 35%～65%
C	发生的可能性为 0%～35%

评估风险事件一旦发生可能造成的影响	
级别	描述
高	事件可能对项目或组织生存造成的威胁
中	事件可能对项目并不造成威胁，但是可能意味着项目的执行需要重新审视或改变运作方式。
低	事件可能在内部得到解决，可能需要管理上的投入

评估风险的级别（影响发生的可能性）			
	影响		
可能性	高	中	低
A	高	高	中
B	高	中	低
C	中	低	低

风险事件的说明	
级别	描述
高	高风险：需要高层管理的尽快关注
中	中度风险：必须明确管理的责任
低	低度风险：常规的管理程序，可能需要管理上的投入

图 17.2　对已识别的风险进行优先管理行为评估的框架

风险管理在管理理论和管理实践中的地位

就像在过去一个世纪或更长的时间里,学术研究者和实践者接受的知识一样,管理专业的学生对现代管理理论的演变十分熟悉(Shafritz & Ott 1996,第2、4章)。

一种回顾各种占主导地位的管理思想的方法是判断它们的方法是更注重理论还是更注重实践。如果侧重于实践,则关注的是内部操作,如工作流程分析和人际关系;如果是外部影响,则更关注竞争政策和分权管理。所有的这些都与诸如项目和战略规划以及最近的全面质量管理、持续的质量促进的管理技术密不可分。那么,风险管理是一种管理技术或比管理技术更重要吗?

外部影响因素

当今全球化、市场观念和消费主义的影响已使组织外包服务、缩小规模、不断提高质量并实行一连串的部分私有化,这些对组织的运作方式已产生了迅速和深远的影响。风险是这些影响的内在特征,其范围和影响力超过了已往任何其他因素。当然,变化本身也是一个不可避免的次要影响因素。

与此同时,自然的、社会的和组织的环境也面临着很多新的危害。这些危害有很多新的表现形式,包括可能发生的灾难性的金融瘫痪,如20世纪80年代见到的,股票市值动荡大变动、化学产品和环境危害、基础设施(如电力和燃气)瘫痪造成的广泛影响,全球变暖及气候改变,新发传染病及生物危害,以及卫生领域出现的高效化学制品和诊断设备。

因此,管理策略必须适应外部和内部环境的变化。如果外面是"白色泡沫",那么里面又是什么呢?

内部影响因素

人们越来越认识到改善患者安全和服务质量的必要性,以及提高工作效率和成本效益的必要性。由此需要改善个人行为、卫生系统和卫生组织。有研究显示（Berwick et al 1992），阻碍质量改进的四个主要因素是：时间、范围、传统和信任。在卫生系统特定的文化中，后三个因素尤其重要。

2000年3月的《英国医学杂志（BMJ）》专刊撰稿阐述了卫生系统需要从责备文化向学习、信任、求知、系统观点和行政责任制文化转变。James Reason（2000，p 768）在此BMJ撰文，对切尔诺贝利核灾难进行了评述："信任是组织文化的主要组成部分，而这需要一个文化存在……要创造一个安全的文化，首要的关键一步是创建一种公正的文化"。那么，当实施新的筹资管理方案，要求降低成本、外包服务，甚至使临床活动受到影响（包括与保险公司鉴定病例组合支付方式的合同）时，管理者如何在这种非常时期使员工对他保持信任呢？

卫生系统的另一个特征是管理者与医务工作者之间存在隔阂，政策制定者经常低估这一点。最近一项的研究显示，管理实践者已经了解到：卫生服务人员与管理者实际上是生活在不同的世界（Cochrane 1999）。研究发现，临床医生认为，组织或管理上的措施并不会对改进临床实践和患者服务有什么帮助。临床医生和管理者对有效管理的态度不同是一个很大的障碍。

●内部和外部因素的结合

从服务的提供者这个层面来看，显而易见，高度的信任是发挥个人能力、提供高质量的服务和提升组织业绩的重要条件，它也是组织文化的组成部分。

上述观点对在公立部门的中央机构与服务提供者之间以及在私立部门的保险公司或企业决策机构与服务提供者之间构建建设性关系十分重要。从卫生系统的未来发展来看，信任及组织文化问题是至关重要的。我们应该找出一种方法来改变目前的管理学派道统，因为后者是将忠诚建立在人与人之间的不信任、竞争关系和等级制度基础之上的。

风险管理的优势在于：它可将一个组织的内部和外部特征整合在一个分析框架中，弥补了其他管理方法的不足。

风险管理将管理学派的思想重新融入"学习型组织"。这个学派的主要思想是：管理者必须积极地从实践中总结经验以应付各种复杂的局面；管理者和所有员工必须将组织看做一个系统，能够驾驭各种局面，适时地解决问题。适应性策略，即用上一次奏效的策略解决问题是不够的，因为同时会发生很多事情，出现很多变化。因此，在应对复杂局面时应积极进行机遇和风险评估（Argyris & Schön 1978，Bloor 1999，Garside 1999，Handy 1989，Revans 1976，1982）。

临床实践与风险管理

卫生专业人员与社会

我们已习惯于对临床人员的责任所做的各种定义，即允许医生在患者的治疗方面有相当的自由度（临床自主权）。相应的义务则表达为"减少失误"，用伦理学语言表达就是"不伤害"或"善行"。这些义务对人们在其职业生涯中诚实自律的内在社会规范而言是最基本的：主要是为了建立自己的系统，进行人员挑选、教育和职业培训，以及通过注册和控制学科和标准有效地控制纳入和排除。

由于医学专业很大程度上依赖于自控，因此它更多依赖为患者提供服务时职业赋予医生的责任感。同时，医生除了民法、刑法以及最近的各种行政法规外，首先要对自己的行为负责（其范围从仲裁机构到澳大利亚竞争与消费者协会，ACCC 1999）。

在澳大利亚，医科大学、医疗主管部门和教育团体是否应该为满足社会需求而承担责任这个问题直到最近才引起广泛争议。最近在美国和英国发生的一些医疗事件加速了澳大利亚对该问题态度的转变。医疗诉讼增加、发生医疗事故、消费者主权以及社会改变从全体上已使政府和公众对医学专业人员的行为采取了更为严格的观点。在英国 Bristol，心外科手术造成的多个患者死亡以及随后由 Ian Kennedy 教授主持的调查工作已使人们更加关注医疗事故和医生的行医资格（关于 Bristol 案例，请浏览：www.bristol-inquiry.org.uk）。

英国通科医学委员会（GMC）主席 Donald Irvine 认为，公众应该对医学专业人员重新树立信心，并达成新的共识。行业自律是一种许可的特权，而不是一种权力，它的实现需要每个人的自律。这意味着一个原则和标准都很明确的系统，同时需要有很好的依从性（Irvine 1997a，1997b，1999）。这是在英语国家进行仔细调查后发现的问题。Newble 等（1999）对澳大利亚的情况已经进行了描述，他呼吁对患者所接受的服务进行直接评估。

卫生专业人员与患者

一些作者将传统的医患关系看做是"医疗家长制"关系（Sharpe & Faden 1998，p 67）。社会条件和欧美观点对澳大利亚的态度产生了很大的影响。在澳大利亚，许多重要的法律诉讼案件都将患者的自主权考虑在内，这已经改变了传统了医患关系；参见 Rogers v Whittaker（1992）109 澳大利亚法律报告 625~637 页和卫生服务安全和质量办公室（2005）。这还改变了原有的知情同意和医疗责任的含义，包括对建立有效的病例记录系统的理解。最近澳大利亚的判例使病例记录的标准更加明确化，包括疏忽，尤其是对风险提供足够的信息。如此医疗标准成为法院来判定的事情，而不是医生来判定的事情。这意味着从"医疗家长制"到社区标准的重要转变。

因此 Sharpe 和 Faden（1998，p 67）（在提及美国时）这样描述：

> 像同一时期的其他许多问题一样，由于人们开始从个人权力的角度看待医疗损害，医生从 19 世纪末开始行使的自主权逐渐置于公众和代表民众利益的机构的控制之下。此外，个人责任感和自我检查的思想已经不再被认为有足够的能力应对卫生服务的复杂性和患者所面临的越来越多的风险……传统的善行义务和减少失误的职业准则逐渐与自主权和公正原则相融合。

对医生来讲，这意味着他们的自主权被患者和外部机构的较高程度的责任所平衡；对机构来讲，这些变化扩大了风险的范围，在设计风险管理项目时必须进行评估。而且，这些也使医疗行业不得不加大力度确保行业标准、安全体系以及交流和病例记录的方法切实可行。

现在，患者有权做出自己的选择这一点已在普通法权力中得到正式的确认，并且可以得到患者咨询服务办公室、仲裁机构和行政法庭的保护。在英国，这种方法已扩展成为患者的法定权力（NHS 1996）。2000 年，布莱尔政府重新审议了该法案，作为十年"NHS 规划"的一部分和一项新措施（NHS 2005）。

医疗事故

用"医疗"事故这个词并不意味着这里仅仅讨论医生。许多的医疗事故是"系统"错误造成的,还有许多是护士和其他卫生人员造成的。关于医疗事故,有两个经典的研究。其一是哈佛的案例研究,回顾了1984年在纽约州51所医院的30 121位住院患者的情况。结果发现,包括医疗管理不善造成的伤害在内的不良事件占入院人数的3.7%,其中69%的伤害是由医疗事故造成的(Brennan et al 1991)。

澳大利亚也做了模仿哈佛案例的研究(Wilson et al 1995)。结果显示,入院患者不良事件的发生率为16.6%,导致13.7%的患者终生残疾,4.9%的患者死亡。总体上51%的不良事件是可以避免的。因此认为,澳大利亚的医院每年有18 000例的死亡是可以避免的,并且认为除非对卫生服务组织和提供方式进行大的改革,否则患者会持续承受医疗事故的负担,尤其是最脆弱人群。一项澳大利亚卫生服务质量研究结果分析报告显示:

> 不良事件或因医疗事故导致的不良事件其原因是明确的,主要是医务人员人为失误造成的。这个研究强调了设计医疗服务的安全系统的必要性,即可保护患者免受人为失误造成的伤害。这样的系统应该提供一些新的政策、措施方案和技术支持,以支持有助于临床医生的认知活动。
>
> (Wilson et al 1999,pp 411-25)

2000年,澳大利亚卫生服务质量与安全委员会对前面的研究重新进行了分析。分析显示,入院患者不良事件的发生率约为10%,低于16.6%。而且大部分不良事件是很轻微的,只有2%的病例是严重的(1.7%导致严重的残疾,0.3%导致死亡)(ACSQHC 2001a, p 11)。在其第二个标题为《卫生服务实践的安全:使卫生服务更加安全》的报告中,ACSQHC(2001b, p 1)提出了改进卫生服务的质量与安全的四个主要的策略,即:

1. 卫生系统需要精简及重新设计;
2. 应充分利用数据以改进服务;
3. 应给予卫生服务人员更多的支持以使卫生服务更加安全;
4. 消费者需加强与卫生人员的协商并主动参与主要服务中。

药物不良事件是造成医疗事故的主要原因。药物不良事件是系统错误的一个典型，其问题的解决要有系统方法，澳大利亚标准委员会（Standards Australia 1999）对此已经进行了概括，对这些不良事件及其纠正方法进行了详细的介绍（见《临床实践质量期刊》19 卷〔1〕，它用了整个版面来讨论药物不良事件及其预防，Leape et al 1995）。

从文献来看，普遍的观点是：

- 对临床事故的分析应该更多地关注系统内部的组织因素，而不是医护人员个人；
- 采用正规的方式调查和分析事故可以深入地了解卫生服务组织，以便能更好地采取措施保护患者的安全。

这些结论都符合这样一个观点：即用系统的方法来减少失误是可靠组织的一个基本特征，它能较早地预见最糟糕的医疗事故，并从组织自身的各个层面加以解决（Berwick & Leape 1999，Casarett & Helms 1999，Leape et al 1995，Leape & Berwick 2000，Reason 2000，Sexton et al 2000，Runciman 1996，Weingart et al 2000）。

机构对医疗事故的反应必须是多方面的，包括对事件的监控与报告、继续教育、系统审查以及建立基于结合澳大利亚-新西兰联合认可机构 ANZ 的标准的风险管理方案的管理流程。在国家一级，澳大利亚患者安全基金会已经建立了澳大利亚医疗事故监控和报告系统。目前关于医疗事故监控和报告的文献已经越来越多了，然而涉及系统错误和不合格专业人员的信息却很少（Moss 1998）。

在国家一级，目前处理这类特殊风险问题的主要力量是澳大利亚卫生服务安全与质量委员会。2000 年 1 月，联邦卫生部长宣布成立这个新的委员会时讲到："这个新委员会是国家一级领导医院和其他卫生机构促进卫生服务安全与质量并降低医疗错误的风险的机构"（ACSQHC 2005）。该委员会已经迅速地成立了一个权威机构来制定全国的行动计划，具体的方案在其网址公布（www.safetyandquality.org）。

2004 年 9 月，澳大利亚开始对政府的质量和安全措施进行审查。这种审查对该委员会所发挥的领导作用提供了一个反思的机会。人们认识到，该委员会提高了临床医生、消费者和公众的质量和安全意识（Department of Health and Ageing 2005）。在考虑委员会将来的作用和责任时，审查结果认为以下功能是十分重要的：

- 质量和安全标准的建立和修订；
- 质量和安全标准的执行监控和督促；
- 不良事件监控；
- 安全或质量问题的信息发布；
- 领导；
- 宣传和提高意识。

对卫生服务的安全与质量而言，地区、州、区域和国家政府连贯一致的策略方法是十分重要的，包括制定明确的目标和计划，建立适宜的责任体系和透明的绩效考核体系。

风险管理与临床治理

上面讨论的一些问题为正在发展临床治理的结构的理论打下了基础。下面我们首先考虑一下"治理"这个词。它简单的意思是指挥和控制一个组织的活动，此外，这个词还有一个特别的含义，就是解释一个"管理部门"应该做什么。一般来说，多数部门的主要功能都可以分为三部分：与绩效表现有关的职能、与依从性或遵守各项法律或标准有关的职能以及与机构总体运作有关的职能。这三个职能正好与前面讨论的管理理论和管理行为的内外部及程序相吻合。

考虑到医疗自主权已经有很长的历史了，讨论一下临床治理的基本原理是十分重要的。社会对一个享有如此大权力并需要改革以适应当前的状态的行业应该做什么呢？

对这个问题的一种答案存在于现有的一个模式中，这种模式可使公司和雇主对稳妥的管理和员工的安全更负责任。前一个问题的解决主要靠公司法的改革，后一个问题的解决则要靠职业卫生与安全（OH&S）立法（见国家职业卫生与安全委员会网址：www.nohsc.gov.au/publications）。所有国家职业卫生与安全委员会的标准和法规中都规定了雇主有责任在工作场所采取系统的方法进行职业危害的识别、风险的评估、风险的控制及审查，并保证员工得到适当的培训、指导和监督。

在州/地区和联邦法规中，这些责任都是强制性的，对没有遵守的管理者将进行严厉的惩罚。事实证明这是一种强有力的工具,已有效地使雇主增加了职业卫生与安全上的投入并降低了员工的死亡人数。

英国和新南威尔士州也采取了很多同样的方法建立临床治理的组织结构。管理部门对医学专业人员的工作质量负有责任,并作为雇主对事故的法律后果负有责任。这是一种积极的责任,某种程度上需要转化为一种可操作的程序(Buetow & Roland 1999, George et al 1999)。

以上我们已从现代社会看待医学专业的角度讨论了医疗事故、质量保证和改革在环境变得更加危险的情况下的问题。在医疗行业公司化的同时,在公立部门和私立部门,从中央到周边的关系也发生着改变。这些变化有一个事是共同的,就是医生的工作正在纳入一种更加有计划、管理上更注重绩效的契约。公立和私立部门的利益相关者都希望他们的产出与他们期望的系统绩效相吻合。产出可以是减少候诊人数、降低外科感染率或做更多的门诊手术,也可以是按照标准签署知情同意。人们越来越关注产出,包括政治上、财政上和临床上的,而不仅仅局限于实现目标或金钱价值。

卫生机构已经采取了大量的行动,包括资格认证、临床审查、同业审查、投诉管理、感染控制、医学记录与审查、医疗事故监控与追踪。但是,目前缺乏可把这些工作联系起来形成一个有序程序的主意和实际机制。

鉴于前面提到的原因,这并不是一件容易的事情,因为它涉及临床专业人员的认可和程序承认,尤其是医生对他们工作的目标和标准的认可:"它使临床决策融入管理和组织框架中"(Buetow & Roland 1999)。对医学专业人员而言,管理的这种介入会引起很多不安。

为什么临床治理成为一个概念?

"临床治理"这个词的出现是加强卫生服务组织管理临床服务质量的需要。这个新词是仿造企业治理的相关功能而制造出来的。显然,将企业治理所表达的含义应用到临床治理上并不适合临床质量的保障。

这个概念在不断发展(ACSQHC 2001a)的过程始终没有标准的定义。总的来说,这个概念包括以下几个主要部分:

- 主管机构和管理部门对临床服务的质量负责;
- 采用系统方法对整个组织范围内的临床服务质量进行监控,并定期向 CEO

和主管机构报告；
- 建立一个有效的系统，解决与临床服务质量有关的问题；
- 培育有利于提高安全性、遵守法则和进行有效的风险管理的文化；
- 临床医生接受主管机构职能的合法性，并认同有共同的责任。

在这个概念出现之前，临床服务质量经常被看做是临床医生、行业团体、法规和管理机构的事情。管理者和管理机构认为他们的主要职能是选派临床医生并为患者、医务人员和就诊者提供一个安全的诊疗环境。

同业审查和临床审查被看做是独立于组织管理的由临床医生应承担的工作。为了鼓励临床医生参与这些工作，20世纪70年代一些卫生管理机构许诺，这些工作是保密且独立的。在一些机构的管辖范围内（通常是行政上正式认可的，以"质量保证委员会"的形式），这些工作是不受外部监督的。卫生服务管理者很少参与这类工作。

只要有效地执行，这些工作必然会促进卫生服务质量。最高委员会在其所管辖的几个区域内，在审查由于麻醉或孕妇和新生儿不良事件导致的死亡过程中，成功地识别了风险及防止不良事件发生的策略。由于临床医生接受这类委员会的指导，这些策略相继被写进了与卫生服务有关的指南和操作规程里。

然而随着卫生服务复杂程度的不断提高和需要采取措施改进跨专业或跨部门的操作程序和体系，需要采用更加综合和跨组织的措施。

临床治理的驱动力

促使临床治理产生的主要驱动力包括：
- 立法环境的改变；
- 研究结果的出现；
- 管理机构的社会角色的转变；
- 对专业独立性的态度转变；
- 保险费用的上涨。

立法环境的改变

判例法和成文法的发展是促使澳大利亚和新西兰临床治理产生的主要驱

动力。从 20 世纪 70 年代末起，接连不断的案例使人们相信，卫生服务组织对患者和顾客的服务负有独立的责任，参见 Albrghton v Royal Prince Alfred 医院（1980）2 新南威尔士法律报告 542。这个案例的简短描述见 Box 17.3。

> **Box 17.3　Albrghton V Royal Prince Alfred 医院（1980）2 NSWLR 542**
>
> 这个案例讲的是，患者控告医院及其两个医生失职。刚开始听证时，法庭认为医院不应该对这两个医生的行为负责，当时这两个医生是医院的荣誉工作者。以前人们认为，医院一旦任命了有能力的部门领导（HMO），它的责任就结束了。但在诉讼中，原告患者成功地说明了医院本身对患者的医疗服务应该承担直接责任，而且这种责任是不可委托的。除了 HMO 应该承担这些责任外，医院也应该对患者负责。

在这些案例之前，除了雇主为他的雇员承担代理人责任外，卫生服务组织的责任只是狭义地被理解和限制在由组织直接控制的一些事务上（如对医院的建筑和设施负责），而组织对从业医生，尤其是与医院签署合同的客座从业医生并不行使重要的控制。并且，组织对开业医生的私人患者和"公共"或非收费患者所承担的责任被认为是有很大差别的。组织一般对与私人患者相关的开业医生的行为的控制程度和责任很小。

组织对患者的服务所独有且无法委托的责任使管理者和管理机构开始意识到，需要对医生的活动进行审查。随着患者索赔成功的案例逐渐增加并在保险费上有所反映，需要更加有效地监控严重的医疗事故及不良事件，积极处理索赔案例，于是风险管理应运而生。

成文法在此也发挥了重要作用。20 世纪 70～80 年代期间，很多行政机构在其管辖范围内制定了各种与职业卫生与安全有关的法规，这些法规更多关注的是管理者和管理机构对提供安全的工作场所的责任。在此立法下，主管人员可能要承担的责任促使他们更加重视风险管理以及他们的组织对构筑有效系统的力度，以促进职业卫生与安全。

其他领域的成文法也起到了相似的作用，包括环境保护法、贸易法和消费者保护法。在澳大利亚，2001 年 12 月生效的联邦《反恐怖主义法》修正案规定，违反联邦法的组织、董事及管理人员需承担更大的责任。因此，要避免被起诉，组织内部就要形成有利于守法的文化氛围。

在这样的法律环境下，另一个因素是卫生服务注册机构有更大的意愿从管理的角度调查注册医师的表现。英国医学会最近的举措就是一个非常好的例子（见 http：//www.bristol-inquiry.org.uk），其对 Bristol 的一所 NHS 医院的首席执行官做出了处分，原因是该首席执行官没能够有效强调有关儿童心外科手术的临床管理标准问题。在澳大利亚，对让医院中不称职的临床医生继续工作的相关医疗服务主管是否作出处分仍没有定论，如对 King Edward 纪念医院调查后提出的建议还没有结论。

研究结果的出现

澳大利亚、美国和英国的有关可避免的不良事件的范围和影响的综合报告表明：实现健康目标还有很长的路要走，要解决这个问题需要系统化的跨组织机构的措施。

相关领域的研究结果也强调了有效的风险管理、组织文化和承诺安全的重要性。对提高质量这一问题的研究也清楚地说明了采取系统方式而不是仅仅关注事故和个人的必要性。同样，循证医学研究、临床结局的标准及实践指南的制定也显示，减少和消除医疗服务中的失误和偏差是可能的。

研究结果、示范基地及医务领导的创新也都说明了临床信息系统、员工培训、组织文化的转变及重新设计操作规程的重要性。但是，所有这些如果没有管理者和整个组织成员的积极参与和支持也是难以实现的。

管理机构的角色转变

20 世纪 80～90 年代期间，一系列的企业破产和公司欺诈案引起了媒体、管理者、政治家的关注，以及企业董事会对管理的作用、总经理和执行经理的职责的关注。

与此同时，政府关心的是他们在卫生服务供给中的管理作用以及参与程度，为此，他们对卫生服务组织和提供进行了一系列研究。虽然各研究报告的措词不同，但有一点是相同的，即政府作为投资者而卫生组织作为服务提供者他们的角度是分离的。这导致了新的管理机构的建立。

政府管理方式从以前的"自愿的团体代表"向更加企业化导向的管理模式转变，这种转变常常得到立法的支持，即通过明确管理机构和高级管理者的责任和义务，包括服务供给质量。这种管理方式的一个主要的特征是引入了高级管理者与卫生部长签订绩效管理合同和绩效协议。

在企业部门，企业的有效管理是通过管理者、新的法规和董事会得到加强。这一点也同样适用于国有企业和贸易机构。

组织管理方式的转变、卫生服务模式的调整和政府角色的转变使卫生服务的管理机构和高级管理者需要承担更大的责任。现在，卫生服务的管理机构或高级管理者已不太可能再声称，医疗服务质量及其结果仅由医生来承担。现在责任已由双方共同承担。

对专业独立性的态度转变

临床治理的另一个驱动因素是人们对临床医生和他们医疗实践的专业独立性的态度发生转变。消费者行动、社会价值观的改变、医生的个人努力、法规以及政府和投资者越来越多地参与卫生服务政策和法规的制定，都促成了这种转变。

尽管对管理者和管理机构参与临床政策的制定、临床实践活动和临床结果的判定存在抵触，但其合法性还是逐渐被接受了。这与20世纪70年代的情形形成鲜明的对比，那时候医生参与质量控制是一种承诺，他们的独立性是受到尊重的，并且只有医生参与。

卫生服务组织的态度正发生转变。在过去，一个"问题医生"或一个特殊的质量问题很可能被看做是临床操作方面的问题。而现在人们逐渐认同，这样的问题更是组织层面的问题，需要管理者的适当参与，并且机构内部需要由管理者向上级汇报。

卫生部长和卫生管理机构现在认为，管理机构和卫生服务管理人员应对他们组织发生的所有医疗事件负责。现在当某个问题与临床质量有关时，媒体除了会怀疑医生是否称职外，还会怀疑管理者是否称职。

保险费用的增加

卫生服务索赔和保险费用的上升是临床治理的一个非常重要的驱动力。对于员工的补偿和职业卫生与安全，工作重点从简单地处理赔偿转向加强风险管理转移。现在，很多承保人都要求医疗机构提供风险管理计划的证据。保险费风险分级的引入具有积极的作用，保险费可以随着风险级别的增高成比例地增高。因此，卫生管理行政机构将保险费用和责任授权给卫生服务组织的行动是促使他们主动管理自己的风险及减少或降低保险费用的增长速度的最有力的动力。

这种更积极的风险与保险费用管理方法已经被应用到各种形式的保险当中。就费用来讲，大多数卫生组织的主要费用与员工的报酬及公共责任险有关。临床治理为有效管理组织的公共责任开支提供了一个机会，而且，从一些较好的职业卫生与安全管理学到经验与教训也使管理机构和高级管理者懂得他们应该抓住这个机会。

临床治理的障碍是什么？

阻碍临床治理的主要障碍是：

- 缺乏组织承诺；
- 缺乏医生的"买进"；
- 缺乏信息和报告系统；
- 角色模糊；
- 程序问题。

缺乏组织承诺

目前，最大的潜在障碍是组织的承诺程度。如果没有管理机构和高级管理者的承诺，有效的临床治理很难实行。

管理机构的成员必须明确管理的权限及其扮演的角色。主管人员必须建立有效系统以向管理机构报告和描述出现的问题。组织的内外部交流也有必要加强这种承诺，以使临床治理被普遍接受。

缺乏医生的"买进"

缺乏医生的"买进"，就不可能实现有效的临床治理。没有临床上的支持，临床治理的发展就会受挫。对临床治理的抵制，无论是主动的还是被动的，都有可能会损害组织和患者的利益。尽管医生的态度正在发生变化，仍有许多人对临床治理的动机表示怀疑。管理者需要向医生保证临床治理的完整性，清楚地说明进行临床治理的必要性及患者、组织和医生可从中获得益处。

缺乏信息和报告系统

一个阻碍临床治理发展的很大障碍是缺乏组织信息和报告系统。确定资料收集与汇报的主要指标是很必要的。一个有效的临床治理系统需要监控不良事件和医疗事故。分类系统也很必要。此外,信息的完整性、保密性及安全性也需要有所保证。

跨组织信息的收集以及偶发事件的收集都很必要。针对性报告要求对数据进行风险调整和标准比较。通过趋势线和对控制范围的界定来识别异常数据是必要的。为避免给管理人员和管理机构提供过多不必要的信息,异常报告、图表而不是冗长的文字以及主要指标列表更有必要。

有些组织只是为患者提供卫生服务的中介机构,因此有必要从其他组织收集信息,以便有效地监控服务结果并适时地进行风险调整。

角色模糊

阻碍临床治理发展的另一个障碍是角色不清晰。我们看到,在过去的几年建立了一些新的机构来监控服务绩效和结果,如英国的卫生促进委员会、新南威尔士临床标准研究所。

有关医生注册法规的很多条款都已进行了大量修改,医生注册委员会在审查医生资格上发挥着比过去更大的作用。许多司法机构也都建立了卫生服务投诉部门。卫生大臣和卫生局已建立了调查委员会,如新西兰宫颈癌委员会对错误的病例报告的调查(见 www.csi.org.nz),英国对 Dr Shipman 全科医生诊所的老年患者的死亡的调查,以及对英国 Bristol 心外科手术导致儿童死亡的调查(见 www.bristol-inquiry.org.uk)。

机构的这种激增可能会导致混乱和重复。卫生组织需要明确:他们的临床治理结构是什么以及如何与其他外部机构保持联系?当医生和管理者要面对多方且可能是有抵触的质询时,他们很难继续热衷于临床治理。角色的模糊也会导致对出现的问题不能及时地进行有效处理。

程序问题

不对程序问题给予足够重视是实施有效的临床治理的另一个障碍。以符合自然正义原则的适宜程序建立组织管理体系是十分重要的。这除了可以使临床医生放心,还可以避免对以后的处分决定提出质询。

向管理机构汇报的及时性也十分重要。在报告周期中建立预警系统也是需要的。

临床治理系统与其他系统的整合也是必要的。例如,与人力资源系统中有关招募、资质审查和发证要点以及员工的补助项目的整合都是必要的。

实施临床治理的策略

随着临床治理概念的持续发展,卫生管理者需要采取多种策略创造和培育组织文化,以便接受和积极支持临床管理。这些措施分为以下几个主要方面:

- 领导、教育和培训;
- 监控和报告系统的实施;
- 设定预期目标;
- 员工能力;
- 激励机制。

领导、教育和培训

有效的临床治理要求在董事会、管理人员和医生三个水平上都有领导。卫生管理者也需要在这三个水平得到适当的支持。在董事会和管理人员支持的政策框架下,最好是任命组织里有威望的临床管理者来推动临床治理的实施。

加强对董事会成员、执行人员、临床医生和其他工作人员进行临床治理概念和组织政策的教育与培训也是必要的。应该给有兴趣的员工提供一些关于临床治理背景的信息和材料。这些材料应该包括与其他组织的衔接情况、临床治理报告和案例研究。客座演讲会、专题讨论会、小组讨论和参观学习等有助于提高组织意识和开展建设性的讨论。用"培训师资"的方法进行这种教育和培训具有很高的成本-效果，并可用于各个管理层次的培训。

临床治理应该成为临床讨论会、行业协会会议和员工论坛的一个议程。

监控和报告系统的实施

临床治理的一个重要策略就是建立适宜的系统来监控、报告和评价组织所提供的服务的质量。这个系统应该能够识别并有效地评估不良事件和"未遂事故"并将之报告给保险公司及患者。

整合现有的信息管理系统对简化实施程序、促使临床治理成为核心工作而不是作为一个独立的特殊项目以及减轻员工的额外工作负担都是十分重要的。积极地捕捉机会将安全检查、预警系统和其他风险最小化措施整合进组织系统也是很必要的。

制定明确的政策对鼓励员工报告事故和加强收集到的信息的保密性是必要的。系统应该把收集到的信息进行合适的分类，将有意义的指标报告给董事会和执行人员。

基于经验和风险审查结果，有必要建立系统以保证对已收集的数据进行常规审查以及对预警事件和主要风险领域深入审查。这些审查结果也有必要融入组织政策与系统、教育与培训项目、器材与供给采购以及有形设备设计中。还应恰当地反馈给员工、高级管理人员和董事会。

卫生管理人员需要建立有效的程序以处理危机事件，特别是那些需要通知其他机构的危机事件，以及事故调查结果悬而未决的临时措施和媒体管理。

设定预期目标

卫生管理者应通过设定清晰的预期目标、明确个人的职责来强调实施有效临床治理的重要性。与主要员工签订绩效协议也可以支持临床治理的实施。每个管理者具体的管理责任也应该明确。

管理者需要培育一种促进安全与质量的组织文化，并设定高标准，鼓励医疗事故的报告，鼓励员工提出所关心的问题。

遵守法规、政府政策和外部机构标准的有关规定应该得到理解和明确的制定。临床治理问题应融入组织的管理规章、绩效考核和报酬/奖励体系。

设定预期目标的另一个重要内容是以文件的形式确定明确的政策方针、事故调查的正当程序、处理悬而未决事故的代表机构。这对确保问题的表达、有效的风险管理、坚持自然正义的原则和组织反应的信心都是十分重要的。

员工能力

有效设备、机器、系统和筹资是卫生服务的重要组成部分。然而，员工的能力和才干仍是提供卫生服务的一个最基本的要素。

卫生管理者应确保通过有效的途径吸纳有才干的人才，并使其在相应的领域内发挥作用。员工的资格确认、定期的技能评定、职业持续发展的努力、方便的员工咨询和支持服务也都是必不可少的组成部分。

激励机制

有效的临床治理需要一种积极的组织文化。临床治理是提供高质量的卫生服务的一个重要组成部分，而不是其他人施加的消极的、处罚性的检查和控制工具。

卫生管理者应该探索一些好的激励机制，鼓励和奖励好的临床治理。激励机制应包括识别拥有有效系统的单位/小组、对好的风险管理项目给予奖励、对有效应对主要风险因子的成果给予奖励、评选"模范"单位/小组作为小组内外机构的学习标准。

随着风险等级评估体系的完善，卫生管理者也应该考虑将保险费用转变为成本中心预算，为最佳的临床治理实践给予直接的报酬激励。

结论

临床治理是指导和控制一个服务机构的临床工作的活动。临床治理这个术语来自于英国国家卫生服务部（NHS）：

> 通过创造一种有利于提供良好服务的环境，NHS组织负责不断提高其服务质量并保持高标准服务的框架。
>
> (*Donaldson & Gray* 1998)

新南威尔士州的卫生服务质量管理体系这样描述其主要要素：

> 董事会和卫生服务管理机构认识到他们对服务质量负有责任，并且这种责任为提供服务的医生所共同承担……董事会采取的行动要保证建立有效的系统……吸纳建议，采取措施，尽可能降低风险并确保高质量的卫生服务。
>
> (*New South Wales Department of Health* 1999)

这个系统框架已经设计出来并应进一步予以研究。不可否认，在实施过程中必然还要面临很多问题，但是这也有助于建立临床治理活动框架及明确其各自的责任。

对程序问题一个可能的回答是：建立风险管理体系（Standards Australia 2001）。不论是对程序的设计，还是对医生和管理者共同承担目标，这都具有公正和适用的优点。每个服务部门和机构都必须寻找改进服务质量、减少错误发生的方法，并在临床工作中关注组织目标。临床治理是实现这一目标的第一步，而风险管理对帮助实现这一目标也是十分重要的（George et al 1999; Beutow & Roland 1999）。

问题讨论

1. BSE 案例

   a. 研究 BSE 网站上提供的 Lord Phillips 报告中的证据，利用风险管理模型（表 17.1）考虑：在这次暴发中错过了哪些可以更有效地解决问题的机会。

b. 列出事后应该采取哪些措施才能更有效地处理这次危机。

c. 利用模型能提供有效的方法处理这次事件吗？

2. Bristol 案例

　　研究 Ian Kennedy 提供的 Bristol 案例报告中的证据，鉴别哪些管理措施是错误的，以致在采取措施之前造成很多患者的死亡。真正的问题是什么——机构的自满、医疗武断、否定文化式、人员不称职、系统失灵或这些因素都有，还是有其他重要的因素吗（www.bristol-inquiry.org.uk）？

3. 系统改进

　　文献报道主要强调：要想从越来越多的失误证据中找到解决办法，就要更多地关注系统的改进和事故的报告。提出如何采取综合方法将系统设计和系统改进引入现有的机构和服务当中？

4. 错误报告

a. 航空业正逐步通过声音记录器和录像带来自动地记录机舱内的活动，以弥补现有的错误和事件报告系统的不足。考虑到某一卫生服务机构中各部门的工作人员都参与到一项需数日才能完成的卫生服务项目中，是否可以用报告系统来代替个人报告呢？

b. 基于现在的个人报告，怎样才能使报告系统更加有效？

5. 临床治理

a. 人们很可能认为，目前正在建立的经过精心设计的临床治理系统除了给官方提供一些确定在起作用的证据以外没有什么其他作用。那些主要的卫生服务提供者除了名义上遵守它以外是否真正了解它？

b. 这些系统能起到什么样的作用？

c. 有没有其他策略可以确保更安全和更高质量的服务？

（董　鹏译）

参考文献

American Healthcare Association 1997 *Risk management handbook for health care facilities.* American Hospital Publishing, Chicago, pp 106–10

Argyris C, Schön DA 1978 *Organisational learning: a theory of action perspective.* Addison-Wesley, Reading, Massachusetts

Australian Competition and Consumer Commission (ACCC) 1999 *Report to the Australian Senate on Anti-competitive Behaviour and Other Practices by Health Funds and Providers in Relation to Private Health Insurance.* ACCC, Sydney

Australian Council for Safety and Quality in Health Care (ACSQHC) 2001a First National Report on Patient Safety. Attachment to the Council's Second Report to the Australian Health Ministers' Conference, ACSQHC, 1 August. Canberra. Online. Available: www.safetyandquality.org [accessed 14 April 2005]

—— 2001b Safety in practice: making health care safer. Second Report to the Australian Health Ministers' Conference, 1 August. Canberra. Online. Available: www.safetyandquality.org [accessed 14 April 2005]

—— 2002 Council's Third Annual Report to Health Ministers, ACSQHC, 19 July, Canberra. Online. Available: www.safetyandquality.org [accessed 14 April 2005]

—— 2004 Charting the safety of quality of health care in Australia. Online. Available: http://www.safetyandquality.org/finlchrtbk16305.pdf [accessed 14 April 2005]

—— 2005 Background. Online. Available: www.safetyandquality.org/index.cfm?page=About [accessed 3 June 2005]

Australian Institute of Risk Management 1997 The profession of risk management. *The Australian Institute of Risk Management Journal* 6(1):5–7

Berwick DM, Enthoven A, Bunker JP 1992 Quality management in the NHS: the doctor's role — II. *British Medical Journal* 304:304–8

Berwick DM, Leape LL 1999 Reducing errors in medicine. *Quality in Health Care* 8:145–6

Bloor G 1999 Organisational culture, organisational learning and total quality management: a literature review and synthesis. *Australian Health Review* 22(3):162–79

Brennan T, Leape L, Laird N et al 1991 Incidence of adverse events and negligence in hospitalised patients. *New England Journal of Medicine* 324:370–6

Buetow SA, Roland M 1999 Clinical governance: bridging the gap between managerial and clinical approaches to quality of care. *Quality in Health Care* l 8:18490

Casarett D, Helms C 1999 Systems errors versus physicians' errors: finding the balance in medical education. *Academic Medicine* 74(1):19–22

Cochrane GM 1999 Patient care: what drives us to change? *Quality in Health Care* 8:209–10

Department of Health and Ageing 2005 Review of future governance arrangements for safety and quality in health care workshop (14 February). Online. Available: www.health.gov.au/internet/wcms/publishing.nsf/Content/health-sqreview.htm [accessed 28 February 2005]

Donaldson LJ, Gray JA 1998 Clinical governance: a quality duty for health organisations. *Quality in Health Care* 7:S37–S44

Garside P 1999 The learning organisation: a necessary setting for improving health care? *Quality in Health Care* 8:211

George M, Brennan T, Wellington H 1999 Responsibility of hospital boards for clinical governance. *Australian Health Law Bulletin* 7(10):114–15

Handy C 1989 *The age of reason.* Harvard Business School Press, Boston

Health Care Complaints Commission 2003. Online. Available: http://www.archi.net.au/content/index.phtml/itemId/168475/fromItemId/117303 [accessed: 3 June 2005]

Irvine D 1997a The performance of doctors (1): professionalism and self regulation in a changing world. *British Medical Journal* 314:1540

—— 1997b The performance of doctors (2): maintaining good practice. *British Medical Journal* 314:1613

—— 1999 The performance of doctors: the new professionalism. *The Lancet* 3353(9159):1174–7

Journal of Quality in Clinical Practice 1999. 19(1) (edition devoted to the issue of drug errors)

King Edward Memorial Hospital Inquiry 1990–2000. Online. Available: http://ww2.slp.wa.gov.au/publications/publications.nsf/Inquiries+and+Commissions [accessed: 3 June 2005]

King Edward Memorial Hospital Inquiry (KEMH) 2003 KEMH inquiry recommendations signed off (12 June 2003). Western Australian Government, Perth. Online. Available: www.health.wa.gov.au/kemhinquiry/documents/Recommendations [accessed 3 June 2005]

Kunreuther H, Slovic P 1996 Science, values and risk. *AAPSS* 545:116–25

Leape L, Bates D et al 1995 Systems analysis of adverse drug events. *Journal of the American Medical Association* 274(1):35–9

Leape LL, Berwick DM 2000 Safe health care: are we up to it? *British Medical Journal* 320:304–8

Moss FE 1998 Quality in health care: learning from tragedies. *Quality in Health Care* 7:119–20

National Health Service 1992 *Risk management in the NHS.* NHS, London

—— 1996 The patients' charter and you — a charter for England. Department of Health, London

—— 2005 The new NHS Charter — a different approach. United Kingdom Department of Health, London. Online. Available: www.pfc.org.uk/medical/pchrt-e1.htm#introduction [accessed 3 June 2005]

National Occupational Health and Safety Commission 2001. Online. Available: www.nohsc.gov.au/publications [accessed: 3 June 2005]

New South Wales Department of Health (NSW) 1999 A framework for managing the quality of health services in NSW. New South Wales Department of Health, Sydney. Online. Available: www.health.nsw.gov.au/quality/files/framework.pdf [accessed: 3 June 2005]

Newble D, Paget N, McLaren B 1999 Revalidation in Australia and New Zealand: approach of Royal Australian College of Physicians. *British Medical Journal* 319:1185–8

Office of Safety and Quality in Health Care 2005 Overview of consent and disclosure in Western Australia. Online. Available: www.health.wa.gov.au/safetyand quality/programs/overview.cfm [accessed 28 April 2004]

Reason J 2000 Human error: models and management. *British Medical Journal* 320:768–70

Revans RW 1976 *Action learning in hospitals: diagnosis and therapy.* McGraw-Hill, London

—— 1982 *The origins and growth of action learning.* Chartwell Bratt, Bromley

Runciman WB 1996 Incident monitoring. *Baillierre's Clinical Anaesthesiology* 10:333–56

Sexton JB, Thomas EJ, Helmreich RL 2000 Error, stress, and teamwork in medicine and aviation: cross sectional surveys. *British Medical Journal* 320:745–9

Shafritz JM, Ott JS (eds) 1996 *Classics of organisation theory* (4th ed). Wadsworth Publishing Company, Belmont, CA

Sharpe VA, Faden AI 1998 *Medical harm: historical, conceptual, and ethical dimensions of iatrogenic illness.* Cambridge University Press, Cambridge

Standards Australia 1999 AS/NZS 4360:1999 *Australian standard risk management*. Standards Association of Australia, Sydney
—— 2001 HB 228:1999 *Guidelines for managing risk in health care*. Standards Association of Australia, Sydney
Weingart SN, Wilson RM et al 2000 Epidemiology of medical error. *British Medical Journal* 320:774–7
Wilson RM, Harrison BT et al 1999 An analysis of the causes of adverse events from the Quality in Australian Health Care Study. *Medical Journal of Australia* 170(3):411–25
Wilson RM, Runciman WB, Gibberd RW et al 1995 The Quality in Australian Health Care Study. *Medical Journal of Australia* 163:458–75

推荐读物和有用的网址

Ahmed T, Silagy C 1995 The move towards evidence-based medicine. *Medical Journal of Australia* 163:60–1
Bovine spongiform encephalopathy (BSE). Assessment of risk of outbreak in the UK. Online. Available: www.bseinquiry.gov.uk/report/volume1/execsum.htm
Australian Consumer's Health Forum and the Consumer Focus Collaboration. Online. Available: http://nrccp.latrobe.edu.au
Australian Health Law Bulletin 1998. 7(3):October
Barrett P 2000 Balancing accountability and efficiency in a more competitive public sector environment. *Australian Journal of Public Administration* 53(3):58–71
Buckley G 1999 Revalidation is the answer. *British Medical Journal* 319:1145–6
Canadian Medical Journal 2001 From Nannyism to public disclosure: the BSE Inquiry report. Canadian Medical Journal, 23 January. Online. Available: www.cma.ca/cmaj/Vol-164/issue-2/0165.htm
Cleary P 1999 The increasing importance of patient surveys. *Quality in Health Care* 8:212
Cochrane Collaboration Network. Online. Available: http://wwwsom.fmc.flinders.edu.au/FUSA/COCHRANE/Default.html
Commonwealth Department of Health and Aged Care (DHAC) (2000) Better Health Outcomes. DHAC 7(1):19–20: email:bho@health.gov.au
Disciplinary action of the UK General Medical Council against the chief executive officer of an NHS Trust in Bristol. Online. Available: http://www.bristol-inquiry.org.uk
General Medical Council 1999 Revalidating doctors: ensuring standards, securing the future, Discussion Document. General Medical Council (gmc-uk.org) London
Nolan TW 2000 Systems changes to improve patient safety. *British Medical Journal* 320:771–3
Shortell SM, Waters TM, Clarke KWB et al 1998 Physicians as double agents. *Journal of the American Medical Association* 280(12):1102
Victorian Health Care Association, The Australian College of Health Service Executives (Victorian Branch) and the Department of Human Services 1999 Best practice governance. Victorian Health Care Association, South Melbourne

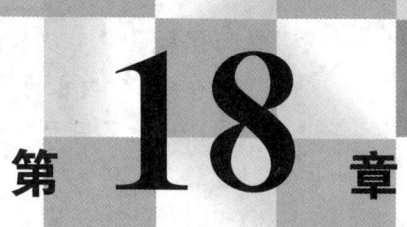

第 18 章

卫生服务管理中的研究和评价

NICOLA H NORTH   ROD PERKINS

学习目标

引言

卫生服务研究对管理的贡献

卫生服务研究的定义

卫生服务的多重研究热点

在卫生服务管理中应用研究结果

研究策略和方法学所依据的理论和概念

研究设计

方法学与技术

研究的构成要素

为什么卫生服务管理者需要了解研究范式？

评价作为一个卫生管理的工具

以评价为中心的卫生服务

结论

问题讨论

参考文献

学习目标

完成本章内容的学习后，读者应该能够：
1. 将研究结果用于卫生服务管理实践中；
2. 理解各种研究问题及应用何种理论、研究策略和方法学最适合；
3. 阐述设计和开展卫生服务研究的主要方法学和要点；
4. 讨论卫生服务评价作为一种管理工具的应用。

引言

"研究"这个词经常使实践管理者感到不安。这令人十分惊讶，因为管理者在每天的管理工作中会经常接触到研究方法学中的基本概念和方法。例如，在第 1 章我们强调了在迅速改变的环境中应不断学习，而调查研究就是最主要的方法。研究——包括直接应用现有的相关研究和直接开展研究——对跟上最新的卫生服务管理的发展、革新和理念来讲都是一个重要的工具，因此研究是卫生服务绩效管理的一种策略。卫生服务研究在政策、策略和操作三个层次上支持循证决策流程。基本的研究过程就是收集、分析和解释证据。

研究过程是一系列卫生服务管理能力的基础，如对消费者需求和优先排序的评价、消费者满意度（见第 5 章）；制定决策和解决问题（见第 9 章）；卫生服务的整合与协调（见第 13 章）；改进组织绩效（见第 15~16 章）；以及质量和风险的管理（见第 16~17 章）。

本章的目的并不是介绍某种特定的研究方法学，有很多方法学可满足这方面要求（见本章末尾"推荐阅读和有用网址"）。本章更关注的是：繁忙的卫生服务管理者如何应用研究结果和研究方法以促进卫生服务水平提高。

卫生服务研究对管理的贡献

长期以来人们就建议将研究作为一种卫生服务管理工具。例如，1986 年的世界卫生组织（WHO）咨询委员会卫生研究报告指出：对能否正确地使用现有的卫生服务技术，使所提供的服务对社区是适宜及可接受而言，应用研究成果是关键的（WHO 1986，p 73）。将研究作为一种管理工具去选择适宜的卫生服务技术以满足当地的需求还相对不够普遍，而且这种做法也没有融入管理程序，这就是为什么健康科学及其相关技术的发展与世界多数人口的卫生状况改善是不匹配的。

即使在很多经济发达国家，卫生服务也面临着很多压力。尤其是财政和竞争问题给组织有效率地提供高质量的卫生服务带来了压力。为了在一个资源有限而又迅速变化的环境下保持竞争优势，就需要不断地对技术的应用以及卫生服务的提供方式进行评估。要达到这个目的，建议将卫生服务研究作为多数卫生服务组织的组织策略的一个重要因素（Smith 等 1988）。

卫生服务研究对小的社区卫生服务机构和社会支持机构而言也是非常重要的（Anderson 等 1999）。在一个分权化和去机构化环境下，自发的、非营利的社区组织提供了越来越多的卫生及社会支持服务。虽然就单个社区组织而言是小规模的，容易受到资金情况和变化无常的环境影响，但是从整体来看，这些自发组织形成了卫生服务资金的一个重要组成部分。Anderson 等（1999）认为，这些组织若希望以最有效的方式提供卫生服务，研究是其中非常重要的工具，然而尚未得到充分利用。

从另一个层次来看——政府制定卫生系统改革政策，尤其是过去的 20 年中——很多问题都是与卫生服务研究与卫生决策制定之间缺乏联系有关（Davis & Howden-Chapman 1996）。目前还很少有关于研究者和研究结果影响政策制定的例子。在某种程度上这是由研究范围和研究设计局限造成的。通过加强研究者和包括卫生服务管理者在内的主要应用者之间的联系，研究和实践（医学、临床治疗、卫生政策和卫生服务管理）之间始终存在矛盾这一问题可能会解决。

为了实现国际和国内卫生服务供给和健康目标，在策略和操作层次上重申要将卫生服务研究融入这些服务的组织和管理中，已在泛美卫生组织（WHO 美洲地区办公室）1992 年出版的卫生服务研究选集中得到了反映。这些文献汇编了 1914 年以来发表的 100 多个研究，选择的根据是这些文献都是对卫生管理理论和实践做出重要贡献的研究性文献。White 等（1992，p xxi）评论说，这些文献反映了卫生服务研究领域的发展：

> 在过去的 20 年里，文章、杂志和书籍的数目呈指数增长；现在至少有半打杂志主要关注卫生服务研究，并且大量的流行病学、社会学、经济学、公共卫生、卫生服务管理和卫生政策方面的杂志里含有大量以"卫生服务研究"为标题的文章。

此外，医学和卫生专业杂志刊登的与卫生服务管理相关的文章也逐渐增多。

卫生服务研究的定义

White 等（1992）认为，卫生服务研究领域——一个处于"萌芽阶段、有生命力及日趋重要的研究领域"（p xxiv）——从广义上涵盖了人口与卫生服务之间的关系。过去医学发展很缓慢，直到近代，卫生状况的改善在很大程度上归功于生活标准和营养水平的提高，以及社会、自然和经济环境的改善。近代以来医学知识和技术的显著提高一直伴随着政府越来越多地参与提供卫生服务，有必要了解一下这些服务是否是有效的和可接受的，是否兼顾效率和公平。最近，人们的关注点是卫生服务投入是否带来了相应的效益：人口的健康水平提高、个体的疾病管理、服务质量和风险的管理。换句话说，研究是受下列考虑驱动的：卫生服务产出是否清晰可见，医疗实践和卫生服务供给是否不再以传统和历史实践为依据而是以证据为依据。卫生服务研究领域紧随这些考虑而扩大。与之相反，生物医学研究仍关注疾病的病因、转归、诊断和治疗。然而，由于目前卫生服务和生物医学研究的兴趣都在于结果——循证医学，医学干预与资源利用联系起来。

White 等（1992，p xix）广义上将"卫生服务研究"定义为"对卫生服务供给结构、过程和结果之间的关系的研究"，它的一个分支是"卫生系统研究"，后者关注社会和机构资源动员状况及其对公众需求的反应。然而，这些状况不是一成不变的。White 等（1992）指出，"卫生系统研究"（作者在广义上的定义）是最近才开始应用，而"卫生服务研究"一直——有时候仍然——是指最广范围的研究活动。例如，WHO（1986）用"卫生系统研究"一词来指对政府项目、私立部门、本地开业医生和其他部门及影响卫生服务的因素的研究。而 Smith 等（1988）狭义上将卫生服务研究定义为"对卫生服务组织、经济、筹资和卫生服务供给的研究"（p 48）。

卫生服务的多重研究热点

卫生服务研究的范围可以涵盖卫生服务组织、卫生系统和卫生政策领域，同时也可以包括诸如人口统计学、临床流行病学、技术评估、临床决策分析、作业流程研究、卫生经济、经济评估、医学社会学、医学人类学和药物经济学（White et al 1992）。卫生服务研究是多学科的交叉学科研究，包括医学和卫生学、社会学、政策和商业领域。卫生服务研究结果可以直接应用到实践中，也可以是一些基础研究，不能直接应用到实践中，但可以用来寻找新的知识和观点。使卫生服务研究者感兴趣的主题和能够从卫生服务研究中获益的卫生服务管理问题是十分广泛的，而且经常很复杂。例如，一个特定的改革（如卫生系统改革和机构重组）与人力资源措施（如对人员离职）之间的关系。或者医学干预或治疗模式的改变与临床结果之间的关系。关注组织及服务管理和政策制定方面的卫生服务研究很多，我们将在下文进行讨论。

组织和服务管理

与卫生服务管理和组织管理有关的研究采用的是社会学方法与技术、统计学、医学和卫生学方法。在卫生服务管理研究中应用的有：

- 需求分析；
- 资源利用（如人力、筹资、床位、设备）；
- 服务整合；
- 成本-效果、成本-效益；
- 劳动力问题（如压力、旷工和离职）；
- 内科和外科监察；
- 敏度研究和工作量管理；
- 质量措施（效率、效果、可接受度、可及性）；
- 风险管理和感染控制；
- 技术发展与传播；
- 组织内和学科内变量；
- 临床证据和临床方案的制订；
- 服务和项目评估；
- 决策支持；
- 组织改革和发展；
- 服务模式：住院患者、门诊患者和居家服务。

制定政策和决策

政策制定和政策决策领域的研究是互补的，但与组织和服务管理研究的内容不同（见上文）。其主要采用流行病学与生物统计学、社会学、医学与卫生学、经济学和其他社会学。政策研究的重点包括：

- 人群健康；
- 需求分析和优先领域确定，包括诸如移民、土著居民及农村居民的特殊需求；
- 流行病学研究，包括临床证据和临床试验的荟萃分析；
- 人口学和人口预测；
- 卫生人力预测和规划；
- 信息技术评估；
- 技术评估；
- 组织和部门的费用转移模式；
- 大范围变化研究；
- 资金运作模式对卫生服务供给和卫生服务质量的影响；
- 支付机制对卫生服务利用的影响；
- 部门间健康促进；
- 卫生服务的整合；
- 成本-效益和成本-效果研究；
- 全系统研究；
- 卫生系统比较研究。

卫生服务研究的多样性和多学科特征为研究提供了动力，也产生了一些问题。无论从概念上还是从方法学上，科学工作均处于复杂且混乱的社会系统，很有可能会对复杂而不断变化的现实做出正确而有用的解答。的确，当学科交叉催生见解交融时会激发人们的学识提升。同时，在复杂多样的卫生服务研究中也会产生问题：人们很容易在复杂的、多方法和多学科研究中找不到研究重点和迷失研究的方向。跨越学科的界限是十分困难的，这至少可以部分地解释：为什么一些研究的应用范围和适用性不尽如人意，以及为什么一些研究对卫生政策和卫生服务实践的影响十分有限。

若不考虑这些困难，卫生服务组织会从卫生服务投入中获益：吸引并聘请高水平的工作人员，促进批判性和分析性思考的组织文化，进行组织革新和提供适销对路的产品，以及加强组织的适应性和提高绩效。此外，这也需要付出成本，包括不能保证回报的资源投入，研究者花费在研究上和其他事务上的时间之间的权衡，以及组织和研究者之间在如何利用研究结果上存在的冲突。

在卫生服务管理中应用研究结果

对于卫生服务管理者和卫生服务管理学生而言，这些问题既有趣也很重要，但同时也存在很多疑问。例如，从研究的广泛领域来说，实践管理者或管理学学生、政策制定者和决策者从何处入手进行有应用前景的研究？为了促进一个既定的卫生服务、组织或卫生系统目标的实现，这些应用者应如何评价研究报告，或如何开展一个研究项目？Anderson 等（1999）发现，当地卫生服务组织的管理者感到有应用前景的信息太多，以致他们无法有效地利用这些信息，而且他们也缺乏资源获得和评价这些信息。尽管存在这些困难，也不应该在没有支持改革的证据情况下做出卫生服务和政策决策。此外，收益应该比风险和成本足够大（Sheldon et al 1998）。

这一领域的一些学者也提出了这些问题。例如，McKee 和 Britton（1997）认为，有力的卫生服务决策者必须能够应用已发表的研究结果，而且鉴于研究结果的迅速增加，应该锻炼收集研究证据的技巧以支持决策的制定。一个重要的基本技术是文献综述和研究报告解释能力：系统地综述文献的能力是最基本的，它不仅是确定证据的基础，也是独立开展研究工作的基础。有一些有案可查的例子显示，没有很好的研究设计、足够的样本量以及报告偏倚等原因会导致证据被忽视、决策无据可循以及证据缺乏说服力（Davis & Howden-Chapman 1996，McKee & Britton 1997）。

在卫生系统的各个层级都应该强调以证据为基础的卫生服务实践，这包括患者的治疗、卫生服务、服务购买和卫生政策（Sheldon et al 1998）。系统回顾比非系统回顾和孤立的研究更能提供可靠的研究结果。对于今天的卫生服务管理者而言，幸运的是相关领域的研究文献已经收集在一些方便可得的数据库中。例如 Cochrane 图书馆（Cochrane Library），收集荟萃分析研究结果并定期进行更新，再如 MEDLINE 和 EMBASE 等电子数据库。尽管数据库能使我们很容易得到可能相关的文献，但是读者仍需要自己开动脑筋来理解这些研究报告并判断研究结果是否与当前的卫生管理问题或卫生服务环境和问题相关。需要对文献提出的问题如下：

- 人群和环境有可比性吗？
- 研究是否有足够的受试者？招募受试者的方法会不会使结果产生偏倚？

- 收集和分析数据的程序是否清晰，读者能根据方法学对结果进行评价吗？
- 结果中说明该研究的目的和设计了吗？提出的建议是否是从研究结果得到的？

卫生服务管理者在实际工作中会受到预算和时间等限制，同时筹资机构的优先项目也会经常改变，这些都会经常妨碍运用研究结果来支持决策制定。由于问题激化，研究者、卫生服务管理者和政策制定者趋向于平行工作，而不是合作。结果导致管理者和政策制定者很可能忽略或没有注意到相关的研究，而研究者也不愿意在学术独立性和严谨性上妥协以便与该领域领导合作。要解决这一问题就要培养研究伙伴关系（Davis & Howden-Chapman 1996）。如果做研究没有潜在的应用价值，研究结果和决策之间就会分离。而且，使用的标准不同，研究证据的评价结果也会不同。例如，卫生服务管理者与临床医生的利益标准就不同（Sheldon 等 1998）。

研究者与卫生服务管理者和政策制定者之间的关系是以相互承担和相互尊重与信任为特征的，是将研究结果应用到决策和管理实践的关键，也是使研究用途最大化的关键。管理者-研究者之间的关系对共同的成功也十分重要：卫生服务研究者需要与管理者在获取信息、设备和人力上进行合作，而管理者需要以证据为基础制定政策和决策。

研究者和决策者之间的伙伴关系可以用一个例子——"护士离职成本"研究（一些国家是从 2004—2005 年开始的）来说明，这个研究有很多国家都参加了。研究开始时，一些有影响的护理领域的研究者和决策者组成的一个小组组建了一个国际护士联盟，目的是采用统一的定义和方法进行国际上可对比研究，以确定护士离职的成本，以说明和制定应对护士短缺和离职的政策。每个参与的国家均接受研究者和决策者的共同领导。这是为了保证研究的设计满足理论要求，使得到的研究证据可以直接应用于决策。

研究策略和方法学所依据的理论和概念

前文主要关注的是卫生服务与研究之间相互影响所依据的理论和概念，这部分考虑的是研究过程中有影响力的理论和概念。卫生服务研究反映了社会科学中的主要研究范式（看待世界的方法）（反过来，又受管理学中的研究方法的很大影响），此外，在一定程度上还反映了生物科学的主要研究范式。这部分主要关注的就是影响社会研究的这些范式。"范式"是由 Kuhn 于 1962 年描述的一个新术语，用来描述科学进步中具有里程碑意义的阶段，社会科学中偶尔用这个术语来表示有关世界的一系列信仰和观念（Lincoln & Guba 1985）。

Easterby-Smith 等（1991，p 9-10）将研究概括为由三个方面组成：哲学、政治和技术。其技术方面是指收集和分析数据，解释研究方法。这将在本章下文进行简要讨论，其标题是"大多数研究的构成要素"。政治方面考虑的是研究背景：研究的目的和如何应用研究结果，以及赞助者与其他利益相关者和研究者之间的关系。这部分内容将在"将评价作为卫生管理的工具"标题下进行讨论。哲学方面影响人们的世界观和对研究范式的选择，以及研究者的信心，随后将进行讨论。

有关研究的哲学

几个世纪以来，哲学家、科学家和追求新知的学者们在理论和证据之间的关系上一直都在争论。卫生服务研究通常被定位在社会学里，而在社会学中，对这一问题的争论集中在两个相互对立的传统观念上：实证主义和广义上被描述为诠释探究或自然探究的方法，包括现象学（Easterby-Smith et al 1991，Lincoln & Guba 1985，Shipman 1997）。参与研究以及应用研究的管理者应该集思广益而不是拘泥于某一观点，不论研究的问题是通过诠释方法还是通过实证方法得到答案的。选择实证方法还是诠释方法，或是两者的结合，主要取决于研究对象的性质以及研究所要回答的问题。下面简要介绍一下这两种研究方法，并辅以实例加以说明。

实证主义探究

由于社会科学是随着自然科学的发展而建立起来的，因此占主导地位的范式是自然科学里受推崇的还原论者和假说-演绎（假设检验）模型。人们将科学哲学称为实证主义——这个词最早是由 Comte 在 1848 年创造的，也被称为"唯科学主义的"，是以科学的研究方法为特征的（Shipman 1997，pp 22-3）——以很多假设为基础。现实是外部的、客观的，只能通过观察客观事实知晓。观察者必须独立地并中立地看待所观察的事物，研究的目的是建立因果关系——放之四海而皆准的准则——可推广和实施，从而可以定量测量事实（Easterby - Smith et al，1991，p 23）。

为了实现在变量之间建立因果关系的目的，人们创造出一系列复杂的技术，如为分离和控制试验因子、人口抽样、开发和测试研究工具以及判断试验结果在统计学上有无显著性。对一个设计完好的研究而言，重复研究时应该可以得到相同的结果，并应可以将研究结果从样本外推到一般人群。实证主义对流行病学研究和卫生服务研究有很大影响，这些领域的研究都期望在变量之间建立稳定的关系，如以历史数据和人口学趋势为基础进行利用率预测，以住院天数和床位使用率为基础判断服务效率。随机对照试验被广泛认为是确定治疗有效与否的"金标准"。图 18.1（见下文）显示了在这个范式中研究者应用的各种变量之间的关系。

诠释探究和自然探究

诠释探究与实证探究的区别是世界观不同。诠释研究的主要任务是解释背影复合体中的数据、主观现实和与研究者相关的社会构成。两种研究范式的主要区别有几种。诠释方法并不认为现实是客观的，认为现实是社会性地构建起来的，充满了参与者的各种含义。这种对立的范式融入了一系列的研究方法，其特点是自然主义设计、定性数据，涉及人种学、阐释理论、唯象理论和扎根理论研究。立足于该范式的研究者认为：世界是社会性地构建起来的，因此现实是主观的。研究者的任务在于：关注存在的意义而不是观察到的事实，接受他或她是所观察到的社会世界的一部分并对世界产生影响，以及阐释事物对社会世界的意义（Shipman 1997）。在卫生服务研究中，当某种现象还不能被很好地理解时，尤其是当人和组织的行为不一致时，可能需要使用诠释探究设计：需求分析、为什么某一社区并没有利用或从一个既定的卫生服务和干预措施中受益、案例研究和疾病体验都是这方面的例子。这些方法学常常用于了解患者和医生的态度、信仰和行为，卫生组织的环境和相互作用，以及诸如疼痛和临床交流等问题。若想获得更多的信息请参阅 Lincoln 和 Guba（1985），Easterby - Smith 等（1991），Shipman（1997），以及 Grbich（1999）。

表 18.1 比较了实证研究范式与诠释研究范式的特征。

表 18.1　实证主义和诠释研究范式的比较

特征	实证主义范式	诠释范式
设计和时限	横断面的和纵向的	很可能在一个很长的时间内开展
环境	实验室或半试验条件	在自然的状态下开展
研究者	保持研究的客观性和免受干扰	主要的研究工具是价值判断、交互式和解释技巧以及常规知识
受试者挑选	样本有代表性 足够大的样本量以保证研究的结果可以推广到一般人群	有目的地挑选小样本量的受试者 重视参与者的感受和想法
数据特征	社会现象趋向于归结为数量有限的变量	定性数据为特征,经常描述为"丰富"或"密集"
数据分析	支持对现有的理论和假设的发展和验证	对资料进行分析后形成诠释理论
结论	统计报告	在具体环境下研究和描述现象,以便建立设想、环境和特征之间的关系,如使用案例研究和叙述模式
有效性	理想的是受试者没有意识到正在进行研究和研究的真正目的,以免造成困惑,影响研究结果	认为参与者构建的社会世界是有效的,参与者有机会确认和检验中间结果。
界限	从研究开始时就有明确的界定	允许与参与者交流后,根据出现的信息和对信息的解释确定界限,可以在研究开始时不"固定"。

行动研究

行动研究在卫生服务管理中的应用越来越普遍,本章也将给予特别的关注。行动研究常被一些拥护者视为"新范式研究",从本质上讲就是通过行动来改变社会（Reason & Rowan 1981，pp 122-127）。行动研究反映了社会研究的进一步发展。关于客观性的价值,时下有一个从得到有关研究对象的客观"真理"（实证主义）,通过研究参与者诠释的主观"真理"（自然主义的、现象学的）到研究参与者在研究者的帮助下创造"真理"（行动）的趋势。从理论与研究的关系也可以看到进步：由于行动使理论的形成与社会系统的改变相联系,研究和理论之间的区别变得模糊起来。研究者(如专家)与研究之间的力量对比关系在行动研究中发生根本性的变化:只有参与者才有力量在研究者的帮助下进行改变。人们在传统上是将研究与行动严格分开,而行动研究向这一传统发起了挑战,在改变社会世界的过程中发展了很多方法来促进知识的丰富。

从概念上讲,行动研究的过程很简单:它由一系列循环和螺旋关系组成,由此知识得以产生和分析,行动计划得以制订和评价,并且伴随着社会行动,理论得以产生。知识和想法的形成、发展、改变经过一系列螺旋过程并得到参与者的验证。采取行动后导致的改变会得到评价和验证,或者在随后螺旋式的过程中进一步改变。行动研究过程的特点在于它的辩证性,一种想法产生后,只有其对立面及其他方面联系起来才会被理解。知识和想法不断地改变和发展演进,要想有想法并将想法付诸实践就必须解放行动者(Reason & Rowan 1981, pp 122-127)。

"新范式"研究的政治和意识形态基础是显而易见的:鉴于在其他社会科学范式里,由于研究者意见和力量的影响,受试者/参与者常常丧失自我意识,在行动研究中参与者被视为中心。行动研究鼓励参与者建立自己的社会世界并采取行动使其朝着期望的方向改变。而且,是参与者而不是研究者决定研究的重点;参与者还参与研究设计与过程、结果与利用各个方面。这些都与传统研究形成了鲜明的对比。在传统研究中,参与者只是被置于研究当中,甚至可能根本不会从研究中受益。

与行动研究十分接近的是初级卫生保健中的社区参与。行动研究在一个混乱且易变的环境下也能发挥巨大的潜能:作为一个工具,它与组织学习和不断进步强相关(见 Bray 等 2000,行动-反思-学习过程的方法学和应用之间的区别的摘要)。虽然不经常使用,行动研究特别适用于需求分析、评价研究和大规模组织改革,如业务流程再造。

作为一种研究范式,行动研究提供了一整套的方法学,有利于研究者和卫生服务组织之间的合作,也有利于避免与研究有关的问题发生。这些潜在的问题包括:组织不认同研究结论;研究者很难得到数据和获得必要的合作;组织及其成员把研究者的要求视为是额外的工作或难题;卫生服务政策决策时不使用研究结果;以及研究结果并不能正确地影响人群的健康状况。

研究设计

研究设计从广义上讲是指一个计划，相当于计划出行时用的一张行车图。研究设计的选择取决于所研究的问题和现象。设计研究的过程从根本上说是一个逻辑过程，其中对每一步的判断和采用的方法都会影响到下一步的进行。

只有当研究的设计和实施都很到位并满足相关范式中普遍接受的严格研究标准时，研究的结果和结论才能被当作"真理"，才能被应用到卫生服务管理中。不论卫生服务管理者是应用现有的研究结果还是开展新的研究来帮助制定具体的决策，有一点是非常重要的，就是在评价一项研究时要首先正确理解：是什么构成了优秀的研究。

虽然在不同的范式中，判断一个研究是否严格和周密的标准有所不同，但是它们的基础都是一样的。对于任何研究而言，提问以下问题都是必要的（Easterby-Smith et al 1991，p 41）：

- 研究工具或研究是否反映了它所要测量和提出的问题和现象（有效性）？
- 研究（抽样方法、数据收集、分析和解释）是否控制了偏倚和避免受到研究者诱导的影响（客观性和控制偏倚）？
- 如果不同的研究者使用相同的工具和（或）方案开展研究，能否得出相似的结果（可靠性）？
- 能否扩大研究结果的应用范围（普遍性）？

案例研究

案例研究方法是适合组织研究（包括卫生服务组织）的一种研究设计。根据 Yin（1992）的研究，案例研究能够结合一定的环境了解事物的现象，尤其适用于并不熟悉受试者所处环境的界限时。证据通常是来自文件、访谈、观察和定量数据，可能还有很多其他的来源。案例研究可以只涉及一个单个案例，如一个诊所，或多个病例。这里有一个案例研究的实例，即影像诊断服务延长了候诊时间，降低了患者的满意度。尽管最近的服务能力有了很大提高，但是这种情况仍然存在。对此进行了案例研究，采取了多种方法对其进行分析。对转诊和服务利用的趋势数据分析显示，服务需求的增加与限制向专家门诊转诊有关,并且需求增加并不是在所有诊断领域。尽管这些现象说明了需求模式发生了改变,但是无法解释为什么某些诊断服务的需求不是如此之高。要了解其中的原因,就需要另一种方法,即通过开放式问题直接向知情人询问。通过案例研究发现,一组专家一直以来是把频繁的转诊作为得到其所在地区的影像诊断服务资源的一种策略。案例研究也发现,缺乏很好的内部操作流程也是服务瓶颈产生的原因之一。

方法学与技术

卫生服务研究有很多方法可以采用,但是方法的选择必须根据数据的种类和来源,以及数据的收集和分析方法来确定。无疑研究方法的选择是受到研究范式(即实证或诠释)的影响的。总的来说,在卫生服务研究领域所采用的方法学主要有实证研究、诠释和自然研究以及参与式和合作式行动研究。下面将讨论这三种研究方法。

实证主义研究方法

图18.1显示了实证主义研究范式的三类变量之间的关系(即因变量、自变量和控制变量)。

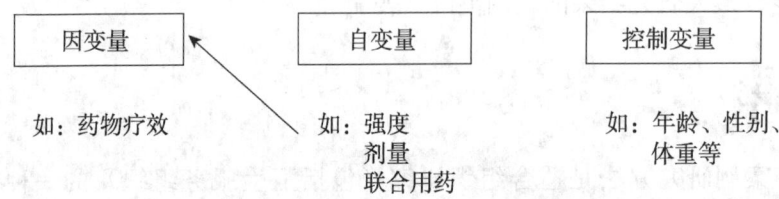

如:药物疗效   如:强度   如:年龄、性别、
              剂量   体重等
              联合用药

图18.1 实证主义研究范式的三类变量之间的关系

实证研究经常会用到的技术包括:访谈和问卷(如顾客满意度调查)、测试和测量(如工作能力测试)、标准化观察数据(如时间动作研究)以及文档编制(如财务报表)。同样十分有用的方法是试验方法,通过这种方法可以测量指定变量对因变量的影响。临床随机对照试验就是一个常用的例子,它将两组人群进行配对,一组接受临床干预(如药物或行为),另一组不接受临床

干预，测量因变量，即临床干预的效果。另一个常用的方法是调查法。调查问卷可以包括封闭式、开放式的问题以及标准化的测试和测量（如健康筛查试验）。对结果通常采用定量方法进行比较和分析。最好用描述性统计，有些情况下还可用显著性检验来描述结果。对定量研究设计的讨论见 Babbie (1999)。这里有一个在大型医院进行的有关药物治疗事故的实证研究。其对收集到的患者药物治疗事故报告表的数据进行了统计分析。这种研究有助于识别风险因素，包括工作时间、人员编制、技能和给药类型。

诠释研究和自然研究

在众多收集数据的方法中，对于运用诠释研究范式的研究人员而言，定性访谈是很重要的技术。这些访谈经常是深入的且需要花费大量时间的，多由研究者主持（作为主要的研究工具）。访谈经常是非定式的，有时也可以是半定式的。深入访谈通常以个体为单位（个人或家庭）进行，但也可以以小组为单位进行。专题小组访谈渐渐变得流行起来，与个人访谈相比，其可能会获得更广泛的信息和感受，并且小组成员间的相互影响会触发参与者的记忆，而抑制"漫无边际的"应答。其他一些信息收集技术可以弥补访谈的不足，例如观测数据、参与式观察、图片记录、日志、历史和档案资料。表18.1 简要列出了诠释研究范式与实证主义研究范式之间在特征上的比较。对定性研究的综合性概述和指南可参阅 Grbich (1999)，而且文章对在卫生服务研究中如何使用定性研究进行了指导。

调查者采用两种方法对药物治疗事故进行进一步的统计分析。第一，设计一个新的表格收集事故相关的信息，如包装的改变、药房活动、患者因素；第二，组成由主要利益相关者小组中关键人物参加的小组，人员主要包括处方医生、配药医生和发药护士。研究结果是改变了减少失误的策略，重点从改正个体行为转变为采取系统方法。

参与式和合作式行动研究

研究者作为研究的主持人，通常需要启动研究并组建研究小组。研究者可能还需要发挥组织者的作用，如安排会议时间、会议地点，为小组提供需要的信息，做会议记录，传授参与式研究的方法。研究的产出或期望的结果是互动的，从获得学习（如行动学习）、产生可影响政策制定和服务管理（如参与式社区健康促进）的决定或优先项目到知识生产和评价（如合作式调查）(Bray 等 2000)。

研究的构成要素

虽然不同的研究设计其相对的侧重点及其所含要素的重要性会有所不同，但是大多数研究的基本构成要素是一样的。以行动研究和最有可能得到卫生服务组织资助的研究项目为例，以下要素需要通过合作或协商来确定：

- 研究目标和（或）研究需要回答的问题：要说明研究目的，并且研究结论是直接针对所陈述的研究目标。
- 预期收益和受益人群：研究者需要对直接和间接用在研究上的时间和费用做出合理的解释。对应用型研究而言，有必要表明预期结果对公众是有好处的，但在卫生服务管理领域开展的所有研究都应该有助于促进知识进步，并最终有助于改善人群的健康状况。
- 结果的交流：虽然通常研究项目结束时才进行结果的交流，但在计划阶段就应该确定什么时候和怎样进行结果的交流，并将其纳入研究的时间表和预算安排中，这是十分重要的。例如，就行动研究而言，结果交流是采取持续进行，还是在研究的中期和（或）在研究完成后提交报告，都是由研究设计以及利益相关者的协商来确定的。
- 数据：为了回答研究提出的问题，这部分内容涵盖了与需要收集的数据类型有关的一系列问题（如观察数据、访谈数据、问卷、心理和其他测试、文件资料和档案资料、财务数据、统计数据）。研究设计可以包括多种类型的数据。在这个阶段考虑如何收集、分析和保存数据也是十分重要的。
- 研究的参与者：确定研究的参与者，包括参与者的数目、代表性以及选取和征得他们的同意等实际问题。研究计划需要指出：挑选多少个参与者、怎样挑选（如随机性、有目的的、简便的方式）、怎样招募参与者。
- 研究的伦理学：无论是否需要征得人类或医学伦理委员会的正式同意，研究者都必须描述与人类受试者（包括患者、服务的潜在利用者、雇员和决策者）相关的伦理学问题。例如，参与者的权利是什么？所有参与者都是自愿的吗（如患者、少数民族）？涉及安全性问题吗？如果有安全性问题，如何进行描述？参与者怎样得到反馈？什么阶段得到反馈？
- 数据分析：分析方法根据研究设计和数据的类型来选择。文献的分析不同于调查问卷的分析，也不同于深入定性访谈的分析。在计划阶段考虑如何分析数据是十分重要的，可以帮助研究者确定数据的种类和类型以及参与者数目。在一些研究设计中，如扎根理论和现象学研究，数据的收集和分析都是反复进行的，必须包括在研究设计中。
- 研究场所、预计的研究时间（日期）和资料收集期限。需要根据卫生服务的可及性、卫生服务人员和可能的顾客做出实际的决定，可能需要得到管理人员的认可。这个过程需要安排适当的时间。常犯的错误之一就是，低估获得必要许可所需的时间和收集数据所需要的时间，低估研究者同时承担其他项目时所需的时间。
- 时间表和预算：在以上问题都确定后，此时可以确定整个研究所需要的时间，这不仅包括数据的收集时间，还包括数据分析和研究报告撰写时间，此外还应明确研究的费用以及资金的来源。

为什么卫生服务管理者需要了解研究范式？

卫生服务管理者和学生需要了解不同的研究范式，并且必须了解不同研究范式之间的本质区别。一方面，要了解卫生服务研究中所涉及的与卫生有关的各种学科适合采用哪种研究哲学，这是十分重要的。例如，以科学方法得到培训的专业人员（如医生和心理学家）可能更愿意接受运用实证主义研究范式得出的研究结果。那些有定性社会科学背景的人可能会对实证主义研究持谨慎态度，原因是实证主义研究在社会背景下忽略了现象之间的联系。实际上最关键的问题是，如果研究人员不熟悉各种研究范式而对这些研究范式产生怀疑，那么很可能会由于不懂或不接受研究方法而忽略由很严谨的研究得到的很重要的研究证据和研究发现。

研究范式必须根据研究目的和研究问题来选择。因此，开展或利用卫生服务研究的人员应该熟悉不同的研究方法的优缺点，以便他们能够采取合理的设计和方法学并能够正确解释研究结果，这是很重要的。对于与日益复杂的卫生政策和服务环境有关的研究而言，单独采取实证主义范式用处并不大。

例如，对影响卫生服务和患者候诊时间的问题进行研究时，有些研究结论含糊不清主要是由于还原论的研究设计会造成研究问题与环境脱离。自然主义研究或多种研究方法结合更适合下列复杂问题的研究：

- 卫生系统对提高健康收益和卫生服务效果的重新定位；
- 公共卫生政策和卫生环境改善；
- 在初级卫生保健中，向以患者为中心的综合服务模式转变。

另一方面，科学方法，如随机临床试验，可能仍可用于生物医学的研究设计。

很多卫生服务研究被认为是应用研究，因为它们寻找的是解决实际卫生服务问题的办法。然而，这种区分是武断的：解决当地问题的重要方法常常是重要的革新内容，其实用性已经远远超出研究所在地。我们都应该记得：生物医学中的一些引人注目的进步不是通过还原论的系统研究而是通过奇遇发现，青霉素的发现就是一个很好的例子。无论选择哪种研究设计来解决特定的研究问题，所有研究都必须是严格、系统并能经得起外部审查的研究。

评价作为一个卫生管理的工具

在卫生服务管理研究中，评价是一个非常重要的工具，在近几年显得尤为突出，例如循证实践、实践指南、质量改善、风险管理等都开始成为卫生服务管理和政策领域的研究焦点。换句话说，决策者希望在卫生服务和技术上的投资能够被证明是可以获益的、安全的、可接受的和物有所值的。Owen和Rogers是这样描述的（1999，p 1）：政策和项目负责人必须证明其所选择的行动方案是有道理的。这样他们可以熟悉可用的行动方案、评判取舍、评估绩效、探索改进，并且这些是"评价所需要的资料"。

评价意味着价值判断要在收集和分析信息的基础上进行。正是价值判断使得评价不同于其他类型的卫生服务研究。评价研究不能与政策环境相脱离：往往是出于政治上的考虑而决定进行某个评价、采用什么样的评价标准以及目的。参与评价研究的研究者需要考虑：

- 是谁提出这些问题？
- 为了什么目的？为了谁的目的？

■ 结果如何应用？

一个早期的针对卫生服务管理的评价来自 Veney 和 Kaluzny（1984），一个最近的研究来自 Ovretveit（1998）。这些学者将评价定位在制定卫生服务决策的背景下开展，并发现管理者和政策制定者在实际工作中经常应用这些评价技术。儿童促进项目就是其中的一个例子：不断收集数据，监控发展趋势，包括免疫状况指标、儿童患病指标、意外事故发生情况和受虐待情况。项目管理决策正是基于这些信息作出的。

评价研究的定义和模型

Patton（1990，p 11）从广义上将评价描述为"通过系统的数据研究来提高人类作用的工作"。人类一直在努力使社会世界变得更好，这些努力包括制定政策和法律、实施项目和干预、发展社区和能力、管理组织和员工。当对这样的努力进行审查和判断时，评价也就开始了。Patton 认为，评价是系统和实证的，受理论指导，因而构成了评价研究。项目评价可以分为以下几类：项目、政策、组织、产出和个体（Owen & Rogers 1999，p 24）。

评价模型

有几个重要的模型可以用来帮助设计评价研究（Patton 1990，Grbich 1999）。经典模型是非限定目标评价：研究者在对项目的期望目标并不知情的情况下评价项目的过程和结果。这种研究模型旨在避免研究者受到项目目标的影响及根据项目目标解释观察到的信息。第二个模型是应答式评价：对行动研究进行反思。在这个模型中，研究者与利益相关者频繁接触，利益相关者所关心的正是研究的焦点，并且整个过程是参与式的。与之相反的是权威和专家意见模型。在这个模型中，评价者本身就是专家，与艺术评论家相似，他们基于个人的判断进行评价，从专业角度提出个人意见。这个模型适用于标准技术。最后一个模型是以应用为核心的评价：这个模型的要点是不受某个理论或模型的制约，允许研究者根据所要回答的问题和数据自由选择研究方法和技术。它的策略是灵活的、以应用者为中心的和折中主义的。

评价方法

评价研究指的是研究目的而不是研究方法（Babbie 1999）。实际上，可以把所有的社会学研究方法都应用到评价中。总的来说，评价的整个过程反映了研究的过程，包括通过浏览文献熟悉评价区域，收集和分析数据，最后以技术报告的形式提交评价的结果或成果，包括提出建议。卫生服务评价的方法在很多地方都有描述，概括起来包括：

- 监控；
- 趋势分析；
- 标准和审核；
- 调查；
- 确定基准点；
- 案例研究；
- 试验和半试验方法。

研究方法是根据评价目标和所评价的卫生服务领域而确定。然而，研究方法的确定并不是完全建立在理想的设计上。通常还需要考虑其他因素，如研究者的技术专长，评价的发起者和研究者可利用的时间，可利用的资金等。就卫生服务而言，通常资源总数是有限的，因此就要权衡直接用在卫生服务上的资源和用在评价上的资源，以使之达到平衡，如果处理不好就会产生冲突。有些利益相关者可能不喜欢将资金过多地投入到评价上而忽略临床工作；而另一些利益相关者则很可能希望尽可能迅速地得到评价结果，并尽可能地降低评价费用。

卫生服务评价的应用

Veney 和 Kaluzny（1984）阐述了开展卫生服务评价的目的。首先，评价能够确定一个项目或服务的适宜性，并为很多问题寻求答案，如存在的问题是什么，项目代表的是谁的需求等。当设计一个项目并对其进行评估时，确定其适宜性是十分必要的。以一个小的农村医院为例，自从在这个人群中开展服务后，这里发生了很多重要的变化，可能需要对其医疗技术和交通进行评估，以确定服务的适宜性。

第二个目的是改进，卫生服务评价的目的在于测量目标实现的程度。例如，在澳大利亚和新西兰，土著居民的健康状况明显劣于有欧洲/亚洲血统的居民。因此在土著社区实施了提供初级卫生保健以改善土著居民健康状况的项目。以项目实施前的指标为基准对健康状况的促进进行评价可以证明该项目的有效性，并提示应如何改善。

第三，评价可以用于判断效率（资源投入与获得的效益等价吗？能否以更少的资源投入获得更大的效益？）和效果（项目的实施是否达到了预期的目标吗？项目的实施是否使卫生服务得到了进一步改善吗？）。就连续性服务来说，这些评价尤其重要。关于这方面有一个好的例子说明：通过增大日间手术能力是否可以增加择期手术数量并降低患者的危险。通过这样的研究可以确定传统的入院手术与门诊手术相比哪个相对更有效率，手术的适应证和成功率如何，以及患者的可接受度如何。

最后，评价是为了产生影响，往往会提出这些问题：观察到的改进是由于项目实施还是由于其他因素而获得的？获益的持久性如何？设计针对影响的研究是最富挑战性的，因为健康收益不仅仅是卫生服务投入的结果。评价一个癌症筛查项目的效果时要以癌症新发病例数来评价，但也有必要排除影响癌症发病的其他因素。有些健康促进项目的评价指标是行为的改变，在对这些项目的影响进行评价时很难得到结论。

评价研究可能会用于确定对老年人的卫生和支持服务而言最有效、最可接受和成本效益最好的提供方式。在一个人口老龄化以及年老体弱的人口逐渐增多因而需要更多卫生和支持服务的年代，政府和非政府部门的服务筹资者和提供者十分希望提供适宜的卫生服务，以满足老年人及其家庭、社区和筹资者的需求。可以采用比较研究方法测量各种相关参数，如老年人的健康和功能、生活独立性、对配偶和其他家庭成员的影响、爱好、费用等。例如，对居住设施可以采用一些特定的指标与以社区为基础的服务模式进行比较。评价的结果可以用于支持制定政策、发展服务，并确定何种服务模式应得到支持。

形成性评价和总结性评价

要回答这类问题，从目的角度看，评价主要是形成性的或总结性的（Veney & Kaluzny 1984；Patton 1990）。开展卫生服务或提供卫生服务项目的过程中需要进行形成性评价，只有这样，评价的结果才能持续不断地用于改进卫生服务。行动研究模式非常适合形成性评价，因为其评价者可以与参与服务或项目的人一同工作，关注他们所关心的事情和提出的问题，帮助他们找到解决已发现问题的方法。这样的一个过程可以达到两个目的：找到解决问题的方法、技能和能力。评价者在这里扮演的角色与其说是专家，不如说是协助者，正是在他们的帮助下，研究者才能在即使缺乏外部研究者或经验时仍能完成这个过程。这些人在评价过程中也逐渐成了评价专家，可以独立地开展评价并获得结果。经常应用形成性评价的一个例子是：按照标准进行质量审查，并将结果反馈到项目管理过程以提高质量。

与之相反，总结性评价是在一个项目或服务（如服务评估）结束时才进行的，其结果和建议包括对服务的价值判断（如服务的效果、效率和效用，对未来的建议）。这些信息可以用来对服务进行总结，或作为下一阶段服务的投入。总结性评价的开展一般是基于当权者订立的标准，前者包括：董事、管理者、投资者，并且评价的结果要报告给他们。一般来说，研究者扮演的是专家的角色，在专家和评价发起者看来，参与服务和项目资料收集的人都是十分重要的。有一个很好的总结式评价的例子常被用来说明何时启动新项目或改革：试验结束时进行评价，评价的结果和建议则用来确定项目是否需继续、调整、延长或中止。

项目评审和评价

就生命周期而言，一个项目不同于一个计划：总的来说，一个项目意味着要在一个限定的时间内获得一个既定结果，有一个预定完成日期，获得的结果也不同于日常卫生服务得到的结果（Keeling 2000，p 1）。卫生部门项目的一个常见例子是网点开发或再开发：通常由签约的工程企业进行运作管理，卫生组织作为委托人也密切参与。大的组织改造，如业务流程重组，也可以成为一个项目并作为项目进行管理。Keeling 建议，持续的评审和评价应该写进项目设计中（2000，pp 197-204）。下面描述了一个可能的构架：

- 初期评审：基线评估。
- 周期性评审：对整个状况、进展、存在问题和调整情况进行评估。
- 里程碑评审：在特定的项目阶段完成后进行。
- 特殊评审：如果遇到预想不到的进展或问题，或如果委托人改变了标准，那么可能需要进行特殊评审；
- 终期评审：以项目报告的形式进行全面的终点评审，这包括目标、项目实施的必要性和摘要、详细的活动费用、账目说明（通常需要审计）、成本-效益评价、结果、遇到的问题、项目继续实施所需的条件、项目移交、致谢等。如果要对结果进行评价，必须考虑环境、社会和其他因素对项目结果的影响及其对这些因素的影响，这一点十分重要。
- 标杆比较：项目实施的结果可能需要与其他相似的项目进行比较，或与优秀项目进行比较，后者的经验、执行情况、结果对以后的项目可起到标杆作用。标杆比较是指通过与最好的实践和结果进行比较，并利用这些信息更好地实施和不断地改进项目。

以评价为中心的卫生服务

我们可以把主要问题集中在一起来说明如何通过评价研究来设计和管理卫生服务。以评价为中心的卫生服务从概念上讲是一个开放的系统，由投入、过程、产出和结果组成，其中每一部分都需进行评价，这种评价不只进行一次，而是连续进行。就像人体需要不断地新陈代谢一样，卫生服务系统要保持服务的适宜性、效果和效率，也需要不断地新陈代谢。要实现这一点就需要不断地：监测人群对卫生服务的需求及其变化，熟悉卫生及相关政策，收集和分析组织信息和变化趋势，及时了解国内外卫生服务发展趋势和改革动向，参与卫生服务评审、决策、设计、实施和评价的整个连续过程。这就是在实践中以评价为中心的卫生服务的运作方式。

政策评价

提出问题
当前的政策和优先排序是什么?什么是卫生服务发展和扩大的资金来源?要强调什么样的特色服务?哪类人群是目标人群?

相关的评价方法
与政策评价相关的评价方法包括文献研究、互联网浏览和政策分析。

政策评价实例
有一个自愿为高危儿童服务的社区组织。由于政府和其他筹资组织为应对不断变化的公共卫生优先项目而改变他们的投资重点,这个组织经常遇到资金困难问题。然而这个组织通过从长远出发有策略地进行组织运作,成功地在这种外界改变的环境中找到自己的位置。这个组织的另一个策略是收集有关所在社区的信息和有关资助机构优先资助的领域及政策的信息。这样一来,这个组织就可以跟上各种变化并对其服务和目标进行相应调整。除此之外,这个组织还与目标社区保持密切联系,建立了一个包含社区成员和用户在内的顾问小组,以确保奖金的使用。

需求分析

提出问题
谁是潜在的使用者和服务的受益者?可以获得什么样的服务?需要什么服务?如果要做选择,哪些服务是需要优先提供的?怎样、在哪里和在什么时候提供这些服务最佳?

相关的评价方法
与需求分析有关的评价方法包括专题小组访谈、调查、参与式计划制订和排序法、收集人口统计学数据和卫生数据、收集与社会和人口因素有关的信息以及对重要知情者进行访谈。

需求分析评价实例

为了降低社会经济落后地区以及少数民族地区人口的卫生服务不公平性，政府要求地区卫生机构签约。初级卫生服务的管理团队首先要获得正确的信息，而不是道听途说证据。他们感兴趣的不仅仅是提高人群健康水平，也希望这种签约的服务可以为少数民族社区所接受，并尽可能地改善健康状况。这个管理团队决定利用多种技术收集并利用各种来源和种类数据而不是随机样本数目，目的在于仔细研究各种观点和确定优先次序。数据来源包括从人口普查和当地官方数据库获得的人口信息、健康统计学信息、逐户调查问卷获得的信息、在儿童健康中心和社区中心进行的专题小组访谈获得的信息以及对社区卫生服务人员（包括药剂师、医疗中心人员和急诊医生）访谈获得的信息。需求分析评价需要明确四个方面：基于当地的人口学和健康状况而预期的卫生服务需求；目前可获得的卫生服务及服务利用模式；社区缺乏的卫生服务；以及怎样、什么时候和在哪里提供卫生服务。一些问题对社区而言很重要，但卫生服务利益相关者却并不了解，为了将这些问题反映出来，必须有意识地采取一些灵活措施。他们发现，社区和卫生服务决策者都很有兴趣参与需求评价，并且社区需要了解并得到对非生物医学（他们的传统康复）服务的财力支持。

项目设计

提出问题

提供所需的卫生服务和优先需求有什么不同？根据可利用的资源和使用者的优先需求，提供哪些服务更可取？期望的目标和目的是什么？怎样达到这些目标？什么指标可用来测量和评价项目绩效？

相关的评价方法

与项目设计有关的评价方法包括可行性研究、项目试点、标杆法、技术评估和行动研究。

项目设计评估实例

当高层政府机构决定关闭一所为残疾无自理能力的成年人提供服务的长期护理机构之后，管理团队有义务保证这些人得到合适的社区居所。这个护理机构关闭时，一个社区托管机构即独立成立。首先，卫生机构和社区托管机构签署了一份谅解备忘录，以便为这些居民提供社区提供住房。其内容包括：卫生机构资金和专家等相应的支持，社区委托机构牵头进行可满足残疾成年人支持和社会需求的多层次社区住房项目的设计工作。委托机构的代表参观了三个城市，这些城市以前没有机构管理的残疾人现在已经住到了社区住房。通过参观，社区委托机构学到了好的方法，并把它们融入项目的设计。委托机构在设计社区住房项目时与残疾人的合法监护人及他们本人进行了协商，并定期将标书和最后实施计划提供给他们提意见。项目实施一年后还要根据项目设计目标进行评估。

项目实施

提出问题

谁是负责人？他们有所需的技能和能力吗？他们怎样提高技能？质量评估和程序改进是相互结合的吗？收集什么样的监测数据及怎样应用？项目实施过程中有使用者和服务提供者参与的机制吗？使用者和提供者的安全性得到保护了吗？

相关的评价方法

与项目实施有关的评价方法包括审核、同业评审、临床试验、关键路径、监测、技术评估、绩效评价和行动研究。

项目实施评价实例

与许多外科治疗一样，整形外科治疗有很多治疗方案。如果医生在治疗相似情况的众多治疗方法中对选择何种方法举棋不定，则不仅会使医院在用

第18章　卫生服务管理中的研究和评价　　**531**

于购买大量辅助材料上和接纳病人住院上的不必要花费增加，也会使出错的几率增高而使患者的风险增高。外科服务管理者已经引入了标准的临床路径，但是很少被使用；那些未参与决策的外科医生对他们视为是对其临床自主性的挑战的事情感到很不愉快。在了解同事们为什么忽视临床指南的原因并与临床主管商议后，采取了一个让整形外科医生自己制定自己的临床指南的方法。这个地区的其他大型医院这样制定指南的例子据了解是有效的且容易被接受，并且对由学院推荐的指南进行了检验。对特殊疾病的指南，使用了头脑风暴法。然后使用了 Delphi 技术，结合所有外科都存在的主要问题制定了指南。同时，还形成了一项规定，即定期评审每项指南，以使新技术和创新方法可以得到评估和应用。

项目评审

提出问题

以前提到的需求仍然存在吗？还是同样的优先次序吗？项目的实施获益/获利了吗？为获得这样的结果有更好或更有效率的方法吗？

相关的评价方法

与项目评审相关的评价方法包括标杆法、案例研究、成本-效益分析、技术评估和参与式方法。

项目评审评价实例

20 世纪 70 年代，一个在农村地区建立的酒精和毒品住院治疗中心再次遇到财政危机，其原因是政府优先投资的方向发生了变化，并且筹资方法发生了从投入到基于产出的变化。此外，当地社区由于认为治疗中心会将吸毒人员引入该地区也不愿意给予支持。在这个案例中，一个外部的研究者被邀请对其进行评价，因为委托组织认为中心的工作人员不能对其进行客观评价，他们会乐于保持现有的服务和机构。研究者查阅了与成瘾治疗发展趋势有关的文献，与各种人员进行了讨论，包括中心内部人员和外部人员。他建议中心从仅提供入院治疗向日间服务转变。为了增强处理综合问题的能力，他还建议加强与其他戒毒机构的合作。此外，为了弥补自身不足，而不是出于竞争的目的，治疗中心应该更好地发展不同领域的服务项目。委托组织仅采纳了一部分建议：事后他们认识到，由内部利益相关者全面参与共同评价可能会更有效地加速所需的改变并使利益相关者提出个人建议。

以评价为中心的卫生服务有以下几个主要特征：

- 文化有很大的影响力；
- 组织成员不断评估他们的服务理念和工作实践；
- 持续的质量改进、组织学习和循证实践的管理模式；
- 消费者和提供者，他们的需求和他们的优先次序，以及知识和信仰应该了解和尊重；
- 在制定对其有影响的管理措施时，给予员工决策权，并给他们机会提高技能和能力，以便进行决策。

结论

未来有效用的卫生服务管理策略是培养研究伙伴关系。(Davis & Hovvden-Chanman 1996，Anderson 等，1999)。研究伙伴关系与传统的投资者-研究者的关系区别在于：后者是与研究者签约以得到投资者需要的产出，并且研究者和研究对象之间的关系从特征上讲是功能性的；而前者，研究的问题本身是研究者与卫生服务利益相关者（如管理者、政策制定者）相互商议提出的。这种研究伙伴关系是以信任、沟通和期望所有参与方都获益为基础的，研究的最终收益是使用者和公众的健康状况改善。卫生服务收益是通过收集该领域的可靠证据制定决策获得的；而研究者通过合作，开展卫生服务研究和获得有关数据而受益，能够高兴地看到研究结果在管理和决策时受到重视。

问题讨论

1. 概述卫生服务研究对卫生管理的作用。
2. 定义卫生服务研究并解释卫生服务研究与生物医学研究和卫生系统研究有何不同。
3. 描述研究-管理者伙伴关系的特征和益处。

4. 描述影响卫生服务研究的主要研究范式，并解释为什么卫生服务管理者作为研究的应用者应该了解这些研究范式的区别。
5. 了解卫生服务研究的主要构成要素及重要读者？在应用研究结果前需要提供的有用问题？
6. 评价的定义，列举出评价在卫生服务管理中的重要应用。
7. 描述以评价为中心的卫生服务的特征。
8. 讨论在评价时外部评价与参与式（行动）模型之间的主要区别。

（董　鹏译）

参考文献

Anderson M, Cosby J, Swan B et al 1999 The use of research in local health service agencies. *Social Science & Medicine* 49:1007–9

Babbie E 1999 *The basics of social research* (8th ed). Wadsworth Publishing Company, Belmont, California

Bray JN, Lee J, Smith LL et al 2000 *Collaborative inquiry in practice*. Sage, London

Davis P & Howden-Chapman P 1996 Translating research findings into health policy. *Social Science & Medicine* 43(5):865–72

Easterby-Smith M, Thorpe R, Lowe A 1991 *Management research: an introduction*. Sage Publications, London

Grbich C 1999 *Qualitative research in health: an introduction*. Allen & Unwin, Sydney

Keeling R 2000 *Project Management: an international perspective*. Macmillan Business, London

Kuhn TS 1962 *The structure of scientific revolutions*. University of Chicago Press, Chicago

Lincoln YS, Guba EG 1985 *Naturalistic inquiry*. Sage Publications, Beverly Hills, California

McKee M, Britton A 1997 Conducting a literature review on the effectiveness of health care interventions. *Health Policy and Planning* 12(3):262–7

Ovretveit J 1998 *Evaluating health interventions: an introduction to evaluation of health treatments, services, policies and organisational interventions*. Open University, Buckingham

Owen JM, Rogers PJ 1999 *Program evaluation: forms and approaches*. Allen & Unwin, Sydney

Patton MQ 1990 *Qualitative evaluation and research methods* (2nd ed). Sage, Newbury Park

Reason P, Rowan J (eds) 1981 *Human inquiry: a sourcebook of new paradigm research.* John Wiley & Sons, Chichester

Sheldon T, Guyatt G, Haines A 1998 Getting research findings into practice: When to act on the evidence. *British Medical Journal* 317(7151):139–42

Shipman M 1997 *The limitations of social research* (4th ed). Longman, London

Smith HL, Tuttle WC, Piland NF 1988 The evolving role of health care organisations in research. *Health Services and Hospital Administration* 33(1):47–56

Veney JE, Kaluzny AD 1984 *Evaluation and decision-making for health services programs.* Prentice-Hall, Englewood Cliffs, New Jersey

White KL (editor-in-chief), Frenk J, Ordonez C et al (eds) 1992 *Health services research: an anthology.* Pan American Health Organization, Washington, DC

World Health Organization (WHO) 1986 Health research strategy. WHO, Advisory Committee on Health Research, Geneva

Yin RK 1992 *Case study research* (2nd ed). Sage, Thousand Oaks, California

有用的网址

Australian National Health and Medical Research Council. See: http://www.health.gov.au/nhmrc/research/

Australian Research Council. See: http://www.arc.gov.au/

Bowling A 2002 *Research methods in health: investigating health and health services.* Open University Press, Philadelphia

Bryman A 2004 *Social research methods.* Oxford University Press, New York

Cochrane Library. See: http://www.cochranelibrary.com

Patton MQ 2002 *Qualitative research and evaluation methods* (3rd ed). Sage, Thousand Oaks, California

Qualitative Research Base, Qualitative Resources on the Net. See: http://www.nova.edu/ssss/qr/qualres.html

Yin RK (ed.) 2002 *The case study anthology.* Sage, Thousand Oaks, California

附　录

卫生服务管理案例研究

IAN FORBES　GARY E DAY
ARI ROTEM　TANYA JOCHELSON

学习目标
引言
案例研究的历史发展
案例研究的应用方式
选择案例研究方法时的教学问题
五个卫生服务管理案例研究
问题讨论
问题讨论
问题讨论
问题讨论
问题讨论
结论
参考文献

学习目标

完成本附录的学习后,读者应该能够:
1. 说明案例研究中应用的决策技能。
2. 描述理论概念在工作场所的应用。
3. 分析和明确案例研究中各种管理活动所涉及的基本要素。
4. 通过案例研究,探讨和设计针对特定情况的战略性方案。
5. 应用和演示教学中通过案例场景所学到的多种技能。

引言

本书在编写过程中有意识地采用了案例研究方法,书中所选取的案例是文中主要理论基础的补充。但如何应用以及何时应用这些案例,取决于教员和学员的目标。本附录所选取的五个案例提供了具有代表性的实践环境,补充和强化了前面章节中提供的案例。在介绍这些案例之前,我们先讨论一下利用案例分析促进教学的各种方法。

案例研究的历史发展

在医学和法学领域,很早就有将案例研究作为一种研究和教学工具的记载,并且不乏成功的例子。希波克拉底提出过详细的案例研究方法,并且开展了最早有记录的案例研究。更为重要的是,案例研究教学方法与基于问题的教学方法同步发展。Hamel 等(1993)指出,在有些专业,特别是法律和医学专业,案例成为学员作业的主要形式,并一直应用于教学中。对于面临着以课程为中心的教学和以问题为导向的实践经验的尖锐冲突的学员,案例应用的发展正好顾及了学员的需求(Boud 1985,p 13)。

Stoeker(1991)、Yin(1993)和 Stake(1995)对作为研究工具的案例研究方法进行了详细的回顾,发现案例研究至今仍然广泛地应用于人类学、心理学和临床医学等学科。Tellis(1997)指出,自 1900 年以来,案例研究方法用于研究的普及程度已发生了很大的变化,与概率抽样、统计学、调查方法以及计算机分析的发展密切相关。

目前,案例研究在健康相关的临床教学中仍具有重要作用。不断有新的观点出现。例如，Ryan-Wenger 和 Lee（1997）建立了"大声思考"的技术，这种技术能够近似地模拟患者的遭遇，在此基础上他们提出了临床推理案例研究方法。后者被认为是一种严谨的学术方法，它要求在病例出现时，用言语对临床决策进行审慎的分析。

由于大多数研究人员也从事教学工作，Hamel 等（1993）指出，作为一种教学方法，案例研究在课程教学中的应用比在学术研究中的应用更为广泛。对于贫困、失业和公共卫生评价等问题的研究，人们已经从观察、重建和案例分析等方法的研究中获益匪浅。在管理学课程中，早在20世纪20年代案例研究就已经被哈佛商学院认同，以至于至今仍被称为"哈佛案例方法"。上述证据显示，基于问题的和以案例为中心的案例研究适合于管理学教学。那么，案例研究如何应用于管理学教学？人们怎样评价案例研究方法？

案例研究的应用方式

不同的人对案例研究会有不同的理解。许多作者批评案例研究缺乏明确的教学定义。由于案例研究的定义过于宽泛，案例研究被认为只是对真实情况的详细描述。为了缩小范围，有必要明确案例研究具有一系列服务于一定教学目的的具体目标。Crooks（1984）提出了下列理解案例研究应用的指导性框架。

作为"例子"的案例研究

作为"例子"的案例研究需要在复杂的案例材料和相关的理论原则之间建立联系。学生的任务就是将理论与实践相结合。教学目标是要求学生将理论应用于实践，从而使抽象的一般性原则变得更有意义。这意味着案例必须有助于阐明教师试图探讨的理论。

作为"二手经验"的案例研究

在这种方式下，学生需要处理一些原始的、未加工的材料，可能还需要一些附加的现场研究或访谈，但不管怎样，都要求学生详细审查并分析原始材料，例如时间表、备忘录以及其他记录。学生可以对原因、影响、解决方案等做出自己的判断。这其中需要坚持一个基本原则：使学生掌握分析和判断技能的唯一途径是让他们进行实践。为了使二手经验更加真实，可以采取小组讨论和角色扮演的形式。大多数教师赞同这种方式的案例研究必须是非指导性的，但是 Dooley 和 Skinner（1977）发现，教师在选择材料时经常出现偏性，并且在指导案例讨论时可能出现一些无意识的规定。

作为"理论与经验相结合"的案例研究

在这种方式的案例研究中，需要将说明性和经验性的问题解决方案加以结合。理论和经验结合是案例研究能够提供的重要教学机会，因为抽象的概念应用到实际情况中时会变得更加有意义。这种方式需要选择包含大量信息的案例，对案例进行分析，并根据教师选择的特定理论框架提出解决方案。在教学过程中，在提出理论和概念时，往往会引入说明性和经验性案例。

选择案例研究方法时的教学问题

在准备使用案例研究方法时，还应考虑许多重要的教学策略。很多文献提到了案例研究在教学应用中遇到的问题或困境，需要教员进行审慎的评价。

知识内容的连续性

知识内容的连续性问题是最初争论的焦点之一。Crooks（1984）提出，有必要根据案例相关的经验构建知识内容。他认为，应通过科学方法对一系列案例研究进行理论检验和评估，由此产生的证据将证明或反对基于理论的假设。在这种情况下，教员必须选择一系列有联系的案例并按一定顺序将知识在案例中逐次应用。另一方面，Yin（1993）认为，案例研究不是抽样研究，每一个案例都是由一个完整的研究组成的，这些研究都包含不同来源的事实和从事实中获得的结论。案例的最终目的是描述、理解和解释事实。他还认为，通过复杂的多变量案例的应用，模拟匹配技术可用来确定派生的知识。

积累案例以促进知识增长

与连续性观念相一致的是 Grupe 和 Jay（2000）提出的积累案例方法。在这种方法中，案例研究方法借用电视小组讨论的形式，在探讨感兴趣的政策问题的同时增长知识。采用这一方法，可以讨论一系列有关伦理的议题，例如医患关系，但是这种讨论一般不是开放性的。主持人询问讨论小组提出的问题，参与者只能根据分配到的特定角色作出反应。讨论小组在讨论过程中根据逐渐积累的知识作出决策。这些有限的信息限制了参与者预测并影响以后阶段的讨论能力。根据作者的观点，这种方法在讨论中引入了戏剧表演、冲突和刺激因素，同时可使学生吸收目前的知识，并且可给他们示范如何应对这些真实而又复杂的情况。

演绎推理或归纳推理

科学方法的意识形态的一个扩展是围绕着案例研究应该遵循演绎推理还是归纳推理的争论。所谓演绎推理是指理论指导在案例研究之前就已经存在；所谓归纳推理是指先有案例，后有理论。这个争论可极大地影响教员在教学过程中对案例顺序的安排。在 Crooks 的著作（1984）中有一篇 Rousseau 的论文报告，在报告中 Rousseau 提出了综合演绎和归纳推理的三种可能性。他建议学生可以依据别人提出的一般原理，通过一系列案例研究，在真实的环境中验证他们的经验是否能跟现有的知识相符合。显然，可以得出这样一个结论：为了解决这些（没有正确答案的）问题，教员需要确定能够较好反映他们教学目标的具体场景。

独立还是接受他人指导

接下来一个问题是给学生多少自由度。教员是应该跟学生一起分析问题，还是由学生独立分析问题，在认知心理学语境中这个议题经常有所讨论。有一派观点认为，主动学习是最有效的教学方式，即通过发现问题来进行学习。他们认为，解决问题的策略是不能被传授的，应该让学生建立他们自己的组织观点，而教员只是起到协助作用（Hines & Geisinger 1997）。另有一派观点认为，如果不能充分提供一个组织结构，学员就无法成功地构建他们自己的指导框架，所以教员必须充当直接指导的角色。这个困境需要通过考虑教员本身的目标来解决。对这方面有兴趣的读者可以参阅 Bruce 和 Gerber（1995）提出的一个很有用的有助于理解学习是什么以及如何展示学习成果的六类框架。

其他需考虑的问题

不论主要争论的哲学基础是否一致，在案例研究方式中增加其他教学工具都得到了强烈支持。例如，自我评价被认为是鼓励学生脱离细节问题、用更宽广的眼光审视全局的一种方法（Candy 1991）。还有一种重要工具是对经验本身进行思考，这种思考必须构筑于教学设计中（Raju and Sanker 1999）。另外，确保学生能够清晰地理解教学要求也非常重要。

作为一组特殊的学生，成人学员可从案例研究方式中得到很大收获。他们不仅带着许多实际工作技能进入课堂，他们还需要实践决策制定方法，重新审视以前的观念和理论，学习新的技能。由于他们是全日制工作人员，他们更有可能采取远程教育方式。因此，为接受远程教育的学生创造互动的机会是很关键的，要使他们感觉就像在教室中进行案例讨论一样。Hines 和 Geisinger（1997）以及 Forbes 和 Geisinger（1997）提出，可以通过模拟卫生行政区域来解决这个问题，即根据真实地理位置搜集多方面的数据和问题，以便学员能够考察技术和政治的场景。

教学的优缺点

本附录主要关注卫生管理专业的学生。毫无疑问，并非所有的管理学教学都能从案例研究中获益，尤其是在会计、统计和经济专业中，案例研究的作用值得商榷。然而，许多文献都特别支持案例研究在商业和管理学教学中的应用。管理人员必须培养行动性，案例研究为学员提供了以下机会：在不确定的环境中进行探索、通过审慎分析减少不确定性、应用合理的推理方法以及做出相应的决策（Hunt & Entrekin 1977）。

案例研究的优点是：它能够提供复杂而真实的环境，并要求个人或团体对此作出反应（Kunt & Hesslar 1998）。案例研究可以进行分析、综合及通过小组讨论或团队工作进行整合。显而易见，案例研究有利于模拟实践者在实际工作环境中面临的情况。

案例研究的某些缺点也需要考虑。Grupe 和 Jay（2000）提出了作者偏性问题。这种偏性主要是会对材料选择造成影响。尽管不是故意的，但是这种偏性可能暗示什么才是"正确"的答案。他们还认为，案例的选择不可避免地会受到作者视野的限制。尽管不仅限于他们的范围，若要组织材料并及时得到结论，就必须借用某些特殊的方法来概括这些信息，而这些方法在现实管理中往往是不可得的。Schon（1987，p 4）指出：

> 在真实世界的实践中，问题并不会以精心设计的形象出现在实践者面前。实际上，它们甚至往往不是以问题的形式出现，而是以混乱而不确定的情景出现。

案例往往关注某个人或已知的人的行为，但是管理者面临的现实情况并不是这样的，他们要与各种各样的陌生人打交道。学员可以选择作为一个中立者来审视案例并掩饰特定的观点，而在真实的世界中，这一点可能与案例中当事人的最优对策不相符。有理由得出这样的结论：总而言之，大多数作者认为案例研究的优点大于缺点；然而，如果没有认识到上文提到的这些担忧，那么就可能对真实的商业环境形成不切实际的观点。

五个卫生服务管理案例研究

下面所选的案例研究展示了实际情况，是对前面章节其他案例的补充和强化。这五个案例可以松散地归集到三个标题下面："在了解人的情况下工作"、"在了解信息的情况下工作"和"卫生服务和项目规划"。

本附录设计的案例研究鼓励读者对问题进行一些分析，并且在构建"如何提出问题"的场景中将理论应用于实践。其中两个案例研究的目的是让学生有机会学习如何确定问题，利用案例已经提供的和没有提供的数据和政治信息，制定可能的解决方案。

这些案例可以应用于完全不同的教学目标，或应用于不同管理类别下的分析。每个案例后面附有讨论问题，但是分析的内容不应该局限于这些具体的问题。更确切地说，它们是为了引起卫生服务管理者对面临的挑战进行思考，并且提供成功解决问题时可能需要的策略和技能。

在了解人群的情况下工作

案例研究 1　管理者及其变化

中国是亚洲经济发展最快的国家，1999 年其经济增长率为 7.1%（Austrade 2000）。作为世界上人口最多、经济发展最快的发展中国家之一，中国面临着提供优质的现代化卫生服务的巨大压力。中国正在大力发展卫生基础设施建设和资本开发，其原因是中国已从传统的社会主义经济向半开放的市场经济转变。在过去十年中，中国对卫生保健基础设施建设和诊断技术进行了大规模的投入，目的是使其与西方卫生保健机构的发展一致。对于卫生保健消费者而言，发展这些卫生设施具有积极的作用，但也存在着问题。随着大量而快速地引入最新技术和支持技术的相关设施，同其他国家一样，中国也面临着人力规划方面的挑战。

在广东的一家现代化大型医院中，医院行政总裁（CEO）陈先生正在尝试进行机构的人员安排，以满足目前和未来的人力需求。除了满足目前的人力需求外，陈先生还必须考虑由于未来人口增长带来的服务的增加，以及由于实施高技术诊断设备和临床支持服务而不断增加的人力需求。

陈先生已召集与医院人力资源部的一个会议，目的是共同讨论机构目前和未来的人力需求。医院正要扩建一座新侧翼大楼，两间手术室，以及一个升级的诊断科室，后者配备的诊断设备包括磁共振成像（MRI）扫描仪、螺旋式电子计算机断层扫描（CT）仪和新的病理诊断设备。在这些部门，配备充足而合格的护士、医生和医技人员十分重要。未来对服务的需要主要取决于人口的增长和消费者对更加"西方化"的医疗诊断、治疗和保健的信任程度。

除了确保机构的适当的人员配备外，陈先生还面临着留住人员的压力。因为不仅整个中国需要合格的人员，亚太周边的其他国家也需要合格的人员。相比陈先生对高效医院的看法而言，更为复杂的情况是：中国正面临着高水平的管理者短缺的状况（Zhu 1997）。如果陈先生要实现医院董事会提出的组织目标，在制定人力资源规划时就必须考虑人员招聘、人员保留和人员培训等问题。

问题讨论

1. 陈先生可以采用什么方法来评估目前和未来的人力需求？
2. 识别高层卫生服务管理者在组织人员配备中面临的一般和特殊的挑战。
3. 目前应开展什么项目或活动来吸引和留住陈先生所在医院所需的能够提供适宜保健服务的人员？
4. 通过开展什么项目或活动来确保未来有适宜的人员？
5. 结合中国卫生服务供给的巨大变化，可以采取哪些措施来确保保健服务的提供方式能成功地从较传统的方式转变为更多以技术为主的方式？
6. 需采取什么程序来提升现有人员的技能以及有效地管理变化的程序？
7. 医院如何识别、吸引和培训新的管理者？

案例研究 2　决策制定与卫生服务管理者

2003 年，亚洲和其他地区的许多国家暴发了严重急性呼吸器官综合征（SARS）。这一事件带来了许多临床和公共卫生问题，包括 SARS 的流行情况以及 SARS 病例和疑似病例的临床管理。全世界的病理学家、政府卫生部门和卫生组织（如世界卫生组织）都在寻找这种潜在致命的肺炎型呼吸系统疾病的病因和诊断方法。尽管这当然是诊断和疾病控制的一个重要方面，但是这一事件的幕后是：医院的行政领导和管理者需要有效地进行管理并显示其强有力的领导。

在 SARS 流行高峰期间，在一所医院中，医院的工作人员必须呆在一个限定的楼房里不能离开。在这段极度混乱时期，仍在医院上班的人员不能离开医院。违反这一命令后果十分严重。这项命令的目的是减少 SARS 潜在的传播，隔离看护者，这对医护人员和管理者都是严峻的考验。在医院的一个具体部门，医护人员的压力更加凸现。医护人员不仅疲劳，而且不能完全从照顾感染和潜在感染患者的重压中解脱出来。他们还一直处于交叉感染和被患者感染的恐惧之中。此时，管理者的作用十分重要。医护人员会觉得疲劳、易怒、紧张和恐惧。在这种状态下，医护人员很容易犯错，而这可能会致使医护人员、患者和更多的公众处于危险之中。

问题讨论

1. 在这种情形下,中层管理者的作用有哪些?
2. 哪种管理模式最适合于这种情形?
3. 采取哪些措施可以保证医护人员专注于现有的工作?
4. 当一定数量的医护人员在危险的环境中工作时,你会采取哪些策略?
5. 在这种情形下,为什么有效的交流很重要?

了解信息的情况下工作

案例研究 3 信息收集、分析和决策

2003年的SARS危机给人们的管理和领导品质以及资源带来了巨大压力。在这种外来压力下,除了中层管理者之外,医院高层和行政管理人员也必须在压力下管理医院。在严重的事件下,领导者的真正本性也得到了充分体现。这些压力包括来自全世界媒体的压力、制定决策和优先事项的压力、卫生领域之外的压力以及做出错误决策而带来的压力。

获得准确而及时的信息非常有助于管理者进行管理。除获得信息之外,高层管理者还应该具备分析数据和应对危机管理的技能。在SARS流行高峰期间,获得及时而准确的信息存在一定难度。高层管理者和行政管理人员对来自机构内部和外部的信息以及机构本身的管理信息都要进行管理。

在医院处于"封锁"状态时,各种信息迅速产生。这些信息包括临床结果、来自公共卫生专家的信息、卫生部的指令、物资的供应和存货,以及中层管理者对人员问题的反馈等,这仅仅是行政管理人员在限定时间内必须处理的一部分具有代表性的信息。有时候,医院行政管理人员获得的信息会有冲突。当发生这种情况时,医院行政管理人员需要给予明确的指导,而这种指导只能基于准确的数据和信息。

问题讨论

1. 在发生类似SARS的危机期间,如何确定即将获得的信息的优先次序?你

会采取哪些措施？除了明确的病理学和临床结果之外，当时还有哪些信息是必需的？
2. 行政管理人员应从哪里获得这些信息？
3. 医院行政管理人员如何判断所获得信息的准确性？
4. 在发生危机期间，可以通过哪些比较合理的途径将信息传播给医护人员、患者、家庭成员、不同的卫生部门和普通大众？

卫生服务和项目规划

案例研究 4　Shu 地区的卫生规划

地区

Shu 区以前是一个自治地区，居住人口主要以少数民族为主，现在是香港特别行政区的一部分。该地区人口共有 79 847 人（见表 4.1）。

表 4.1　2003 年不同医院所辖的人口总数

年龄组	OTTASSOL	OLDORANDO	OSOILIMA	MATRASSYL	总计
0～14 岁	3912	10 323	1707	1990	17 932
%	21.8	24.2	21.6	17.5	
15～44 岁	7285	18 629	4069	4492	34 475
%	40.6	43.7	51.5	39.5	
45～64 岁	3337	6637	1368	2536	13 878
%	18.6	15.6	17.3	22.3	
65 岁及以上	3409	7041	758	2354	13 562
%	19.0	16.5	9.6	20.7	
合计	17 943	42 630	7902	11 372	79 847
75 岁及以上	2063	4193	411	1614	8281
%	11.5	9.8	5.2	14.2	
女性 15～44 岁	3628	9277	2022	2237	17 164
%	20.2	21.8	25.6	19.7	

注：本表包含 75 岁及以上人口和 15～44 岁女性人口。

卫生系统组织

Shu 区的卫生服务资金每年由卫生局划拨。目前,这些资金主要通过垂直项目划拨。为了响应特区政府提出的改善卫生服务管理的目标,去年香港议会要求卫生局官员考虑提供卫生服务的其他途径。三个正在执行的卫生服务项目由当地的卫生行政长官负责,后者向香港卫生行政长官负责,香港卫生行政长官还负责其他支持性的项目(见图 4.1)。

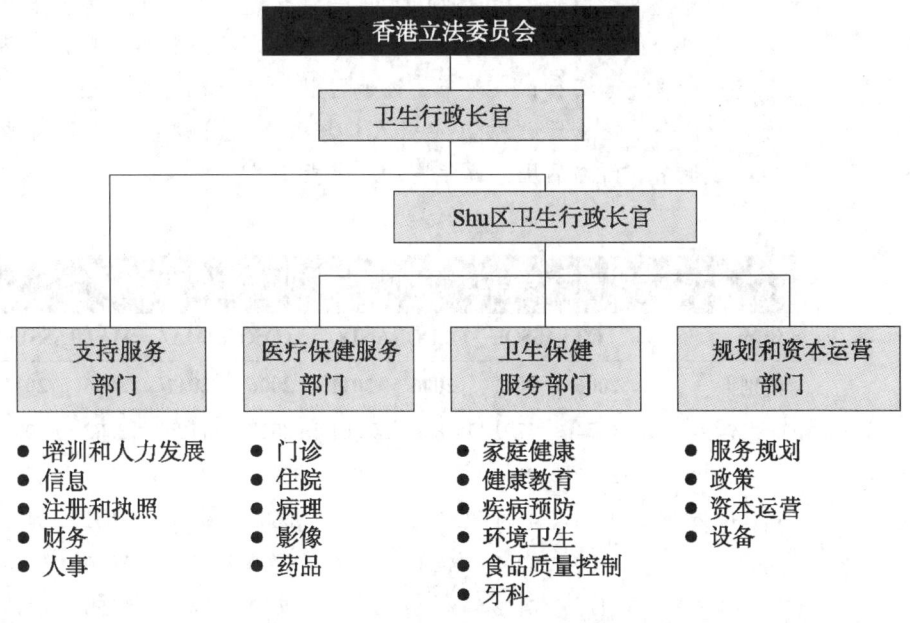

图 4.1　Shu 区的现行卫生组织结构

四家医院

在位于这块南北长 25 公里的冲积平原上——这里主要是稻田——的城镇共有四家医院。位于最北面的 Oldorando 是这个地区的主要城镇,通过高速公路与 154 公里外的香港相连。在该地区,Oldorando 是人口最多的商业中心,它的医院是该地区的医疗中心,拥有 169 张床位、一系列医疗/手术设施和一些较尖端的诊断设备。该地区的大多数专科医生都在这家医院工作,并居住在附近。沿着大路向南,有几个近来发展比较快的小城镇。第一个是 Matrassyl,

该城镇人口年龄结构有些老龄化，社会比较传统。其医院很小，只有28张床位，设施有限。下一个城镇是 Osoilima，靠近国家公园和国家森林。其拥有一家有20张床位的医院，人口结构较年轻，旅游人数正在增加。在高速公路的末端是 Ottossol，位于 Naget 河的入海口，Naget 河与中国内地相邻，沿河两岸是渔业中心。这个城镇有一家拥有45张床位的比较先进的医院，为这个地区的南部人口提供大部分医疗服务。

管理者的规划会议

该地区卫生局长 Ahn Esom 大夫曾召开过一次四家医院院长、医疗主任和区卫生中心代表出席的会议，讨论 Shu 地区即将进行的改革。香港卫生行政长官要求在该地区实行试点改革。该地区卫生局长在会议上表示，根据各部门的报告，这个地区由于过去五年来人口增长、经济改革以及不良的卫生统计数据，卫生系统面临的压力逐年增加（见表4.2）。

表 4.2　2006 年和 2011 年人口预测

年龄组别	OTTASSOL 2006	OTTASSOL 2011	OLDORANDO 2006	OLDORANDO 2011	OSOILIMA 2006	OSOILIMA 2011	MATRASSYL 2006	MATRASSYL 2011	合计 2006	合计 2011
0～14 岁	4874	6791	11 893	15 961	2517	4129	2332	4031	21 616	30 912
%	21.0	20.0	23.0	22.0	22.0	23.0	17.0	15.0		
15～44 岁	9516	14601	22 752	33 372	5836	9156	5351	10 479	43 455	67 608
%	41.0	43.0	44.0	46.0	51.0	51.0	39.0	39.0		
45～64 岁	4410	6112	8273	11 608	2060	3231	3155	6449	17 898	27 400
%	19.0	18.0	16.0	16.0	18.0	18.0	23.0	24.0		
65 岁及以上	4410	6451	8790	11 608	1030	1436	2881	5911	17 111	25 406
%	19.0	19.0	17.0	16.0	9.0	8.0	21.0	22.0		
合计	23 210	33 955	51 708	72 549	11 443	17 952	13 719	26 870	100 080	151 326
75 岁及以上	2785	4075	5170	5687	572	898	2058	4299	10 585	14 959
%	12.0	12.0	10.0	10.0	5.0	5.0	15.0	16.0		
女性 15～44 岁	4663	7154	11 148	16 352	2859	4486	2622	5135	21 292	33 127

注：本表包含75岁及以上人口和15～44岁女性人口。

地区卫生局长认为，该地区除非出现医院服务以外的新的服务提供方式，否则要么卫生服务能力将严重不足，要么需寻求大量的资金注入医院和急诊服务机构。为了满足议会中本地代表的期望，一定要进行改革。因为那些代表已经开始抱怨 Shu 地区的卫生服务水平。表 4.3、4.4 和 4.5 显示了每个医院所提供的卫生服务状况以及医院活动水平的信息。

表 4.3　2000 年按服务类别和服务水平的医院床位分布

服务类别	OTTASSOL	OLDORANDO	OSOILIMA	MATRASSYL
外科	15	50	6	8
（服务水平）*	(3)	(4)	(2)	(3)
急诊	–	7	–	–
（服务水平）*	–	(4)	–	–
－成人	–	5 床	–	–
－新生儿	–	2 床	–	–
内科和普通门诊	20	58	10	15
（服务水平）*	(3)	(4)	(2)	(3)
产科	4	11	4	2
（服务水平）*	(4)	(5)	(3)	(3)
儿科	6	15	–	3
（服务水平）*	(2)	(3)	–	(1)
精神科	–	10	–	–
康复科	–	18	–	–
（服务水平）*	–	(4)	–	–
家庭护理	53	50	–	–
老年公寓	22	13	10	–
总医院床位	45	169	20	28
长期护理床位	75	63	–	–

*注：服务水平反映服务的复杂程度，其范围为 1（服务复杂程度最低）到 6（服务复杂程度最高）。

表 4.4　2001 年长期护理床位的开放张数

医院	家庭护理床位	老年公寓床位
Oldorando	47	40
Matrassyl	35	–
Osoilima	–	10

表 4.5　2000 年床位使用率和平均住院日

医院	床位开放张数	总入院人数	床位使用率（%）	平均住院日（天）
Ottassol	45	3002	74.9	4.1
Oldorando	169	9627	81.0	5.2
Osoilima	20	990	65.1	4.8
Matrassyl	28	1436	84.3	6.0
合计	262	15 055	80.3	5.1

会议过程

　　Janh Anganol 用他特有的坚定目光注视着地区卫生局长 Ahn Esom，后者继续解释着他那天从香港带来的情况报告。Ahn 已经给与会代表解释过特区行政长官办公室的报告。后者要求香港特区政府有机会建立一个新的综合机制来规划该地区的卫生机构。

　　Janh Anganol 未被打动。尽管他很放松，但仍给人一种严肃的印象。他参与过计划的制订工作，他认为整个过程只是一些人坐在那儿空谈和浪费时间。Janh 是一个行动者，他总是行动敏捷，决策果断。他自医学院毕业后，就一直保持着这种工作作风。他曾经在悉尼威尔士王子教学医院当过急诊科医生，素以直率果断闻名。正是这种工作作风使他在回到 Shu 地区时得到了领导赏识，他认为可以采取这种方式进行管理。

　　当他看到与会者都注视着这位身材高大、穿着讲究的政府代表时，Jahn 直觉上知道这是关键时刻。原定计划为他过去 5 年来曾当院长的 Matrassyl 总医院增加急诊病床的提议可能还不能服众。他感觉那是他的医院。毕竟他曾经在那儿努力使那些陈旧的设备继续运行，5 年前当亚洲开发银行的第一笔贷款项目用于支持 Oldorando 医院时，他们医院的设备没有得到更新。

Matrassyl 一直是这个水稻种植地区重要的商业中心，Janh 曾经跟那儿的农民组织代表和少数民族代表在地方立法院有过接触。Janh 不想让意外事故损害他的医院或损害社区对医院和院长的信任。

Samh Stundh 是 Oldorando 地区医院的院长，他愉快地听着 Ahn 的讲话，当他看到 Ahn 的讲话对 Janh 造成一定影响时，不由得暗自发笑。Samh 曾在这个大的地区医院当过 4 年院长，他喜欢呆在这么一个正在成长的城镇，决定在此地住下去直到 2 年后调任卫生局的一个职位。他知道 Janh 大概也在那个时候调动，但是他也知道 Janh 是一个"活动家"，想要让卫生局相信他依然处于"领导"地位。

由于新建的高速公路绕开了 Matrassyl，地方卫生部门的每个人都知道，香港特别行政区政府和 Ahn Esom 都想使这个地区的卫生服务更加合理化。现在可以预见，Osoilima 的经济和人口将会有很大的变化（见表 4.2）。

Matrassyl 依然是少数民族居住人口——他们生活在该地区山区的东部——的重要商业中心，该地区的北部是农业和渔业中心。随着这个地区的城镇和村庄的发展，居住和商业用地会不断增加，这意味着作为农业中心的 Matrassyl 的重要性逐渐下降。然而，河畔区正在发展成为香港的富裕居民休闲度假和颐养天年的胜地。Shu 地区委员会的成员们知道，Matrassyl 医院对这个农业社区依然很重要，与其他社区相比，这个社区具有别样的心理情感。他们把这个医院视为当地稳定的象征。

会后

在午餐休会时，Quen Myrdom 快速起身，优雅地来到 Ahn Esom 面前，使他不得不在想离开时跟她打招呼。Quen 曾经在 Matrassyl 医院当过 6 年医疗主任，曾经和 Janh 一起在医院资金缺乏、设备简陋的情况下领导医院工作。她的感受和 Janh 一样：那是他们的医院，形势的转变将使他们更加困难。

Ahn 非常高兴能和 Quen 一起用餐，因为他喜欢跟优雅的人在一起，这使他能够从他的香港政府同事中凸现出来。显然任何跟 Quen 在一起的人都能够感受到这种荣耀。"Ahn，你做了一个精彩的报告"，Quen 一边说，一边挽住他的手臂，"你不介意我们一起吃午饭吧？"

Ahn 表示他很开心跟她在一起，并且注意到 Quen 很有技巧地阻止了 Osoilima 医院院长 Thom Ketinet 来和他搭腔。Ahn 情不自禁地想，尽管 Thom Ketinet 早期曾经受过军队教育，但是他追寻目标的策略能力却不如 Quen。

跟他的香港同事一样，Ahn 很了解 Thom，后者四十出头，善于利用 Osoilima 的发展机会来发展自己的事业。他近期才结束军队生涯，但他很快补回了他失去的时间。他现在的事业始于 3 年前被任命为 Osoilima 医院的医疗主任。

Thom 的思维清晰和机敏的分析能力曾经给卫生局的高级官员留下了深刻印象。自从来到 Shu 地区，Thom 就认识到其成功的关键在于得到特别行政区议会中少数民族代表——Simoda Tal 的支持。Simoda Tal 女士三十多岁，是国家卫生行政部门中 Osoilima 地区的支持者。她的家族几代以来在该社区一直很有权势，深为地区和特别行政区的政治家们所重视。

Simoda 自从五年前进入议会并在国家公园附近新开辟的地方购买了房子以来，在该地区有较大影响。她以女权主义活动家自居，在 Osoilima 的一个新中心开设了一家服装零售店。然而，她也知道这个城镇正在发生改变，三年以后下一届议会选举时选民结构将会发生很大变化。在下次选举之前，Simoda 必须向 Shu 地区的选民证明她的价值。

午餐在柔和的背景音乐下开始，人们在桌旁相互攀谈。午餐地点是 Oldorando 地区政府大厦的豪华大厅。然而，人们谈论的既不是该地区，也不是卫生方面的话题。该社区很小，政策小组的成员可以进行非正式的会谈以分享他们的个人观点。桌子的一端 Ottassol 医院的院长 Chara Banist 大夫和退休军官 Muntah 上校——Ottassol 区的议员坐在一起。Chara 近六十岁，是位病理学专家，她是 6 年前接受了目前的职位，以前她在另一个城镇的教学医院当过门诊部主任，后来又在几个较小的城市医院当过医疗主任。来到 Ottassol 以后，她跟上校成了好朋友、好同事。

"希望整个卫生服务合理化的会谈不会成为香港特区政府干预本地工作的一个机会"，上校平静地对 Chara 说。"是啊，这个会谈将提出 Matrassyl 和 Osoilima 的卫生服务问题，但我不认为对 Oldorando 和我们会有什么影响。"

Chara 想打消上校的疑虑，因为她知道他喜欢以"部队方式"办事。他是那种"身先士卒"的军官，因而很受他的下属们尊重，他知道"正在发生什么事情"。几年来，他以同样的工作作风处理 Ottasol 医院里的事务，这是他的个人爱好。Chara 从来都没有对上校的命令式态度表示过不满，她能感觉到上校已经在她的"控制之中"。她清楚他确实了解事情的状况，所以他们之间的交流比较轻松。上校跟医护人员、香港的资助者、政治家们都相处得很好。由于他干练的管理方式和他的个人魅力，Ottassol 医院在该地区无论在管理方面还是在医疗方面都建立了良好声誉，尽管他们医院设备老化，急需更新。

晚上

　　Ahn Esom 坐在沙发上，闭目养神，试图不去感觉那渗入紧闭门缝的微弱声音——他现在正在卫生局办公楼中自己的办公室里。对 Ahn 来说，这是辛苦但很有意义的一天。跟 Quen 一起用餐使他引人注目，他利用这个机会表达了一个信号：这个地区的变化即将到来。当他慢慢而细致地思考各种选择方案时，他的脑海里闪过这样一个场景，他正在拍打一个装满了凶猛飞禽的笼子。Ahn 不是一个怀恨在心的人，他是一个熟悉官僚体系游戏规则的职业公务员。他已经当了 10 年的卫生局长，这足以证明他是一个协调高手，这是一个非常政治化的工作，而他能够生存下来。尽管在他的资源分配计划中，他认为需要适应政治或价值的变化，特别是在 Shu 地区，但是他知道什么对大多数市民有利。他要从那些有权势的地区医院的经纪人玩的政治把戏中超脱出来。他把自己看成是一个理性计划者，一个熟悉理性计划技术、相信数据说服力的技术专家型官员。

　　在 Ahn 设想的方案分析中，他考虑了正在改造该地区的各种力量。该地区的健康水平比较低，儿童腹泻发病率比较高，还有人仍在沿用传统的接生方法，医院设施很糟糕且占用了大量资金。他想到 Janh Anganol 时，下意识地笑了。Matrassyl 已是一颗逐渐暗淡的明星，尽管 Janh 因为该医院急诊病床的高利用率已多次提出增加急诊床位的要求。由于卫生服务提供的性质发生了变化，那家医院所处的地理位置不再具有提供服务的优势。它的作用也没有大到可以成为这个地区的主要医疗中心，其他医院还需顾及。

　　对于 Ahn 来说，Matrassyl 医院是处于这个地区发展视野边缘的荆棘。在那儿建立这家医院是由于政治压力，尽管原来的道路系统比较发达，但 Matrassyl 医院的存在对位于该地区两端的 Oldorando 镇和 Ottassol 镇并没有什么意义，那两个镇都位于人口发展的中心。当初建立 Matrassyl 医院是为了方便农村居民就医，后来重建是因为它处于急救医护需求的中心，但是这个理由并不成立。Ahn 坚信，Matrassyl 在 15 年前就已经失去了成为社区卫生服务中心和急诊服务中心的机会。他知道现在 Janh 和他的社区将力争保住其在急救领域的地位。Ahn 的思维又转到了 Osoilima。这个地方也有点奇怪，但与 Matrassyl 不同，它可能处于本地区比较重要的中心位置，要是没有新的高速公路，Osoilima 就不具有向 Oldarando 和 Ottassol 提供卫生服务的优势。

　　急诊和社区服务一直是个需要解决的问题。香港特区政府要求他加强健康宣教、提高卫生信息系统的稳定性和建立区域医院网络；并且应优先考虑人群卫生问题，例如人口控制、围生期保健以及免疫接种。过去他没有从总体上考虑本地区卫生服务质量持续改善问题，这项工作取决于对卫生专业人员的教育。还有许多新问题需要考虑，现在是该对主要资源进行再分配的时候了。

Ahn 把所有的问题都呈现在他脑海里。根据他所收集的人口状况资料（见表 4.1 和 4.2），他模拟了每个中心城镇的发展模式。慢慢地，他的脑海里出现了一幅 2011 年该地区发展的综合蓝图。他要做的就是：在各个中心城镇之间进行资源分配。当他再次把理性的计划放到他所想象的模型中去时，结果显得十分完美。当脑海里的景象消失的时候，Ahn 微笑地站起来准备回家，他感到很轻松，因为他觉得只要别人能够认同他的展望，一切都会变得美好。

问题讨论

1. 在该地区谁是关键的利益集团？他们关心的利益是什么？
2. 请描述 Ahn Esom 的重要观点和计划/管理方式。
3. 该地区急需解决的问题是什么？
4. 你认为 Ahn 在制定他的计划过程中会碰到什么问题？
5. 为了使 Ahn 成功地制订计划，你会给他提什么建议？

案例研究 5　加强 Lasoga 省 Wallo 地区的管理

引言

Tambo 医生，Wallo 地区卫生管理者，正坐在他办公室的椅子上，感到身心疲惫。在过去几周里，作为地区卫生行政长官，他已经为自己所承担的职责感到不知所措。这天上午，他的这种情绪比以往更加强烈。当他打开电子邮箱发现来自卫生部的又一个"不合理"要求时，他甚至想辞去自己的职务。卫生部的要求是：各地区应采用另外一套更加复杂的数据收集系统来收集更为详细的卫生统计数据。Tambo 医生知道这很难付诸实施，因为当地工作人员早就抱怨他们收集的数据是费力而毫无意义的。事实上，许多乡村社区卫生工作者已有一段时间完全拒绝用文字记录工作，使得他们很难为中央一级撰写审查报告。（参考图 5.1 地区卫生管理的多层结构。）

卫生部（中央一级）	省一级
主要职责：	主要职责：
■ 制定卫生政策，包括部门间项目政策 ■ 制定国家卫生规划、区域和地区卫生规划指南 ■ 资源和资金分配方面的指导作用 ■ 为专有项目提出高水平的技术建议 ■ 药品采购和物资分配的管理 ■ 私人营利性和非营利性卫生组织的培训和管理 ■ 国有卫生组织和研究所的管理 ■ 与国际卫生组织和援助机构的对话	■ 区域卫生规划和项目监测 ■ 所有区域卫生项目的协调 ■ 部分或全部卫生人力的雇用和管理 ■ 卫生费用的预算和审核 ■ 对大规模的和重要的项目的批准以及资金筹措 ■ 地区卫生团队和专有卫生项目负责人的管理与技术监督 ■ 物资供应和其他后勤支持
地区一级 地区一级的服务人口为 20~50 万 地区卫生团队的主要职责是： ■ 整个地区的卫生中心、卫生所和乡村卫生人员的规划、管理和支持 ■ 处理卫生中心转诊的患者和问题 ■ 服务也可由地区医院或地区卫生机构提供 ■ 地区流动团队可为整个地区提供服务并支持卫生中心的工作	
乡村一级 服务人口为 500~1000 ■ 社区主要通过村卫生委员会和与传统接生员和当地医治者有关的村卫生人员参与 ■ 提供的服务有预防保健、健康促进、环境卫生、紧急救治、简单诊断和治疗、产前和产后保健、儿童保健以及传染性疾病的控制	附属中心或卫生所 服务人口为 5000~10 000 聘用 2~3 名工作人员 ■ 为门诊患者提供诊断服务，为急诊患者提供床位，以及提供产前与 5 岁以下儿童的临床和产科服务

图 5.1　地区卫生管理的多层结构

Tambo医生回顾了他是怎么走上现在这个职位的。作为一名经过医学训练的医生,两年前,他接受了这一管理职位。如同现在一样,有时候他想知道他为什么要这么做。他是由省级医院的上司推荐就任这一职位的。这份工作充满了新的挑战和美好前景。

Tambo医生记得最初他对放弃他熟悉的医疗工作,而来到这个相当偏僻的地区从事不熟悉的管理工作是持保留意见的。但是,最终接受这份工作的压力和对升职的期望占了上风。尽管许诺有进一步的培训机会,但实际上他很少得到管理方面的培训,仅仅参加过几次象征性的省级学习,之后就被派遣来管理Wallo地区的卫生系统。他在工作中领悟到的东西大部分是通过不断实践和工作中的错误而获得的。总的来说,Tambo医生觉得管理地区卫生系统是一项费力而又令人沮丧的工作,尽管他觉得自己已尽了全力,但是情况并没有发生太大的改善。(参见图5.2关于地区。)

Tambo医生想知道他的工作是否很难应付,于是他决定回顾一下他的任务说明书。早在刚开始工作时,他就满怀热情地阅读过这份任务说明书。从书面上来看,这些任务似乎能够完成,但实际上,情况完全不同。(参考图5.3 Tambo医生任务说明书。)

通过对刚就任时为他提供的有关地区的信息的思考,他知道作为一个地区卫生系统管理者,这个地区所面临的问题会带给他许多挑战,但他确信情况能够有所改变。

Wallo地区的人口和流行病学资料

Wallo地区位于Lasoga省境内,大约有200 000人口。这个地区由低收入的农业社区组成,主要种植稻、黍、木薯、甘薯、咖啡树和绿色蔬菜等。该地区气候属于热带多雨气候。农业常常遭遇害虫和啮齿动物的侵扰以及不定期的雨灾。

该地区的人口学特征和生命健康统计资料反映了高出生率、高婴幼儿死亡率和低期望寿命的特征。该国家的婴儿总死亡率为130例,而Wallo地区估计约为63例/1000活产儿。医院内孕产妇死亡率为5‰,而农村地区孕产妇死亡率为18‰。居民发病和死亡的主要原因是疟疾、麻疹、肺结核和破伤风。儿童发生的疾病主要有营养不良、胃肠炎和其他传染病。其他主要卫生问题包括呼吸道感染、眼疾病、疟疾和贫血。虽然计划免疫率还比较低,但自Tambo医生就职两年来已有明显增加。

什么是地区？

地区是一个"自上而下"或"自下而上"规划和管理过程相互作用的行政管理层面。地区这个层面通常是中央政府的总的和财政支持、控制和监督的末端，并且是卫生服务提供系统的具体指导、控制、实施和监测发挥作用的层次。正是地区卫生系统管理这个层次负责制定规划和预算，并负责协调当地政府和其他部门，包括教育以及社会福利、保障、公共事务和交通等部门。

这个处于政府和服务提供之间的中间层面的合理性取决于以下方面：
- 地区在地理位置上相对比较紧密（所辖区域倾向于有共同的道德和文化规范，因此实施问题可以最小化）。
- 从行政管理上看，地区在全国范围可很好地界定和重复。
- 地区的人口足够少，有利于有效的服务供给；地区的人口又足够多，有利于专门技术和管理人员的编制，因为他们能够提供团队的管理以及对更多委派到基层人员的监督。
- 一个地区至少有一个主要城镇作为交通枢纽并提供主要的服务。

地区卫生部门的职责/功能是什么？

地区卫生系统的主要作用是：
- 组织、规划和管理；
- 筹资和资源分配；
- 跨部门的行动；
- 社区参与；
- 开发人力资源。

更具体地说，地区卫生系统还有以下主要功能：
- 地区医院机构的组织和运营；
- 所有其他政府卫生机构的管理；
- 基于社区的卫生项目的实施；
- 本地卫生预算的管理和控制以及筹集额外的资金；
- 地区内所有政府、非政府和私人卫生机构的协调和监督；
- 促进与当地政府部门的紧密联系；
- 促进当地卫生服务规划中的社区参与；
- 年度卫生规划的准备；
- 卫生人员的在职培训和监督；
- 收集和汇编常规卫生信息，向地区卫生部门和卫生部报告。

图 5.2 关于地区

地区卫生管理者——功能和职责	
功能	工作要求和职责
制定地区卫生政策	■ 清楚地了解国家政策、优先扶持项目、制约因素、地区卫生需求和期望 ■ 阐明并将国家卫生目标转化为地区目标、具体目标和规划 ■ 提交预算案作为整个地区卫生规划的一部分 ■ 必要时修改目标、具体目标和规划
资源控制	■ 确保地区医院和其他卫生机构具有良好的管理体系
管理的领导力	■ 确保管理结构的职责和义务得到清楚的界定 ■ 确保快速作出决策 ■ 提供管理的领导，确保对人员的合理的激励 ■ 确保卫生人员之间的有效交流 ■ 确保地区卫生人员能够得到充分的监督和培训 ■ 确保卫生项目得到合理规划和评价
与其他部门和社区建立良好的关系	■ 建立并保持与其他部门和社区、非政府组织、当地委员会和行业维持的有效工作关系 ■ 确保地区的需求和存在的问题在当地和国家机构得以交流

图 5.3 Tambo 医生任务说明书

同国内大多数地区类似，其扩大的家庭系统是社区组织的核心，并且有混合宗教家庭。许多人信奉基督教，但仍有许多人持有传统的信仰，比如对祖先的敬畏和尊敬。据报道，这些信仰对卫生保健、农业和其他活动都有影响。部落习俗和条规依旧存在，并且 Wallo 地区的大多数人都把自己视为 Lasoga 部落的一部分。妇女除了独自承担所有的家务外，还帮助男子干农活。种植的大多数农作物都具有商业用途，要运送到市场去销售。所有的新鲜食物都是当地种植生产的。饮食的主要构成是玉米、甘薯、小米和木薯，并辅以豆类、坚果类和蔬菜。对儿童饮食并无特殊的安排。新鲜牛奶比较少见，在集贸中心，大部分是罐装牛奶和奶粉。

总体来说，本地区的居民和较大城市的居民之间交流不多，这种交流受限是由于交通设施落后。尽管早已引入正规教育，但只有 60% 的儿童上学，而在这部分学生中，只有 40% 能够完成六年的学习。比较明确的导致儿童无法上学的原因之一是交通不便。据报道，女性识字率大约为 25%，男性识字率为 45%。

供水和环境卫生工作在较靠近城区中心的地方做得不错，而在一些农村地区则相对较差。由于地区内的道路状况差，并且交通工具很少，交通仍然是个大问题。许多居民有自行车，但由于经常有雨，自行车并不是实用的交通工具。

地区医院

Wallo 地区有一家小的地区医院，它主要是治疗转诊患者和处理急诊。尽管该地区医院也具有其他功能，比如协调卫生项目、教育和培训等，但这些功能并没有发挥出来，而这也正是 Tambo 医生需要解决的问题之一。

地区卫生中心

Wallo 地区还有一个卫生中心，它的职责主要是提供一般卫生服务和妇幼保健方面的门诊服务。卫生中心有一间分娩室、一间小病房和一间小手术室。地区卫生中心已经与乡村卫生所建立了联系，而乡村卫生所由社区卫生工作者提供服务。地区卫生中心的成员包括一名主管医生、一名男性护士长、两名助产士、五名女性护士和四名卫生辅助人员。在 Tambo 医生就任之前，就有人告诉他该地区的基本卫生服务设施和人员在数量上和质量上都存在不足，而且健康促进和预防工作也明显缺乏。

地区卫生中心利用率低是最值得关注的问题。到目前为止，还没有一个人能够触及问题的根源。另外，还存在人员流动性高的问题，卫生中心似乎很难使卫生人员在此工作一年以上。最近，Tambo 医生收到一位主管医生的来信，信中这位医生抱怨：地区卫生中心从未做出过对他们个人有影响的有关问题的决策，他们感到很孤立，不知道未来会发生什么。

地区卫生管理团队（地区办公室）

Tambo 医生被告知他将领导地区卫生管理团队，而这个团队已经有一段时间缺乏合适的领导了。他将担任多个头衔和角色，包括地区的医疗主任和地区卫生管理者，并且他将与该地区的卫生行政管理人员、卫生监督人员、医院管理人员和各种项目的管理者一起工作。这些人员还包括负责妇幼卫生、计划免疫和计划生育工作的公共卫生护士，负责虫媒传染病、供水系统和环境卫生工作的公共卫生官员，以及负责传染病、营养、口腔卫生、基本药物和健康教育等工作的各类项目官员。

在到任之前，Tambo 医生不清楚这些工作人员接受过多少培训，有多少工作经验，以及他们是如何被招聘的。由于 Tambo 医生需要对整个地区的卫生工作通盘负责，人们向他建议，团队中的每个成员应对自己特定的工作负责。

Tambo医生知道，地区卫生管理团队被认为是监督该地区卫生工作的"有权力的人"，并承担以下职责：
- 规划、管理和支持整个地区的卫生中心、卫生诊所和乡村卫生工作者的工作；
- 规划、开发、维持和评价卫生项目活动和卫生服务；
  - 支持工作人员和工作体系的构建与开发；
  - 保持当地与政府、地区及其他机构的联系；
  - 分析当地形势，掌握该地区的人口学特征和卫生状况，明确卫生工作的重点、变化状况、有限的资源以及人员情况；
  - 实施卫生规划；
  - 确保卫生服务稳定而有效的功能；
  - 充分利用资源；
  - 促进社区参与。

从理论角度Tambo医生知道团队方式的价值。他将团队方式看做是能够为实现目标提供一个机会的一种方式，包括共同做出更好的决策、在更广泛的思考和建议基础上思考、团队成员之间相互支持、主要人员和管理者能够达成一致意见、制定大家一致赞成的公共政策、保持连续性和解决不同人群存在的差异和问题。但是，使不同成员和谐工作并相互支持仍然是Tambo医生尚未达到的目标。

目前Tambo医生面临的困难

Tambo医生意识到他的工作如此复杂的原因之一是：为了能够成功地管理该地区，他必须与许多个人和组织接触。他越来越清楚地认识到，地区卫生问题的解决需要他和许多个人与部门之间进行不断深入的合作。同时，他也知道要继续他的工作，解决这些困难是关键。

来自省级和中央的压力使Tambo医生喘不过气来。他认为，大多数时候卫生官员完全脱离Wallo地区的实际情况。尽管他定期向这些卫生官员发送他们所需要的最新报告，他怀疑没有人会认真地去阅读这些报告，因为他没有收到过对他的报告的致谢或回应。他提出的要在招聘和培训新员工上增加额外的预算依旧没有得到重视，然而省级和中央一级对他和他的团队提出了更多的要求。他知道有些较大的中央层次的问题基本上得不到解决，在这种情形下，他不知道如何能够做出积极的改变。

当Tambo医生思考该地区所面临的问题时，他觉得应坚持原来的想法。他决定在开始新的一天的工作之前，必须列出一份最迫切需要解决的问题清单。

他不认为自己能够求助于他的管理团队中的任何一员,但他必须认真地对每个问题进行思考。一个关键问题是:他觉得只有少数人员能够真正地依靠并获得他们的支持。

问题 1:中央对收集地区复杂统计资料的需要

中央对采用复杂的数据收集方式来收集大量数据提出了过多的要求。只要有人在不同地方接受填写表格的培训,那就意味着中央又改变了填表系统。在过去的两年中,再也没有听说有送往中央的资料。由于地区没有人接受过数据分析的培训,卫生数据无法通过有意义的方式来分析,并用于 Wallo 地区卫生服务的规划。

问题 2:药品供应问题

药品供应持续延后,交付药品时通常不能提供所有正确的药品,而且药品质量也得不到保证。尽管花费了大量时间同负责基本药物的项目管理人员一起试图建立使药品订购流程化的系统和程序,但并没有取得进展,而且也没有发现到底是项目管理者的问题还是中央机构的问题?

问题 3:卫生中心的利用率低和卫生中心的人员问题

卫生中心的就诊率持续低下。人们对卫生中心有许多抱怨,这些抱怨包括中心上班时间太短、缺乏适宜的治疗、设施落后以及对工作人员服务态度不满意等。卫生中心人员工作缺乏积极性,工作标准低,卫生中心组织混乱。

问题 4:培训不足和社区卫生工作者流动性高

尽管试图对所有在职的和新来的员工制定一套培训计划,社区卫生工作者和护士仍然得不到充分的培训。社区卫生工作者经常辞职,因此人员流动性较高。据报道有时存在滥用职权和药品收费不合理问题。

问题 5:监督问题

医院和卫生中心的人员都需要监督。尽管试图让上级职员监督其他员工的工作,并对他们进行如何监督的培训,但这些工作并没有付诸实施。比如,卫生中心员工并没有对乡村社区卫生工作者的工作进行监督性检查,而且监督性检查通常也没有任何标准或程序可循。

只有少部分员工直接接受 Tambo 医生的监督,他试图利用这个机会进行有关监督的培训,而这一努力并没有取得成功。距离也是一个影响因素。将员工送到学习班而脱离当地的实际进行培训是毫无意义的。员工真正需要的是不断的监督性检查,并经常同他们讨论他们工作中出现的问题。

问题 6:缺乏政策和操作程序

地区的所有机构仍然缺乏政策和操作程序指南。最初由中央编写的以前的指南已经过时,不再适用。尽管曾试图让员工来编写有关角色和操作步骤的指南,但到目前为止,还没有人提出这套指南,这让人怀疑这项工作是否有人在做。

问题 7:导致纵向项目整合难题的"自上向下"方式

项目管理者将纵向项目与本地区实施的计划相结合时总会遇到困难,不同纵向项目之间缺乏协调。省级部门坚持认为员工应该参加许多不在本地区举办的培训班,但很少考虑时间安排以及使员工脱离实际工作环境的问题。在有关培训安排的适宜性和是否满足当地的需要方面,省级部门与地区之间不进行协商。

问题 8:医护人员角色和功能问题

除了治疗住院患者和处理急诊以外,医护人员对其他事情不感兴趣。他们的角色依然是以临床为主且相对固定,不太支持初级卫生保健工作。

问题 9:明显缺乏团队合作

整个地区,尤其是卫生中心,缺乏团队合作。

问题 10:缺乏社区参与

社区和乡村对超出本地范围的服务和社区参与均不感兴趣。由于有其他方面的工作需要,几乎没有时间致力于促进和支持社区参与。

问题 11:交通工具和交通问题

交通工具无法得到适当的维护和修理,缺乏备用件,在使用交通工具时没有遵循正确的操作步骤。交通工具短缺影响了监督工作和物资的运送。交通管理上的不足已超出了地区卫生管理团队的工作范围。

问题 12:财务管理系统落后

尽管曾试图让行政管理人员开发一套较好的财务管理系统,但地区卫生管理团队不仅缺少资金,而且也缺乏有关收入和支出的信息。

问题 13:不成功的培训项目

由中央组织和强制推行的培训活动没有发挥作用,而地区培训又不能满足自身需要。比如,传统的接生员需要重新培训,尽管他们最初能很好地接受这种培训,而再培训则需要经常性地再回访和再审视,但这些工作却没有人做。

问题 14:部门间协作差

由地区各部门负责人组成的地区管理委员会应定期开会,探讨本地区的政策,分享信息和资源,制订计划和预算,促进跨部门的卫生行动。但委员会由于规模太大而无法经常开会。

问题 15:交流和决策问题

由于距离和相互隔离等问题,决策上出现困难,从而影响整体的交流。卫生中心的员工感觉他们与管理工作隔离，没有参与决策。同时，距离问题也影响了监督工作。

问题 16：人力资源问题

招聘合适员工的工作并没有开展。其他人力问题主要包括社区卫生工作者的流动性较高，以及由于缺乏适当的正规人员审查制度，不合适和不能胜任的员工仍然在各自的岗位上工作。

问题讨论

1. Tambo 医生如何排列 Wallo 地区所面临的问题的优先顺序？
2. 最初阶段哪个问题是最迫切需要解决的？为什么？
3. 如果不及时纠正本地区已经存在的不足，远期的影响有哪些？
4. 为了解决已明确的问题，Wallo 地区需要动用哪些资源？
5. 识别在不同层次卫生服务供给之间是否存在服务/管理/资源方面的重叠（参考图 5.1）。如果存在重叠，应采取什么措施来减少重叠？服务重叠的负面影响有哪些？这些重叠是否会引起实际资源或潜在资源的浪费？
6. 目前 Tambo 医生可以利用哪些管理技能来改进服务和减少重复？另外，还需要哪些技能来帮助 Tambo 医生应付挑战？
7. Tambo 医生应采取哪些策略来提高卫生服务的可及性和利用率？
8. 为了提高临床服务的质量，Tambo 医生可以采取哪些措施？
9. Tambo 医生应怎样加强 Wallo 地区的社区参与和支持？

结论

本附录列举了一系列场景，这些场景也是卫生服务管理者在实践中容易遇见的。除了正文中提及的理论和应用之外，本节还通过一系列实际可操作的问题来强化先前学习的知识。这些案例研究的使用者可以评估他们对问题的回答情况，并确定仍需巩固和发展的内容。由于成功的卫生服务管理者应能够将理论与实践联系起来，本章为读者提供了这样一个机会，使他们能够身处管理者的位置，在模拟环境中进行实际操作。

(钟 军 译)

参考文献

Austrade 2000 Austrade Online. Online. Available: http://www.austrade.gov.au/index.asp [accessed January 2000]

Boud D (ed.) 1985 Problem-based learning in perspective. In: Boud D (ed.) *Problem-based learning in education for the professions*. HERDSA, University of New South Wales, Sydney, pp 13–18

Bruce C, Gerber R 1995 Towards university lecturers' conception of student learning. *Higher Education* 29:443–458

Candy PC 1991 *Self-direction for life-long learning: a comprehensive guide to theory and practice*. Jossey-Bass, San Francisco

Crooks B 1984 Learning through case studies: overview. In: Henderson ES, Nathenson MB (eds) *Independent learning in Higher Education*. The Open University, Milton Keynes, England

Dewey J 1938 *Experience and education*. Macmillan, New York

Dooley AR, Skinner W 1977 Casing case method methods. *Academy of Management Review* 2(2):277–89

Forbes IFW, Geisinger H 1997 Educating planners: the dilemma explored. In: Forbes I, Braithwaite J (eds) *Interhealth 1996*. ASHSA No 82, University of New South Wales, Sydney, pp 198–208

Fredrick WC, Klausmeier H 1968 Instructions and labels in a concept-attainment task. *Psychological Reports*, 23:1339–42

Grupe FH, Jay JK 2000 Incremental cases: real-life, real time problem solving. *College Teaching*, Washington, Fall 48(4):123–31

Hamel J, Dufor S, Fortin D 1993 *Case study methods*. Sage Publications, Newbury Park

Hines J, Geisinger H 1997 Experiences in problem focused distance education for health services management education. In: Forbes I, Braithwaite J (eds) *Interhealth 1996*. ASHSA No 82, University of New South Wales, Sydney, pp 192–7

Hunt J, Entrekin L 1977 *Administrative analysis: text and cases*. McGraw-Hill, New York

Jones WG 1983 The case study as an integrating mechanism in management education. *British Journal of Education Technology*, January, 14(1):14–18

Kuntz S, Hesslar A 1998 *Bridging the gap between theory and practice: fostering active learning through the case method*. Annual Meeting of the Association of American Colleges and Universities, p 23

Raju PK, Sanker CS 1999 Teaching real-world issues through case studies. *Journal of Engineering Education* 88(4):501–8

Ryan-Wenger NA, Lee JEM 1997 The clinical reasoning case study: a powerful teaching tool. *The Nurse Practitioner* 22(5):66–85

Schön DA 1987 *Educating the reflective practitioner: toward a new design for teaching and learning in the professions*. Jossey-Bass, San Francisco

Stake R 1995 *The art of case research*. Sage Publications, Thousand Oaks

Stoeker R 1991 Evaluating and rethinking the case study. *The Sociological Review* 39(1):88–112

Tellis W 1997 *Introduction to case study*. The Qualitative Report. Online serial. Available: http://www.nova.edu/ssss/QR3-2/tellis1.html [accessed 3 June 2005]

Yin R 1993 *Applications of case study research*. Sage Publications, Beverly Hills

Zhu C 1997 Human resource development in China during the transition to a new economic system. *Asia Pacific Journal of Human Resources* 35(3):19–44

其他阅读资料

McFetridge B 2004 The use of case studies as learning method during pre-registration critical care placements. *Nurse Education in Practice* 4(3):208–15

Tomey AM 2003 Learning with cases. *Journal of Continuing Education in Nursing* 34(1):34–8